ELSEVIER
URBAN & FISCHER

Susanne Hedin

고유수용성 신경근촉진법

기본부터 임상까지

PNF-Grundverfahren und funktionelles Training

우영근 외 옮김

개정 2판

URBAN & FISCHER

영 문 출 판 사

■ **옮긴이** (가나다 순)

기 경 일 대전대학교 산학협력단 연구원
김 상 수 대구보건대학교 물리치료과 교수
김 희 권 목포과학대학교 물리치료과 교수
신 승 섭 드림요양병원 재활치료과 부장
우 영 근 전주대학교 물리치료학과 교수
채 정 병 마산대학교 물리치료과 교수

PNF-Grundverfahren und funktionelles Training,
2nd Ed. ISBN 978-3-437-31448-3
by Susanne Hedin

경고(Notice)

발행인 또는 저자는 아무도 이 책 안에 포함된 내용물에 대한 어떠한 사용과 관련되거나 그것에서 발생한 사람들 또는 속성에 대한 손상 및/또는 부상 또는 상해의 책임을 맡지 않는다. 환자를 위해서 적용 방법과 최선의 치료를 결정하는 것은, 독자적인 전문지식 및 환자에 대한 지식에 의거한, 치료 시술자의 책임이다.

고유수용성 신경근촉진법 : 기본부터 임상까지 개정 2판

2015년 3월 10일 초판인쇄
2015년 3월 17일 초판발행

지은이 : Susanne Hedin
옮긴이 : 우영근 외
발행인 : 박 병 조
발행처 : 도서출판 영문출판사
등 록 : 1987년 12월 21일 제2-419호
주 소 : 서울시 강남구 삼성동 69-1
전 화 : (02) 514-5590, 776-5590
팩 스 : (02) 756-8943
홈페이지 : www.ymsbook.net
E-mail : yeongmunsa@empal.com
정 가 : 30,000원
ISBN 978-89-7224-361-8 93510

※ 파본은 교환해 드립니다.

고유수용성 신경근촉진법 : 기본부터 임상까지 개정 2판

PNF-Grundverfahren und funktionelles Training

서문

PNF는 신경생리학에 기초하여 개발되었다.

이 책은 PNF(고유수용성신경근촉진법)에 대해서 기초적인 기법 · 패턴과 기능적인 훈련 방법을 편찬한 것이다.

이 책은 눈으로 보아 알기 쉽도록 삽화와 설명을 충분히 편성하여 최초로 독일에서 출판되었다. 판을 거듭할 때마다 새로운 학술적인 지식이나 "사회적인 발전 등을 고려 한 것(예 : 컴퓨터의 사용상황에 의한 폐해 등)" 을 추가하여왔다.

최초의 판에서부터 이제까지 신경생리학분야나 신경계 기능에 대한 새로운 견해가 발표되고 이들 재활의 새로운 지식으로서 추가되었다. 이에 동반하여 PNF도 치료나 기능훈련의 분석 또는 평가가 시행되고 필요에 따라 변경되어왔다.

운동조절이나 운동학습, 뇌의 가소성, 뇌의 적응성에 대한 견해의 확산에 따라 목표를 의식하고 의미 있는 과제를 포함하며 또한 환경을 고려한 훈련을 시행한다는 새로운 재활이 가능해졌다.

우리들의 동작은 근육 · 골격과 신경계 이외에 정신적 또는 고차 뇌기능의 영향도 받고 있다. 환자의 의욕이나 함께 시행한다는 정신적 노력은 치료에 있어서 매우 중요한 요소이고 치료효과에 큰 영향을 준다.

PNF에서는 가동성이나 근육수축과 협응성을 수반하는 기능적 또는 일상생활동작에 가까운 운동을 통해서 촉각 · 시각 · 안뜰(전정)과 고유수용기에 자극을 주어 재학습과 촉진을 하는 것을 목적으로 하고 있다.

구두자극(구두에 의한 설명과 지시)을 사용하여 환자의 의식을 집중시키고 잠재능력을 끌어내어 촉진하는 훈련을 반복해서 시행함으로써 운동의 재학습이 가능해진다. 구두에 의한 피드백에 의해서 과제실행에 대한 환자의 의욕을 높이는 것도 가능하다. 환자의 기능수준이나 목적에 최적의 훈련을 시행하기 위해 다양한 기법을 사용하는 것이며, 또한 필요에 따라서 저항을 가하는 것도 가능하다. 또한 훈련은 "Hands on(치료자의 손이 환자의 신체에 접촉하고 있는 상태)" 이나 "Hands off(치료자가 환자의 신체에서부터 손을 떼고 있는 상태)" 에서 시행하는 방법도 있다.

오늘날의 세계보거기구(WHO 2001)에 의한 "국제 기능, 장애, 건강분류 – 국제장애분류 개정판–(ICF)" 에서는 재활영역에서의 공통개념과 언어의 통일을 제시하고 있다. 이 ICF에 의한 분류에서는 개개인 또는 그룹의 건강상태를 국내 · 국제적으로 같은 수준에서 비교하는 것을 시도하고 있다.

ICF에서는 기능 상태와 기능장애를 분석하여 아래의 두 가지 영역으로 크게 나누고 있다.

• 신체기능과 구조수준 즉 신체기능장애와 신체구조의 변화

• 활동과 참여수준 즉 활동의 제한과 참여 제약

게다가 ICF의 제2영역에서는 그것을 에워싸는

• 환경요인

• 개인요인으로 나뉜다.

이상의 정의에 입각하여 환자 재활 시 어디에 중점을 두고 단기 또는 장기목표에 도달하도록 치료를 진행시킬 것인지 계획을 세울 필요가 있다.

ICF는 일상생활이나 노동을 위한 기능훈련은 환자의 일상생활에서의 자립도를 높이는 것이 되도록 가능한 한 환자의 생활에 입각한 것으로 한다.

ICF와 PNF 개념을 보행기능훈련에 도입하면 아래와 같이 된다.

즉, 관찰을 하고 구조수준에서의 보행분석을 시행하여 보행훈련의 진행방법, 목표를 어디에 두는지... 등의 계획을 세운다.

또한 보행분석에는 아래와 같은 특별한 평가방법이나 기능판정방법을 이용하는 것도 가능하다.

• 신체기능수준 "관절가동범위, 다양한 운동 시의 다리근력 또는 협응성(발, 무릎, 엉덩관절, 골반, 몸통이나 양 팔도 관찰하여 분석한다). 감각, 상태, 의욕, 고차뇌기능"

훈련은 보행주기를 세분화하여 부분적으로 시행하는 것도 가능하다(예 : 입각기, 유각기에 대한 준비 등).

• 활동과 참여수준 "다양한 일상생활 · 사회 · 노동 장면에서의 보행훈련 등."

PNF에서는 환자를 주체로 훈련을 진행시켜간다. ICF에서는 환자가 기능장애 · 문제를 설명할 수 있도록 구조수준을 추가하고 있다. 이것을 통해서 환자의 전체 모양을 파악하고 환자의 기능 전체, 일상생활 전반을 개선하는 것을 목표로 한다.

저자 개인의 희망은 이 책이 물리치료과 학생 또는 물리치료사 교육에 활용되는 것,
그리고 나날의 환자의 치료에 도움을 주는 것이다.

이 책에는 졸업 후의 PNF 연수나 수업에서 오랜 세월에 걸쳐 사용되어온 PNF의 기초 · 기본적인 개념을 포함하고 있다.

Susanne Hedin

역자서문

국내 PNF 교육이 시작된지 20년이 지나면서 많은 활성화가 이루어 지면서 임상에서 근무하는 물리치료사와 물리치료학을 전공하는 학생에게 많이 접하게 된 것 은 사실이다. 하지만, 제한된 정보와 교재로 인하여 많은 한계를 가지고 있는 것은 아쉬운 실정이다. 기존에 많은 PNF책이 출판되어 물리치료사들에게 PNF 개념을 전달하고자 하였으나, PNF 특성상 지식의 전달 뿐만 아니라 실기적인 부분의 전달에 많은 어려움을 가지고 있었다. 하지만, 이 책은 현 국제 PNF협회 강사가 기획하여 출판한 책으로서, 특히 실기적인 부분을 보면서 따라할 수 있게 구성하였다.

학습의 방법은 여러 가지 방법이 있다. 보는 것, 듣는 것, 그리고 직접 행하는 것이 있는데, 이 중 가장 효과적이라고 할 수 있는 것이 직접 행하는 것이며, PNF 특성상 직접 행함으로써 획득할 수 있는 부분이 많이 존재하게 된다. 이 책에서는 직접 행동으로 옮길 수 있도록 자세하고 보기 편한 삽화로 구성되어 있으며, 또한 임상에서 직접 사용할 수 있도록 각각의 치료적 목적등을 같이 서술하고 있다. 특히, 마지막 단원에서는 인간공학적 접근과 같이 접목한 PNF를 제시함으로써, 다른 과제나 활동에서도 사용할 수 있는 좋은 지침이 될 수 있을 것이다.

이 책을 번역하면서 역자들은 통일된 전문용어와 신용어에 역점을 두었으며, 역자 개인의 지식이 포함되지 않도록 저자의 의도에 충실한 의미전달에 힘쓰고자 노력하였다. 또한 물리치료사가 기존에 습득한 지식을 반복적으로 확인하며 환자에게 적용함으로써 다른 전문가보다 더 진보된 숙련성을 획득하는 바램을 가지고 번역에 임하였다. 그런 의미에서 이 책은 항상 옆에 두고 자신의 치료적 기술에 대한 확인과 점검에 도움이 될 것으로 사료된다.

바쁜 일정에도 불구하고 이 책의 번역 및 출판을 기꺼운 마음으로 참여하시고 마지막 편집까지 노력을 아끼지 않으신 여러 교수님과 영문출판사 박병조 사장님과 직원분들에게도 감사의 말씀을 드립니다.

2015년 1월 역자 일동

목차(Contents)

제 3 장
기법과 치료방법 39

제 5 장

제 6 장

제 7 장

제 9 장 셀프케어 훈련 "ADL" 407

제 10 장 얼굴과 호흡 427

제 1 장
고유수용성신경근촉진법
(Proprioceptive Neuromuscular Facilitation)

1.1 역사

고유수용성신경근촉진법(PNF)은 1946~1951년에 미국 워싱턴 D.C.에 있는 Kabat Kaiser Institute에서 발전하였다. 이 방법은 신경생리학자이고 의사이기도 한 Hermann Kabat와 물리치료사 Margaret(Maggie) Knott에 의해서 그 기초가 구축되었다. 공장 경영자인 Henry Kaiser가 이 연구소의 경제적 지원을 하였다.

1946~1954년, Dr. Kabat는 Margaret Knott와 함께 이 기법을 임상의 장면에서 실제로 환자의 치료에 사용하였다. 1954년 이후 1978년에 사망하기까지 Margaret Knott는 혼자서 Vallejo(California)에서 이 작업을 계속하였다.

PNF의 **이론적인** 기초의 일부는 그 시대까지에 해명되어 있었던 신경생리학에 기초하여 만들어지고 또한 일부는 동작분석이나 운동학습에 기초하여 구성되어 있다. 몇 가지의 치료기법이 신경생리학자 Sherrington의 연구에 기초하고 있다는 것이 매우 흥미가 있다
(제3장 "기법과 치료방법" 참조).

Margaret Knott는 그 시대의 물리치료를 평가하는 것부터 시작하였다. 그리고 Dr. Kabat의 도움을 받아 신경생리학적으로 물리치료를 역사적 관점에서 분석하기 시작하였다.
최대 저항과 신장(stretch)이 필요하다는 것이 판명되었다. 즉, 약한 근육군에 근육수축 또는 방산(irradiation : 신경자극의 확산)을 일으키기 위해서는 우선 먼저 근육군을 신장하고 최적의 저항을 줄 필요가 있다는 것이었다.
대각선의 운동은 근육을 신장(stretch)하기 위해서가 아니라, 몇 가지의 스포츠에서도 시행되고 있는 움직임이다(제2장 "기본적 원리" 참조).

Dr. Kabat는 신경생리학자로서 이 주의의 이론적인 기초부분에 크게 공헌하고
그것이 PNF의 특징으로 되어있기 때문에 PNF는 유럽에서는 Kabat법이라 불리는 일도 있다.
오늘날 "PNF"(고유수용성신경근촉진법)라는 이름은 일반적으로 알려져 있다. Dr. Kabat는 원래 침대를 사용하여 이 기법을 시행하고 있었으나 Vallejo로 옮겨가서 매트훈련, 선 자세/보행 그리고 일상생활동작의 훈련으로써 거듭나는 개발을 하였다.

임상에서는 이 신경근육촉진기법의 개념은 중추신경장애, 다발성경화증과 척수손상 등의 환자에게 사용되고 있었다. 또한 50년대에는 폴리오환자와 척수손상의 치료에도 사용되고 수많은 경험을 쌓았다.

뇌성마비 어린이의 치료를 통해서 정상발달을 고려한 훈련내용이 되도록 "매트 프로그램"이나 "보행훈련", "셀프케어/일상생활동작훈련", 이동(transfer)동작"의 프로그램이 만들어졌다.

차츰 기타의 질환 예를 들면, 정형외과의 환자 등에게도 PNF를 사용하게 되었다.

오늘날에는 다양한 질환, 증상, 분야의 환자에게 PNF가 사용되고 있다. 그러나 외과, 정형

외과의 환자, 류마티스 등 병리적인 연부조직의 변성이 있는 경우의 치료 때는 관절에 가해지는 부담이나 생체기역학(biomechanism)을 고려하여 시행할 필요가 있다.

또한 스포츠외상 예방을 위하여 PNF를 사용하는 경우는 "신장(stretch)이나 "유지-이완(hold-relax)", "수축-이완(contract-relax)"이라는 두 가지 기법을 사용할 수 있다.

연표

1946 워싱턴 D.C.(미국)에서 PNF의 개발이 시작된다.

1948 Vallejo에 Kaiser Foundation Rehabilitation Center(KFRC : 미국 캘리포니아주)가 개설된다.

1952 물리치료사 Dorothy Voss가 Margaret Knott의 조수로서 Vallejo의 새 임지에 부임한다. 이후 60년대까지 Margaret Knott와의 공동연구에 의해서 임상경험에 기초한 PNF의 개념(concept)이 발전을 이룩한다. Voss는 운동발달을 위해 매트, 보행과 셀프케어/일상생활동작(ADL)이 필요하다고 제창한다.

1952/53 Vallejo에서 3~6개월간의 과정이 시행된다. 과정에는 이론적 그리고 임상적으로 이후 PNF를 기초부터 학습하기 위해서 전 세계에서 참가자가 모였다. 이 과정을 통해서 PNF의 개념이 전 세계에 알려지게 되었다.

1954 Dr. Kabat가 Vallejo를 떠나다.

1956 최초로 출간된 PNF에 대한 서적 "고유수용성신경근촉진법(Proprioceptive Neuomucular Facilitation)"이 Margaret Knott와 Dorothy Voss에 의해서 출판된다. 그 전에 Voss는 Vallejo를 떠나서 1975년까지 일리노이주 시카고에 있는 Northwestern대학 메디컬 센터에 근무하였다. Margaret Knott는 Vallejo의 재활센터 물리치료과 과장으로써 별세할 때까지 그 임무를 수행하였다.

1968 상기 서적의 제2판이 출판되어 "매트", "보행" 그리고 "셀프케어 훈련/일상생활동작(ADL)" 의 단원(chapter)이 추가된다.

1973 Vallejo의 병원에 새로운 기능이 갖춰져 재활과의 침상은 오늘날까지 48병상이 된다. 활동적인 분위기에서 환자가 가능한 한 자립하는 것 같은 구조로 되어있다. 치료 프로그램은 하루의 대부분을 계획된 활동에 집중하여 지내도록 되어있다. 환자는 퇴원을 한 후도 어려움을 겪지 않을 만큼의 체력과 자신감을 주기 위해 가능한 한 자립하여 다른 사람에게 의존하지 않도록 훈련하는 것이 의무화되어 있다.

1978 Margaret Knott가 사망한다. 물리치료분야의 손실만이 아니라 한 사람의 인간으로써 큰 상실이 된다. 그녀는 물리치료의 그때까지의 틀에 구애되지 않고 재활의 가능성을 넓히는 개척자이었다.

1978~1979 KFRC의 재활과 과장으로 현재 노르웨이의 오슬로에 있는 물리치료사 Carolyn Oei-Hvistendahl이 취임하였다. 그녀는 10년 이상 Margaret Knott 밑에서 일하고

있었다.

1979~1998 물리치료사 Marie-Louise(Hink) Mangold가 Vallejo의 PNF의 커리큘럼의 디렉터가 되었다. 그 후 Tim Josten이 그 일을 인계받았다.

1985 Margaret Knott와 Dorothy Voss에 의한 "고유수용성신경근촉진법(Proprioceptive Neuromuscular Facilitation)" 제3판이 출판된다. 새로운 공저자로서 Dorothy Voss와 친하였던 물리치료사 M. Inota와 작업치료사 B. Myers가 가세하였다.

Margaret Knott에게는 많은 하다가 남겨둔 일이 있었다. Margaret Knott의 사후, 그녀와 오랫동안 함께 일한 Susanne(Sue) Adler(미국 캘리포니아주)가 그 뒤를 이었고 특히 "PNF Instructor course system"을 발전시켰다.
오랫동안 이 코스는 스위스의 Bad Ragaz에서만 시행되고 있었다. 이 코스는 PNF 기초과정으로써 물리치료사에게 수업하는 것을 목적으로 만들어져 있다. 현재 기초과정과 중급과정(advance course)은 유럽 내외의 IPNFA(국제 PNF협회)가 인정하는 강사에 의해서 다양한 장소에서 시행하게 되었다.
1985년 이후 PNF개념(M. Knott법)을 유럽으로 확산하고 거듭나는 발전을 위해 국제적인 instructor group이 활동하고 있다. 이 그룹의 활동에 의해서 1990년 국제 PNF협회(IPNFA)가 설립되었다. 이 조직에는 많은 물리치료사가 가입하여 있고 계속적인 질이 높은 과정, 임상과 연구를 가능케 하고 있다.
미국 내에서는 Margaret Knott를 기념하여 "Margaret Knott Memorial Found (Margaret Knott 기념기금)"가 만들어졌다. 이 조직의 목적은 코스 세미나 개최, PNF 발전을 위한 연구에 대한 경제적인 원조, 환자의 자조기구 구입 시의 원조 등이다.

개척자인 Margaret Knott와 환자를 위해 거듭나는 연구를 계속함으로써 PNF의 장래적인 발전이 있다.

Margaret Knott에 의한 PNF개념이 임상에서 활용되는 것이 중요하다!

1.2 정의

"고유수용성신경근촉진법(**P**roprioceptive **N**euromuscular **F**acilitation-**PNF**-)" 은 개념과 그 요소를 하나하나의 말 속에 포함시키고 있다.

P : 연부조직에 존재하는 **고유수용기**의 의미를 나타내고 주어진 자극에 대해서 반응한다. 예를 들면, 근방추이고 이것이 근육수축에 반응한다.

고유수용기는 근육, 힘줄 그리고 관절주머니 내에 존재한다.

주된 고유수용기

근육수용기 :

- 근방추
- 자유신경종말섬유

힘줄수용기 :

- 골지힘줄기관/힘줄방추

관절수용기 :

- 파치니소체
- 루피니소체
- 자유신경종말섬유

PNF의 치료에서는 고유수용기만이 아니라 **외수용기**도 사용된다. 외수용기는 촉각, 시각, 청각 그리고 평형반응기관이다.

고유 그리고 외수용기는 PNF의 기본적인 원리(제2장)를 사용해서 다양한 방법으로 활성화된다. 이것을 통해서 근육은 자극되어 수축한다. 또는 억제에도 사용된다.

N : **신경근**이란 신경과 근육의 협동작용을 나타내고 있다. 운동의 연관성(=전각세포 + 축삭/분지 + 그것에 지배되는 근섬유)은 신경근육의 연관성을 나타내고 있다. 치료 시에는 가급적 많은 동적인 연관성이 강조되어야 한다.

F : **촉진**이란 자극을 통해서 그 효과를 더욱 조장한다는 것이다. 전각세포의 방전을 더욱 조장한다. 신경세포를 자극하는 것을 통해서 다양한 방향으로 많은 자극을 주는 것이 가능해진다. 이 때문에 환자를 치료할 때는 최대한의 동적인 움직임과 최적의 말초운동효과를 얻도록 다양한 자극을 가해야 한다.

고유수용성신경근촉진법 -PNF- 은 Knott와 Voss에 의한 기존서적(1968)에서 정의되어 있는 것처럼 "Methods of promoting or hastening the response of the neuromuscular mechanism through stimulation of proprioceptors" 즉, "고유감각기관의 자극에 의해서 신경근육의 기전의 반응을 촉진하거나 높이거나 (예정보다 이르게 하거나) 하는 방법"이다.

PNF는 "기법(techniques)은 아니다.

(그러나 PNF 중에는 많은 촉진과 억제에 대한 치료기법이 있다)

PNF는 "전력을 다하여" 시행하는 것이 아니다.
(PNF를 사용해서 환자를 치료할 수 있게 하기 위해서 치료사는 반드시 근력이 없어서는 안 된다는 것은 아니다. 또한 환자는 PNF에 의한 치료를 받기 위해 반드시 근력이 약한 사람이 적응으로 되는 것도 아니다)

PNF는 특정의 진단을 받은 환자에게만 사용되는 치료방법은 아니다.

PNF란?
PNF는 **신체의 기능적인 장애를 치료하는 개념**이다.
PNF에서는 **환자를 기능적인 관점**에서 이해하는 것이다.

PNF는 기능장애에 대한 **어떤 특정의 사고방법, 관찰방법이며 치료방법**이기도 하다 (다음의 항 "기본적인 철학 (philosophy)" 참조).

1.3 기본적인 철학 (Philosophy)

PNF를 사용해서 환자의 일상생활에서의 기능을 개선하기 위해 치료에 대한 기본적인 사고 방법이 있다. 그것에는 치료사의 환자에 대한 마음의 준비, 치료의 구조와 치료에 대한 의미가 포함되어 있다. 이들은 —

- 긍정적 접근(positive approach)
- 잠재능력을 끌어내다
- 원시적/투박하고 큰 운동
- 방산(irradiation)
- 저항을 사용한 기능적 훈련
- 집중적인 훈련 프로그램

긍정적 접근법

모든 사람들은 현 상황에서부터 좋아지는 것을 희망하고 있으나, 언제나 훈련에 대해서 의욕적이라고는 할 수 없다.

치료사가 환자와 어떻게 접촉하는가는 매우 중요하다. 환자가 의욕적으로 될 수 있도록 치료사는 치료 상황에 대해서 전향적인 생각을 가져야 한다.
인간으로써 환자의 전체를 보아야(진찰해야) 한다. 그리고 몸의 일부 "무릎관절" "엉덩관절" 만을 치료하는 것은 아니다. 기능적 연관성을 포함하여 전체적인 신체부위를 보도록(진찰하도록) 한다.

잠재능력을 끌어내다

인간은 중추신경의 잠재능력 모두를 사용하고 있는 것은 아니라고 생각하고 있다. PNF에서는 그것을 "미개발의 잠재능력"이라 표현하고 있다. 그리고 PNF에 의해서 이들을 의식적인 상황 하에서 활성화하고 "발전"을 시킬 수 있다.
우리는 운동능력을 개선하기 위해 환자의 신체적 그리고 정신적인 잠재능력을 끌어내고 가동하는 것을 목적으로 치료하고 있다.
예를 들면, 긴급 시에는 그 상황에서부터 빠져나오기 위해 미개발된 잠재능력이 활성화된다. 또한 프로가 된지 얼마 되지 않은 테니스선수는 갖고 있는 잠재능력을 반복된 훈련에 의해서 끌어내고 운동능력을 더욱 발전시켜가야 한다.

원시적/투박하고 큰 운동

필요에 따라서 어떤 의미에서 간단한 – 원시적인 운동을 이용한다. 특히 정상적인 운동의 흐름에 적합한 운동을 사용한다.
환자의 운동능력과 훈련수준에 적합한 운동과 시작자세에서부터 시작한다. 운동발달은 학습과정으로써 볼 수 있다.
학습순서는 간단한, 원시적인 운동에서부터 예를 들면, 몸 구르기 훈련이나 팔꿈치를 세운 위치에서의 엎드려 누운 자세에서의 훈련 등이 포함된다. 다양한 시작자세와 운동은 예를 들면, 앉은 자세와 무릎을 세운 자세, 한쪽 무릎을 세운 자세까지의 자세변화 등이다.
처음에는 안정성과 운동을 훈련하고 후부터 동적인 활동을 개선하기 위한 근력훈련 등을 시행한다.

방산

방산(irradiation)은 "넘쳐 흐름(overflow)"이라고도 불리는 경우가 많다. 들어온 자극의 확산이다.
근육수축 특히, 저항에 대항한 정적인 수축 시, 근육을 지배하고 있는 전각세포와 감각기관으로부터의 영향만이 아니라, 광범위성으로 몸 전체에 효과가 확산된다.

방산은 아래와 같이 일어난다.
- 근육과 근육연쇄가 일어난다.
- 머리에서부터 발까지 머리 쪽에서부터 꼬리 쪽으로, 또는 그 반대.
- 한쪽에서부터 반대쪽으로

그 이유는
- 강한 근육이 약한 근육에 작용한다.
- 근육의 협동작용(= 근육연쇄)을 사용하고 있다.
- 양쪽성 대칭성/비대칭성 작용, 상호작용이 작동하고 있다.

근육연쇄 중의 약한 근육은 강한 근육이 최대한의 활동을 하고 있을 때만 활동한다. 약한 근육에 작용을 일으키기 위해서는 강한 근육은 최적의 상태이어야 한다. 예를 들면, 저항을 증가시키거나 몇 회인가를 반복함으로써 그 최적의 상태로 할 수 있다. 강한 근육이 최대한으로 수축할 수 없는 경우, 약한 근육의 근육활동을 일으켜야 한다. 근육이 약한 상황일지라도 "넘쳐 흐름(overflow)"은 가능하다.

방산은 통증이 있는 환자(그 이외는 정상적인 상태)에게도, 예를 들면, 이완(relax) 등의 목적으로(제 3장 "기법과 치료방법" 참조) 사전준비로서 사용할 수 있다. 통증치료의 원칙으로써 긴장과 통증의 완화를 위해 통증으로부터 먼 부분에서부터 시작하여 근육을 활성화하고 그 주변의 혈류를 좋게 한 다음에 통증부분에 접근해간다.

주의 – 강한 근육이 최적의 저항으로 근육수축을 하고 있을 때 방산이 일어난다.
– 방산을 일으키기 위해 큰 움직임과 조합시킨 움직임을 이용한다!
– 방산을 사용해서 장애가 있는 신체부위를 간접적으로 치료할 수 있다. 예를 들면, 골절, 관절염, 화상 등은 다른 신체부위/반대쪽의 팔다리 등을 사용함으로써 가능하다.

저항을 사용한 기능적 훈련

기본적인 사고방법으로써는 기능적인 훈련을 하는 것이다. 즉, 환자의 일상생활에 적합하여 있어야 한다는 것이다. 환자의 몸의 일부가 아니라 환자 전체를 치료해야 한다! 중요한 것은 신체부위의 치료는 기능면과의 관계를 고려해야 한다! 저항은 운동자극으로써 사용되고 또한 자극을 줌으로써 환자가 움직이기 쉬워진다.

목표는 아래의 것을 통해서 환자의 자립도를 높이는 것이다.
- 운동인식의 개선
- 가동범위의 확대
- 근력강화
- 협응성의 개선
- 평형반응의 개선

이들을 통해서 예를 들면, 환자가 혼자서 침대에서부터 일어날 수 있게 되는 것이다.

대부분의 활동에서 필요에 따라 주는 저항은 서서히 강화해간다. 저항은 목적에 따라서는 서서히 약하게 하는 것도 필요하다. 즉, 저항을 적게 함으로써 자기가 운동을 조절하게 된다. 이들 저항의 방법과 적응은 침대 곁에서부터 시작하는 PNF의 치료 전체에 있어서 중요하다. 예를 들면, 일어서기, 눕는 등의 동작은 셀프케어 훈련의 일부이며 사람에 따라서는 "이동(transfer) 동작"이나 휠체어 구동 등의 능력이 필요한 경우도 있다.
다양한 시작자세와 매트 위에서의 정적 및 동적 동작 등도 기능적 훈련의 일부이다. 엎드려 누운 자세, 경우에 따라서는 바로 누운 자세에서부터 선 자세, 보행운동으로 옮겨가는 경우는 정상적인 운동발달에서는 중력에 대응해서 시행된다.
침대를 사용해서 하는 개개의 도수적인 저항훈련은 기능적 훈련의 사전준비로서 사용된다.
저항은 환자의 능력에 적합한 강약을 붙이는 것도 필요하다는 것을 유의해야 한다. 환자의 근력이 약화되어 있는 경우는, 최소의 저항일지라도 환자로서는 최대근력으로 저항하고 있는 경우도 있다(제2장의 "최적의 저항"(22페이지) 참조).

집중적인 훈련 프로그램

최적의 잠재능력을 끌어내기 위해 가동범위를 정확히 파악하고 훈련내용이 최적인지 어떤지를 생각하는 것이 중요하다.
이른 시기에서의 근육, 신체적 또는 정신적인 피로를 피하기 위해 치료할 때 활동이나 시작자세를 변화시킨다.
운동인식을 위해 하루 중에 몇 시간 훈련을 하는 것 같은 경우는 훈련을 침대, 매트 위 또는 평행봉 등으로 변화시킨다.
최대한의 효과를 끌어내기 위해 한 사람의 환자를 여러 사람이 담당하는 것도 필요할 것이다.

제 2 장
기본적 원리(Basic Principles)

2.1 외수용성 자극

촉각자극 - 도수접촉

시각자극

청각자극(구두지시)

2.2 고유수용성 자극

신장자극(stretch)

관절자극

최적의 저항

2.3 대각선의 운동

대각선 운동과 운동패턴

2.4 자극의 가중

2.5 방산 (Irradiation)

아래에 열거하는 원리는 자극의 가중으로써 방산을 촉진하는 것이 가능하다.

외수용성 자극

- 촉각자극
- 시각자극
- 청각자극(구두지시)

고유수용성 자극

- 신장자극(stretch)
- 관절자극(견인과 압축)
- 최적의 저항

+ 대각선의 운동

= 자극의 가중

방산

2.1 외수용성 자극

치료 중인 환자와의 신체적 의사소통은 **외수용성 자극**이라 불리는 감각자극에 의해서 성립하고 있다.

이들에는 아래의 것이 포함된다.

- **촉각자극 :** 치료사가 환자의 피부 위에 도수에 의해서 접촉(manual contact)을 한다.
- **시각자극 :** 가능하다면 환자는 움직이면서 그것을 눈으로 쫓는다.
- **청각자극 :** 무엇을 하면 되는지, 환자는 지시를 받는다.

촉각자극 - 도수접촉

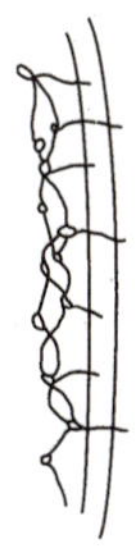

도수접촉은 압력을 사용해서 촉진하는 것이다.

피부와 촉각의 수용기는 협동작용을 하고 있다.

압력과 그 압력의 유지는 외수용기를 자극한다. 운동방향에 대해서 반대방향으로 압력을 가한다.

그 압력은 환자에 대해서 어느 방향으로
- 유지해야 하는가 *(정적)*
- 움직여야 하는가 *(동적)*를 가리킨다.

치료사는 쥐기(grip)를 통해서 압력을 준다(활동해야 할 근육과 신체부위가 가장 효율적으로 잘 작용하는 부분을 접촉시킨다). 쥐기는 확고하게 하며 그러나 통증이 있어서는 안 된다. 환자는 그 쥐기에 의해서 긴장을 만들어내고 경우에 따라서 운동이 유발된다.

쥐기의 목적

- 목적으로 하는 운동방향 또는 목적으로 하는 신체부위의 활동을 촉진한다.
- 필요에 따라서 (신체부위)의 무게하중을 면제 시킨다.
- 운동의 감각을 촉진한다.
- 저항을 준다.

주의 쥐기를 할 때 통증을 일으켜서는 안 된다!

훈련의 목적

- 환자 및 파트너는 앉은 자세에서 팔을 팔꿈치 폄 위치 그대로 팔을 올린다(굽힘).
- 동시에 치료사는 한손으로 아래팔 먼쪽에서부터 운동에 대한 저항을 가하는 연습을 한다.
- 다시 한 번 같은 것을 시행하고 반대쪽 손으로 어깨뼈에 대해서 지속적인 압력을 가한다. 이것에 의해서 활동은 용이하게 시행할 수 있게 된다.

벌레근 쥐기

기본적인 쥐기는 "벌레근 쥐기(lumbrical grip)"라 불리고 있다(그림 2-1). 이 쥐기의 외관은 그 명칭("벌레근 쥐기")에 유래하고 손허리손가락관절(영어의 약어 : MCP관절)의 굽힘, 몸쪽과 먼쪽 손가락관절(영어의 약어 : PIP와 DIP관절)의 폄이다.

이 쥐기에 의해서 회전에 대한 최적의 저항을 가할 수 있다.

이 쥐기에는 열린 상태와 닫힌 상태가 있다(그림 2-2, 2-3). 쥐기는 이것에 의해서 신체부위에 따라서(예를 들면, 몸통, 팔다리, 손가락) "넓게" 또는 "좁게" 하는 것이 가능하다.

이 쥐기의 이점 환자의 피부 위에 치료의 "목적인 아닌" 쪽의 신체부위에 접촉하지 않고 도수접촉을 잘 할 수 있다.

주의 몸통에 대한 벌레근 쥐기는 엄지손가락을 네 손가락과 함께 붙여서 시행하면(엄지손가락의 모음을 시킨다) 좋다.

훈련의 예 치료사는 환자가 팔을 굽히고 있는 동안 아래팔 먼쪽 부분에 올바른 벌레근 쥐기로 저항을 가하고, 어깨뼈에 압력을 가한다.

시각자극

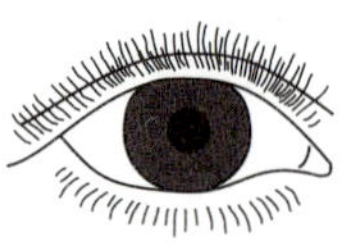

감각이 저하하여 있는 경우 특히, 환자에게 눈으로 쫓게 함으로써 운동을 조절할 수 있다. 시각자극은 훈련의 위치와 방향의 중요한 조절의 조합이다.

예를 들면, 훈련의 수정이나 자주훈련을 위해 거울이 부가적으로 사용되는 일이 있으나, 거울의 이용은 활동하고 있는 신체부위에 대한 직접적인 시각입력으로는 되지 않고 좌우를 혼동하는 일이 많다.

훈련의 예 위에 기재된 훈련사례를 눈을 뜨고 또는 눈을 감고 시행한다(눈을 뜨면 많은 자극이 들어와 근육활동이 커진다).

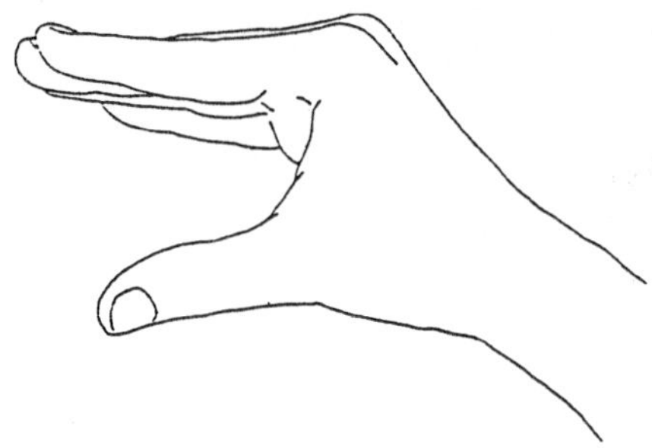

그림 2-1
벌레근 쥐기라 불리는 도수접촉의 기본적인 쥐기

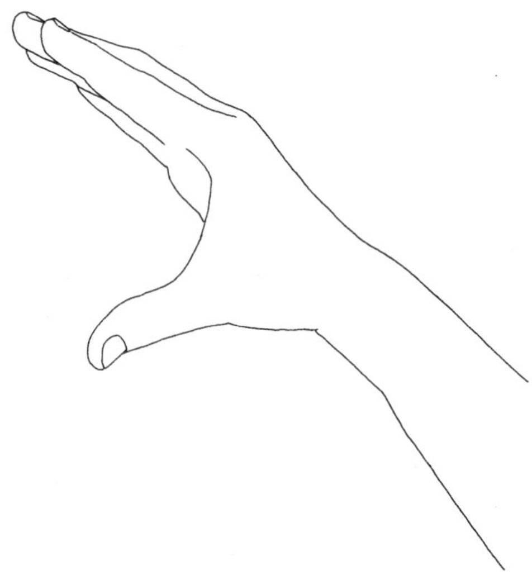

그림 2-2
벌레근 쥐기라 불리는 도수접촉의 기본적인 쥐기
손을 벌림으로써 "넓게" 하고 있다.

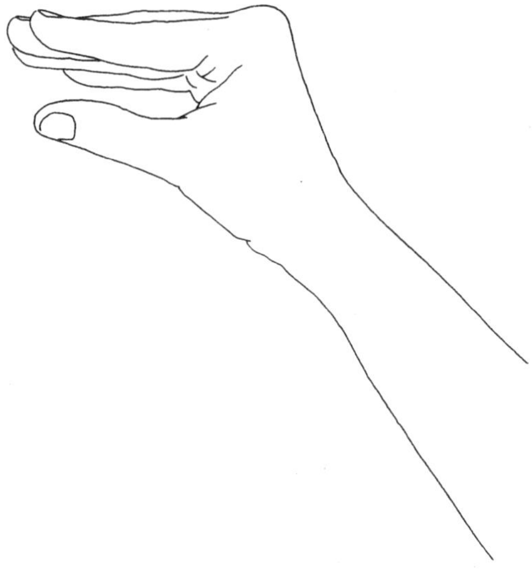

그림 2-3
벌레근 쥐기라 불리는 도수접촉의 기본적인 쥐기
손을 올림으로써 "좁게" 하고 있다.

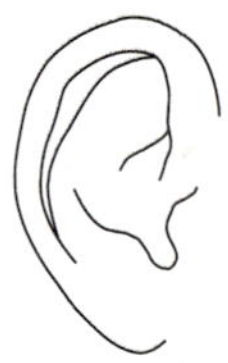

청각자극(구두지시)

구두자극은 지시로서 사용되고 경우에 따라서는 실시 중에 짧은 정보로서 주어진다. 환자가 최적으로 추종할 수 있도록 상황에 따라서 변화(variation)를 가한다. 치료사는 명확한 짧은 목소리의 높이나 성량을 바꿔서 구두지시를 준다. 이것에 의해서 환자는 운동의 리듬이나 근육활동의 강도 등이 촉진된다.

준비에 대한 지시

준비에 대한 지시는 상냥하게 그리고 명확하게 지도하는 것 같은 방법으로 준다.
시행되는 운동의 흐름을 신체부위가 어떻게 실시되어야 하는지, 사전 준비로서 구두지시를 주는 일도 많다.

주의 설명에 소요되는 시간이 지나치게 길어지지 않도록 하고 환자가 이해하고 있는지 않은지 확인한다!

활동에 대한 지시

활동에 대한 지시는 간단하고 알기 쉬운 운동이나 근육활동에 대한 "구두지시"이다.
활동에 대한 지시인 경우, 지시와 운동이 잘 조화될 수 있도록 주의한다("타이밍").

구두지시의 특징

- 간단하게
- 짧고 명확하게
- 알아듣기 쉽다
- 활기가 있다
- 추종할 수 있다
- 암시하다
- 한 방향에 대해서만

요약 목소리의 상태는 강하게 하거나 약하게 하거나 근육수축의 종류나 운동에 적응해야 한다.

구두지시는 목적으로 하는 활동의 방법, 운동, 근육수축에 적합하여 있어야 한다.

- **정적인 근육활동을 위해서는** "멈추시오" "그대로" 등
- **동적인 근육활동을 위해서는** "아래로 미시오" "위로 들어 올리시오" 등
- **이완시킬 때는** "힘을 빼시오" "편안히 하시오" 등

훈련의 예 팔의 굽힘을 "팔을 위로 올리시오" 등처럼 정확한 구두지시와 조합시킨다.

2.2 고유수용성 자극

외수용성 자극(촉각, 시각, 청각) 이외에 **고유수용성 자극**이라 불리는 연부조직에 대한 자극도 이용한다.

- **신장 :** 신장자극에 의해서 근육활동을 촉진한다.
- **견인이나 압축 :** 관절주변의 조직을 떼어 놓거나(=견인) 또는 밀어붙이거나 한다(압축).
- **최적의 저항 :** 적절한 저항을 가하여 수의적인 정적 또는 동적인 근육활동을 얻는다.

신장자극(Stretch)

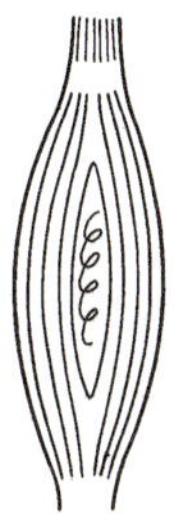

신장 후 근육수축을 증대시킬 수 있다. 이 원리를 이용하여 신장자극(스트레칭)으로써 치료에 사용할 수 있다.

신장자극(스트레칭)에서는 근육의 반사라 불리는 신장반사, 척수 **단시냅스반사**를 이용할 수도 있다.

이 반사는 거의 모든 골격근에 관찰된다.

목표 a) 근육수축의 촉진 및 조장, 또한 근육수축을 더 용이하게 할 수 있도록 한다.
b) 수축이 가능한지 아닌지 "잠재능력"을 촉진할 수 있다.
c) 근육수축을 억제한다.
d) 수축의 강조
e) 근육피로의 감소

a)를 위하여 신장자극(stretch)은 근육의 운동 시작자세로 실시된다.
수의적인 운동을 획득하기 위해 신장자극은 근육을 완전히 이완시키고 운동 시작자세에서 시행된다. =시작자세에서부터의 신장자극(initial stretch)
운동을 "initial stretch"과 함께 시작하고 가능하다면 수의적인 근육수축에 저항을 가한다.

b)를 위하여 수의적인 수축의 잠재능력을 촉진하기 위해 운동시작자세에서 시행한다.

주의 이완성의 마비인 경우에는 근육을 지나치게 신장하지 않을 것

c)를 위하여 2개의 억제방법이 있다.

1. 운동 시작자세에서 신장(stretch)을 반복하면 자기억제가 일어나 근육을 이완시킬 수 있다. 또한 필요에 따라서 심지어 근육수축을 일으키는 것도 가능하다.
2. 대항근(길항근)에 신장자극(stretch)을 가함으로써 근육긴장이 높아져 있는 근육의 억제를 할 수 있다. 상반억제라 불린다.

d)와 e)를 위하여 반복적 신장자극(re-stretch)으로써 수축하고 있는 근육에 스트레칭을 시행하는 것도 가능하다. "반복수축(repeated contraction)"으로써 제3장 "기법과 치료방법"에서 설명한다.

a)에서부터 c)의 실시방법

- 환자는 이완하고 있다.
- 신장을 필요로 하는 팔다리 또는 신체부위의 근육군 모두를 신장해간다.
- 3차원의 운동요소에 유의한다. 특히 회전의 요소를 끌어내도록 한다 (제2장 3 "대각선의 운동" (28페이지) 참조).
- 신장위치에서부터 근육의 반사를 일으킨다. 이 때 근육은 신장된 위치에서부터 운동요소에 주의하면서 더 짧고 신속하게 신장된다.
- 이것과 동시에 구두지시를 가하고 가능하다면 근육수축을 강조하기 위해 적절한 저항을 준다.

주의

- 근육을 신장한다는 것은 신장자극(stretch)의 전제조건이며 근육의 신장반사를 일으키는 것에 연결된다.
- 근육을 신장위치에서 오래 유지하면 근육의 억제와 이완으로 연결된다.

금기

- 통증이 있는 경우
- 뼈가 유합되어 있지 않은 골절부위

훈련사례 팔의 굽힘에 신장자극을 주어 반응을 일으킨다.

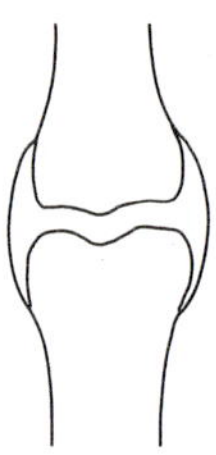

관절자극

관절이나 그 주변조직에는 자극을 받는 고유수용기가 있다.

- 관절주위에 있는 조직을 각각 떼어놓는 것 : **견인**
- 관절 면을 밀어붙이는 것처럼 하는 것 : **압축**

견인

견인 시에
- 관절주변조직이 분리된다.

- 관절수용기가 자극된다.
- 운동이 조장되어 용이해진다.
- 항중력에 대한 운동이 용이해진다.

적응
- 중력에 대항하는 운동일 때
- 통증이 있을 때

금기
- 뼈가 유합하여 있지 않은 골절부위
- 불완전 탈구하여 있는 관절
- 견인 시 통증이 있는 경우
- 인공관절

훈련사례 팔을 굽힐 때 항중력인 경우, 팔의 장축방향으로 견인을 가하면 효과적이다.

압축

압축 시
- 각각의 관절 면은 밀어붙여진다.
- 관절수용기는 자극된다.
- 안정성을 조장한다.
- 항중력운동에 실시하면 효과적이다.
- 자세반사를 자극한다.

압축은 목적에 따라서 두 가지 방법이 있다.
- **빠른 압축**(quick approximation)
- **지속적 압축**(maintained approximation)

빠른 압축 자세반사를 일으키는 것이 필요한 경우에 이용한다. 예를 들면, 선 자세나 보행 시 등, 폄을 개선하기 위해서, 또는 항중력근의 수축을 자극하는, 또는 안정성을 더욱 높이기 위해 사용한다.

안정성을 강조하고 팔의 굽힘이나 폄, 다리의 폄 운동으로 안정성을 얻으면서 운동을 시행하는 경우, 빠른 압축을 팔다리의 운동 시에 실시하면 효과적이다.
빠른 압축의 반복 활동의 상태에 따라서 필요에 따라 압축을 반복 시행하는 것도 효과적이다.

주의 압축은 항상 팔다리의 장축방향으로 향해서 가한다.

지속적 압축 압축을 지속하는 경우는 관절을 밀어붙이도록 하고 그 상태를 유지하면서 운동을 시킨다. 지속적 압축은 입각기의 보행훈련 등에 사용할 수 있다.

빠른 압축과 지속적 압축 이 두 가지를 조합하여 시행하는 것도 가능하다. 빠른 압축으로 얻어진 반응을 그대로 지속적으로 유지한다. 이것은 보행훈련 시에 많이 이용된다(제6장 "몸통의 패턴" 참조).

금기
- 통증이 있을 때(다만 통증이 발생하는 직전까지 압축을 시도하는 일도 있다).
- 관절의 장애(류마티스성 관절염, 기타의 관절염, 관절증)
- 인공관절
- 골절부위(골절부위에 부하를 걸어도 되는 경우는 의사와 상의한 다음에 신중하게 압축을 가할 것)

최적의 저항

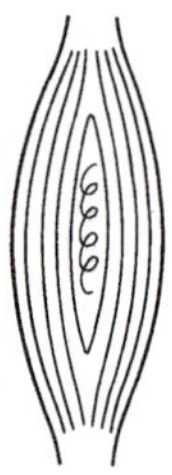

저항은 PNF에 의한 치료에서 이전에는 "최대저항"이라 불리고 있었다. 그러나 예를 들면, 환자를 치료할 수 있게 되기 위해 치료사가 힘이 강해야 한다고 이해되는 등, 그 명명은 해석에 어려움이 있었다. 이러한 의미가 아니고 "최대"라 하는 것은 환자의 최대근력이라는 의미이다. 근육을 PNF에 의해서 촉진하는 경우, 근력이 약한 일이 많으며 그 환자에게 "적합한 저항"이라는 표현을 사용하게 되었다.
근력은 운동과정에 따른 차이도 크기 때문에 운동을 실시할 수 있도록 저항은 항상 바뀌갈 필요가 있다.
또한 마찬가지 이유로부터 저항에 대한 표현은 "최적의 저항"으로 바뀌고 있다.

"최적의 저항"의 정의
- 운동을 모든 방향에 대해서 원활하게 그리고 협동하여 시행할 수 있을 정도의 근육활동을 위한 저항의 양
- 환자가 자세를 무너뜨리지 않고 정적 근육활동을 시행할 수 있을 정도의 저항의 양

주의
- 환자의 상황에 따라서 저항이 최소한 경우도 있다.
- 최소한 저항은 운동을 조절하는, 경우에 따라서는 그 근육활동을 유도하는 정도이다. 근력이나 근육활동의 내구성을 강조하는 경우의 저항의 양은 증대된다.

훈련사례 치료사는 팔의 굽힘에 대해서 저항을 가한다.

신체역학

저항에 대항해서 최적의 훈련을 하기 위해 신체역학은 중요하다. 신체를 이용하고 저항은 벌레근 쥐기를 통해서 환자에게 전달된다.

- 치료사는 가능하다면, 폭을 넓힌 또는 한걸음 앞으로 내디딘 상태에서 대각선운동의 연장선상에 선다.
- 대각선의 연장선상이나 운동선에 대해서 수평으로 선다.
- 등(back)은 똑바로 유지하고 척주는 중간위치로 하다. = 생리학적인 자세
- 골반은 중간위치로 한다.
- 어깨는 과도하게 올리지 않는다(환자의 위치나 신체의 크기에 적응시킨다).
- 보행훈련 시, 저항을 가할 때는 팔로 운동방향을 가리키도록 한다(환자의 위치나 신체의 크기에 적응시킨다).

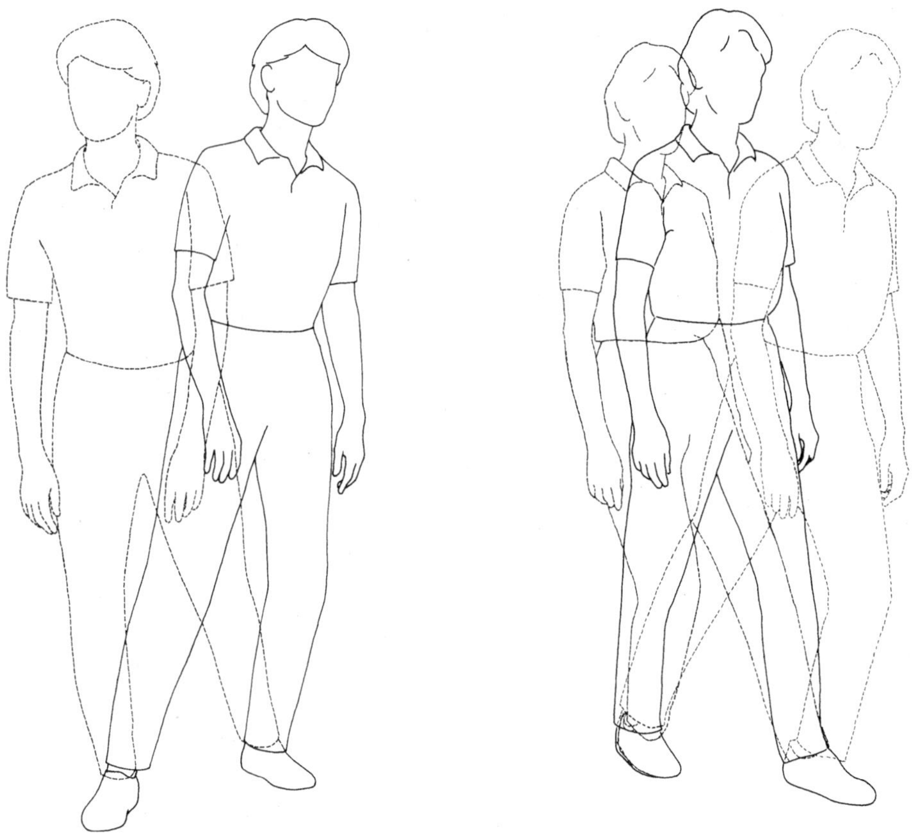

그림 2-4
(좌) 신체역학 : 좌우에 체중이동

그림 2-5
(우) 신체역학 : 앞 · 뒤에 체중이동

- 치료사의 체중은 밀거나 당기거나 하는 힘으로써 이용한다. 이것을 통해서 치료사의 중력중심은 운동 중에 앞뒤, 좌우로 이동한다.
- 필요에 따라서 작은 스텝을 밟는다.

신체를 최적으로 이용하면 근력은 그다지 필요하지는 않다!

훈련사례 "팔을 굽히는" 훈련을 발을 한걸음 앞으로 내디딘 상태에서 시행하여 체중이동을 연습한다.

근육활동의 종류

근육활동에는 두 가지 종류가 있으며 그것에 적합한 저항을 가한다.

- **동적 근육활동**
- **정적 근육활동**

고전적인 PNF나 문헌에서는 등척성 수축 · 등장성 수축이라 불리는 경우도 있다.
이 2개의 근육수축의 정의는 신경생리학적인 인간의 움직임에는 적합하지 않고 생체역학(biomechanics)으로써 근육활동을 표현하고 있다.

[등장성 수축의 정의]
긴장이 일정하게 유지되고 근육이 단축된다.

[등척성 수축의 정의]
근육의 길이가 변화하지 않고 근육수축이 일어난다.

동적인 움직임은 근육의 일정한 긴장을 유지하여 근육이 단축된다는 것이 아니라, IPNFA(국제PNF협회)는 공통적으로 전문용어를 사용하고 있다. 예를 들면, 등척성 수축에 대해서는 "정적인 근육활동", 등장성 수축에 대해서는 "동적 구심(또는 원심)성 수축"이라는 말을 사용하고 있다.

그것에는 아래와 같은 이유가 있다.

등장에는 "긴장이 같다"라는 의미가 있다.

이 정의, "긴장이 같다"라는 표현은 연구실에서의 인공적인 실험상의 것으로 인간의 동작에는 적합하지 않다. 인간은 운동 시에 근육의 긴장을 운동축의 길이나 운동속도 등에 따라서 바꿔야 하고 근육긴장은 일정하지 않다!

- 근육길이가 변화한다.
- 운동속도가 존재한다.

생체역학의 정의에서는 **"동적"**(= 운동속도는 같지 않다)이란 근육긴장의 변화가 있다는 것을 의미하고 있다.
이 정의에 따라서 운동축 길이나 운동속도의 변화에 의한 운동 시의 긴장의 변화도 설명할 수 있다.

등척에는 "같은 길이"라는 의미가 있으며 근육의 길이가 바뀌지 않는다는 것이다.

이 정의는 정확하지는 않고 관절각도는 바뀌지 않아도 수축의 시작 때는 근육섬유의 단축이 일어난다.

- 근육긴장은 변화한다.
- 운동속도는 0이다.

정적(static)에는 근육긴장이 변화해도 관절운동은 일어나지 않는다는 의미가 있다.
등척이라는 정의도 용인하고 고전적 정의와 새로운 정의 등을 조합시켜 사용하고 있는 경우도 있다. 이 책에서는 "정적 근육활동"이나 "동적 근육활동"이라는 말을 사용한다.

"**수축**"의 생체역학적인 정의는 근육의 단축을 하는 것이며 근육의 이는곳(origin), 닿는곳(insertion)이 접근하는 것이다. 이 때문에 근육이 단축하는지 신장되는지에 관계없이 사용할 수 있는 "**근육활동**", 영어에서의 표현 "근육의 일, 또는 근육의 활동(action)"이라는 말을 이용하고 있다.

이 책에서는 아래의 전문용어를 사용하고 있다.

- **동적 구심성 근육활동**
- **동적 원심성 근육활동**
- **정적 근육활동**

동적 근육활동

시행하는 것이 비교적 용이하게 할 수 있는 근육활동이다.
이 수축에 의해서 운동을 일으킬 수 있다.
근육긴장이 변화한다.
근육길이가 변화한다.

동적 근육활동은 2개의 그룹으로 나눌 수 있다.
- 동적 구심성 수축
- 동적 원심성 수축

동적 구심성 수축 단축해갈 때 근육의 긴장이 변화한다. 이 근육활동 시에는 활동하고 있는 작용근의 이는곳과 닿는곳이 접근한다.

동적 구심성 근육활동에 적합한 저항

실시
- 저항은 운동방향에 적합하고 운동을 용이하게 협응하여 시행할 수 있도록 운동축과 운동속도로 적합하여 있어야 하다. 동시에 운동은 원활해야 한다.
- 구두지시 : 예를 들면, "위로 올리시오!" 또는 "아래로 밀어내리시오!"
- 운동의 최종자세까지 도달하면 환자는 의식하면서 이완하는 것도 학습한다.

적응
- 근력저하
- 근육지구력의 저하
- 협응성의 저하
- 운동조절의 저하
- 운동장애

동적 원심성 근육활동 근육이 신장하면서 근육의 긴장이 변화하다. 이 근육활동 시에는 활동하고 있는 작용근의 이는곳과 닿는곳이 떨어진 상태가 되어 대항근은 접근하게 된다.

동적 원심성 활동에 적합한 근육활동

실시
- 저항은 운동방향에 적합하고 운동을 용이하게 협응하여 시행할 수 있도록 운동축과 운동속도로 적합하여 있어야 하다. 동시에 운동은 원활해야 한다.
- 구두지시 : "천천히 되돌아 가시오!"라 한다.
- 운동의 최종자세까지 도달하면, 환자는 의식하면서 이완하는 것도 학습한다.

적응
- 근력저하
- 근육지구력의 저하
- 협응성의 저하
- 운동조절의 저하
- 운동장애

동적 구심성과 원심성 수축의 조합*은 각각 다른 근육작용이라는 것으로부터 에너지효율의 개선을 위해서도 많이 사용된다. 게다가 이들의 근육활동은 기능적이기 때문에 일상생활에서 흔히 사용된다.

정적 근육활동

정적 근육활동은 난이도가 높은 근육활동이다. 근육이 바르게 활동할 수 있게 되기 위해서는 치료사와 환자가 협동 작업을 할 필요가 있다. 저항을 가하는 것도 동적 근육활동과 비교하면 어렵고, 이 유형의 근육활동은 그 저항을 가하는 감각을 배양할 필요가 있다.
이 활동에서는 관절운동은 동반하지 않고 관절의 위치나 자세가 유지된다.
근육 길이는 거의 같은 길이를 유지하고 근육의 긴장이 높아진다.

정적 근육활동에 적합한 근육활동

실시
- 저항은 천천히, 서서히 증가시켜간다. 환자가 그것 이상의 지지성을 유지할 수 없게 되는 직전까지 긴장을 높여간다. 관절운동이 일어나서는 안 된다!

---

* 제3장의 "combination of isotonics(59페이지)" 참조

- 구두지시 : "멈추시오! 움직이지 마시오!
- 서서히 저항을 감소시켜 간다.
- 운동의 최종범위까지 도달하면, 환자는 의식하면서 이완을 하는 것도 학습한다.

주의 - 천천히 근육활동을 높여간다. 또한 천천히 감소시켜간다. 이를 위해 환자에게 충분한 시간을 환자에게 줄 것.
- 구두지시 : "움직이지 마시오!"라 한다. 그리고 근육활동이 완전히 종료하면 의식적으로 근육을 이완시키도록 한다.

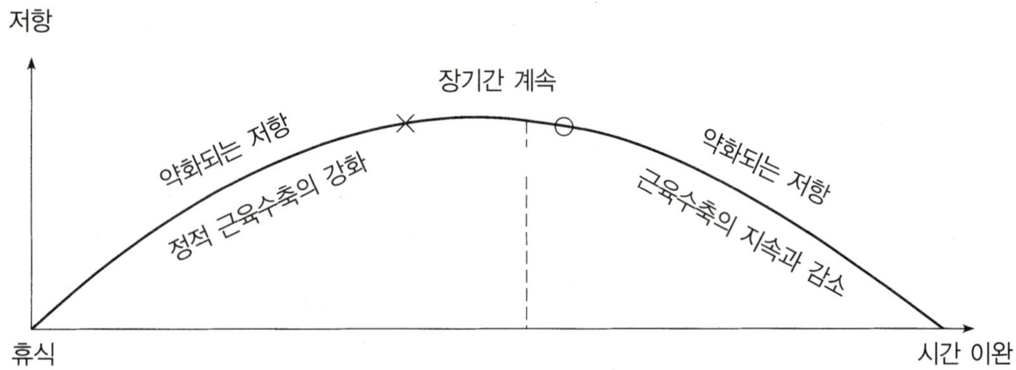

그림 2-6 정적 근육활동의 도해
×: 최적의 근육활동상태. "O"의 직전까지 유지하고 천천히 저항을 감소시켜간다.
O: 환자가 이것 이상의 정지(standstill) 상태를 유지할 수 없게 되는 점.
------: 저항을 신속하게 제거하면 평형반응이 출현한다.

적응 - 협응성 저하
- 평형반응 장애
- 통증
- 과도한 가동성 또는 안정성의 저하

주의 정적 근육활동은 중추신경질환, 어린이나 노인 환자에게는 곤란하다.

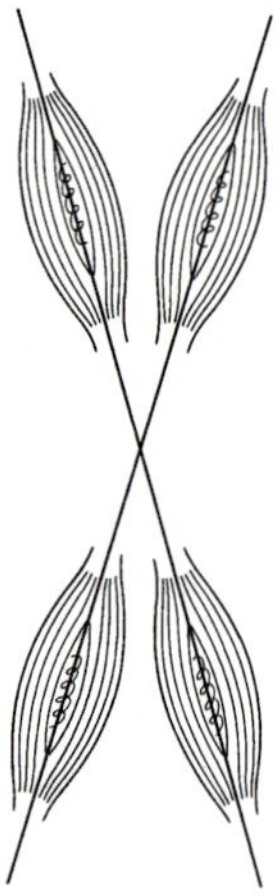

2.3 대각선의 운동

외수용기와 고유수용기는 최적의 근육의 반응이나 활동을 얻기 위해 **대각선의 운동**에 의해서 자극된다.

건강한 사람의 일상생활이나 스포츠 장면에서 볼 수 있는 운동은 **대각선적-나선적 기능적-움직임**을 이용하고 있다.
각각의 움직임에는 힘줄이나 근육섬유에 적합한 운동방향이 있고 같은 것이 근육에도 성립한다.

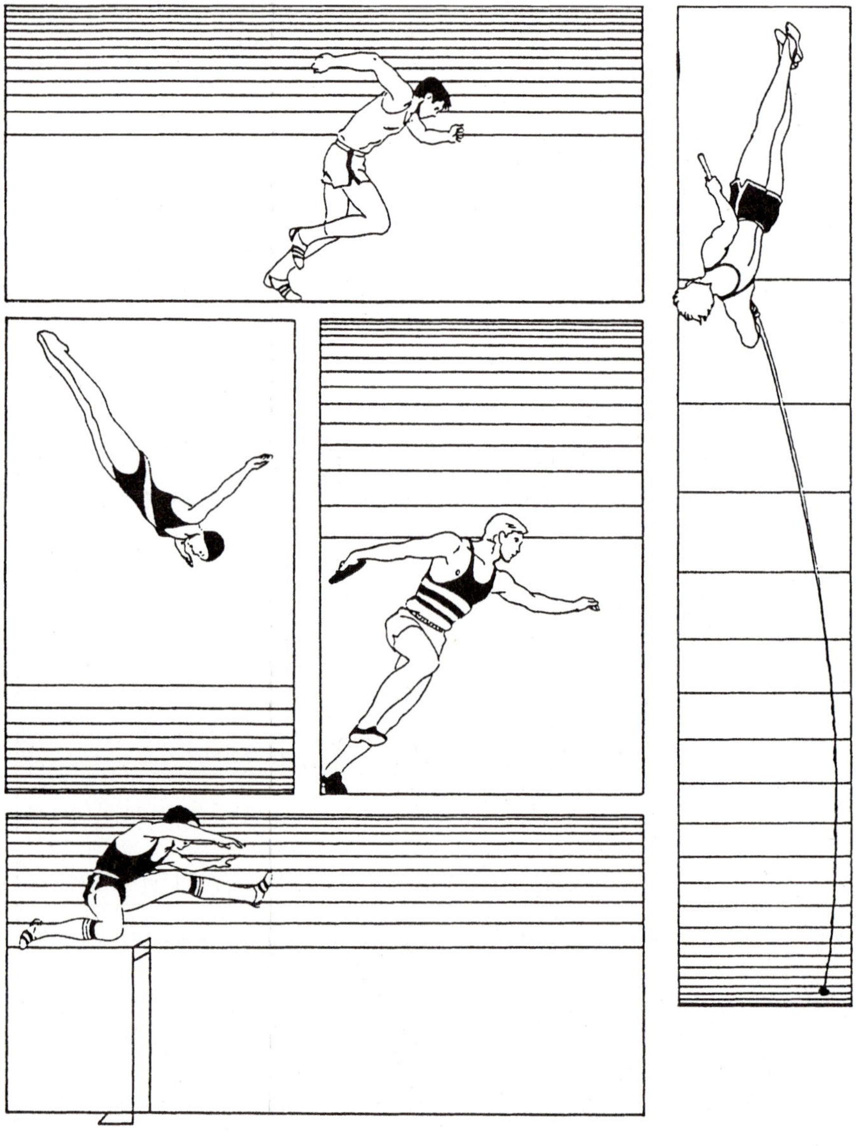

그림 2-7
스포츠 (T.Tierney 학교와 교육 일러스트 Dover출판에서 1987)

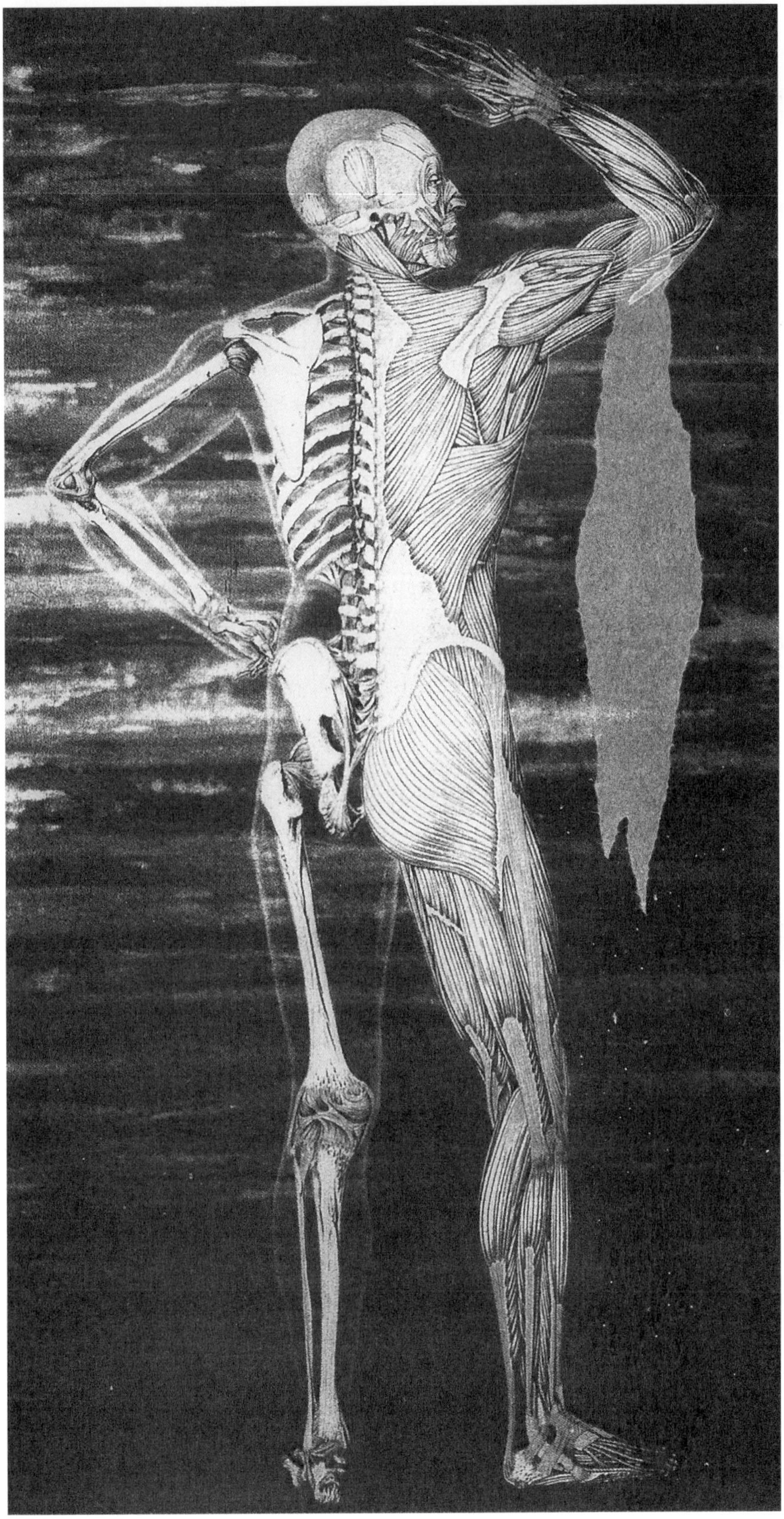

그림 2-8
근육은 대각선적, 나선모양
으로 뼈에 부착하여 있다. 대부분의 동작은 직선방향으로는 시행되지 않다.(Rehband Anatomiska AB, Sollentuna, Sweden의 허락에 따른 게재)

대각선 운동과 운동패턴

PNF에서는 기본적인 **2개의 대각선적 운동**이 있고, 그것은 3차원적 운동요소로 구성되어 있다.
각각의 대각선의 운동은 폄과 굽힘의 대칭적인 운동으로 되어있다.

각각 **4개 부위의 운동**이 존재한다.
- 다리 또는 팔
- 몸통. 몸통은 상부몸통과 하부몸통으로 갈린다.
- 머리/목

팔다리의 운동에는 다른 **3개의 주된 운동요소**가 포함되어 있다.
1. 굽힘–폄
2. 벌림–모음
3. 안쪽회전–가쪽회전

이 3개의 주된 운동요소는 몸쪽부분의 관절운동에 따라서 명칭이 붙여지고 있다.
즉, 어깨관절이나 엉덩관절이다.

주의 대각선에 의해서 운동방향이 결정된다. 패턴의 명칭은 움직이는 관절 또는 신체부위의 모든 운동방향을 나타내고 있다.

패턴의 명칭

운동방향은 몸쪽부분 관절의 종료자세에 의해서 이름이 붙여진다.

회전

아래의 이유에 의해서 회전은 매우 중요한 운동요소이다.
- 회전에 의해서 가장 좋은 신장을 할 수 있다.
- 회전에 의해서 안정성이 높아진다(회전에 의해서 작은 관절부근의 근육군의 회전이 일어난다).
- 근육은 관절의 회전축 위를 회전하는 것이 아니라 회전의 요소를 동반하는 대각선의 움직임이다(신체의 장축이나 팔다리 장축은 유지된다).

"고랑(groove) **위에 있을 것"** ("용어해설" 459페이지 참조) – (이 경우는) 대각선 위에 있을 것

이것은 Margaret Knott가 입버릇처럼 사용하고 있는 표현이며 몇 가지의 의미가 있다.

- 대각선에 의해서 모든 운동요소를 유지할 수 있다.
- 치료사는 운동을 시행할 때 대각선상에 서야 한다. 이것에 의해서 치료사도 근력을 발휘하기 쉽고 효율적이다.
- 대각선(운동의 궤적)은 몸의 중심선에 의해서 결정되고, 대각선의 운동에서는 그 선을 넘는다. 대각선의 운동에 의해서 근육은 더 강화되기 쉬워진다.

훈련 예 팔의 굽힘운동을 시행할 때 종료자세는 주먹 하나만큼 귀에서 떨어진 위치로 한다.

"타이밍"

"타이밍"은 모든 운동요소를 활성화하기 위한 방법이다. 두 가지 방법이 있다.

- **정상 타이밍**(normal timing)
- **강조의 타이밍**

정상 타이밍

- 먼쪽부분에서부터 몸쪽부분으로
- 몸쪽부분에서부터 먼쪽부분으로

어린이나 성인, 또는 치료목적에 따라서 정상 타이밍은 달라진다. 성인의 환자인 경우, 운동학습을 위해 양쪽의 방법을 사용하는 것도 가능하다.
목표는 동작이 먼쪽부분에서부터 몸쪽부분으로 일어나는 것이다. 팔다리의 운동이 직접적으로 먼쪽부분에서부터 몸쪽부분으로 일으킬 수 없는 경우는 처음에 몸쪽부분의 안정성에 작용을 하여 먼쪽부분의 움직임을 가능케 해야 한다.
PNF에서의 타이밍은 우선 먼 부분의 근육, 팔의 손가락-손과 다리의 발가락-발목관절이 작용하고 그리고 몸쪽부분의 운동요소(어깨와 엉덩관절)가 작용하며 그 결과 운동요소에 포함되는 모든 근육군이 활성화된다.

강조의 타이밍

기능적 문제가 있는 경우의 치료에 이 방법을 사용할 수 있다.
그 목적은 강한 신체부위에서부터의 방산(irradiation)을 사용해서 약한 부위를 활성화하는 것이다. 예를 들면, 강한 엉덩관절의 근육을 사용해서 운동을 유지하고 무릎관절 굽힘을 반복하여 무릎관절의 운동을 강조할 수 있다. 그 때의 쥐기(grip)는 다른 운동 때도 적혀 있는 것 같은 기본적인 발등부분과 넓적다리부위 앞면부분이다.

약한 배근육(복근)을 강조하여 몸 구르기나 몸통의 수축을 획득하기 위해 더 강한 요소인 어깨관절에서부터의 방산을 이용할 수도 있다.

"강조의 타이밍(timing for emphasis)" 의 실시방법은 제3장 "기법과 치료방법" 에서 상세히 해설한다.

훈련 예 팔의 굽힘운동을 3개의 운동요소(굽힘-폄, 벌림-모음, 가쪽회전-안쪽회전)를 포함하여 시행한다.
이때 외수용성 자극을 조합시킨다.

골반 :	앞쪽올림	골반 :	뒤쪽올림
엉덩관절 :	굽힘 모음 가쪽회전	엉덩관절 :	굽힘 벌림 안쪽회전
무릎관절 :	*	무릎관절 :	*
발목관절 :	등쪽굽힘 내반	발목관절 :	등쪽굽힘 외반
발가락관절 :	폄	발가락관절 :	폄

왼쪽 엉덩관절

골반 :	앞쪽내림	골반 :	뒤쪽내림
엉덩관절 :	폄 모음 가쪽회전	엉덩관절 :	폄 벌림 안쪽회전
무릎관절 :	*	무릎관절 :	*
발목관절 :	바닥쪽굽힘 내반	발목관절 :	바닥쪽굽힘 외반
발가락관절 :	굽힘	발가락관절 :	굽힘

* 대각선의 움직임은 아래의 조합이 가능하다.

1. 무릎 폄 위치에서 :
2. 무릎을 굽히면서 :
3. 무릎을 펴면서 :

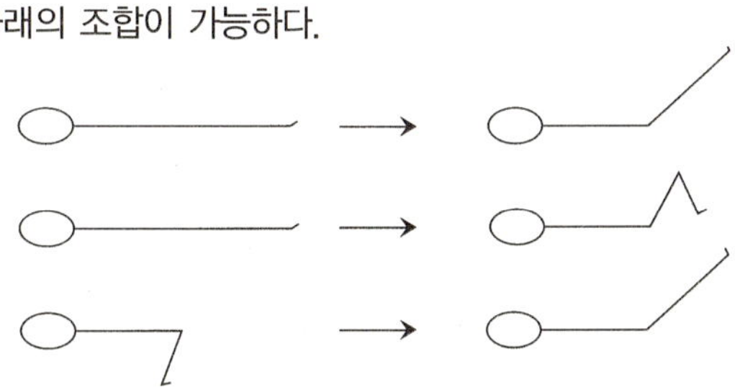

주의

다리의 움직임은 항상 발목관절 등쪽굽힘에 엉덩관절 굽힘이 따르고 발목관절 바닥쪽굽힘에 엉덩관절 폄이 따른다. 발목관절의 외반은 엉덩관절 벌림과 안쪽회전에 연관성이 있고 발목관절 내반은 엉덩관절 모음과 가쪽회전에 관여한다.

그림 2-9 왼쪽다리의 운동패턴의 요약

어깨뼈 : 앞쪽올림

어깨관절 : 굽힘
모음
가쪽회전

팔꿉관절 : *

아래팔 : 뒤침

손목관절 : 바닥쪽굽힘
노쪽편위

손가락관절: 굽힘(노쪽)

엄지손가락 : 모음

어깨뼈 : 뒤쪽올림

어깨관절 : 굽힘
벌림
가쪽회전

팔꿉관절 : *

아래팔 : 뒤침

손목관절 : 등쪽굽힘
노쪽편위

손가락관절 : 폄(노쪽)

엄지손가락 : 벌림

왼쪽 어깨관절

어깨뼈 : 앞쪽내림

어깨관절 : 폄
모음
안쪽회전

팔꿉관절 : *

아래팔 : 엎침

손목관절 : 바닥쪽굽힘

손가락 : 굽힘(자쪽)

엄지손가락 : 모음

어깨뼈 : 뒤쪽내림

어깨관절 : 폄
벌림
모음

팔꿉관절 : *

아래팔 : 엎침

손목관절 : 등쪽굽힘

손가락관절 : 폄(자쪽)

엄지손가락 : 벌림

* 대각선의 움직임은 아래의 조합이 가능하다.

1. 팔꿈치 폄 위치에서

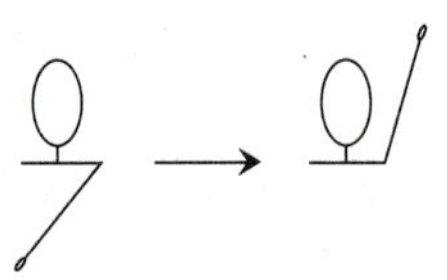

2. 팔꿈치를 굽히면서

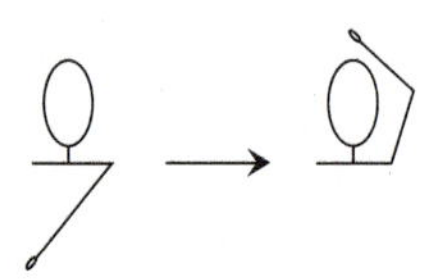

3. 팔꿈치를 펴면서

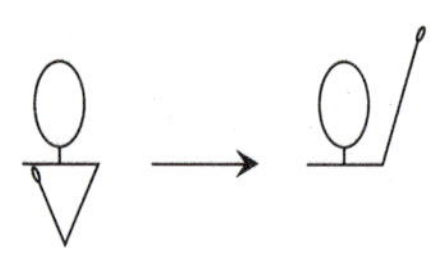

주의
팔의 움직임은 항상 어깨관절 굽힘에 가쪽회전과 아래팔의 뒤침이 동반한다. 또한 어깨관절 폄에 어깨관절 안쪽회전과 아래팔의 엎침이 동반한다.

그림 2-10 왼쪽 팔의 운동패턴의 요약

팔다리 대각선 운동의 실시

- **일측성 (한쪽만 시행한다)** : 팔다리 중 한쪽만의 운동.
- **양측성 (양쪽의 운동)** :
  - a) *대칭성 :* 양팔 또는 양다리를 동시에 같은 방향으로 움직인다. 예 : 위–가쪽
  - b) *비대칭성 :* 양팔 또는 양다리를 동시에 같은 쪽으로 움직인다. 예 : 위–오른쪽
  - c) *상반성 :* 양팔 또는 양다리를 동시에 반대방향으로 움직인다. 예 : 위–가쪽과 아래–가쪽

양쪽 상반성의 운동은 대칭성과 비대칭성이 있다.

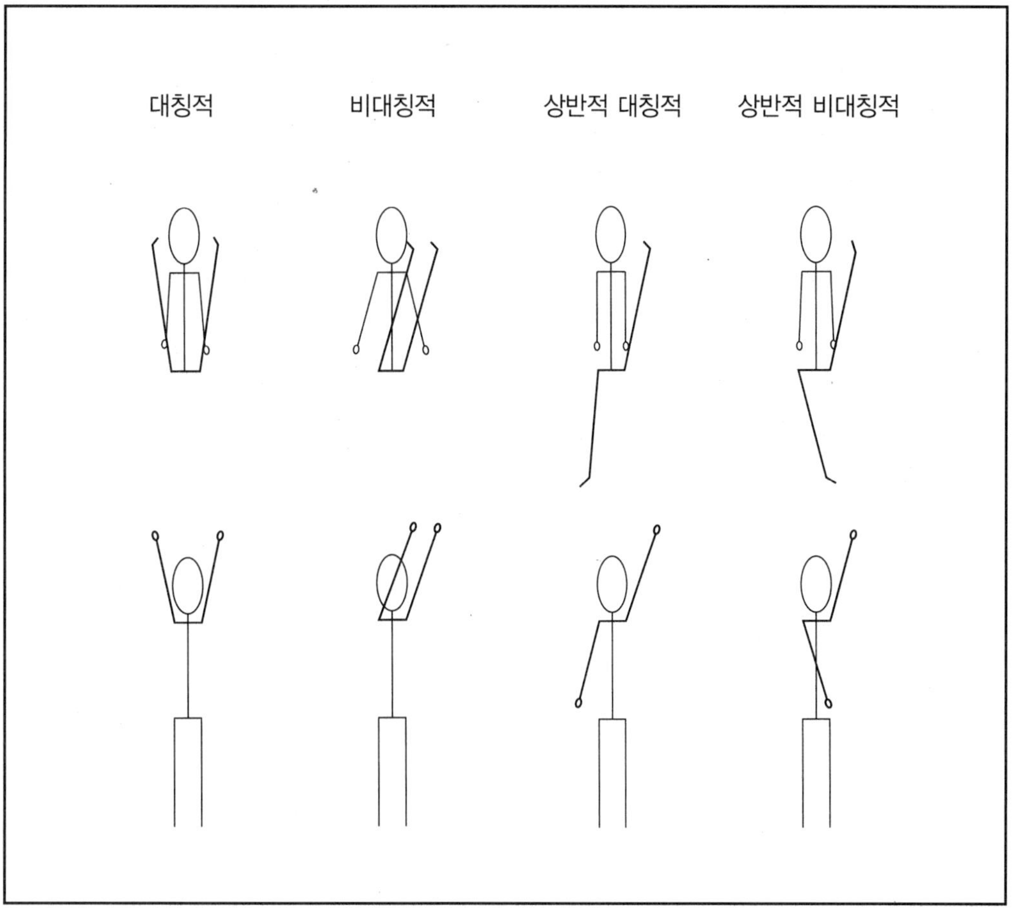

그림 2-11
양측성의 대각선 운동
(D.E.Voss, 노드웨스턴 대학 메디컬센터, 시카고, 일리노이, 미국)

2.4 자극의 가중

기본원리에서는 자극의 가중은 방산(irradiation)에 포함되어 있다.

가중현상 :

• 공간적 가중

자극의 방법은 다양하며 다른 신경섬유가 동시에 자극됨으로써 그곳에 관여하는 운동신경세포(motor neuron)의 작용이 변화한다.

• 시간적 가중

어떤 특정의 신경섬유에 반복되는 자극을 줌으로써 운동신경세포에 부가적인 자극이 가해진 경우에 발생한다.

이 양쪽의 자극은 동시에 시행하는 것도 가능하다. 그 결과 자극의 가중은 커지고 더 큰 활동이 얻어진다. 이상의 이유로부터 치료 시에는 다른 자세에서 치료부위에 대해서 가급적 많은 자극을 준다. 그리고 운동의 잠재능력을 끌어내어 최적의 반응을 얻는 것이 목표이다.

자극의 가중이 PNF의 기본이다!

2.5 방산 (Irradiation)

내 · 외수용기에 대한 다양한 자극을 동반하여 대각선 운동에 대한 자극을 가함으로써 방산 현상이 일어난다(제1장 3 "기본적인 철학(philosophy)" (8페이지) 참조). 이 방산에 의해서 기능적인 활동을 개선하고 경우에 따라서는 근육활동을 강화시킬 수도 있다. 이 근육활동이 높아짐으로써 과다긴장의 근육을 이완시켜 통증의 완화로 연결되는 경우도 있다.

제 3 장
기법과 치료방법

3.1 기법과 치료방법의 요약

PNF에는 근육군을 촉진(활성화) 또는 억제(근육긴장을 억제한다)하는 기법이 있다.

옛날부터 PNF기법 이외에 운동패턴에 기능적 훈련으로써 사용되는 것도 있다.
운동방법의 정의는 "몇 가지의 기본적 개념이나 고전적인 기법을 사용하거나,
경우에 따라서는 이들을 조합시키는 것도 있다."
치료방법은 이 단원의 "3.2 기법"(42페이지)의 항목에서 찾아볼 수 있다.

기법의 선택이나 치료의 흐름은 각각의 목표에 따라서 다르다.
근육은 활동이나 운동방향 등에 의해서 수축하는 부분이 결정된다. 이 때문에 근력을 최적으로 개선하기 위해 근육은 다양한 관절의 위치나 자세에서 훈련되는 것이 중요하다. 이러한 이유로부터 다양한 기법이나 근육수축의 종류가 조합되고 다른 자세에서 훈련이 되어야 한다. 또한 환자가 자기 자신이 시행할 수 있다면 최상이다.

기법의 요약

율동적 개시(rhythmic initiation)

반복신장 : repeated stretch(반복수축 : repeated contraction)

- **가동범위 시작에서부터의 반복신장**(repeated stretch from beginning of range)
- **가동범위를 통한 반복신장**(repeated stretch through range)
  [신장(elongation)하고 있는 근육에 대한 신장(스트레칭)/ROM을 통해서]

동적 반전(dynamic reversals)
(동적)

율동적 안정화(rhythmic stabilization)
(정적)

수축-이완(contract-relax)
(동적)

유지-이완(hold-relax)
(정적)

치료방법의 요약

안정화(stabilization)
(안정성을 높이다. 또는 유지하다) (정적)

안정적 반전(stabilizing reversals)
(정적, 또는 동적)

등장성의 조합(combination of isotonics)

강조의 타이밍(timing for emphasis)

3.2 기법

율동적 개시(Rhythmic Initiation)

일반적으로 이 기법은 작용근을 사용하는 운동방향에 대해서만 사용된다. 가능한 범위 내에서 율동적인 운동을 반복한다. (작용근의) 운동방향만 가르친다.

정의
- 동적인 근육활동을 자극한다.
- 스스로 운동을 할 수 없는 경우, 운동능력을 개선하여 촉진한다.
- 수의적인 운동의 개선
- 이완
- 운동범위의 확대

적응
- 근육긴장 항진 (예를 들면, 경직, 강직)
- 보상적으로 근육긴장이 높아져 있는 상태일 때
- 감각장애 (예를 들면, 고유감각수용기의 반응의 저하가 문제인 경우)
- 운동을 시작하는 것이 곤란한 상태일 때
- 환자가 운동을 학습할 때나 재학습할 때

실시방법

1. 처음에는 수동적으로 운동을 시행한다.
   구두지시 "나를 움직이게 하시오"
   목적 예 – 수의적인 이완
   – 어느 특정 운동에 대한 이해
2. 그 후, 능동운동을 보조하고 천천히 저항을 증가시킨다.
   구두지시 "조금 거들어 주시오"
   목적 예 – 근육활동에 대한 감각
   – 저항에 대항해서 시행하는 운동보조
3. 마지막으로 저항에 대항하여 능동운동을 시행한다.
   구두지시 "조금 거들어 주시오!" (예를 들면, "당겨주시오!")
   목적 예 – 목적으로 하는 운동 중의 최적의 근육활동
   – 최적의 저항에 대항해서 시행하는 능동운동

주의
- 능동보조운동이나 능동운동 전에 수동운동으로 시행할 때의 리듬은 이완을 위해 매우 중요하다.
- 위에 방법으로 대항근의 운동을 학습하는 것도 가능하다.

- 대항근과 작용근에 대한 운동의 조합은 가능하지만 그 운동을 한 방향으로만 시행한다!
- "율동적 개시"는 환자에게 새로운 활동이나 운동패턴을 가르칠 때 등에도 사용할 수 있다.

반복신장/반복수축 (Repeated Stretch/Repeated Contractions)

a) **가동범위 시작에서부터 반복신장**(repeated stretch from beginning of range)
시작자세에서부터 신장되어 있는 근육에 대한 신장자극(stretch)

b) **가동범위를 통한 반복수축**(repeated stretch through range)
수축하고 있는 근육에 대한 신장자극(stretch)

- **유지를 하는 경우**
- **유지를 하지 않는 경우**

신장자극(stretche)에 대한 기본적인 사고방법은 이미 제2장 2에서 언급하고 있다.
여기서는 "신장(stretch)"을 치료기법으로써만 설명한다.

일반적으로 신장자극(stretch)은 척수신장반사를 이용하고 있다.
근육 자체의 반사와 "스트레칭"은 아래의 것에 사용할 수 있다.
a) **신장되어 있는 근육에 대해서 시행된다.**
b) **수축하여 있는 근육에 대해서 시행된다.**

하나의 운동을 학습하기 위해서는 반복하는 것이 효과적이다. 신장반사를 이용하여 수축하여 있는 근육의 근력이 최대가 되고 근육이 피로해지기 어려워진다.
신경생리학적 잠재능력을 끌어내기 위해서 이 기법을 사용한다. 즉, 최대 근육수축 후에 임펄스가 흘러가기 쉬워진다는 것을 이용하고 있다.

금기
- 통증
- 치유되어 있지 않은 골절
- 불완전 탈구

주의 이완성마비인 경우 근육을 지나치게 신장하여서는 안 된다.

이하의 것은 신장자극(stretch)의 중요사항의 요약이다.

"Tension" = 긴장(근육 내)
견인이나 수동적으로 근육의 이는곳(origin)과 닿는곳(insertion)을 떼어 놓는 것에 의해서 시행한다.

"Tightness" = 긴장(근육)
모든 운동방향 특히, 회전방향에 대해서 긴장이 있는 상태에서 신장한다.

"Tap" = 신장자극
모든 운동방향에 대해서 신장하고 있었던 위치에서부터 다시 잡아 늘이는 것 같은 신속하고 짧은 신장자극.

a) 가동범위 시작에서부터의 반복신장(repeated stretch from beginning of range) 시작자세에서부터 신장되어 있는 근육에 대한 신장자극(stretch)

정의 신장되어 있는 근육에 대한 더 한층의 신장자극은 "반복 초기신장(repeated initial stretch)"이라 불리고 운동시작 때 운동을 일으킬 목적으로 시행한다.

운동시작 때부터 신장반사를 일으킨다.

목적 - 운동의 유도
운동시작 때 더 한층의 신장자극을 가함으로써 운동의 유도가 가능해진다.
- 잠재능력을 끌어내는 것도 가능하다.
운동패턴 이외에 운동시작 때부터 "신장(stretch)"을 시행함으로써 수의적인 조절을 평가할 수 있다. 자기억제라 불리고 근육긴장이 높은 근육의 이완을 위해 이용된다.
- 신장자극을 대항근에 대해서 반복해서 시행하는 방법이나 이것에 이어지는 근육활동에 저항을 가함으로써 근육긴장이 항진하여 있는 근육을 억제할 수 있다.

실시방법 시작자세 : 근육은 수동적으로 치료사에 의해서 신장된다.

- 근육은 이완하여 있는 상태로 한다.
- 그 팔다리나 신체부위는 견인을 사용하고 목적으로 하는 모든 근육이 신장되는 자세로 수동적으로 가져간다.
- 모든 운동요소를 신장하도록 고려한다. 특히 회전에 유의하고 모든 긴장은 유지되어 있을 것.
- 이 신장된 자세에서 대상이 되는 팔다리나 신체부위에 대해서 다시 운동에 참여하는 모든 근육이 신장이 되는 것 같은 신속하고 짧은 움직임으로 더 한층의 자극을 가한다. 이 "신장"을 "반복 초기신장(repeated initial stretch)"이라 부른다.
- 가능하다면 그 후에 이어지는 능동적 근육활동에 대해서 적절한 저항과 구두지시를 동시에 준다.
- 그리고 최초의 자세로 되돌아가서 다시 처음부터 시행한다.

b) 가동범위를 통한 반복수축(repeated stretch through range) 수축하여 있는 근육에 대한 신장자극(stretch) 유지를 하는 경우/유지를 하지 않는 경우

정의 동적 근육활동에 의해서 운동패턴을 시행하고 있는 운동범위 내에서 반복하여 신장자극("re-stretch")을 가한다.

이 "신장(stretch)"은 운동 중에 여러 번 반복해서 시행된다.

이 "신장"은 "재 신장"이라 불리고 "초기신장(initial stretch)"("시작위치(자세)에서부터 신장")과 비교하여 재차 반복해서 신장을 가하게 된다.

목적
- 근육수축의 강조
- 근력강화
- 근육피로의 감소
- 근육 지구력의 개선
- 운동가동범위의 확대

유지를 하지 않는 경우

실시방법 시작자세 : 능동 = 근육은 수축하여 있다.

이 신장자극은 근육의 긴장이 있고 수축이 감소한 상태일 때 시행한다.

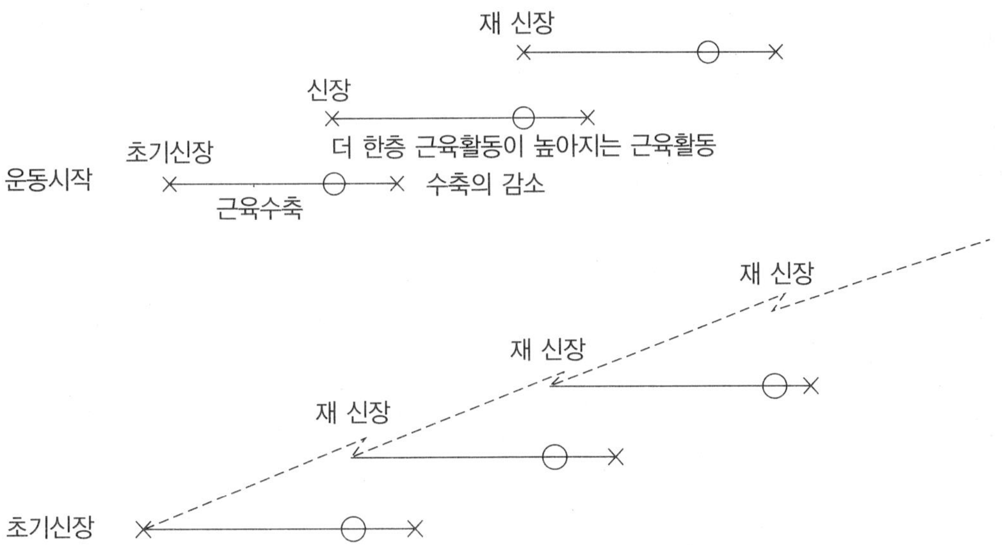

그림 3-1 조합한 도식 "초기신장 – 재 신장"
× : 수축/활동의 한계
○ : 수축이 감소할 때(×), 근육긴장을 획득하기 위해 운동을 되돌린다. 그 후 더 한층의/강한 근육 수축을 지지하기 위해 "재 신장"을 한다.
⋯ : 각각의 "재 신장" 후 다시 가동범위가 확대된다.

"초기신장" 후에 동적 근육활동이 일어난 상태에서 운동패턴을 시행하고 있는 동안에 반복해서 신장을 가한다.

"신장"("재 신장")은 운동 중에 환자에 따라서 빠르기와 세기를 바꿔서 조합시킬 수 있다!

주의
- 신장과 구두지시는 동시에 시행한다.
- 환자는 "재 신장" 중에 이완해서는 안 된다.
- 구두지시 : "더 당기시오!"
  신장자극에 대한 능동적인 반응을 기다리고 운동을 보조하지 않는다.
- 환자가 각각의 "재 신장" 후에 더 한층의 운동을 일으키도록 하기 위해 저항으로 운동을 방해하지 않도록 한다!
- 신장자극의 횟수는 환자의 능력에 따라서 판단한다.

유지를 하는 경우

유지를 동반하는 반복적 수축(repeated contraction with hold)

이것은 동적 근육활동에 정적 근육활동을 조합한 것으로 "반복적 수축"을 다시 난이도를 높인 방법이다.

정의 동적 근육활동의 운동패턴 중에서 신장자극을 반복한다. 운동패턴 중에서 유지(hold)하고 정적인 근육활동을 획득하는 경우는 동적 근육활동 중에서 신장자극을 반복하고 그 가동범위 안에서 유지한다.

목적 강한 부분의 운동을 하고 유지시켜 근육활동을 높임으로써 약한 부분에 방산(irradiation)을 일으킨다. "반복신장(수축)"(43쪽)을 참조.

실시방법
- "초기신장" 후에 동적 근육활동이 일어난다. 이 운동패턴의 전체 요소에 대해서 신장을 반복한다.
- 수축이 감소하는 것을 느낀 경우, "유지(hold)"를 하고 정적인 근육활동을 시행한다.
- 그리고 더 한층의 동적 근육활동을 일으키기 위해 신장자극을 반복하여 운동을 시켜간다.

주의
- 정적인 근육활동을 시행하는 경우, 환자가 충분히 반응하는 시간을 기다린다.
- 환자는 수의적으로 유지활동에서부터 정적 근육활동을 일으키도록 한다.
- 이 방법은 동적/정적 근육활동의 조합을 시행하기 위해 정적인 근육활동이 곤란한 경우 사용하는 것은 효과적이지 않다.
- 환자는 처음에 정적 근육활동을 학습해야 한다. 이것을 통해서 "유지"하는 것도 치료의 일부가 된다.
- 이완성마비의 근육은 지나치게 신장하지 않도록 한다.
- "유지하지 않는 경우"의 주의 부분도 참조할 것.

동적 반전(느린 반전도 포함한다)(Dynamic Reversals)

이 "동적 반전"이라는 기법의 명칭은 Margaret Knott에 의해서 명명되었다. 물리치료사인 Susan Adler, Gregory Johnson과 Vicky Saliba(California, USA) 등은 "운동은 속도의 변화도 중요하다"라 하고, 예를 들면, 스포츠선수의 경우, 운동의 속도, 협응성 등을 학습할 필요가 있기 때문에 "느린 반전(Slow Reversals)"도 포함하여 "동적 반전"이라 부르고 있다.

일반적으로 이 기법에서는 작용근과 대항근 운동패턴이 사용된다. 이것을 "반전기법(Reversal Technique)이라 부르고 있다.

일상생활의 대부분의 동작은 대항근을 사용하고 작용근을 신장 위치로 가져감으로써 최상의 근육활동을 발휘할 수 있도록 유도하고 있다(예를 들면, 던지다, 보행과 달리기 등).

이 기법은 신경생리학자 Sherrington의 "작용근의 최적의 수축은 대항근의 최대수축의 직후에 일어난다고" 하는 "지속적 유도(successive induction)"의 이론에 기초하고 있다.

이 "지속적 유도" 이외에 "상반억제(reciprocal inhibition)"를 일으키는 것도 가능하다.

또한 이 기법은 동적이다. 이 때문에 많은 환자에게 적용할 수 있다. 끊임없이 작용근과 대항근을 번갈아 수축시키고 있기 때문에 피로는 일어나기 어려워진다.

정의 동적 근육활동에 대한 저항은 작용근과 대항근에 번갈아 시행하고 변환할 때는 이완은 시키지 않도록 한다.

목적
- 능동운동의 촉진/자극
- 근력강화
- 지구력훈련
- 협응성의 학습
- 운동범위의 확대
- 이완과 억제(상반억제)

실시방법
- **천천히 시행하는 방법**
- **빠르게 시행하는 방법**

- 강한 운동패턴 쪽부터 시작한다(더 큰 능력).
- 그 후, 약한 패턴으로 바꾼다.
- 작용근과 대항근의 운동을 번갈아 시행하고 서서히 저항을 증가하여 최대 한도까지 증가시킨다.
- 약한 패턴으로 운동을 종료한다.

쥐기 – 다리 : 변환할 때 몸쪽부분의 쥐기(grip)로 근육수축을 지속하고 먼쪽부분의 쥐기를 신속하게 바꿀 수 있다.
– 팔 : 먼쪽부분의 쥐기를 변환할 때, 처음에 몸쪽부분의 손을 뗀다. 그렇게 함으로써 운동을 전환할 때 근육긴장을 저하시키지 않고 시행할 수 있다.

주의 – 경우에 따라서는 "초기신장(initial stretch)"에서부터 운동을 시작해도 된다. 또는 환자 자신에 의해서 운동을 시작한다.
– 변환할 때는 "신장"을 시행하지 않는다.
– 저항은 환자가 수축을 강화할 수 있도록 적당한 양으로 한다. 이 기법을 최적으로 시행할 수 있도록 하기 위해 동적 저항은 서서히 증가시킨다. (예외로서 스포츠선수와 같은 빠른 운동의 반복이 필요한 경우는 저항도 빨리 증가시키면 효과적이다).
– 운동을 변환할 때 몸쪽부분의 쥐기로 가벼운 견인이나 압축을 가하여 근육수축을 유지할 수 있다.
– 운동방향을 변환할 때 수축하고 있는 근력을 유지하기 위해서는 구두지시도 중요하다. 이것에 의해서 환자는 적합한 운동을 시행할 수 있게 된다. 예를 들면, 운동을 변환하기 전에 변환하는 손이 준비되었으면 "발끝을 더 당기시오!" 등. 강조하기 위해 "그~리~고(목소리를 천천히 길게 늘이도록 하여)"를 하고, 변환 중에는 변환하기 전에 한 번 더 구두지시를 주며 마지막으로 "발끝을 내린다!"와 같은 구두지시로 종료한다.

율동적 안정화(Ryhthmic Stabilisation)

일반적으로 "율동적 안정화"에서는 동시수축(작용근과 대항근이 동시에 수축한다)에 의한 미세한 정적 근육활동에 의해서 안정성을 획득하는 것을 목적으로 하고 있다.
이 기법은 정적인 근육활동을 시행할 수 있는 환자에게만 적합하다. 예를 들면, 뇌의 좌상 또는 뇌의 장애에 의한 기능적 장애가 있는 환자에게는 곤란한 일이 많다.
"동적 반전"과 마찬가지로 이 "율동적 안정화"도 대항근의 활동을 동반하는 반전의 기법이지만, 이 경우는 정적이다. 이것은 대항근의 강한 수축 직후에 작용근이 수축하기 쉬워진다는 신경생리학자 Sherrington의 지속적 유도(successive induction)의 원칙에 기초하고 있다.

정의 (변환할 때) 이완시킴이 없이 저항을 작용근과 대항근에 번갈아 준 상태에서 정적 근육활동.

목적 – 근력강화
– 근육의 억제/이완. 예를 들면, 통증의 완화나 운동범위의 확대(상반억제)
– 동시수축에 의한 안정성의 개선(관절과 몸의 위치를 학습)

적응 – 중추신경질환에 의한 안정성의 저하(말초신경 손상에 의한 운동의 부분적인 장애 등. 예를 들면, 폴리오, 다발성신경염, 이완성부전마비)

- 정형외과적인 기능장애(예를 들면, 관절증, 어깨 통증, 무릎관절, 엉덩관절 수술 후)
- 류마티스와 같은 불안정한 관절
- 실조(증)
- 통증

실시방법 약한 근육에 대해서 어떤 부위에 어떠한 자세에서 최적의 촉진을 할 수 있는지를 고려해야 한다. 이 때문에 여기서는 촉진을 위한 몇 가지 다른 방법을 소개한다.

촉진/근력강화를 위하여

1. 변화(variation)
- 약한 패턴의 동적 근육활동을 동반하는 운동부터 시작한다. = 동적 동작작용
- 약한 패턴 중에서 더 강한 운동요소에 정적 근육활동을 시킨다.
- 강한 패턴으로 변환한다. = 정적 길항작용
- 정적으로 작용근과 대항근을 번갈아 작용시킨다. 변환시킬 때마다 저항을 조금씩 증가시켜 최적의 최대저항까지 증가시켜간다.
- 최후의 작용근에 의한 정적 근육활동 후에 필요에 따라서 동작근육의 동적 근육활동을 시행하여 종료한다.

2. 변화(variation)
- 강한 운동패턴의 정적 근육활동에서부터 시작한다. = 정적 길항작용(필요에 따라서 그 전에 동적인 근육활동을 시행한다)
- 약한 운동패턴으로 변환한다. = 정적 동작작용
- 정적으로 작용근과 대항근을 번갈아 작용시킨다. 변환시킬 때마다 저항을 조금씩 증가시켜 최적의 최대저항까지 증가시켜간다.
- 마지막으로 작용근에 의한 정적 근육활동 후에 끝나거나, 필요에 따라서 작용근의 동적 근육활동을 시행시켜 종료해도 된다.
- 근육수축을 강화하고 운동을 변환할 때 수축을 유지하기 위해서는 구두지시도 중요하다. 정적인 활동에서는 “멈추시오”와 같은 단조로운 지시가 되기 쉽기 때문에 구두지시의 강도(경우에 따라서는 길이)도 중요하다. 특히 운동을 변환할 때는 목소리를 길게 늘여 “멈~추~시~오”라 강하게 하면 근육활동을 얻기 쉽다.

이러한 정적 근육활동을 동반하고 있으며 동적 근육활동이기도 한 “동적 반전”(느린 반전도 포함)에도 마찬가지이다.

억제/이완을 위하여

- 팔다리를 최종가동범위까지 수동적으로 움직인다. 단축된 상태에서, 또는 긴장이 높은 상태에서 정적인 근육활동을 만들어낸다(=길항작용).
- 작용근-대항근의 활동을 번갈아 시행한다.
- 마지막으로 작용근에 의한 정적 근육활동을 하여 종료하거나, 필요에 따라서 작용근 운동

범위가 확대되는 것 같은 동적 근육활동을 시행하여 종료해도 된다.
- 구두지시도 근육수축을 위해 도움이 된다. "멈추시오"라는 구두지시를 운동을 변환할 때는 (목소리의 상태도 포함하여) 강조한다.

이 실시방법은 부분적이기는 하지만, 이완기법인 "유지-이완(hold-relax)"과 마찬가지이다.

촉진과 억제의 차이는 어디에 있는가? 억제가 목적인 경우에는 시작의 동적인 수축을 시행시키지 않는다. 팔다리는 수동적으로 최종가동범위까지 이동하도록 한다.

쥐기 촉진과 억제를 위하여

- 다리 : 변환할 때 몸쪽부분에서 수축을 유지할 수 있도록 먼쪽부분의 쥐기를 처음에 시행한다.
- 팔 : 먼쪽부분의 쥐기를 변환시킬 수 있도록 하기 위해 먼저 몸쪽부분의 손을 뗀다. 이것에 의해서 운동을 변환할 때 긴장이 저하하는 것을 방지할 수 있다.
- 먼쪽부분의 운동요소(발, 경우에 따라서는 손)는 정적 근육활동을 위해 올바른 자세로 설정한다. 팔과 함께 운동을 시행하는 경우는 손을 쥐고 근육활동을 저하시킴이 없이 도수접촉(쥐기)의 전환이 원활하게 시행되도록 한다.

주의
- 저항은 서서히 조금씩 증가시켜간다.
- 운동패턴을 변환할 때 휴식을 시키지 않는다(=수축이 상실되는 일이 없도록).
- 근육활동은 항상 동시수축이 일어나도록 한다(=작용근과 대항근의 정적인 동시수축) 율동적 안정화는 몸통과 팔다리를 사용하여 기능적 활동의 획득을 위해 사용되는 일이 많다. 주로 "안정적 반전"의 이점과 함께 "안정성 훈련"에 사용된다("3.3 치료방법"(58쪽) 참조).

엉덩관절의 안정성을 동반하는 몸통의 훈련은 **"율동적 안정화"**의 간단한 형태로 시행하는 방법이 적합하다. 이것은 정적인 근육활동을 유도하는 "율동적 안정화"의 촉진원칙에 기초하고 있다(앞 페이지의 "촉진/근력강화를 위하여 2. 변화(variation)" 참조).
정적인 근육활동을 시행할 수 있는 강한 근육부터 시작한다. 그리고 휴식함이 없이 약한 대항근으로 변환한다. 저항을 서서히 증가시키면서 몇 회인가 변환한 후, 약한 근육의 정적 근육활동으로 종료한다.

주의 다른 모든 훈련과 마찬가지로 정렬을 조정한 자세에서 어깨나 엉덩관절에 압축(approximation)을 조합하여 시행하면 더 효과적이다.

수축-이완(Contract-Relax)

일반적으로
- "수축-이완"은 약간의 국한된 움직임 속에서 시행되는 동적인 기법이다.
- 이 기법은 단축 또는 수축하여 있는 대항근을 개편시켜서 그 후의 대항근의 이완을 얻는 것을 목적으로 하고 있다.
- 대항근의 이완이 얻어진 후, 작용근의 활동을 사용해서 가동범위를 확대시키는 것도 가능하다. 가동범위를 확대하기 위하여 대항근의 근육활동을 이용한다.

예 팔꿉관절의 폄 제한 = 작용근의 운동패턴

근육긴장이 항진하여 있는 근육 : 팔꿉관절 굽힘근군 = 대항근의 운동패턴
팔꿉관절 폄을 개선하기 위해서는 이 근육군이 신장되고 이완되어야 한다.

정의 과다긴장 또는 단축하여 있는 근육(대항근)의 최적의 동적 근육활동 후에 근육의 이완이 일어나 아래의 것을 얻을 수 있다.

- 능동가동범위 확대
- 수동가동범위 확대

목적 아래의 것을 위한 과다긴장 또는 단축하여 있는 근육의 이완

- 가동범위의 확대
- 근육긴장의 정상화

실시방법
- 목적으로 하는 신체부위를 최종가동범위까지 능동 또는 수동으로 움직인다.
- 환자에게 과다긴장 또는 단축하여 있는 대항근을 최적의 동적 근육수축을 시킨다(목적으로 하는 운동패턴의 운동이 약간 일어날지도 모른다. 이때 모든 운동요소, 특히 회전에 주의한다). 가능한 한 기타의 운동요소는 유지시키고 회전의 운동만 허용한다. 구두지시에 의해서 운동이 조정되어야 한다!
- 그 후 적절한 구두지시에 의해서 완전히 이완하도록 지시한다.
- 이완 후 가동범위를 확대하지만 그 방법은 다음의 두 가지가 있다.
  - **능동운동에 의해서 가동범위를 확대**
  - **수동운동에 의해서 가동범위를 확대**

능동으로 가동범위를 확대

이완한 후 작용근의 운동을 시행할 수 있도록 도수접촉은 전환한다. 쥐기(도수접촉)는 먼 쪽에서부터 전환하는 일이 많다. 환자는 새로이 획득된 최종가동범위 부분까지 작용근의 운동을 시행한다(여기서는 필요에 따라서 적절한 저항, 견인 또는 압축을 주의 깊게 준다).

수동으로 가동범위를 확대

이완한 후 그 신체부위를 치료사에 의해서 새로운 가동범위까지 움직인다. 이 때 모든 운동요소, 특히 회전에 유의한다. 가동범위를 확대할 때 견인을 주면 효과적이다.

- 이상의 순서(능동, 수동에 의한 확대)를 목적으로 하는 가동범위를 새로이 획득하도록 몇 회 반복한다.
- 새로운 가동범위를 얻었다면 작용근의 근육활동으로 종료한다. 필요에 따라서 "반복수축"이나 "느린 반전"과 같은 기법과 조합할 수도 있다.

능동으로 가동범위를 확대한 경우와 수동으로 시행하는 경우의 비교

- 환자가 능동운동으로 작용근의 운동을 시행하는 것에 의해서 대항근의 상반억제가 작동하기 때문에 능동에 의한 순서 쪽이 합리적이고 동시에 효과적이다.
- 수동의 경우는 아래의 이점이 있다.
  - 근육이 이완하여 있는 경우, 견인을 사용할 수 있다. 그렇게 함으로써 그 후 새로운 최종가동범위로 가져갈 수 있다.
  - 치료사가 새로운 최종가동범위에서 "끝에 걸리는 느낌(end-feel)(최대한으로 신장된 상태)"을 느끼기 쉽다.
  - 협응성에 문제가 있는 환자에게는 쉬워지고 최종범위에서 능동에 의한 동시수축을 하는 것도 가능하다.
  - 작용근의 지구력에 문제가 있는 경우, 대항근의 운동이므로 작용근의 움직임이 용이해지는 일이 많다.

주의

- 이 기법은 근육의 최종가동범위에서 실시되지만 통증이 없는 영역에서 시행한다.
- 이 기법은 단축, 과다긴장인 근육을 이완시키기 위해 사용된다.
- 필요하다면 견인과 함께 시행할 수 있다(위에 항의 "능동으로 가동범위를 확대한 경우와 수동으로 시행한 경우의 비교" 참조).
- 이완을 위해 환자에게는 충분한 시간을 준다. 즉, 치료사가 그 이완된 상태를 느낄 수 있을 것. 각각의 환자에 따라서 다르고, 초(second)는 측정할 수 없다.
- 새로운 가동범위에서의 운동조절을 획득하기 위해 근육의 이완 후 약한 작용근의 능동운동을 시켜 근력강화로 종료하는 일도 있다.
- 이 기법은 통증이 있는 경우는 별로 사용하지 않는다. 그 경우는 "유지-이완(hold-relax)"을 시행한다.
- 이 기법은 한랭치료(얼음 등)와 조합하여 실시하는 것도 가능하다.

유지-이완(Hold-Relax)

일반적으로
- "유지-이완"은 최적의 대항근의 정적 근육활동을 사용하는 기법이다.
- 치료사와 환자는 서로 근육의 긴장을 만들어가도록 한다. 이 기법은 환자로서 어렵고 치료사와의 공동작업이 필요하다. 이 때문에 이 기법은 대뇌의 장애가 있는 환자나 어린이에게는 적합하지 않다.
- 이 기법은 과다긴장 또는 단축하여 있는 대항근에 대한 자기억제의 현상을 이용하고 있다.
- 대항근의 이완을 촉진하고 가동범위를 확대한다.

예 통증을 동반하는 팔꿉관절의 폄 제한에는 작용근의 운동패턴을 사용한다.
긴장이 항진하여 있는 근육이 팔꿉관절 굽힘근인 경우, 대항근의 운동패턴을 사용한다.
대항근이 작용근의 운동을 저해하고 있기 때문에 팔꿉관절 폄의 가동범위 확대를 위해서는 이들의 길항근은 억제되고 이완되어야 한다.

정의 과다긴장 또는 단축하여 있는(길항) 근육의 최적의 정적 근육활동 후에 이완이 일어난다.
- 능동가동범위 확대
- 수동가동범위 확대

목적 아래의 것을 위한 과다긴장 또는 단축하여 있는 근육의 억제/이완
- 통증의 완화
- 가동범위 확대
- 근육긴장의 정상화

실시방법
- 대상이 되는 신체부위를 능동 또는 수동으로 최종가동범위 또는 통증이 일어나기 바로 직전까지 이동한다.(상반억제를 희망하고 있는 경우는 능동으로, 통증이 있는 경우는 수동으로 시행하고 통증이 일어나기 직전에 멈추면 환자가 통증을 느끼는 경우보다 가동범위를 확대하기 쉽다).
- 먼쪽부분의 운동요소(발, 경우에 따라서는 손가락)는 정적 근육활동에 적합한 자세로 한다.
- 환자에게 과다긴장/단축하여 있는 대항근을 정적으로 수축시킨다.
  저항은 천천히 서서히 증대하며 특히 회전을 강조한다!
  구두지시 : 유지하는 활동을 자극하도록 "멈추시오"나 "그대로!" 등과 같은 지시를 내린다.
- 마지막으로 구두지시를 내리고 수의적인 이완을 시킨다.
- 이완시킨 후 가동범위를 확대하는 데는 다음의 두 가지 방법이 있다.

- **능동으로 가동범위를 확대**
- **수동으로 가동범위를 확대**

능동으로 가동범위를 확대

이완 후 작용근의 운동을 연습할 수 있도록 도수접촉은 작용근으로 전환한다.

쥐기(도수접촉)는 먼쪽에서부터 전환하도록 한다.

환자는 새로이 획득한 최종가동범위의 부분까지 작용근의 운동으로 움직인다(여기서는 최적의 저항, 견인 또는 압축에 주의한다).

수동으로 가동범위를 확대

이완 후 그 신체부위를 치료사에 의해서 새로운 최종범위까지 움직인다. 이때 모든 운동요소, 특히 회전과 견인에 유의한다.

- 이상의 순서(능동, 수동에 의한 확대)를 새로이 획득한 가동범위에 도달할 때까지 반복한다.
- 새로운 가동범위를 확실한 것으로 하기 위해 작용근의 근육활동으로 종료한다. 필요에 따라서 "반복수축"이나 "느린 반전"과 같은 기법과 조합하는 것도 가능하다.

능동으로 가동범위를 확대한 경우와 수동으로 시행한 경우의 비교

- 환자가 능동운동으로 작용근의 운동을 시행함으로써 대항근에 상반억제가 작용하기 때문에 능동에 의한 순서를 시행하는 편이 합리적이고 효과적이다.
- 수동의 경우는 아래의 이점이 있다.
  - 근육이 이완하여 있는 경우, 견인을 사용할 수 있다. 그렇게 함으로써 그 후 새로운 가동범위로 가져갈 수 있다.
  - 치료사가 새로운 최종가동범위에서의 "끝에 걸리는 느낌(end-feel)(최대한으로 신장된 상태)"을 느끼기 쉽다.
  - 협응성에 문제가 있는 환자에게는 용이해지고 최종범위에서 능동적으로 동시수축을 시행할 수도 있다.
  - 대항근의 운동을 사용하기 때문에 지구력에 문제가 있는 환자의 경우는 용이하게 시행할 수 있다.

주의

- 이 기법은 최종가동범위에서 실시되지만 상황에 따라서 통증이 없는 영역에서 시행한다.
- 이 기법은 단축, 과다긴장상태의 근육을 이완시키기 위하여 사용한다.
- 가능하다면 견인과 함께 시행할 수 있다(상기 항의 "능동으로 가동범위를 확대한 경우와 수동으로 시행하는 경우의 비교" 참조).
- 이완을 위해 환자에게는 충분한 시간을 준다. 즉, 치료사가 그 이완된 상태를 느낄 수 있을 것. 각각의 환자에 따라서 다르고 초는 측정할 수 없다.
- 새로운 가동범위에서의 운동조절을 획득하기 위해 약한 작용근의 능동운동과 근력강화로 종료하는 일이 많다.
- 정적 근육활동에 의해서 통증의 범위를 조절하기 쉬워지기 때문에 이 기법은 주로 관절가동범위 제한을 동반하는 경우나 통증이 있고, 정적 근육활동이 가능한 경우에 사용된다.
- 이 기법은 한랭치료(얼음 등)와 조합하여 실시하면 효과적인 경우가 있다.

- 이 기법은 치료사가 힘이 약하고 환자의 근력이 강한 경우(스포츠선수 등)나 "수축-이완"이 최적인 상태에서 실시할 수 없는 경우에도 충분히 사용할 수 있다.

"유지-이완"이 "수축-이완"과 다른 점은?

- 정적인 근육활동이다.
- 통증에 대해서 효과적이고 최종범위 가까이에서 통증이 발생하기 직전에 시행된다.
- 가동범위 제한을 동반하는, 또는 동반하지 않는 통증에 대해서 매우 효과적이다.
- 정적 수축을 동반하기 때문에 근력증대에도 연결된다.

통증 치료의 관점에서

통증을 동반하는 환자의 치료에 대해서는 PNF의 치료 중에서도 몇 가지의 견해가 있어 고려해야 할 것이 있다.

- 통증으로부터 먼 부분부터 치료를 시작한다(예를 들면, 요통의 경우에 발이나 목부분 등으로부터, 또는 한쪽에 통증이 있는 경우, 반대쪽의 팔다리부터 시작한다).
- 환자가 통증이 없고 기분 좋은 자세에서 시작한다.
- 통증이 있는 부위에 부하를 가하지 않는다.
- 통증이 있는 경우, 한랭치료나 온열치료를 미리 시행하는 것도 중요하다.
- 기법의 선택 : "유지-이완"은 경우에 따라서는 한랭치료나 얼음의 사용과 조합시킨다*.

Margaret Knott는 "유지-이완"은 "통증이 문제인 경우의 첫 번째 선택"이라 생각하였다.

이 기법은 통증이 없는 범위에서 동적인 근육활동으로 옮겨가는 것도 가능하다. "유지-이완"은 그 움직임의 방향에서 다양한 자세로 천천히 옮겨가서 통증의 경계선에 접근하여간다. 이것을 통해서 통증의 경계선이 변화한다. 즉, 통증이 감소하거나 가동범위가 확대하는 것으로 연결된다(그림 3-2).

---

* Kabat와 Knott가 개발한 한랭치료는 얼음과 얼음의 얇은 조각(ice-chips)을 혼합한 것이 기본으로 되어 있다. 이 얼음물 속에 2매의 타월을 넣고 그 타월에 얼음의 얇은 조각이 부착한 것을 꺼낸다. 그 꺼낸 타월을 목적으로 하는 신체부위에 대고 자주 교체한다. 이 방법에 의한 한랭치료는 근육전체(이는곳부터 닿는곳까지)를 얼음이 붙은 타월을 덮을 수 있는 등 몇 가지의 이점이 있다. 이것 이외에, PNF의 치료기법과의 조합도 용이하다. 타월을 자주 바꿔줌으로써 한랭의 효과를 지속시킬 수 있다.

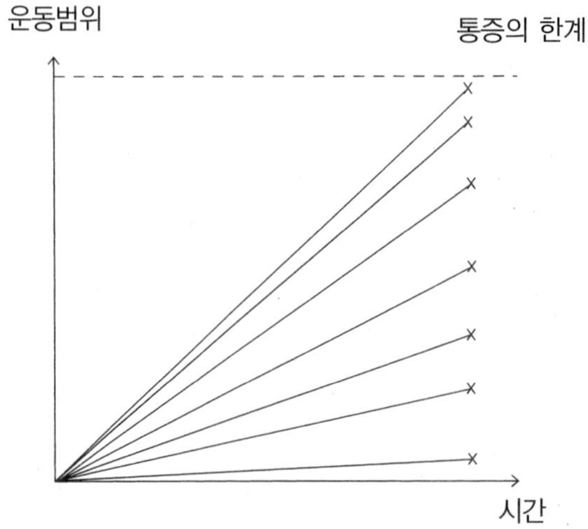

그림 3-2 "유지-이완"을 사용한 통증을 동반하지 않는 가동범위의 확대 유지-이완
× = "유지-이완"

3.3 치료방법

신체부위나 관절의 안정성 개선의 훈련에는 고전적인 기법 “율동적 안정화(rhythmic stabilization)” 이외에 두 가지의 방법이 있다.
그 두 가지 방법에는 정적 근육활동 :

- **안정화/유지**
- **안정적 반전**(“정적”/“동적” 근육활동 : 정적 근육활동에 가깝다. 최소한의 움직임을 동반한다).

안정화(Stabilization)

일반적으로 자세를 유지하기 위해 안정성은 중요하다.

정의 정적인 저항(강하게 하거나 약하게 하거나, 조정하는)을 각각 작용근과 대항근에 가한다.

목적
- 관절주변 또는 신체부위의 안정성 개선
- 근력강화
- 자세조절의 개선
- 협응성의 학습

실시방법
- 자세반사나 신장반사를 사용하는 경우, 신속한 압축으로 반사를 유발한다.
- 그 후 천천히 저항을 증가시켜 근육활동을 만들어내고 그 자세를 압축과 정적 근육활동에 의해서 유지한다. 최적의 저항을 오래 유지하고 그 후 서서히 감소시킨다(제2장 2 참조).
  - 정적 근육활동을 위한 저항은 대각방향에 가한다.
  - 앞쪽에서부터 뒤쪽으로(앞쪽–뒤쪽방향)
  - 뒤쪽에서부터 앞쪽으로(뒤쪽–앞쪽방향)
  - 회전방향으로

  예외 : 목뼈(경추)에 과대한 스트레스를 주지 않도록 머리에는 회전 단독에 의한 저항을 가하지 않고 회전을 동반하는 대각방향, 앞쪽에서부터 뒤쪽, 뒤쪽에서부터 앞쪽으로 저항을 가한다.

치료사는 항상 대각선의 연장선상에 선다!

- 구두지시 : 예를 들면, “멈추시오!” “선 채로 움직이지 마시오!”
  제 6장 “앉은 자세에서 몸통의 활동”(198페이지) 참조

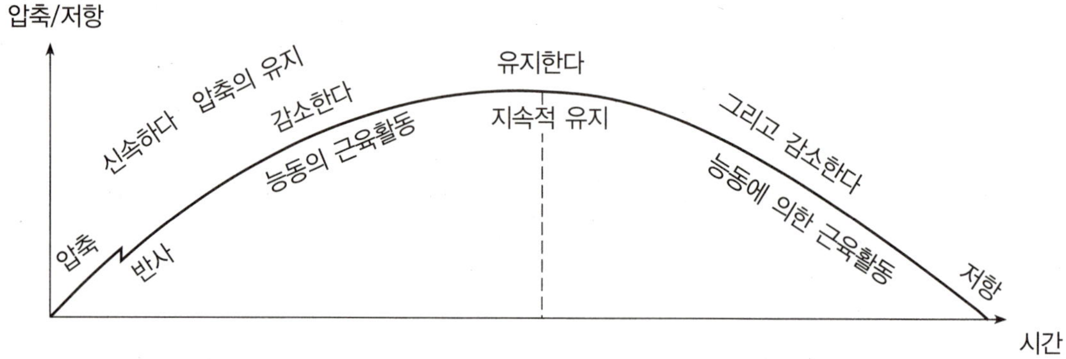

그림 3-3 안정성
저항을 바로 멈춰버리면 평형반응이 출현한다.

주의 훈련의 난이도를 높이기 위해 안정화를 압축(approximation) 없이 시행하는 것도 가능하다. 이것을 통해서 환자는 그 자세를 외적 자극 없이 유지하는 것을 학습한다.

압축의 방향 관절에 압력이 가해지도록 “앞-아래”방향 또는 “뒤-아래”방향으로 시행한다. 선 자세에서의 압축은 어깨 위부터, 또는 골반에 대해서 마찬가지의 것을 시행한다(엉덩관절의 촉진).

주의 압축은 선 자세 이외에도 다양한 자세에서 시행할 수 있다. 제8, 9장 참조.

안정적 반전* (Stabilizing Reversal)

일반적으로 다양한 자세를 유지할 수 있다는 것은 매우 중요하다. 예를 들면, 팔다리의 운동에는 몸통의 안정성을 지속할 수 있다는 것이 전제조건이 된다.
정렬을 갖춘 선 자세는 완전한 정적 자세가 아니라 약간 흔들림이 일어난다. 즉, 약간의 동적 운동은 정상이라는 것이다(특히 발목관절에 관찰되기 쉽다). 이 선 자세를 유지하기 위한 중력에 저항하는 근육활동은 대부분 정적이다. 그러나 (상시) 약간의 근육긴장의 변화가 발생하고 동적 근육활동의 요소가 존재한다. “안정적 반전”은 준비로서 시행되는 것 같은 치료기법이다. 작용근과 대항근의 정적 근육활동과 최소한의 동적 근육활동을 천천히 반복하는 것을 통해서 안정성 또는 동시수축훈련을 시행한다. 이 때문에 “안정적 반전”은 “순수한” 정적 근육활동은 아니다.

---

* Ursprünglich von G. Johnson und V. Saliba, Calif., USA, zusammengestellt.

정의 환자가 시작자세에서 안정성을 유지하고 있는 동안에 압력과 저항을 변환한다. 저항과 쥐기가 한 방향에서 다른 방향으로 옮겨가는 것에 대해서 환자는 안정하기 위한 근육활동을 유지한다.

목적
- 근력강화
- 관절주위와 신체부위의 안정성 개선
- 자세조절의 개선
- 운동범위의 확대
- 협응성의 개선

실시방법
- 안정성 훈련과 같이 신속한 압축을 사용해서 운동을 유발하는 것이 가능하다. 그리고 그 압축을 유지한다. 저항은 서서히 증가시킨다. (필요에 따라서 감소시키는 일도 있다). 저항의 방향은 서서히 앞쪽-뒤쪽, 뒤쪽-앞쪽과 대각선의 양방향의 회전으로 전환한다.
- 도수접촉은 어깨뼈, 골반 또는 머리에서 변환할 수 있다. 그러나 도중에서 이완하지 않고 동시수축을 만들어내도록 처음에는 한손을 앞쪽 또는 뒤쪽으로 남겨둔다. 회전의 저항을 양손으로 가하여 회전의 "동시수축"이 이미 학습되어 있는 경우에만 양손을 동시에 전환하는 것으로 옮겨가도 된다.
- 구두지시 : "나에게 밀리지 않도록 서 있는 자세를 유지하시오!"

주의
- 저항은 근력이 좇아갈 수 있을 때만 증가시키는 것이 가능하다. 그리고 조절이나 안정성을 목적으로 하고 있는 경우에는 저항을 감소시킨다.
- 쥐기는 저항의 방향에 따라서 대각선상에서 변환한다.

등장성의 조합(Combination of Isotonics)

[목적으로 하는 근육군(작용근)의 동적-구심성, 구심성 근육수축의 유지(정적 근육수축)와 원심성 근육수축을 말한다].

이 치료기법은 Institute of Physical Art, San Anselmo, Calif. U.S.A.의 Gregory Johnson과 Vicky Saliba의 두 사람에 의해서 만들어지고 "등장성의 조합(Combination of Isotonics)"이라 이름 붙여졌다(유럽에서는 "Agonistic Reversal"이라 불리는 일도 있다).

PNF에서도 이전부터 이 기법과 마찬가지로 다양한 근육활동의 조합을 치료방법으로써 사용하여왔으나, 이러한 이름이 붙이고 있지 않았다.

일반적으로 이 기법에서는 운동의 협응성과 기능성을 동시에 높이기 위해 작용근군의 수축을 이용하고 있다.

정의 작용근에서의 다른 근육수축의 조합.

a) 구심성 수축

b) 구심성 수축에 대해서 유지한다(환자는 항상 의식적으로 운동을 하려하고 있다).

c) 원심성 수축

근육이 수축하면서 신장되어 가는 운동이고 그 동안에는 이완을 시키지 말 것.

목적 하기의 목적에 의한 구심성의 동적 수축. 구심성 수축의 유지와 원심성 수축의 학습.

- 운동조절(협응성)
- 근력강화
- 지구력의 개선
- ADL에서의 기능적 훈련

실시방법 운동 중 이완시키지 않고 a) 또는 a)와 b), c)를 조합하여 시행한다.

- 최적의 저항에 대항하는 운동부터 시작한다.
  = a) 동적 구심성 수축
- [운동 (패턴 중)의 임의의 위치에서] 환자는 그 동적인 운동을 항상 계속하도록 하고 치료사는 그 운동을 유지한다.
  = b) 동적 구심성 수축의 유지
- 쥐기를 바꿈이 없이 시작자세의 방향으로 천천히 되돌아간다. 이 때 환자는 힘을 빼지 않도록 근육이 신장되면서 운동되고 있는 것을 느낀다.
  = c) 동적 원심성 수축

치료사는 구두지시와 근육활동의 종류가 변화해도 도수접촉의 위치는 바꾸지 말 것.

주의
- 동시수축, 협응성과 기능적인 동작을 간단히 시행할 수 있게 하기 위하여 환자가 무엇을 필요로 하는가, a) 또는 a)와 b), c)의 조합과 순서에 주의한다.
- 최적으로 신장(elongation)된 또는 수축하여 있는 근육에 대한 "신장(stretch)"도 가능하다.

예 앉은 자세에서부터의 일어서기와 앉기(제8장 "보행훈련"도 참조).

시작자세

환자 : 앉은 자세. 양발은 바닥에 붙어있다(선 자세를 위한 사전준비)

치료사 : 환자의 앞에 서 있다.

도수접촉 : 골반, 양 (위앞)엉덩뼈능선 위에 벌레근 쥐기.

실시방법 - 환자는 일어서기 동작을 시작한다.
= a) 동적 구심성 수축
- 치료사는 동적 근육활동을 유지한 채로 동작의 도중에 임의의 위치에서 그 동작을 멈춘다.
= b) 동적 구심성 수축의 유지(정적 근육수축)
- 환자는 수축을 유지하면서 천천히 앉는 동작을 시행한다.
= c) 동적 원심성 수축

주의 a), b), c)의 동안에 쥐기는 바꾸지 않는다!

강조의 타이밍(Timing for emphasis)

일반적으로 강조의 타이밍은 PNF의 기본원리에 포함되지만(제2장 "기본적 원리" 참조) 운동패턴 내의 하나의 운동요소를 강조하기 위한 치료기법이기도 한다. 또한 "반복수축(repeated contraction)"으로 하나의 관절이나 신체부위에 국한하여 강조한다. 특별한 방법으로써 시행되는 것도 있다. 이 방법을 사용해서 치료하는 목적은 방산(irradiation)을 이용하는 것이다. 강한 근육요소를 사용하여 약한 근육요소를 촉진한다.

몸쪽부분에서부터 먼쪽부분으로, 또는 먼쪽부분에서부터 몸쪽부분으로 실시가 가능하다.

PNF에서의 정상적인 타이밍(normal timing)은 먼쪽부분에서부터 몸쪽부분이다. 그 반대가 치료목표로 되는 일도 있지만, 그때는 몸쪽부분의 안정성이 얻어져 있을 것이 전제가 된다.

정의 정적 근육활동 또는 동적 구심성 근육활동을 동반하는 작용근 수축의 반복이다. 하나의 관절 또는 신체부위에 국한하고 동시수축이나 작용근의 수축유지 등을 조합하여 시행한다.

3개의 부분으로 나눠서 하나의 운동을 강조할 수 있다.

1. 운동축(pivot) : 목적으로 하는 신체부위의 요소, 또는 운동을 시행하는 부분이다.
   운동축은 환자가 최소한의 근력밖에 갖고 있지 않은 부위이다.
2. 안정성의 부분(안정성을 유지하는 부위) : 강한 운동패턴을 사용하여 약한 부분에 방산을 일으킨다. - 운동을 유지하는 것(blocking)에 의해서 방산이 일어난다.

   유지하는 것(blocking)에는 두 가지 시행방법이 있다.
   - 정적 유지
   - 동적 유지. 구심성의 근육활동을 유지하고 그 이상의 운동을 시키지 않는 것.

   유지하는 것(blocking)에 어떤 방법을 사용하는가는 환자의 상태에 따라서 결정된다. 환자의 근력이 있는 경우에는 정적인 유지(blocking)를 선호할지도 모른다.
3. 쥐기["손잡이"(어디를 잡고 조작하는가의 것)] : 정적 또는 유지에 대한 저항이 주어지는 신체부위

목적 - 특정의 근육군에 대한 국한된 근력강화
- 특정 운동의 개선

실시방법 - 동적 근육활동, 경우에 따라서는 "초기신장(initial stretch)"에 의해서 운동패턴 중에서 최적의 근력을 발휘할 수 있는 자세 또는 기능적인 자세에서의 운동을 유발한다.
- 그 자세에서 강한 요소근육군에 정적 또는 동적으로 유지시킨다. 위에 항의 "안정성의 부분" 참조(정의 2).
- 약한 운동요소는 동적 근육활동, 경우에 따라서는 운동패턴 내에서의 "재 신장" 등을 반복하여 강조시킨다.
- 마지막으로 운동패턴 전체에 대해서 "재 신장"과 반복수축을 시행하여 종료한다. 전체 가동범위를 운동시킨 편이 학습효과가 높아진다.
- 강조된 근육을 이완(상반억제)시키기 위해, 경우에 따라서는 시작자세까지 되돌아가 대항근의 운동패턴을 시행하는 것도 가능하다.
기타, "지속적 유도(successive induction)"를 이용하고 그 후의 근육활동을 개선할 수도 있다.

주의 - 안정성을 위한 강한 요소는 유지해야 한다!
- 운동축의 운동은 몸쪽부분에서부터 관절에 대한 저항이 증가하는, 또는 방산에 의해서 일어나는 일이 있다.

대체법 : 중심축의 변화(change of pivots)

팔다리의 훈련을 할 때는 팔다리 전체의 협응성을 개선하기 위한 다른 관절의 운동을 조합시킬 수 있다.

목적 - 특정 근육군의 근력강화
- 다른 운동수준에서 특정 운동의 개선
- 다른 운동수준 또는 관절에서 협응운동의 개선

실시방법 운동축의 변환. 예를 들면, 팔다리의 관절을 각각 변환하여 간다.
하나의 운동축에서부터 다른 운동축으로 부드럽게, 주의 깊게, 도중에서 이완함이 없이 운동을 변환하여간다.

실시방법 팔 :

- 팔꿈치, 어깨관절이 운동을 유지하고, 손목관절의 운동축에서부터 시작한다.
- 그 후, 운동축을 변환한다. 예를 들면, 손목관절을 유지하고 어깨관절을 움직여서 팔꿉관절의 유지를 한다.

- 마지막으로 운동축을 팔꿉관절로 하고 어깨관절을 유지하여 손목관절의 유지를 계속한다.

이 방법으로 마지막으로 목적에 도달하도록 근력의 변화(variation)를 가하면서 운동축을 변환하여갈 수 있다. 협응운동은 먼쪽부분에서부터 몸쪽부분이다. 즉, 최초에 손목관절, 그 후 팔꿉관절과 어깨관절이다.
상세한 것에 대해서는 앞에서 나온 강조의 타이밍도 참조할 것.

주의 중요한 것은 운동축의 강조를 시행하기 전 충분히 운동을 유지할 수 있도록 되어있는 것이다.

제 4 장
팔다리의 운동패턴

4.1 팔다리 운동패턴의 분류(다리와 팔)

개별적으로, 또는 각각을 조합하여 다른 운동패턴(대각선의 운동)을 사용함으로써 목적에 따른 팔다리의 훈련이 가능해진다. 하나의 치료방법으로써 강한 근육의 요소를 사용한 "강조의 타이밍(timing for emphasis)"을 사용하여 문제가 있는 관절 및 운동요소에 국한하여 훈련하는 것도 가능하다.

몸통은 경우에 따라서는 양측성 다리의 운동을 조합하여("하부몸통 패턴"이라 불리는 일도 있다), 또는 팔과 목의 운동을 조합하여(상부몸통 패턴/"내려치기(chopping)"나 "들어올리기(lifting)" 등) 훈련할 수 있다.

이 단원에서는 팔다리의 운동패턴만을 소개한다. 몸통과의 조합에 대해서는 제6장 "몸통의 패턴"에서 설명한다.

다리의 패턴 :

- 굽힘–모음–가쪽회전
- 폄–벌림–안쪽회전
- 굽힘–벌림–안쪽회전
- 폄–모음–가쪽회전

운동패턴은 아래의 것과 조합하여 실시하는 것이 가능하다.

a) 무릎의 폄 위치에서

b) 무릎을 굽히면서

c) 무릎을 펴면서

2개의 대각선의 운동이 각각에 대해서 반대방향이 되고 상반하는 운동으로써 짝으로 되어 있다.

굽힘–모음–가쪽회전 –폄–벌림–안쪽회전

굽힘–벌림–안쪽회전 –폄–모음–가쪽회전

팔의 패턴

- 굽힘–모음–가쪽회전
- 폄–벌림–안쪽회전
- 굽힘–벌림–가쪽회전
- 폄–모음–안쪽회전

운동패턴은 아래의 것과 조합하여 실시하는 것이 가능하다.

a) 팔꿈치의 폄 위치에서

b) 팔꿈치를 굽히면서

c) 팔꿈치를 펴면서

2개의 대각선의 운동이 각각에 대해서 반대방향이 되고 상반하는 운동으로써 짝으로 되어 있다.

굽힘-모음-가쪽회전 - 폄-벌림-안쪽회전

굽힘-벌림-가쪽회전 - 폄-모음-안쪽회전

4.2 다리의 운동패턴

다리의 운동패턴은 치료에 있어서 아래의 이유로 중요하다.

1. 다리는 기능적인 과제를 위해 훈련된다. 예를 들면, 보행, "ADL", "이동(transfer)" 등
2. 하부 통을 위해 다리의 양측성 운동을 사용하여 훈련하는 것도 가능하다.
3. 아래의 목적을 위해 다리의 운동패턴을 사용할 수 있다.

   a) 촉진 :
   - 관절주위근육의 동시수축에 의한 관절의 안정성
   - 몸통기능
   - 관절의 가동성 : 엉덩관절, 무릎관절, 발목관절
   - 근육의 활성화와 강화 : 배근육, 골반, 엉덩관절, 무릎관절과 발/발가락관절

   b) 억제/이완 :
   - 다리근육의 과다긴장
   - 엉덩관절, 무릎관절과 발목관절 근육군의 근육긴장항진(강직, 경직)

목적
- 관절의 안정성
- 골반/배근육, 엉덩관절, 무릎관절과 발/발가락관절의 근력과 지구력
- 근육긴장의 항진, 과다긴장의 억제/이완, 예를 들면, 통증의 완화와 가동성의 개선
- 협응성의 학습
- 약한 근육군에의 방산
- 보행과 같은 기능적 훈련을 위한 준비

적응
- 근육긴장항진(약한 부분의 과다긴장, 강직, 경직)
- 약한 다리, 근육군
- 엉덩관절, 무릎관절이나 발목관절의 운동장애
- 다리관절의 안정성의 저하
- 협응성의 저하
- 통증
- 보행곤란

다리의 운동패턴의 구성

엉덩관절 위에 가설의 "교차하는 점"을 설정하여 2개의 대각선을 만든다. 신장자극(stretch)을 시행하는 경우, 그 대각선은 근육을 신장(elongation)할 수 있는 것 같은 각도이어야 한다(그림 4-1).

골반 : 앞쪽올림
엉덩관절 : 굽힘, 모음, 가쪽회전
무릎관절 : *
발목관절 : 등쪽굽힘, 내반
발가락관절 : 폄

골반 : 뒤쪽올림
엉덩관절 : 굽힘, 벌림, 안쪽회전
무릎관절 : *
발목관절 : 등쪽굽힘, 외반
발가락관절 : 폄

왼쪽 엉덩관절

골반 : 앞쪽내림
엉덩관절 : 폄, 모음, 가쪽회전
무릎관절 : *
발목관절 : 바닥쪽굽힘, 내반
발가락관절 : 굽힘

골반 : 뒤쪽올림
엉덩관절 : 폄, 벌림, 안쪽회전
무릎관절 : *
발목관절 : 바닥쪽굽힘, 외반
발가락관절 : 굽힘

*대각선의 움직임은 아래의 조합이 가능하다.

1. 무릎 폄 위치에서 :
2. 무릎을 굽히면서 :
3. 무릎을 펴면서 :

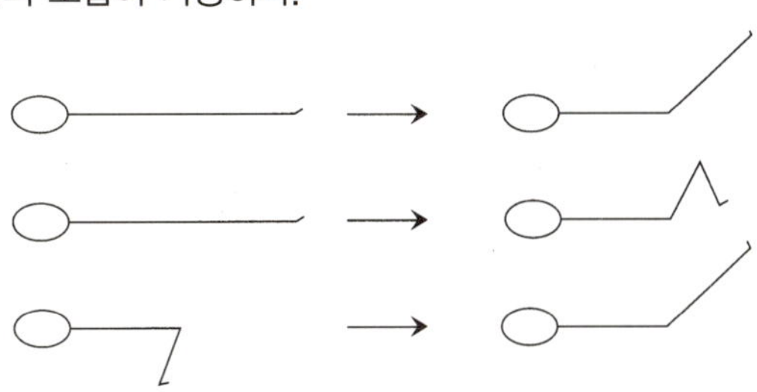

주의
다리의 운동은 발목관절의 등쪽굽힘에 엉덩관절의 굽힘, 발목관절의 바닥쪽굽힘에 엉덩관절의 폄이 따른다.
발목관절의 외반은 엉덩관절 벌림과 안쪽회전, 발목관절의 내반은 엉덩관절 모음과 가쪽회전이 조합되어 있다.

그림 4-1 왼쪽다리의 운동패턴의 요약

시작자세 - 바로 누운 자세
- 옆으로 누운 자세
- 엎드려 누운 자세
- 앉은 자세

실시방법 - 일측성 : 한쪽에만 작용한다.
- 양측성 : 양 다리를 움직인다.
  a) 대칭적으로
  b) 비대칭적으로
  c) 상반성 : 대칭적/비대칭적
  (그림 4-2 참조)

운동패턴의 학습에서는 치료사가 자기 자신의 체중을 최적으로 사용하는 것이 중요하다. 자신의 체중을 효과적으로 활용하기 위해 치료사는 운동패턴의 대각선상, 또는 평행이 되는 위치에 서야 한다.

그림 4-2
양 다리의 대각선 운동
패턴의 삽화(D.E. Voss, 노드웨스턴 대학 메디컬 센터, 일리노이, 미국에서)

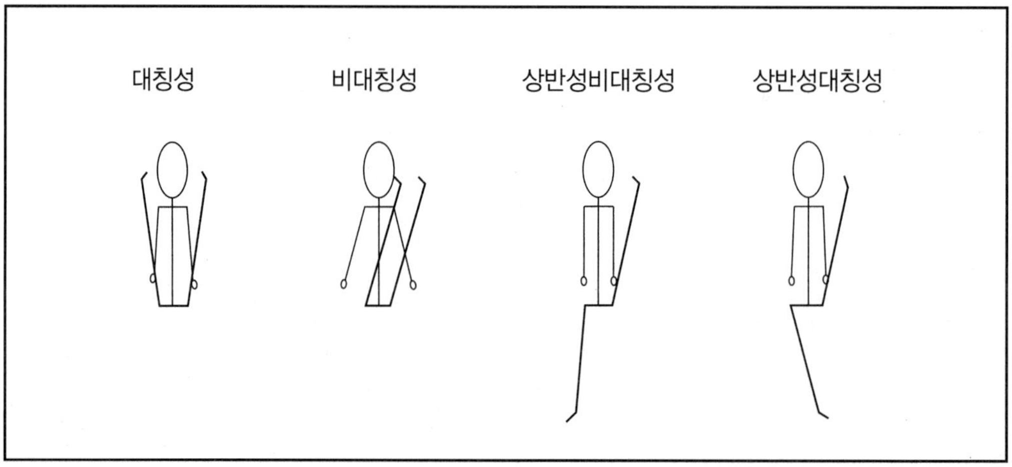

주의 - 운동의 대각선은 엉덩관절과 반대쪽의 어깨를 연결한 선을 기준으로 하고 있다!
- 치료사의 조작이 용이해지도록 환자는 치료테이블의 끝이 되는 것 같은 시작자세로 한다. 더 좋은 방산(irradiation)이 일어나도록 환자는 침대 끝을 잡는 것도 가능하다.
- 저항을 가할 때는 환자의 개개의 근력에 적합하여 있을 것.
- 특히 무릎관절을 강조하고 싶은 경우는 발목관절을 쥐는 것도 가능하다.

다리의 운동패턴의 요약

- **굽힘-모음-가쪽회전**
- **폄-벌림-안쪽회전**
- **굽힘-벌림-안쪽회전**
- **폄-모음-가쪽회전**

a) **무릎 폄 위치에서**
b) **무릎을 굽히면서**
c) **무릎을 펴면서**

다리의 기본패턴은 패턴을 학습하기 위해서는 바로 누운 자세가 편리한 시작자세이기 때문에 기본적으로 바로 누운 자세에서의 설명으로 되어있다. 이 자세에서 학습한 패턴은 나중에 다른 시작자세에서도 용이하게 시행할 수 있다.

다른 운동요소나 신체부위를 강조 또는 보조하기 위해 다리패턴의 실시방법에는 몇 가지의 변화(variation)가 있다. 예를 들면, 무릎관절의 강조를 하기 위해 양쪽의 도수접촉을 먼쪽부위의 발에 하는 것도 가능하다. 이때는 예를 들면, 발의 등쪽/바닥쪽과 발꿈치에 하는 일도 있다.

치료테이블 위에서 훈련할 때 치료기법과 치료방법

목적	기법/치료방법(제 3장을 참조)
- 하나의 자세 또는 관절의 안정성	- 안정성 훈련 - 안정적 반전(stabilizing reversal) - 율동적 안정화(rhythmic stabilization)
- 활성화 [그 신체부위를 의도하고 있는 활동을 시행할 수 있도록 한다. 경우에 따라서는 그 때 보조나 신장자극(스트레칭) 등으로 유도한다]	- 율동적 개시(rhythmic initiation) - 반복신장(repeated stretch) a) 가동범위의 시작에서부터의 반복신장(repeated stretch from beginning of range) b) 가동범위를 통한 반복신장(repeated stretch through range)
- 근력강화/반복 (근육강화를 목적으로 하고 있다. 목적으로 하고 있는 활동에 저항을 가한다) (운동의 기민성, 협응성과 원활성을 향상시켜 능동적인 "운동프로그램"을 재획득하기 위해 운동을 반복한다)	- 등장성의 조합(combination of isotonics) - 동적 반전(dynamic reversal) - 반복신장(repeated stretch) a) 가동범위의 시작에서부터의 반복신장(repeated stretch from beginning of range) b) 가동범위를 통한 반복신장(repeated stretch through range) - 강조의 타이밍 - 율동적 안정화
- 근육이완 (근육활동에 의해서 과다긴장이나 근육긴장이 항진하여 있다. 근육에 대한 억제가 일어난다.	- 수축-이완(contract-relax) - 유지-이완(hold-relax)

굽힘-모음-가쪽회전(무릎을 편 채로)

시작자세 *환자 :* 양 다리를 펴고 바로 누운 자세로 하여 치료테이블의 끝으로 온다. 한쪽 다리는 치료테이블에서부터 늘어뜨리고 엉덩관절 폄으로 하여 폄-벌림-안쪽회전 패턴의 종료자세로 한다. 경우에 따라서는 그 다리를 치료테이블 위나 치료사의 다리로 보조하면서 안쪽회전의 준비를 하고 그 후, 가쪽-아래쪽으로 이동시킨다.

치료사 : 대각선상에 위치하고 양 다리는 앞뒤로 발디딤을 한 상태로 선다.

도수 접촉 *먼쪽 쥐기 :* 벌레근 쥐기로 발의 등쪽 중간부근에서 가능한 한 먼쪽부분, 발목발허리관절의 몸쪽부분 부근을 쥔다. 엄지손가락은 발의 가쪽에 곁들인다.
몸쪽 쥐기 : 벌레근 쥐기로 넓적다리 앞면 안쪽을 쥔다. 엄지손가락은 가쪽에 곁들인다.

신장(elongation) 폄-벌림-안쪽회전방향으로, 안쪽으로 회전을 동반하면서 아래-가쪽으로.

구두지시 "발을 위 · 안쪽으로 당겨 올리시오! 발꿈치는 안쪽으로 회전하여 당겨 올리시오!"

동작에 대한 지시 "발을 올리고, 발의 전체를 회전시켜서 당겨 올리시오!" "발꿈치를 안쪽으로 하여 당겨 올리시오!"

주의
- 동작은 먼쪽부분에서부터 몸쪽부분으로 일어나도록 한다. 즉, 최초에 발을 움직이고 다음으로 다리를 반대쪽 어깨의 방향으로 당겨 올린다.
- 저항은 환자에게 최적인 상황을 제공한다. 저항의 양은 발과 넓적다리부분에서 다른 경우도 있다.
- 필요에 따라서 운동범위 전체에 양손으로 견인한다.
- 발 가쪽에 놓고 있는 엄지손가락으로 발을 꼬집지 않도록 한다. 발바닥에는 접촉하지 않도록 한다! 넓적다리부분에 대한 잘못된 자극이 들어가지 않도록 몸쪽부분의 엄지손가락은 운동 시에 떼도록 한다.
- 모음을 더 많이 내고 싶은 경우는 회전을 줄인다.
- 신체역학(body mechanics)
  신장(elongation) 때 : 대각선상에 서서 자기중량을 뒤쪽의 발에 가하도록 한다.
  동작 시 : 체중을 앞의 발로 이동시킨다. 경우에 따라서는 뒤쪽의 다리를 한걸음 앞으로 내딛는다.

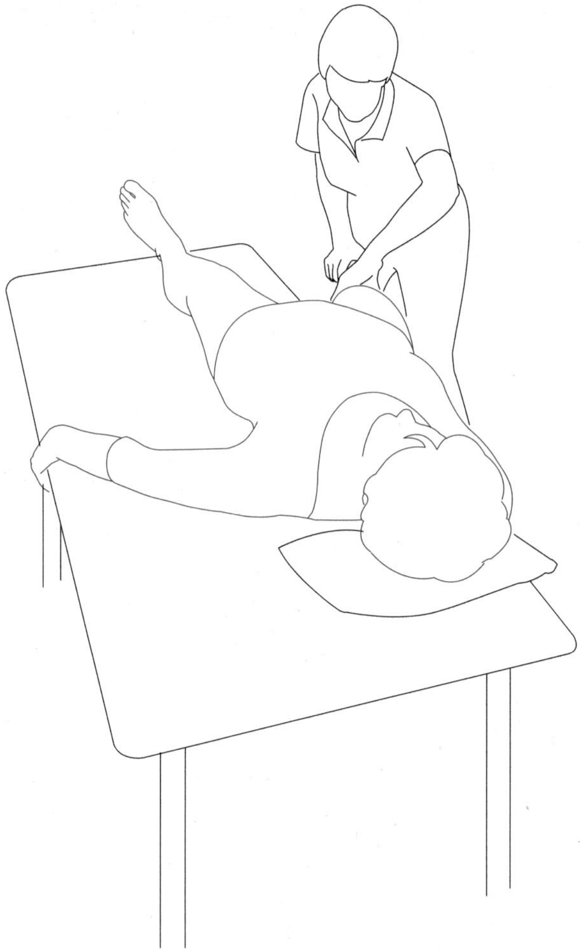

그림 4-3a
다리 : 무릎 폄 위치에서의 굽힘-모음-가쪽 회전의 *시작자세*

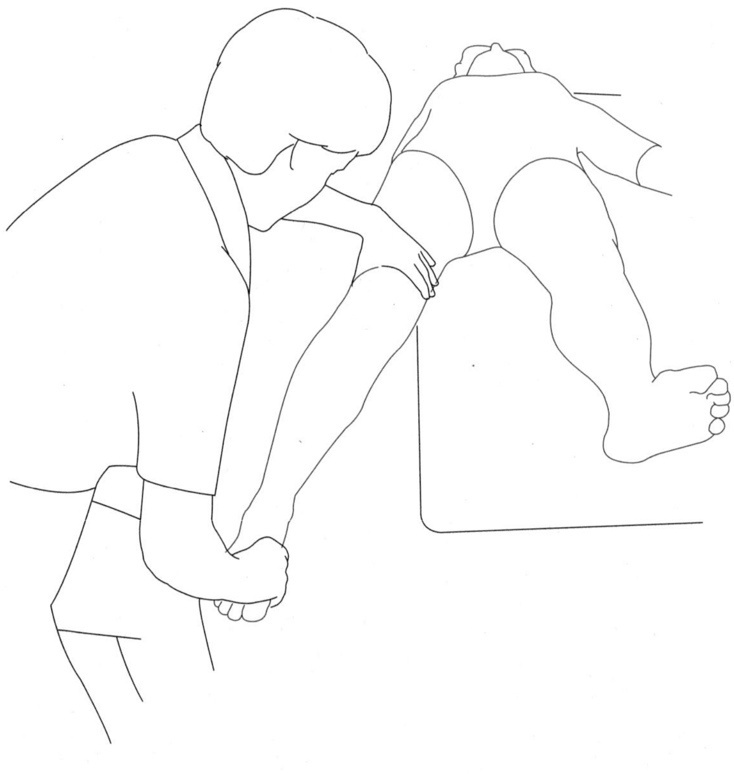

그림 4-3b
다리 : 무릎 폄 위치에서의 굽힘-모음-가쪽 회전의 *시작자세.*
도수접촉의 상세.

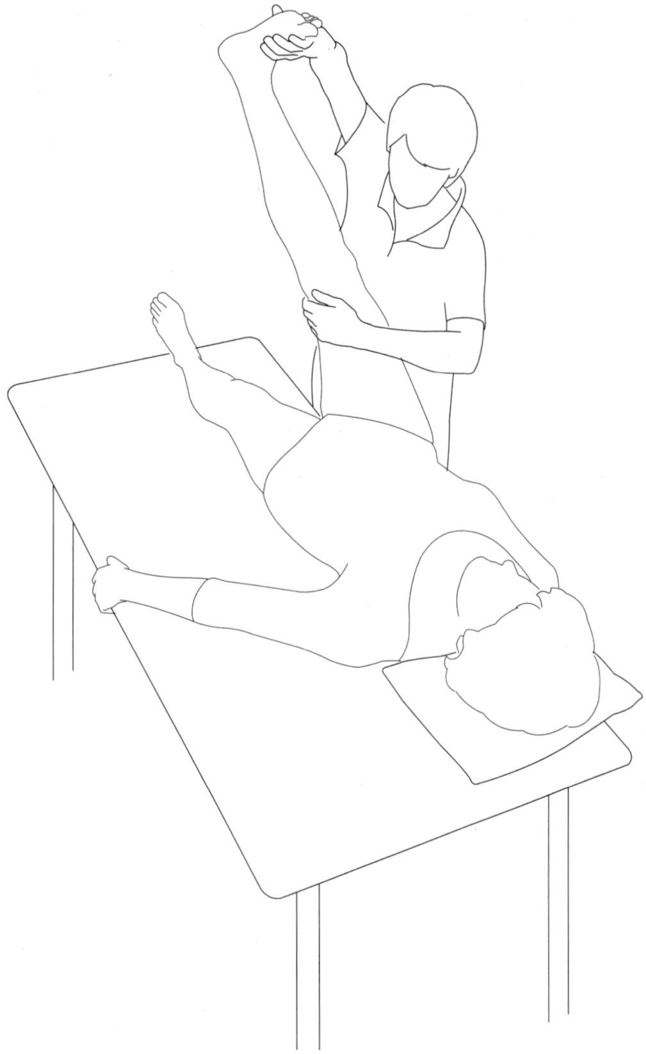

그림 4-4
다리 : 무릎 폄 위치에서의 굽힘-모음-가쪽회전의 *종료자세*

무릎을 굽히면서 하는 굽힘-모음-가쪽회전

시작자세 *환자 :* 양 다리를 펴고 바로 누운 자세에서 침대의 끝으로 온다. 한쪽의 다리는 침대에서부터 늘어뜨려서 엉덩관절 폄으로 하고 폄-벌림-안쪽회전 패턴의 종료자세로 한다. 경우에 따라서는 그 다리를 침대 위나 치료사의 다리로 보조하면서 안쪽회전을 하고, 그 후 가쪽-아래쪽으로 이동시킴으로써 시작자세로 가져간다.

치료사 : 환자의 몸에 대해서 치료사의 몸의 중심이 대각선상으로 향하도록 선다.

도수접촉 *먼쪽 쥐기 :* 벌레근 쥐기로 발의 등쪽부분에서 발목발허리관절의 몸쪽부분 부근을 쥔다. 엄지손가락은 발의 가쪽에 곁들인다.
몸쪽 쥐기 : 벌레근 쥐기로 넓적다리 앞면의 안쪽으로 쥔다. 엄지손가락은 넓적다리의 가쪽에 곁들인다.(대체법 : 다리가 약한 경우나 신장자극(스트레칭) 때 더 회전을 희망하는 경우, 넓적다리 뒷면에서부터 넓적다리의 앞면-안쪽에 손을 놓는 것도 가능하다.)

신장(elongation) 폄-벌림-안쪽회전 방향으로, 안쪽으로 회전을 시키면서 아래-가쪽 방향으로.

구두지시 "발을 위 · 안쪽으로 당겨 올리시오!! 발꿈치는 안쪽으로 비틀고 무릎을 굽히면서 발의 전체를 들어 올리시오!"

동작에 대한 지시 "발을 올리시오!" "(무릎을) 굽히시오!"

주의
- 동작은 먼쪽부분에서부터 몸쪽부분으로 일어나도록 한다. 즉, 최초에 발을 움직이고 다음으로 다리를 반대쪽 어깨의 방향으로 밀어 올린다. 모음을 시킬 것!
- 저항은 환자에게 최적이어야 한다. 발과 넓적다리부분에 주는 저항은 때로는 다른 경우도 있다. 중요한 것은 발꿈치의 굽힘근군에 대한 저항이고 무릎의 굽힘에 대해서 저항을 준다. 최초의 5~10°는 보행의 유각기를 위해 특히 기능적이다.
- 필요에 따라서 운동범위 전체에 양손으로 견인한다.
- 발 가쪽에 놓고 있는 엄지손가락으로 발을 꼬집지 않도록 한다. 발바닥에는 접촉하지 않도록 한다! 넓적다리부분에 대한 잘못된 자극이 들어가지 않도록 몸쪽부분의 엄지손가락은 운동 시에 떼도록 한다.
- 모음을 더 많이 내고 싶은 경우는 회전을 줄인다.
- 신체역학(body mechanics)
  신장(elongation) 때 : 대각선상에 서서 자기중량을 뒤쪽의 발에 가하도록 한다.
  동작 시 : 체중을 앞의 발로 이동시킨다. 경우에 따라서는 뒤쪽의 다리를 한걸음 앞으로 내딛는다.

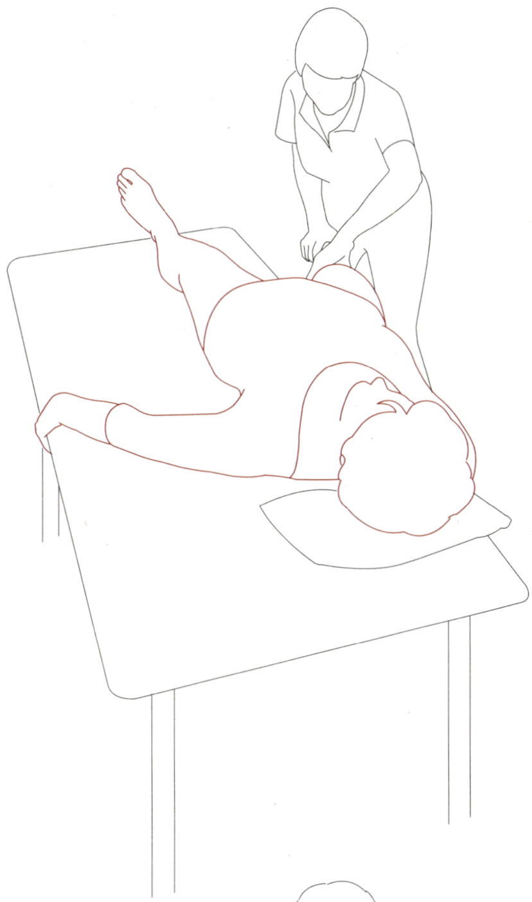

그림 4-5
다리 : 무릎의 굽힘을 동반하는 굽힘-모음-가쪽회전의 *시작자세*

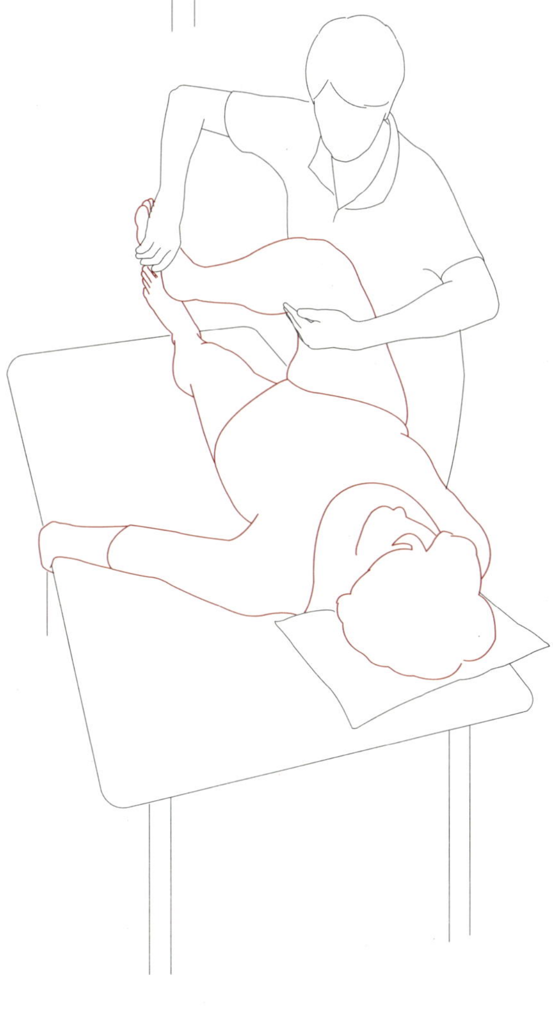

그림 4-6
다리 : 무릎의 굽힘을 동반하는 굽힘-모음-가쪽회전의 *종료자세*

무릎을 펴면서 하는 굽힘-모음-가쪽회전

시작자세 *환자 :* 바로 누운 자세에서 침대의 끝으로 온다. 양 다리를 펴고 한쪽의 다리는 침대에서부터 늘어뜨려 엉덩관절 폄으로 하고 무릎 굽힘을 동반하는 폄-벌림-안쪽회전 패턴의 종료자세로 한다. 경우에 따라서는 그 다리를 침대 위나 치료사의 다리로 보조하면서 안쪽회전을 하고 그 후, 가쪽-아래쪽으로 이동시킴으로써 시작자세로 가져가는 것도 가능하다.

치료사 : 환자의 몸에 대해서 치료사의 몸의 중심이 대각선상으로 향하도록 선다.

도수접촉 *먼쪽 쥐기 :* 벌레근 쥐기로 발의 등쪽부분에서 발목발허리관절의 몸쪽부분 부근을 쥔다. 엄지손가락은 발의 가쪽에 곁들인다.
몸쪽 쥐기 : 벌레근 쥐기로 넓적다리 앞편의 안쪽에서 쥔다. 엄지손가락은 넓적다리의 가쪽에 곁들인다. (대체법 : 다리가 약한 경우나 신장자극(스트레칭) 때 더 회전을 희망하는 경우, 넓적다리 뒷면에서부터 넓적다리의 앞면-안쪽에 손을 놓는 것도 가능하다.

신장(elongation) 폄-벌림-안쪽회전 방향으로, 안쪽으로 회전을 시키면서 아래-가쪽 방향으로.

구두지시 "발을 위 · 안쪽으로 당겨 올리시오!! 발꿈치는 안쪽으로 비틀고 무릎을 굽히면서 발의 전체를 들어 올리시오!"

동작에 대한 지시 "발을 올리시오!" "(무릎을) 굽히시오!"

주의
- 동작은 먼쪽부분에서부터 몸쪽부분으로 일어나도록 한다. 즉, 최초에 발을 움직이고 다음으로 다리를 반대쪽 어깨의 방향으로 당겨 올린다.
- 저항은 환자에게 최적이어야 한다. 발과 넓적다리 부분에 주는 저항은 때로는 다른 경우도 있다.
- 필요에 따라서 운동범위 전체에 양손으로 견인한다. (특히 무릎관절)
- 발 가쪽에 놓고 있는 엄지손가락으로 발에 지나치게 압박을 가하여 통증이 나타나지 않도록 주의할 것!
- 모음을 강조하고 싶은 경우는 회전의 요소를 적게 함으로써 가능해진다.
- 신체역학(body mechanics)
  신장(elongation) 때 : 대각선상에 서서 자기중량을 뒤쪽의 발에 가하도록 한다.
  동작 시 : 무릎의 폄에 동반하여 몸을 회전하고 체중을 앞의 발로 이동시킨다.
  경우에 따라서는 뒤쪽의 다리로 한걸음 앞으로 내딛는다.
- 침대의 끝에 앉아서 등, 앉은 자세에서 훈련하는 것도 가능하다.

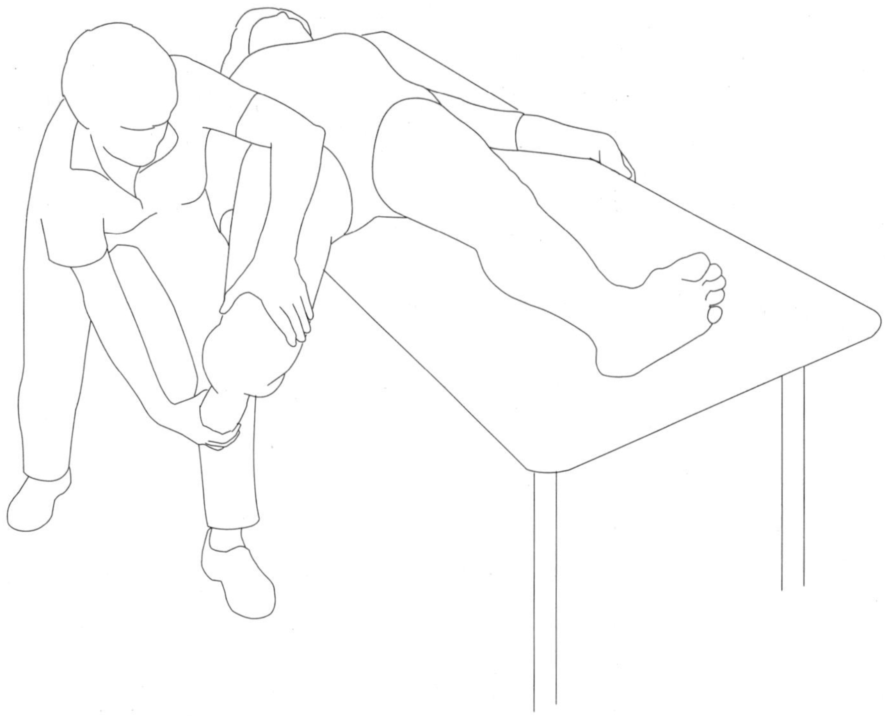

그림 4-7
다리 : 무릎의 폄을 동반하는 굽힘-모음-가쪽회전의 *시작자세*

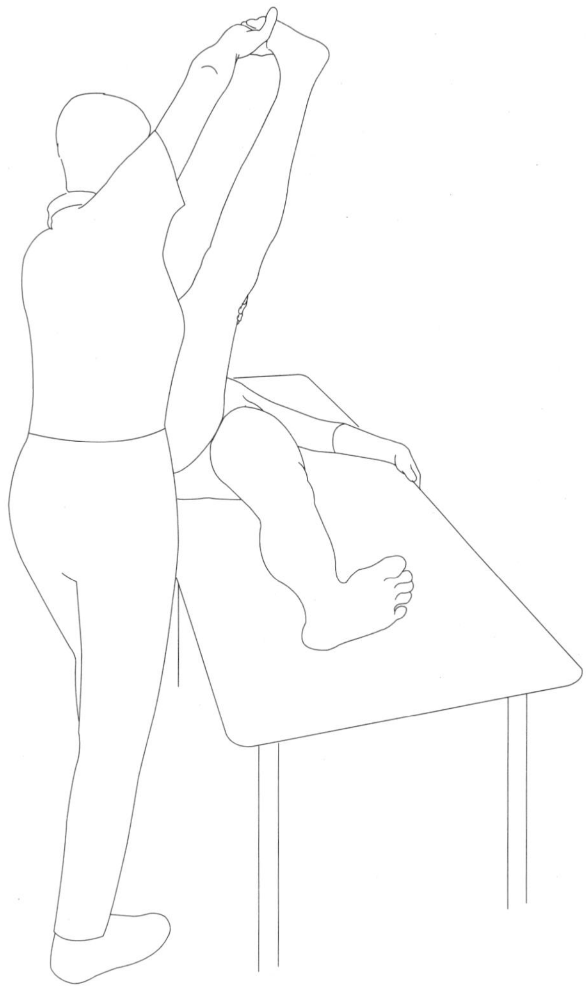

그림 4-8
다리 : 무릎의 폄을 동반하는 굽힘-모음-가쪽회전의 *종료자세.*

폄-벌림-안쪽회전(무릎을 편 채로)

시작자세 *환자 :* 바로 누운 자세에서 침대의 끝으로 온다. 양 다리를 펴고 한쪽의 다리는 굽힘-모음-가쪽회전 패턴의 종료자세로 한다.

치료사 : 침대의 가까이에서 발을 앞뒤로 발디딤을 하고 환자에게 얼굴을 돌려서 선다.

도수접촉 *먼쪽 쥐기 :* 벌레근 쥐기로 치료사의 엄지두덩을 발가락 바닥부분에 놓는다. 엄지손가락은 발목발허리관절의 아래에 오도록 한다.
몸쪽 쥐기 : 손바닥 면을 넓적다리 뒷면 가쪽에 놓고 쥔다. 엄지손가락은 벌림을 시킨다.

신장(elongation) 굽힘-모음-가쪽회전 방향으로 가져간다.

구두지시 "발은 내리고, 발꿈치는 밖으로, 발의 전체로 아래-가쪽으로 미시오!" "눌러서 밑으로 내리시오!"

동작에 대한 지시 "발을 내리고, 발꿈치를 밖으로 향해서 발의 전체를 아래-가쪽으로 눌러서 밑으로 내리시오!"

주의
- 운동은 먼쪽부분에서부터 몸쪽부분으로 일어나도록 한다. 즉, 최초에 발을 움직이고 이어서 다리를 눌러서 밑으로 내린다.
- 저항은 환자에게 최적이어야 한다. 발과 넓적다리부분에 주는 저항은 때로는 다른 경우도 있다. 신체역학을 사용하고 다리와 체중을 효과적으로 이용할 수 있도록 치료사의 팔꿈치는 신체 쪽에서 유지한다.
- 운동범위 전체에 양손으로 압축(approximation)을 가한다. 특히 안정성을 강조할 때는 필요에 따라서 패턴의 마지막에 빠른 압축(quick approximation)을 가하면 효과적이다.
- 신체역학(body mechanics)
  신장(elongation) 때 : 대각선상에 서고 체중이 앞발부분에 걸리도록 선다.
  동작 시 : 체중을 뒤의 발로 이동시키고 압축을 하기 위해 체중을 이용한다.
  경우에 따라서는 치료사의 앞쪽 다리를 한걸음 뒤로 발디딤을 하는 것도 필요하다.

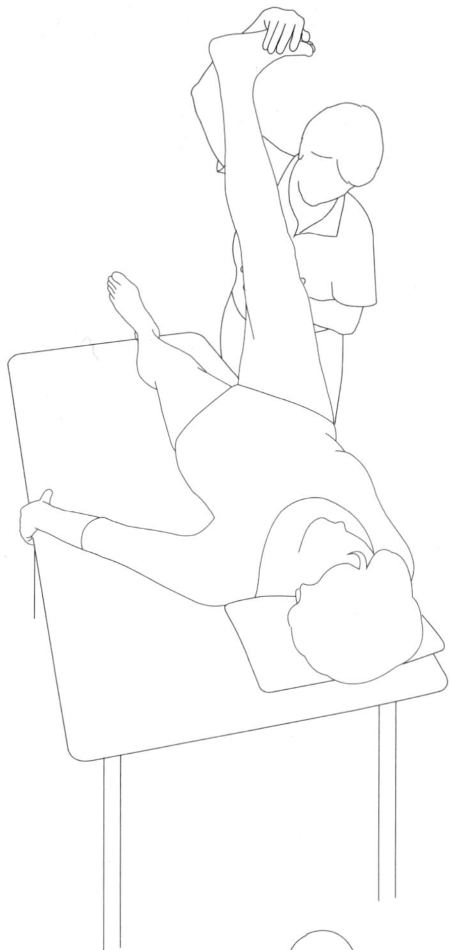

그림 4-9
다리 : 무릎 폄 위치에 서의 폄-벌림-안쪽 회전의 *시작자세*

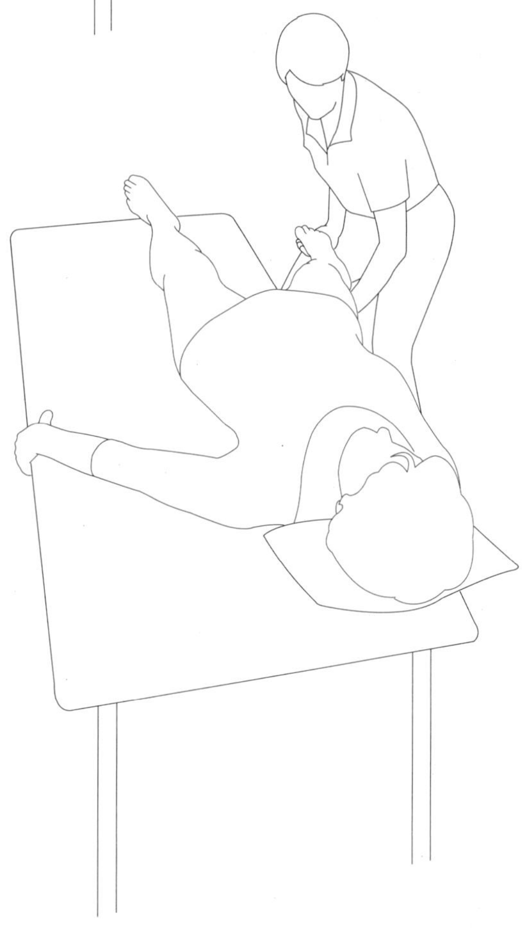

그림 4-10
다리 : 무릎 폄 위치에 서의 폄-벌림-안쪽 회전의 *종료자세*

폄-벌림-안쪽회전(무릎을 펴면서)

시작자세 *환자 :* 바로 누운 자세에서 침대의 끝으로 온다. 양 다리를 펴고 한쪽의 다리는 굽힘을 동반하는 굽힘-모음-가쪽회전 패턴의 종료자세로 한다.

치료사 : 환자의 몸에 대해서 치료사의 몸의 중심이 대각선상으로 향하도록 선다.

도수접촉 *먼쪽 쥐기 :* 벌레근 쥐기로 치료사의 엄지두덩을 발가락 바닥부분에 놓는다. 엄지손가락은 발목발허리관절의 아래로 오도록 한다.
몸쪽 쥐기 : 손바닥 면을 넓적다리 뒷면 가쪽에 높고 쥔다. 엄지손가락은 벌림을 시킨다.

신장(elongation) 무릎을 굽히면서 굽힘-모음-가쪽회전방향으로 가져간다.

구두지시 "발을 내리고 발꿈치는 밖으로, 무릎을 펴시오!"

동작에 대한 지시 "발꿈치를 밖으로, 발의 전체를 아래-밖으로 펴시오!"

주의
- 운동은 먼쪽에서부터 몸쪽으로 일어나도록 한다. 즉, 최초에 발을 움직이고 이어서 다리를 움직인다.
- 저항은 환자에게 최적이어야 한다. 발과 넓적다리부분에 주는 저항은 때로는 다른 경우도 있다.
- 운동범위 전체에 양손으로 압축(approximation)을 가한다. 특히 안정성을 강조할 때는 필요에 따라서 패턴의 마지막에 빠른 압축(quick approximation)을 가하는 것도 가능하다.
- 중요한 것은 궤도를 일탈하는 것을 피하기 위해 발을 움직인 후 바로 무릎을 가쪽으로 펴는 것이다! 발에의 압축을 줌으로써 무릎이 빨리 펴져버리는 것을 피한다.
- 신체역학(body mechanics)
  신장(elongation) 때 : 치료사는 대각선상에 서서 체중이 앞발부분에 걸리도록 선다.
  동작 시 : 체중을 뒤의 발로 이동시키고 압축을 하기 위해 체중을 이용한다.
  경우에 따라서는 치료사의 앞쪽의 다리를 한걸음 뒤로 발디딤을 하는 것도 필요하다.

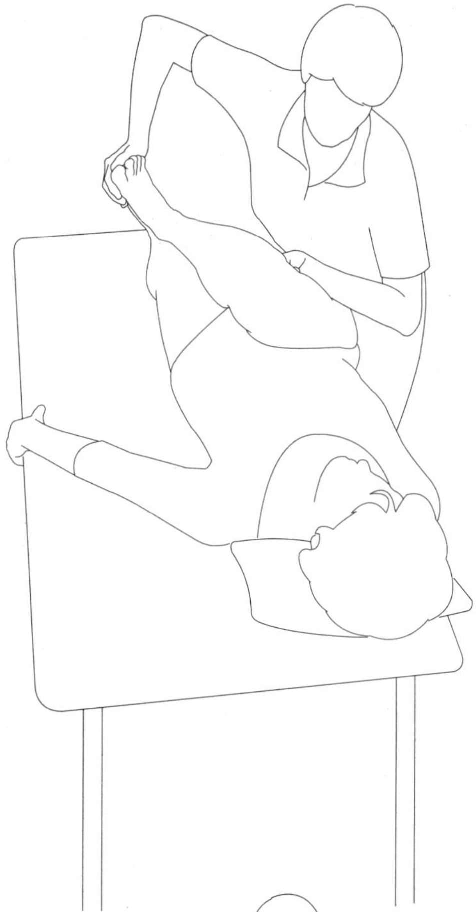

그림 4-11
다리 : 무릎의 폄을 동반하는 폄-벌림-안쪽 회전의 *시작자세*

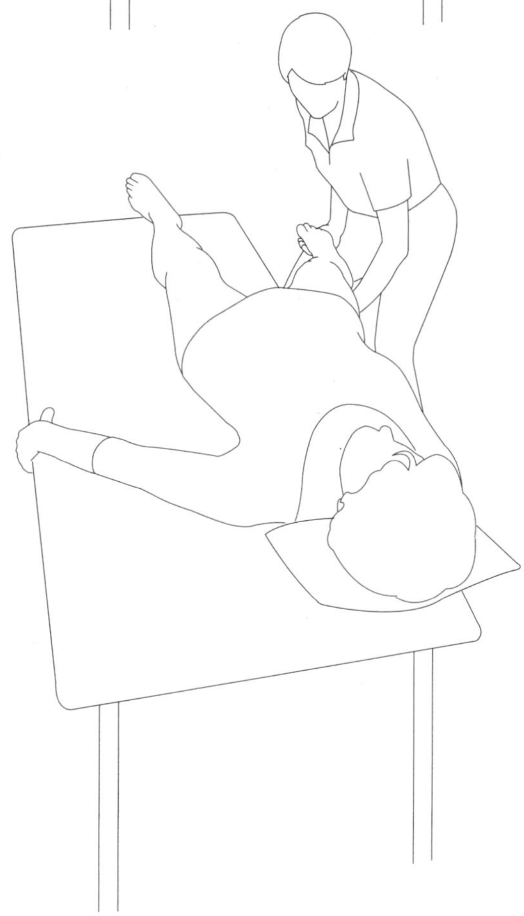

그림 4-12
다리 : 무릎의 폄을 동반하는 폄-벌림-안쪽회전의 *종료자세*

폄-벌림-안쪽회전(무릎을 굽히면서)

시작자세 *환자 :* 바로 누운 자세에서 침대의 끝으로 온다. 양 다리를 펴고 한쪽 다리는 굽힘-모음-가쪽회전 패턴의 종료자세로 한다.

치료사 : 환자의 몸에 대해서 치료사의 몸의 중심이 대각선상으로 향하도록 선다.

도수접촉 *먼쪽 쥐기 :* 벌레근 쥐기로 치료사의 엄지두덩이 발 가쪽에 오도록 발바닥부분을 쥔다. 엄지손가락은 발목발허리관절의 아래에 오도록 한다.
몸쪽 쥐기 : 넓적다리 뒷면이나 가쪽부근, 오금(슬와)보다 몸쪽부분을 손바닥이 위를 향하도록 쥔다. 엄지손가락은 벌림을 시킨다.

신장(elongation) 무릎 폄 위치에서 굽힘-모음-가쪽회전 방향으로 가져간다. 경우에 따라서는 먼쪽부분의 아래팔로 가쪽복사(외과)를 잡고 견인하면서 하는 신장(elongation)을 강조하는 것도 가능하다.

구두지시 "발을 내리고, 발꿈치는 밖으로, 무릎을 굽히시오!"

동작에 대한 지시 "발을 내리고, 굽히시오!"

주의
- 운동은 먼쪽부분에서부터 몸쪽부분으로 일어나도록 한다. 즉, 최초에 발을 움직이고 다음으로 다리를 움직인다.
- 저항은 환자에게 최적이어야 한다. 발과 넓적다리부분에 주는 저항은 때로는 다른 경우도 있다.
- 운동범위 전체에 양손으로 압축(approximation)을 가한다.
- 신체역학(body mechanics)
  신장(elongation) 때 : 환자의 엉덩관절 높이에서 대각선상에 서고 체중이 앞발부분에 걸리도록 선다.
  동작 때 : 체중을 뒤의 발로 이동시키고 압축하며 동시에 무릎을 굽히기 위해 체중을 이용한다. 경우에 따라서는 종료자세에 도달하기 위해 앞쪽의 다리를 한걸음 뒤로 되돌리고 몸을 약간 회전시키는 것도 필요하다.
- 예를 들면, 다리를 침대에서부터 늘어뜨린 앉은 자세에서 훈련도 가능하다.

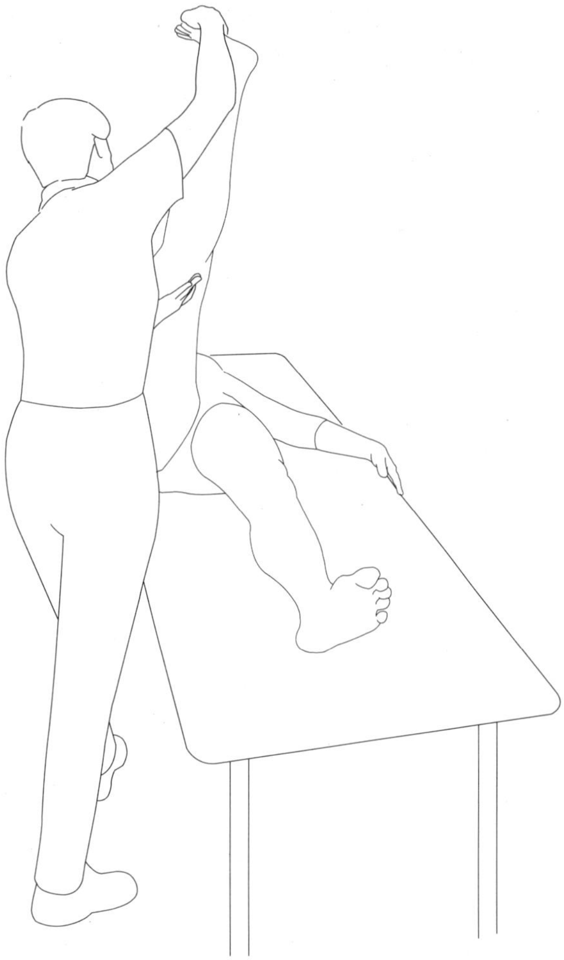

그림 4-13
다리 : 무릎의 굽힘을 동반하는 폄-벌림-안쪽회전의 *시작자세*

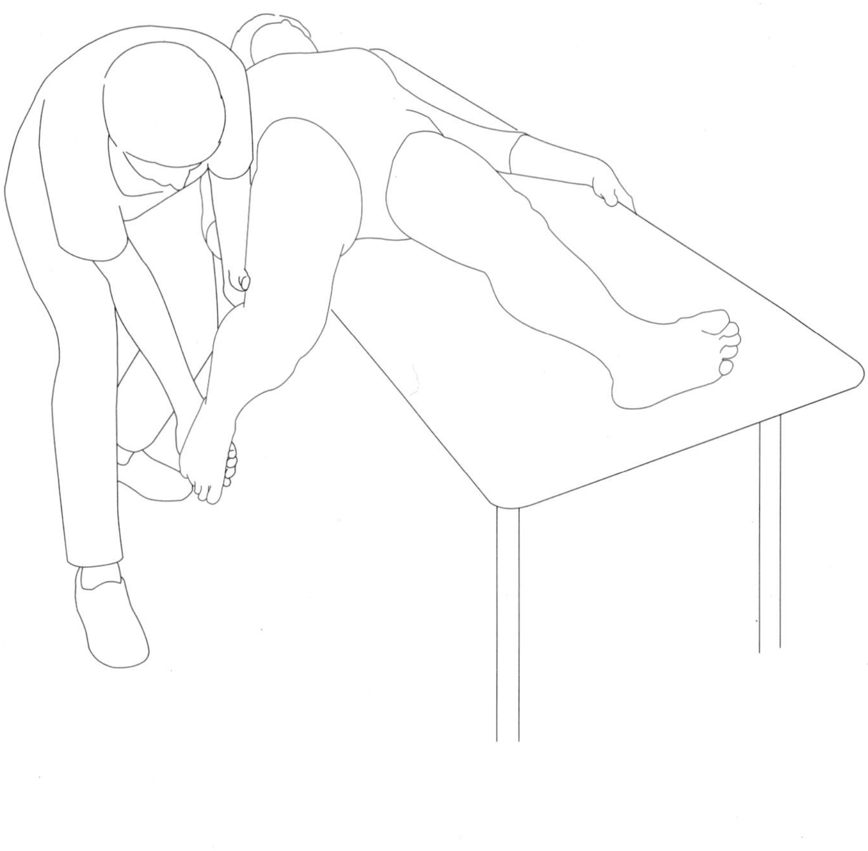

그림 4-14
다리 : 무릎의 굽힘을 동반하는 폄-벌림-안쪽회전의 *종료자세*

굽힘-벌림-안쪽회전(무릎을 편 채로)

시작자세 *환자 :* 침대 끝에 바로 누운 자세가 된다. 양 다리의 폄 자세에서 반대쪽의 다리는 벌림을 하고 훈련하는 다리는 모음을 하여 폄-모음-가쪽회전 패턴의 종료자세를 취한다.

치료사 : 환자의 몸에 대해서 치료사의 몸의 중심이 대각선의 연장선상, 발을 앞뒤로 발디딤을 한 상태로 선다.

도수접촉 *먼쪽 쥐기 :* 벌레근 쥐기로 발등 쪽에서 가능한 한 먼쪽부분, 발목발허리관절 몸쪽부분 부근을 쥔다. 엄지손가락은 발의 안쪽에 놓는다.
몸쪽 쥐기 : 벌레근 쥐기로 넓적다리 앞면-가쪽을 쥔다. 엄지손가락은 넓적다리의 가쪽에 둔다.

신장(elongation) 폄-모음-가쪽회전 방향으로 가져간다.

구두지시 "발목을 위로 올리고, 발꿈치는 밖으로 향하여, 발의 전체를 위로 들어 올리시오!"

동작에 대한 지시 "발을 올리시오!" "발꿈치를 밖으로, 그리고 들어 올리시오!"

주의
- 운동은 먼쪽부분에서부터 몸쪽부분으로 일어나도록 한다. 즉, 우선 발을 움직이고 다리를 치료사 쪽으로 들어 올린다.
- 환자에게 최적의 저항을 준다. 발과 넓적다리부분에 주는 저항은 때로는 다른 경우도 있다.
- 필요에 따라서 운동범위 전체에 양손으로 견인을 가한다. 항중력운동의 경우, 저항보다도 견인을 많이 주는 편이 더 운동을 하기 쉬워진다!
- 신체역학(body mechanics)
  신장(elongation) 때 : 체중이 앞발부분에 걸리도록 선다.
  동작할 때 : 체중은 뒤의 발에 걸리도록 한다.

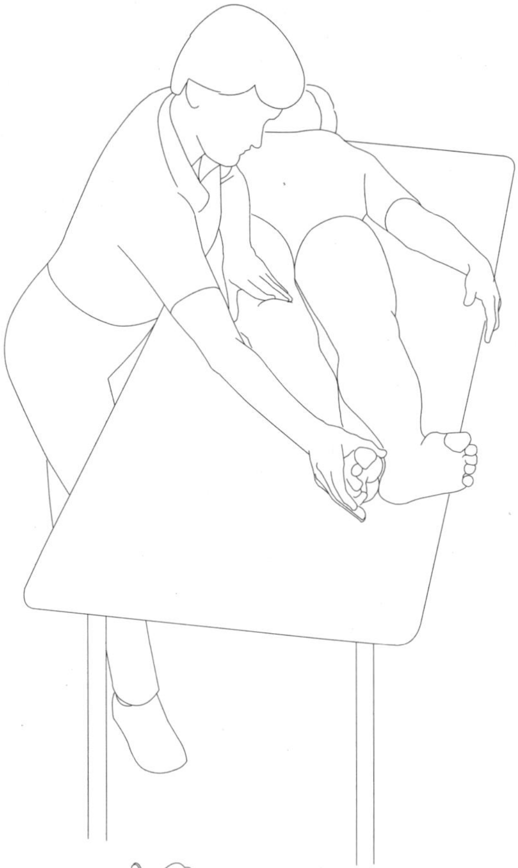

그림 4-15
다리 : 무릎 폄 위치에서의 굽힘-벌림-안쪽 회전의 *시작자세*

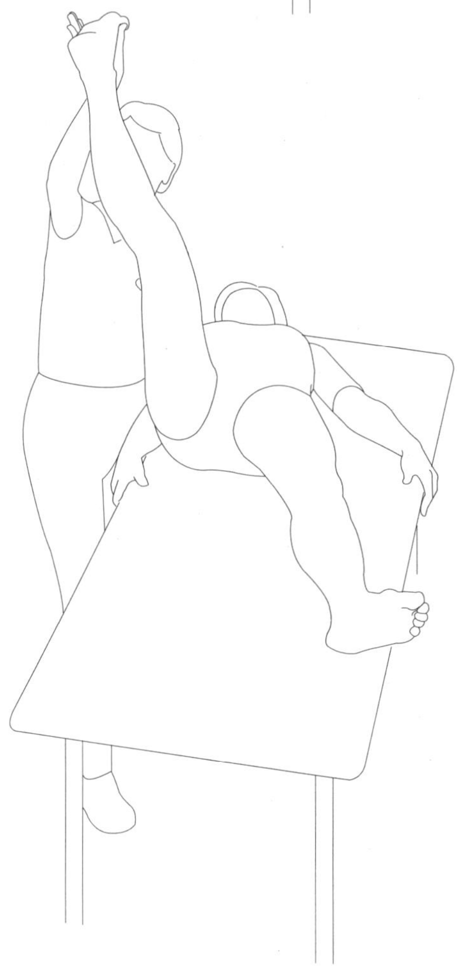

그림 4-16
다리 : 무릎 폄 위치에서의 굽힘-벌림-안쪽 회전의 *종료자세*

굽힘-벌림-안쪽회전(무릎을 굽히면서)

시작자세 *환자 :* 침대 끝에 바로 누운 자세가 된다. 양 다리의 폄 위치에서 반대쪽의 다리는 벌림을 하고 훈련하는 다리는 모음을 하여 폄-모음-가쪽회전 패턴의 종료자세를 취한다.

치료사 : 환자의 몸에 대해서 치료사의 몸의 중심이 대각선의 연장선상, 발을 앞뒤로 발디딤을 한 상태에서 침대 몸쪽부분 끝에 선다.(대체법 : 신장자극(스트레칭)을 강조하고 싶은 경우, 등은 반대쪽으로 서는 것도 가능하다.)

도수접촉 *먼쪽 쥐기 :* 벌레근 쥐기로 발등 쪽에서 가능한 한 먼쪽부분, 발목발허리관절 몸쪽부분 부근을 쥔다. 엄지손가락은 발의 안쪽에 둔다.
[대체법 : 치료사가 반대쪽에 서는 경우⇒벌레근 쥐기를 상기와 같이 발등 쪽에 두지만 손은 반대쪽의 손으로 바뀐다(오른손의 경우는 왼손으로 바뀐다).]
몸쪽 쥐기 : 벌레근 쥐기로 넓적다리 앞면 - 가쪽, 무릎뼈의 몸쪽부분을 쥔다. 엄지손가락은 넓적다리의 가쪽에 둔다.
[대체법 : 치료사가 반대쪽으로 선 경우⇒벌레근 쥐기를 상기와 같이 발등 쪽에 두지만 손은 반대쪽의 손으로 바뀐다(오른손의 경우는 왼손으로 바뀐다).]

신장(elongation) 무릎 폄 위치에서 폄-모음-가쪽회전 방향으로 가져간다.

구두지시 "발목을 위로, 그리고 밖으로 당겨 올리고 발꿈치는 밖으로 향하고, 무릎을 굽히시오!"

동작에 대한 지시 "발을 올리시오!" "발꿈치를 밖으로, 그리고 굽히시오!"

주의
- 운동은 먼쪽부분에서부터 몸쪽부분으로 일어나도록 한다. 즉, 발을 등쪽으로 움직이고 다리를 굽힌다. 중요한 것은, 발꿈치가 치료테이블에 가까운 상태에 있는 동안에 발을 움직이고 무릎도 빠른 시기부터 굽히는 것이다.
- 환자에게 최적의 저항을 가한다. 발과 넓적다리부분에 주는 저항은 때로는 다른 경우도 있다. 무릎의 굽힘을 조기부터 촉진하기 위해 궁둥뼈(좌골)주위근육군에 조기부터 저항을 가하는 것이 중요하다.
- 필요에 따라서 운동범위 전체에 양손으로 견인을 가한다. 항중력운동의 경우, 저항보다도 견인을 많이 주는 편이 더 운동을 하기 쉬워진다.
- 신체역학(body mechanics)
  신장(elongation) 때 : 치료사의 체중이 앞발부분에 걸리도록 선다.
  동작할 때 : 체중은 뒤의 발에 걸리도록 한다.

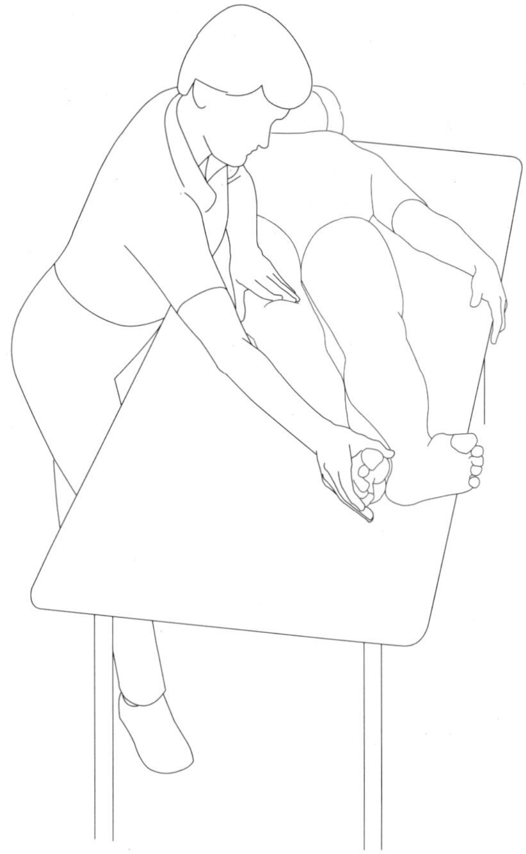

그림 4-17
다리 : 무릎 굽힘을 동반하는 굽힘-벌림-안쪽회전의 *시작자세*

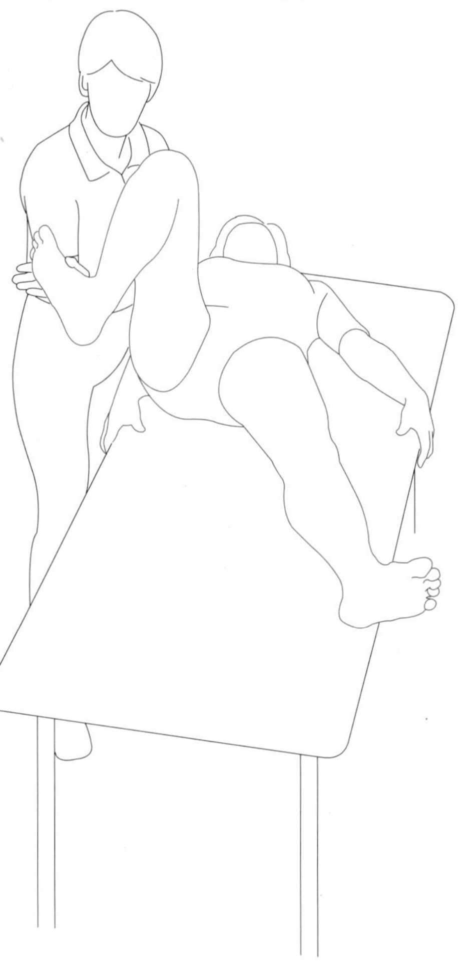

그림 4-18
다리 : 무릎 굽힘을 동반하는 굽힘-벌림-안쪽회전의 *종료자세*

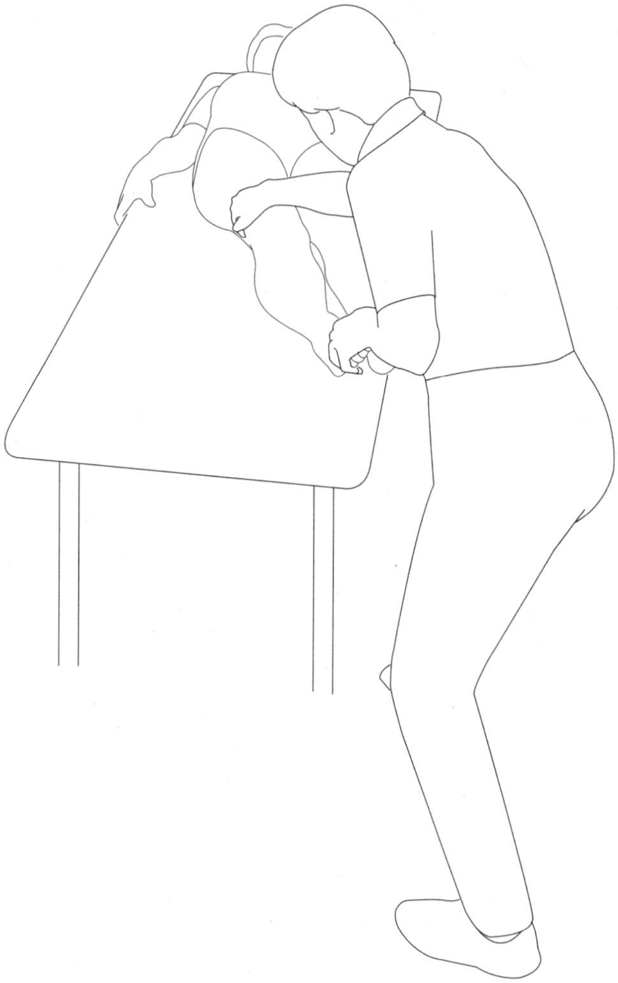

그림 4-19
다리 : 무릎 굽힘을 동반하는 굽힘-벌림-안쪽회전의 *시작자세*
더 좋은 신장자극(스트레칭)을 위해 반대쪽에 선 경우의 도수접촉

굽힘-벌림-안쪽회전(무릎을 펴면서)

시작자세 *환자 :* 침대 끝에 바로 누운 자세가 된다. 양 다리 폄 위치에서 반대쪽의 다리는 벌림을 하고 훈련하는 다리는 모음을 하여 허리뼈의 안정성을 유지한 상태로 한다. 훈련하는 다리는 침대의 끝에서 아래쪽으로 내리고 폄-모음을 하여 가능한 한 무릎을 굽힌다. 무릎 굽힘을 동반하는 폄-모음-가쪽회전 패턴의 종료자세를 취한다.

치료사 : 환자의 몸에 대해서 치료사의 몸의 중심이 대각선의 연장선상, 발을 앞뒤로 발디딤을 한 상태에서 침대의 끝에 선다.
[대체법 신장자극(스트레칭)을 강조하고 싶은 경우는 반대쪽에 서는 것도 가능하다.]

도수접촉 *먼쪽 쥐기 :* 벌레근 쥐기로 발등 쪽에서 가능한 한 먼쪽부분, 발목발허리관절 몸쪽부분 부근을 쥔다. 엄지손가락은 발의 안쪽에 둔다.
(대체법 : 치료사가 반대쪽에 서는 경우⇒ 벌레근 쥐기를 위와 같이 시행하지만 손이 반대방향이 된다.)
몸쪽 쥐기 : 벌레근 쥐기로 넓적다리 앞면의 가쪽을 쥔다. 엄지손가락은 넓적다리의 가쪽에 둔다.
(대체법 : 치료사가 반대쪽에 서는 경우⇒ 벌레근 쥐기를 위와 같이 시행하지만 손은 반대방향이 된다.)

신장(elongation) 무릎 굽힘 위치에서 폄-모음-가쪽회전 방향으로 가져간다.

구두지시 "발목을 위쪽 가쪽으로 올리고 발꿈치는 밖으로, 그리고 발의 전체를 당겨 올리고 무릎을 펴시오!"

동작에 대한 지시 "발을 올리시오!" "발꿈치를 밖으로, 그리고 무릎을 펴시오!"

주의
- 운동은 먼쪽부분에서부터 몸쪽부분으로 일어나도록 한다. 즉, 발을 움직인 다음에 다리를 움직인다.
- 저항은 환자에게 최적이어야 한다. 발과 넓적다리에 주는 저항은 때로는 다른 경우도 있다. 무릎의 폄은 유지한다!
- 필요에 따라서 운동범위 전체에 양손으로 견인을 가한다.
- 신체역학(body mechanics)
  신장(elongation) 때 : 체중이 앞의 발에 걸리도록 선다.
  동작할 때 : 체중의 뒤의 발에 걸리도록 하고, 경우에 따라서는 뒤의 발로 한걸음, 뒤로 발디딤을 해도 된다.
- 치료테이블에서부터 발을 늘어뜨린 앉은 자세 등에서 훈련하는 것도 가능하다.

▶

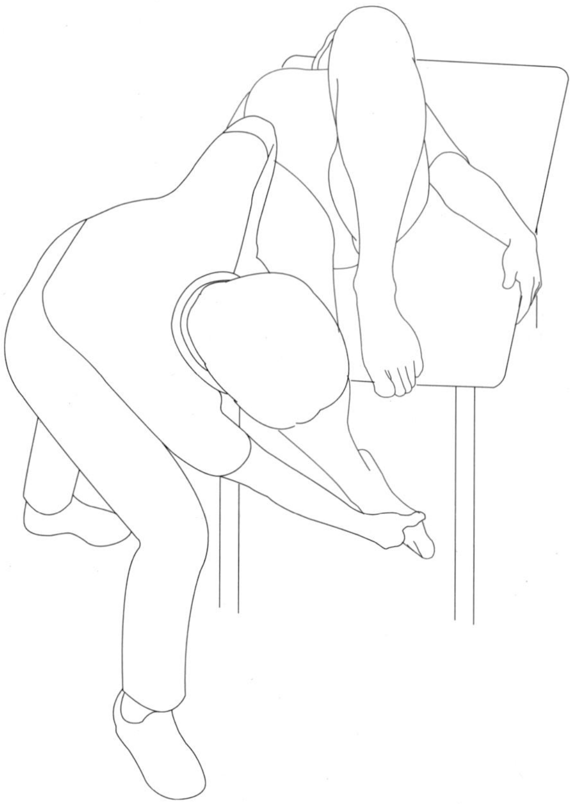

그림 4-20
다리 : 무릎 폄을 동반하는 굽힘-벌림-안쪽회전의 *시작자세*

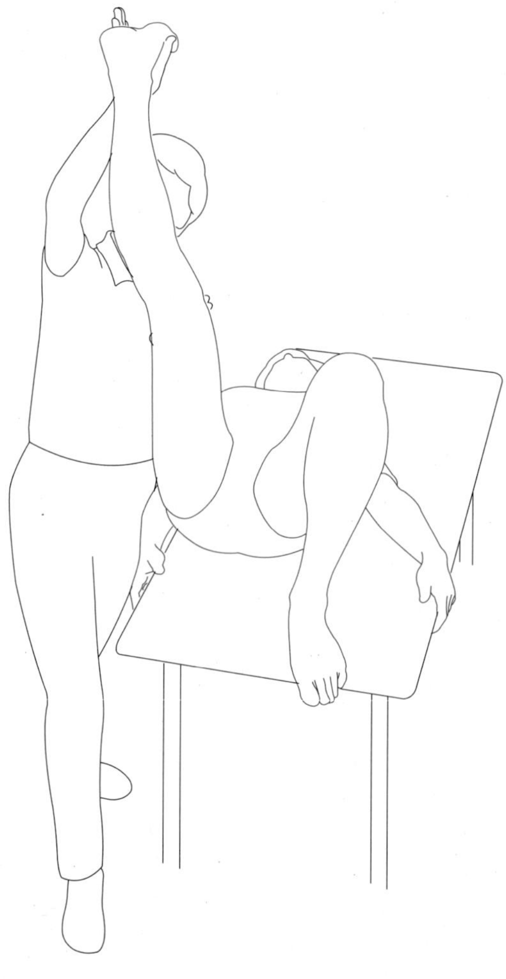

그림 4-21
다리 : 무릎 폄을 동반하는 굽힘-벌림-안쪽회전의 *종료자세*

폄-모음-가쪽회전(무릎을 편 채로)

시작자세 *환자 :* 바로 누운 자세에서 침대의 끝으로 온다. 다리는 굽힘-벌림-안쪽회전 패턴의 종료자세를 취한다.

치료사 : 환자에게 등을 돌리고 발을 앞뒤로 발디딤을 한 상태에서 대각선의 연장선상에 선다.

도수접촉 *먼쪽 쥐기 :* 벌레근 쥐기로 발바닥을 쥔다. 발가락을 신장(elongation)하기 위해 엄지손가락은 발목발허리관절의 먼쪽부분에 둔다.
몸쪽 쥐기 : 벌레근 쥐기로 넓적다리 뒷면 안쪽을 쥔다.

신장(elongation) 굽힘-벌림-안쪽회전 방향으로 가져간다.

구두지시 "발가락을 내리고 발꿈치는 안쪽으로, 그리고 발의 전체는 아래쪽-안쪽으로 밀어서 내리시오!"

동작에 대한 지시 "발목을 내리고 발꿈치는 안쪽으로 비트시오!" "발을 밀어서 내리시오!"

주의
- 운동은 먼쪽부분에서부터 몸쪽부분으로 일어나도록 한다. 즉, 발을 움직인 다음에 다리를 눌러 밑으로 내리도록 한다.
- 저항은 환자에게 최적이어야 한다. 발과 넓적다리부분에 주는 저항은 때로는 다른 경우도 있다.
- 호를 그리는 것 같은 움직임을 피하기 위해 모음이 바로 일어나도록 한다.
- 필요에 따라서 운동 중에 전체 가동범위를 통해서 양손으로 압축(approximation)을 가함으로써 더 안정된 가운데 운동을 일으키는 것이 가능하다. 경우에 따라서는 안정성을 강조하기 위해 운동의 최종범위 주변에서 빠른 압축(quick approximation)을 가하는 경우도 있다.
- 신체역학(body mechanics)
  신장(elongation) 때 : 체중을 뒤의 다리에 가한다.
  동작할 때 : 압축(approximation)을 가하기 위해 체중을 뒤쪽으로 남기면서 뒤의 다리로 한걸음 앞으로 내딛는다.

▶

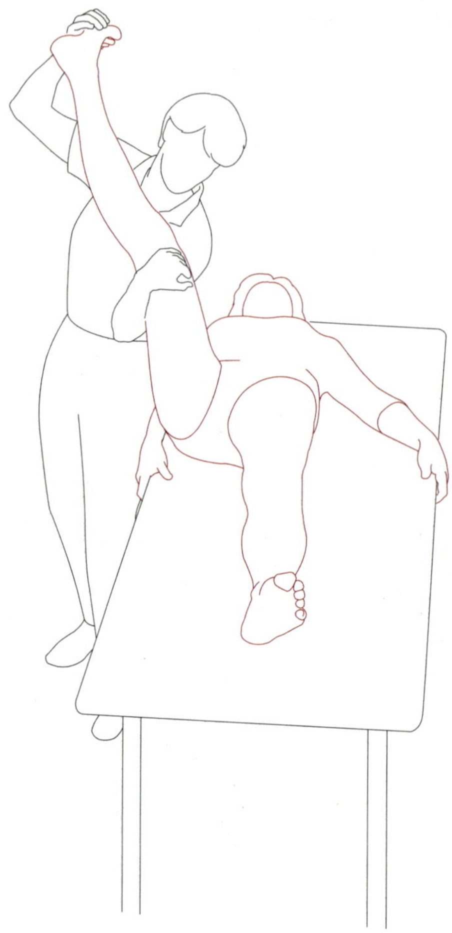

그림 4-22
다리 : 무릎 폄 위치에 서의 폄-모음-가쪽 회전의 *시작자세*

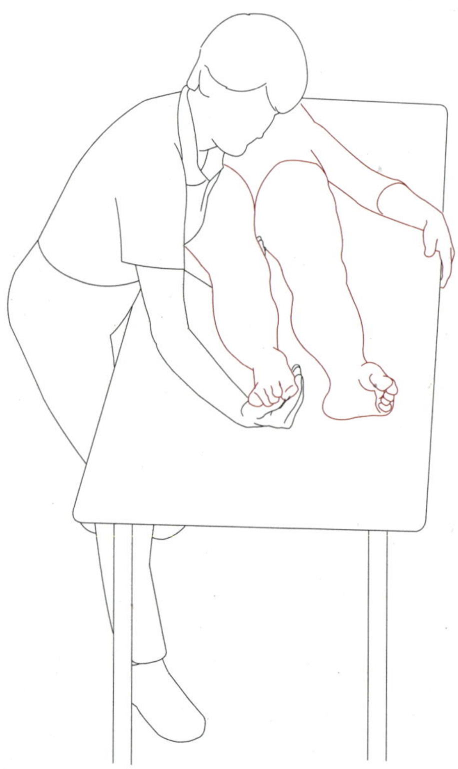

그림 4-23
다리 : 무릎 폄 위치에 서의 폄-모음-가쪽 회전의 *종료자세*

폄-모음-가쪽회전(무릎을 펴면서)

시작자세 *환자* : 바로 누운 자세에서 침대의 끝으로 온다. 다리는 무릎 굽힘을 동반하는 굽힘-벌림-안쪽회전 패턴의 종료자세를 취한다.

치료사 : 환자에게 등을 돌리고 발을 앞뒤로 발디딤을 한 상태에서 대각선과 평행으로 선다.

도수접촉 *먼쪽 쥐기* : 벌레근 쥐기로 발바닥 먼쪽부분에 접촉한다. 발가락을 신장하기(elongation) 위해 엄지손가락은 발목발허리관절의 먼쪽부분에 둔다.
몸쪽 쥐기 : 벌레근 쥐기로 넓적다리 뒷면 안쪽을 쥔다.

신장(elongation) 무릎 굽힘을 동반하는 굽힘-벌림-안쪽회전 방향으로 가져간다.

준비에 대한 지시 "발을 내리고 발꿈치는 안쪽으로, 그리고 무릎을 펴시오!"

구두지시 "발을 내리고 발꿈치를 안쪽으로!" "아래로 펴시오!"

주의
- 운동은 먼쪽부분에서부터 몸쪽부분으로 일어나도록 한다. 즉, 발을 먼저 아래로 눌러 내린 다음에, 다리를 움직이도록 한다. 호를 그리는 것 같은 동작을 피한다. 무릎의 조절을 위해 조기부터 넙다리네갈래근이 활동을 하고 있는 것이 중요하다. 이때 무릎의 폄과 함께 엉덩관절에서부터의 폄을 일으키도록 한다!
- 저항은 환자에게 최적이어야 한다. 발과 넓적다리부분에 주는 저항은 때로는 다른 경우도 있다.
- 필요에 따라서 운동 중에, 전체가동범위를 통해서 양손으로 압축(approximation)을 가함으로써 안정된 가운데 운동을 일으키는 것이 가능하다.
- 신체역학(body mechanics)
  신장(elongation) 때 : 체중을 뒤의 다리에 가한다.
  동작할 때 : 압축(approximation)을 가하기 위해 체중을 뒤쪽으로 남기고 뒤의 다리를 한걸음 앞으로 내딛는다!

▶

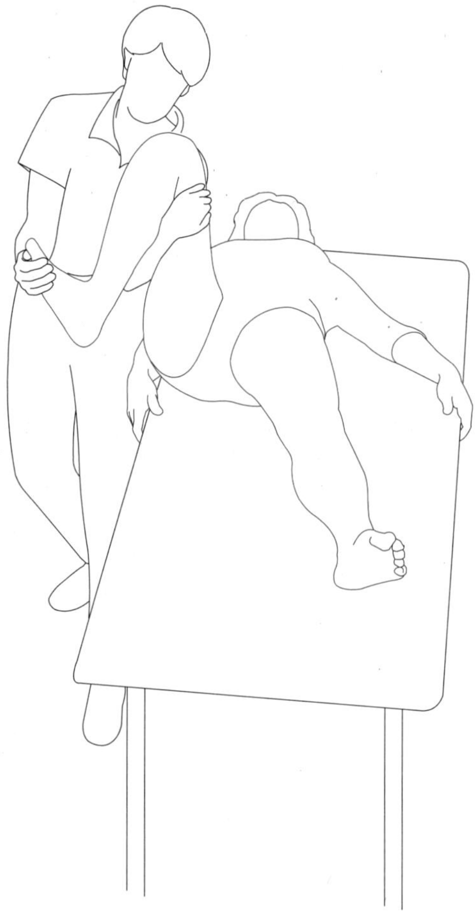

그림 4-24
다리 : 무릎의 폄을 동반하는 폄-모음-가쪽회전의 *시작자세*

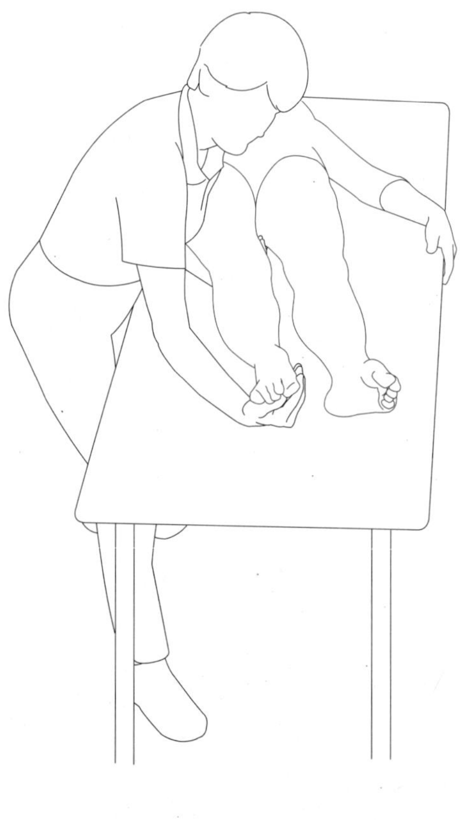

그림 4-25
다리 : 무릎의 폄을 동반하는 폄-모음-가쪽회전의 *종료자세*

폄-모음-가쪽회전(무릎을 굽히면서)

시작자세 *환자 :* 바로 누운 자세에서 침대의 아래쪽에서 끝으로 온다. 다리는 굽힘-벌림-안쪽회전 패턴의 종료자세를 취한다.

치료사 : 환자에게 등을 돌리고 발을 앞뒤로 발디딤을 한 상태에서 대각선상에 선다.

도수접촉 *먼쪽 쥐기 :* 벌레근 쥐기로 발바닥 먼쪽부분에 접촉한다. 발가락을 신장하기(elongation) 위해 엄지손가락은 발목발허리관절의 먼쪽부분에 둔다.

몸쪽 쥐기 : 벌레근 쥐기로 넓적다리 뒷면 안쪽에 둔다.

신장(elongation) 굽힘-벌림-안쪽회전 방향으로 가져간다.

준비에 대한 지시 "발을 내리고 발꿈치는 아래 · 안쪽으로, 무릎을 굽히고, 그리고 다리 전체를 눌러서 밑으로 내리시오!"

동작에 대한 구두지시 "발을 내리시오! 발꿈치를 안쪽으로, 무릎을 굽히시오! 내리시오!"

주의
- 운동은 먼쪽부분에서부터 몸쪽부분으로 일어나도록 한다. 즉, 발을 먼저 아래로 내리누르면서 다리를 움직이도록 한다. 호를 그리는 것 같은 동작은 피한다.
- 무릎이 완전히 굽혀지도록 궁둥뼈 주위근육의 활동이 조기에 일어나 있는 것이 중요하다. 엉덩관절 폄과 무릎관절 굽힘은 동시에 일어나고 기능적인 보행패턴과 유사하다.
- 저항은 환자에게 최적이어야 한다. 발과 넓적다리부분에 주는 저항은 때로는 다른 경우도 있다.
- 필요에 따라서 운동 중에 전체 가동범위를 통해서 양손으로 압축(approximation)을 가함으로써 안정된 가운데 운동을 일으키는 것이 가능하다.
- 신체역학(body mechanics)
  신장(elongation) 때 : 체중을 뒤의 다리에 가한다.
  동작할 때 : 무릎을 굽히는 것과 동시에 뒤의 다리로 한걸음 앞으로 발디딤을 함으로써 최종자세 주변의 조작을 용이하게 할 수 있다.
- 발을 늘어뜨린 앉은 자세 등에서도 훈련할 수 있다.

▶

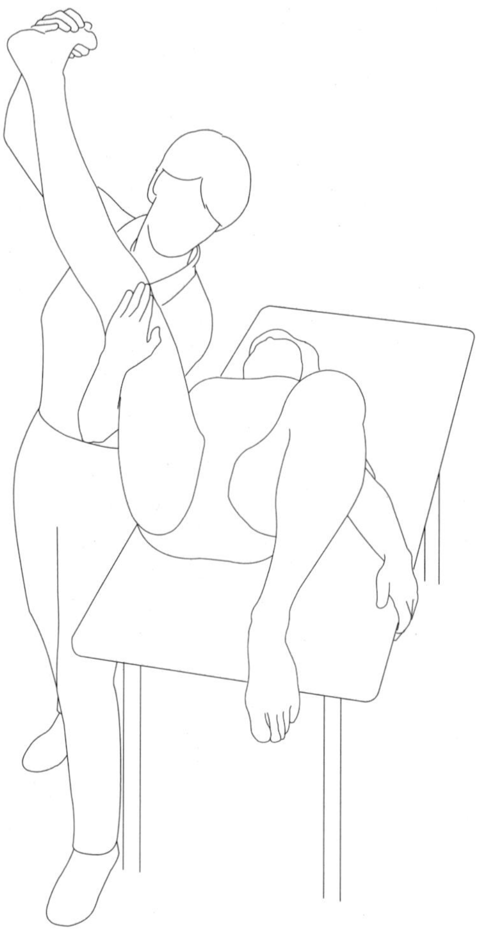

그림 4-26
다리 : 무릎 굽힘을 동반하는 폄-모음-가쪽회전의 *시작자세*

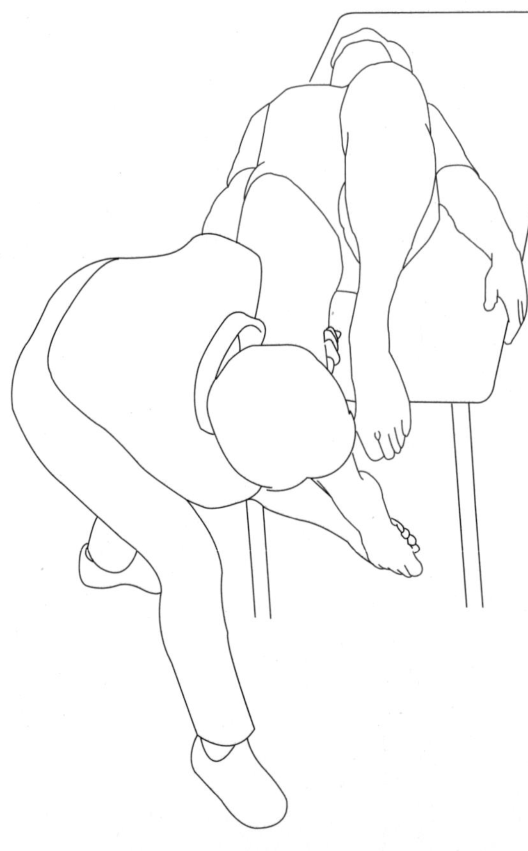

그림 4-27
다리 : 무릎 굽힘을 동반하는 폄-모음-가쪽회전의 *종료자세*

4.3 팔의 운동패턴

팔의 운동패턴은 아래의 이유로 중요하다.

1. 팔은 기능적인 활동을 위해 훈련된다. 예. 식사동작, 착탈의동작
2. 팔은 양쪽 팔과 목을 조합함으로써 상부몸통을 강화하는 것도 가능하다.
3. 팔의 운동패턴은 아래의 치료를 위해 이용하는 것이 가능하다.

   a) 촉진 :
   - 관절주위근육군의 수축에 의한 관절의 안정성
   - 몸통의 활동(경우에 따라서는 목과 어깨뼈를 조합한다)
   - 어깨, 팔꿈치와 손가락관절의 가동성
   - 어깨, 팔꿈치와 손가락 근육의 활성화와 강화

   b) 억제 :
   - 팔 근육군의 과다노력
   - 어깨, 팔꿈치와 손가락근육의 근육긴장의 항진(강직, 경직)

목적
- 관절의 안정성
- 어깨, 팔꿈치와 손가락관절 근육군의 근력강화
- 근육긴장 항진을 억제 및 이완
- 통증의 완화와 가동성의 개선
- 협응성의 학습
- 약한 근육군에 방산(irradiation)
- 기능적 훈련의 준비. 예를 들면, 식사동작, "이동(transfer)동작", 휠체어 조작

적응
- 근육긴장의 항진(약한 근육의 과다긴장, 강직, 경직)
- 약한 팔의 근육군의 강화
- 어깨, 팔꿈치나 손목관절의 운동장애
- 팔의 관절안정성
- 통증
- 일상생활동작 "ADL"의 능력저하

팔의 운동패턴의 구성

가상의 "교차"를 어깨관절에 두고 2개의 대각선을 만든다.
이들의 운동요소 패턴은 근육활동이 일어나기 쉬운 요소로 되어있다(그림 4-28 참조)

어깨뼈 : 앞쪽올림	어깨뼈 : 뒤쪽올림
어깨관절 : 굽힘 모음 가쪽회전	어깨관절 : 굽힘 벌림 가쪽회전
팔꿉관절 : *	팔꿉관절 : *
아래팔 : 뒤침 바닥쪽굽힘	아래팔 : 뒤침
손목관절 : 노쪽굽힘	손목관절 : 등쪽굽힘 노쪽굽힘
손가락관절 : 굽힘(노쪽)	손가락관절 : 폄(노쪽)
엄지손가락 : 모음	엄지손가락 : 벌림

왼쪽 어깨관절

어깨뼈 : 앞쪽내림	어깨뼈 : 뒤쪽내림
어깨관절 : 폄 모음 안쪽회전	어깨관절 : 폄 벌림 안쪽회전
팔꿉관절 : * 아래팔 : 엎침	팔꿉관절 : * 아래팔 : 엎침
손목관절 : 바닥쪽굽힘	손목관절 : 등쪽굽힘
손가락 굽힘(자쪽)	손가락 : 폄(자쪽)
엄지손가락 : 모음	엄지손가락 : 벌림

* 대각선의 운동은 아래의 조합이 가능하다.

1. 팔꿈치 폄 위치

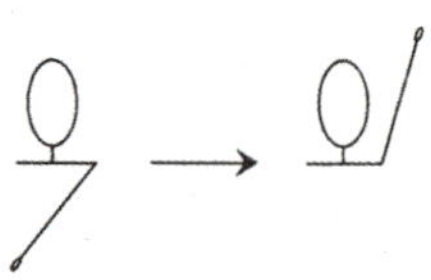

2. 팔꿈치를 굽히면서

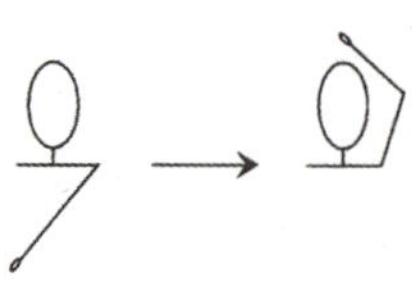

3. 팔꿈치를 펴면서

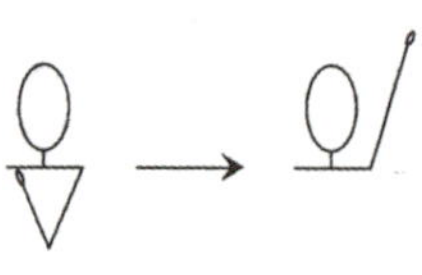

주의

팔의 운동은 어깨관절 굽힘에 가쪽회전과 아래팔의 뒤침이 동반한다. 또한 어깨관절 폄에 (어깨관절) 안쪽회전과 아래팔의 엎침이 동반한다.

그림 4-28 왼쪽팔의 운동패턴의 요약

시작자세 – 바로 누운 자세
– 옆으로 누운 자세
– 엎드려 누운 자세
– 앉은 자세

실시방법 – 일측성 : 한쪽만을 시행한다.
– 양측성 : 양팔을 움직인다.
a) 대칭성
b) 비대칭성
c) 상반성 : 대칭성/비대칭성(그림 4–29 참조)

패턴을 학습할 때는 치료사가 자기의 체중을 최적으로 이용하는 것이 중요하다. 치료사는 체중을 이용할 수 있도록 대각선의 연장선상이나 평행으로 서도록 유념한다.

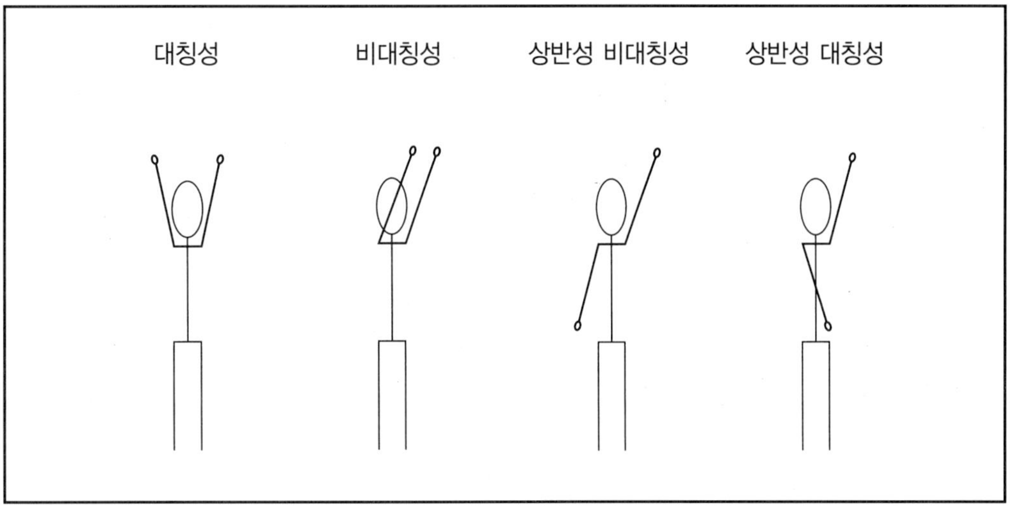

그림 4–29
팔의 양측성 대각선의 운동(D.E. Voss 노드웨스턴 대학 메디컬센터, 일리노이, 미국)

주의 - 운동의 대각선은 어깨관절과 반대쪽의 엉덩관절의 선을 기준으로 한다!
- 치료사가 최적으로 움직이기 쉽도록 하기 위해 환자는 침대의 끝이 되는 것 같은 시작자세가 된다. 더 좋은 안정성을 만들기 위해 환자는 침대 끝을 잡도록 해도 된다.
- 시작자세는 언제나 이완하고 기분 좋은 상태이어야 하고, 그 자세에서부터 신장(elongation)을 시행하도록 한다.
- 환자의 근력에 상응해서 저항을 주는 것이 중요하다.

팔의 운동패턴의 요약

- **굽힘-모음-가쪽회전**
- **폄-벌림-안쪽회전**
- **굽힘-벌림-가쪽회전**
- **폄-모음-안쪽회전**

a) 팔굽관절을 편 채로
b) 팔꿈치를 굽히면서
c) 팔꿈치를 펴면서

팔의 기본패턴은 패턴을 학습하기 위해서는 바로 누운 자세가 좋은 자세이기 때문에 기본적으로 바로 누운 자세에서의 설명으로 되어있다. 이 자세에서 학습한 패턴은 나중에 다른 자세에서도 용이하게 시행할 수 있다.
아래의 팔의 패턴은 모두 환자의 오른쪽 팔이라는 설정이다. 팔의 패턴 실시방법에는 신체부위나 운동요소의 강조를 하기 위해 목적에 따라서 다양한 변화(variation)가 있다.

몸쪽 쥐기의 변화.
- 아래팔 조절을 위해 아래팔을 만진다.
- 어깨관절 조절을 위해 위팔을 만진다.
- 어깨뼈 조절을 위해 어깨뼈를 만진다.

먼쪽 쥐기도 대체되는 안으로써 엄지손가락의 조절이나 손가락의 집단 굽힘/폄을 위해 엄지손가락이나 손가락에 쥐기를 하는 경우도 있다.
몸쪽 쥐기와 먼쪽 쥐기는 각각 다른 방법으로 시행하는 경우도 있다. "하나의 운동요소"를 강조하는 경우(제3장 "기법과 치료방법" 참조)는 어디를 강조하는가에 따라서 몸쪽 쥐기를 바꾸는 경우도 있다.
팔 패턴의 그림에서는 먼쪽 쥐기를 소개하고 있다.

기법과 치료방법 제3장 "기법과 치료방법" 참조.

굽힘-모음-가쪽회전(팔꿈치를 편 채로)

시작자세 *환자 :* 바로 누운 자세가 되고 침대의 끝으로 온다. 팔은 폄-벌림-안쪽회전 패턴의 종료자세를 취한다.

치료사 : 발을 앞뒤로 발디딤을 하고 대각선의 연장선상에 선다.

도수접촉 *먼쪽 쥐기 :* 벌레근 쥐기로 치료사의 왼손 바닥면으로 환자의 오른손 바닥면을 쥔다. 둘째~다섯째 손가락은 자쪽에 곁들인다. 엄지손가락은 제2손허리뼈의 노쪽, 첫째손가락과 둘째손가락의 사이에 둔다.

몸쪽 쥐기 : 치료사의 손은 벌레근 쥐기를 한다. 강조하는 부위에 따라 접촉하는 위치를 바꾼다.

먼쪽부분의 강조 : 아래팔의 자쪽에 먼쪽에서 놓는다. 둘째~다섯째손가락은 노쪽, 엄지손가락은 자쪽, 뒤침과 몸쪽부분의 조절을 시행한다.

몸쪽부분(어깨관절)의 강조 : 앞-중간부분의 위팔을 안쪽에서부터, 앞면 중간부분(위팔두갈래근)에 놓는다. 엄지손가락은 넷째손가락에 곁들인다. 가쪽회전과 몸쪽부분의 조절을 시행한다.

몸쪽부분(어깨뼈)의 강조 : 안쪽에서부터 어깨관절의 앞쪽, 봉우리(견봉)의 주변부분을 접촉하고, 엄지손가락은 넷째손가락에 곁들인다. 어깨뼈 앞쪽올림의 조절을 시행한다.

신장(elongation) 폄-벌림-안쪽회전의 방향으로 가져간다(몸쪽부분의 견인과 먼쪽부분의 견인을 시행할 수 있도록 손은 등쪽굽힘 위치를 유지한다).

구두지시 "나의 손을 쥐고, 안쪽으로 비틀고 그리고 팔을 얼굴 앞에 오도록 당겨 올리시오!"
"팔꿈치는 똑바로 유지하시오!"

동작에 대한 구두지시 "쥐고, 비틀고 그리고 당겨 올리시오!"

주의
- 운동은 먼쪽부분부터 일어나고 몸쪽부분이 움직인다. 즉, 처음에 손의 쥐기가 일어나고 다음으로 팔이 얼굴 방향으로 당겨 올라간다. 큰가슴근(대흉근)이 이른 시기부터 활성화하도록 회전은 빨리 유도하고 그것을 통해서 모음을 강조한다.
- 저항은 환자에게 적합하여야 한다. 몸쪽 쥐기와 먼쪽 쥐기에서 저항이 다른 경우도 있다.
- 필요에 따라서 전체운동범위를 통해서 견인을 시행하면 운동을 하기 쉬워진다.
- 신체역학

  신장(elongation) 때 : 환자의 어깨 높이에서 환자에게 등을 돌려서 선다. 체중은 앞에 있는 발에 건다.

  동작할 때 : 팔의 가쪽회전에 동반하여 양발부분에서 방향을 전환하고 동시에 체중을 앞발이 되는 쪽의 발에 걸도록 한다.

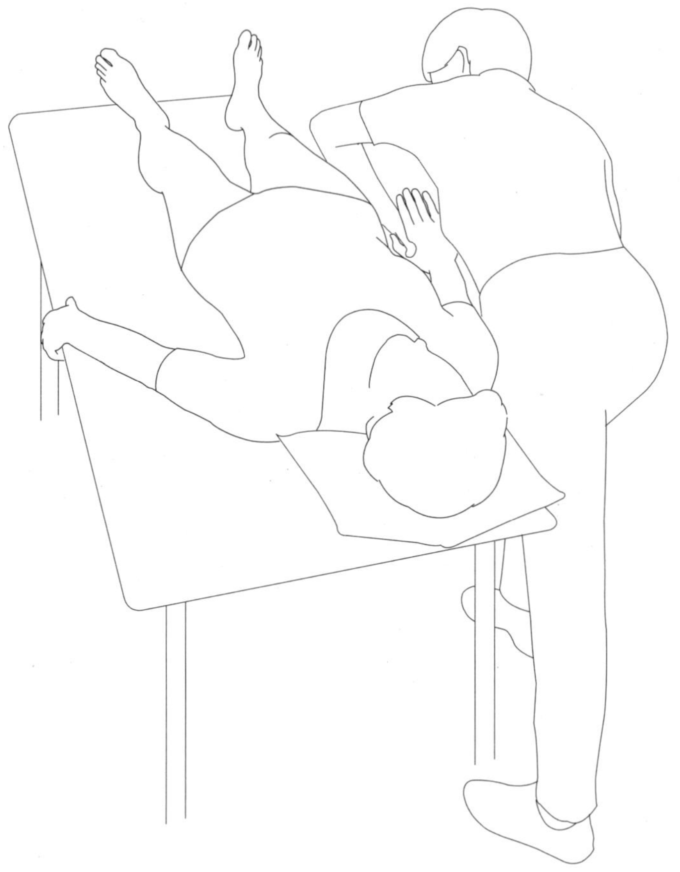

그림 4-30a
팔 : 팔꿈치 굽힘 위치 에서 굽힘-모음-가쪽회전의 *시작자세*

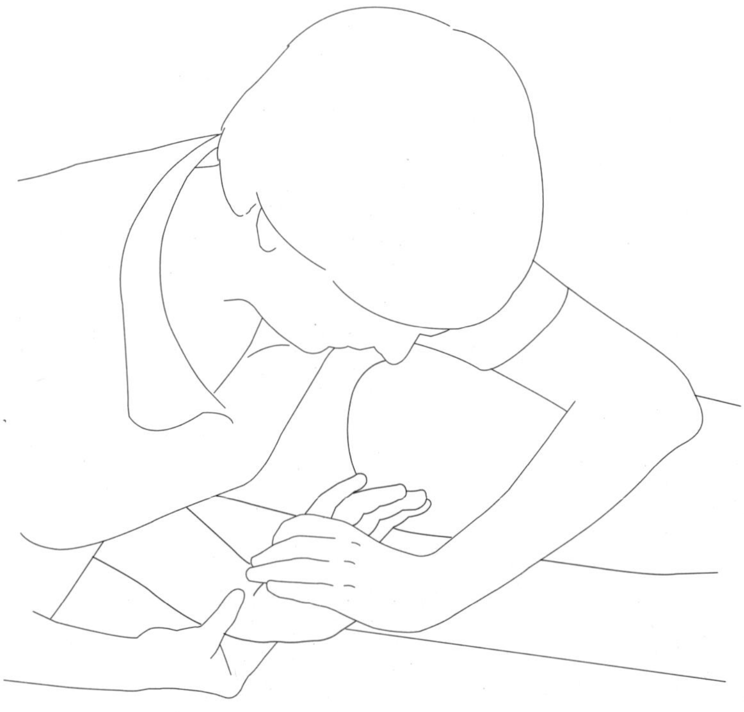

그림 4-30b
팔 : 팔꿈치 폄 위치 에서 굽힘-모음-가쪽회전의 *시작자세*
도수접촉의 상세

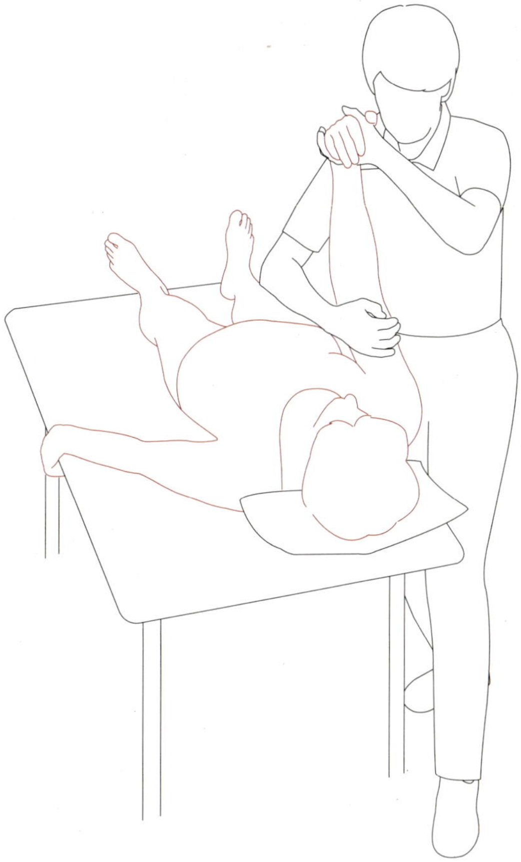

그림 4-31
팔 : 팔꿈치 폄 위치에서 굽힘-모음-가쪽회전의 *중간자세*

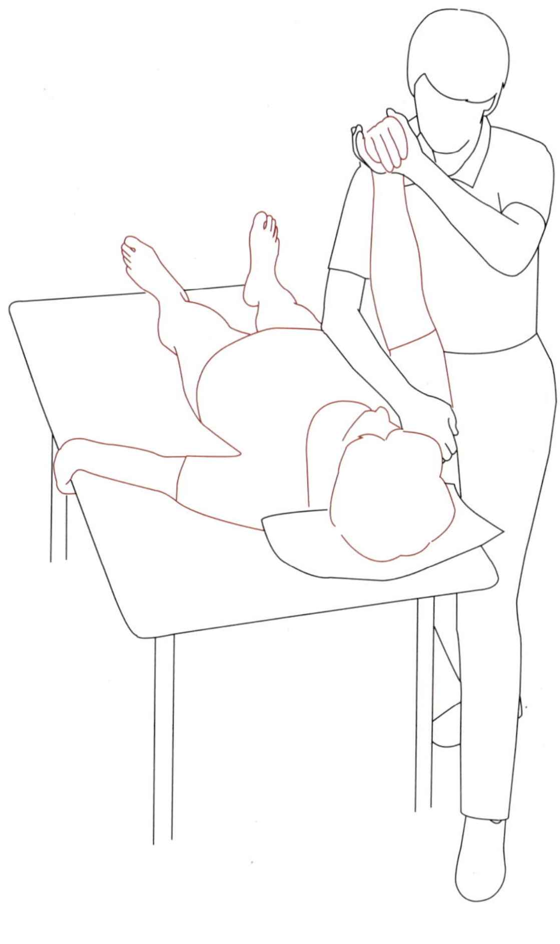

그림 4-32
팔 : 팔꿈치 폄 위치에서 굽힘-모음-가쪽회전의 *중간자세*

그림 4-33
팔 : 팔꿈치 폄 위치 에서 굽힘–모음–가쪽회전의 *종료자세*

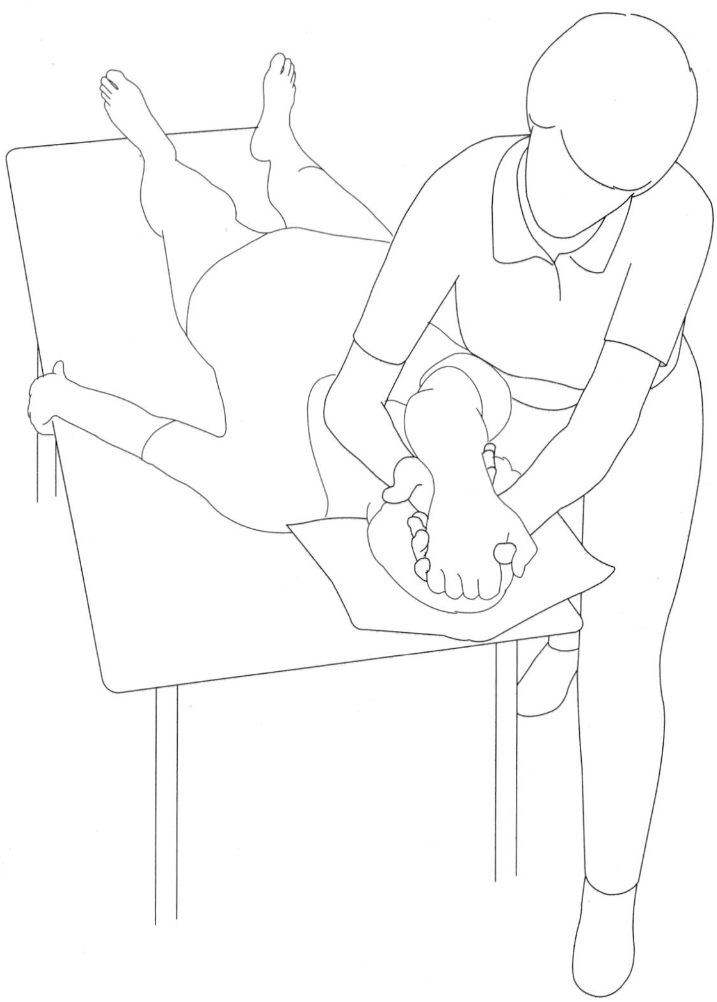

굽힘-모음-가쪽회전(팔꿈치를 굽히면서)

시작자세 *환자 :* 위팔 폄 위치에서 침대의 끝에 바로 누운 자세가 된다. 팔은 폄-벌림-안쪽회전 패턴의 종료자세를 취한다. 손은 등쪽굽힘, 자쪽굽힘 위치로 한다.

치료사 : 발을 앞뒤로 발디딤을 하고 대각선의 연장선상에 선다.

도수접촉 *먼쪽 쥐기 :* 벌레근 쥐기로 치료사의 왼손 바닥면으로 환자의 오른손 바닥면을 쥔다. 둘째~다섯째 손가락은 자쪽에 곁들인다. 엄지손가락은 제2손허리뼈의 노쪽, 첫째손가락과 둘째손가락의 사이에 둔다.

몸쪽 쥐기 : 치료사의 손은 벌레근 쥐기를 한다. 강조하는 부위에 따라 접촉하는 위치를 바꾼다.

먼쪽부분의 강조 : 아래팔의 굽힘 쪽에 먼쪽에서 놓는다. 둘째~다섯째손가락은 노쪽, 엄지손가락은 자쪽, 뒤침과 몸쪽부분의 조절을 시행한다.

몸쪽부분(어깨관절)의 강조 : 앞-중간부분의 위팔을 안쪽에서부터, 앞면 중간부분(위팔두갈래근)에 놓는다. 엄지손가락은 4개의 손가락에 곁들인다. 가쪽회전과 몸쪽부분의 조절을 시행한다.

몸쪽부분(어깨뼈)의 강조 : 안쪽에서부터 어깨관절의 앞쪽, 봉우리(견봉)의 주변부분을 접촉하고 엄지손가락은 4개의 손가락에 곁들인다. 어깨뼈 앞쪽올림의 조절을 시행한다.

신장(elongation) 폄-벌림-안쪽회전의 방향으로 가져간다.

구두지시 "나의 손을 쥐고, 안쪽으로 비틀고 팔을 얼굴방향으로 굽히시오!"

동작에 대한 구두지시 "쥐고, 비틀고 굽히시오!"

주의
- 운동은 먼쪽부분에서부터 일어나고 몸쪽부분이 움직인다. 즉, 처음에 손의 쥐기가 일어나고 다음으로 팔이 얼굴 방향으로 당겨 올라간다. 큰가슴근(대흉근)이 이른 시기부터 활성화하도록 회전은 빨리 유도하고 그것을 통해서 모음을 강조한다.
- 저항은 환자에게 적합하여야 한다. 몸쪽 쥐기와 먼쪽 쥐기에서 저항이 다른 경우도 있다.
- 필요에 따라서 전체운동범위를 통해서 견인을 시행하면 운동을 하기 쉬워진다.
- 신체역학(body mechanics)

  신장(elongation) 때 : 환자의 어깨 높이에서 환자에게 등을 돌려서 선다. 체중은 앞에 있는 발에 건다.

  동작할 때 : 팔의 가쪽회전에 동반하여 양발부분에서 방향을 전환하고 동시에 체중을 앞발이 되는 쪽의 발에 걸도록 한다.

▶

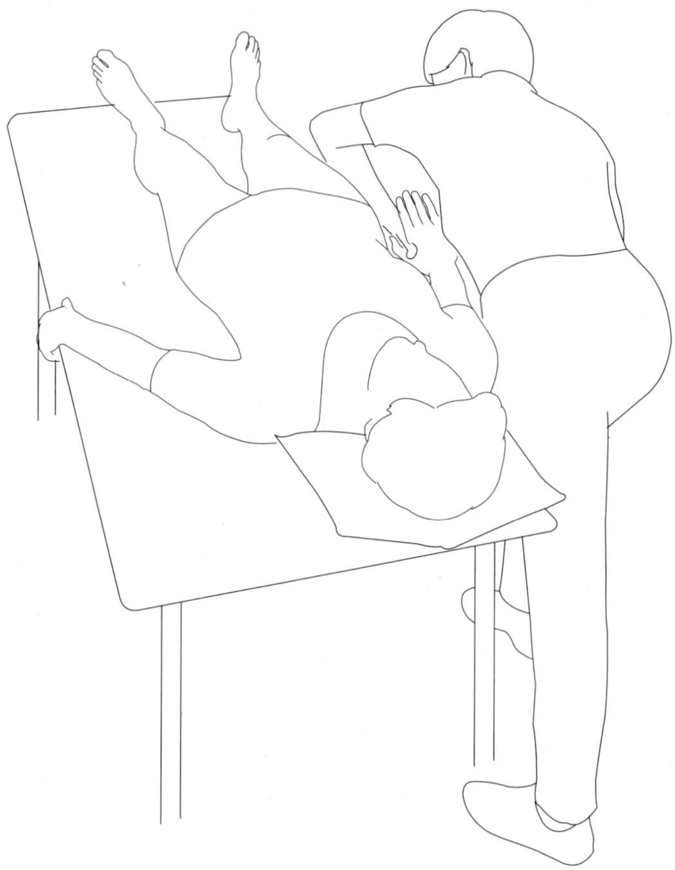

그림 4-34
팔 : 팔꿈치 굽힘을 동반하는 굽힘-모음-가쪽회전의 *시작자세*

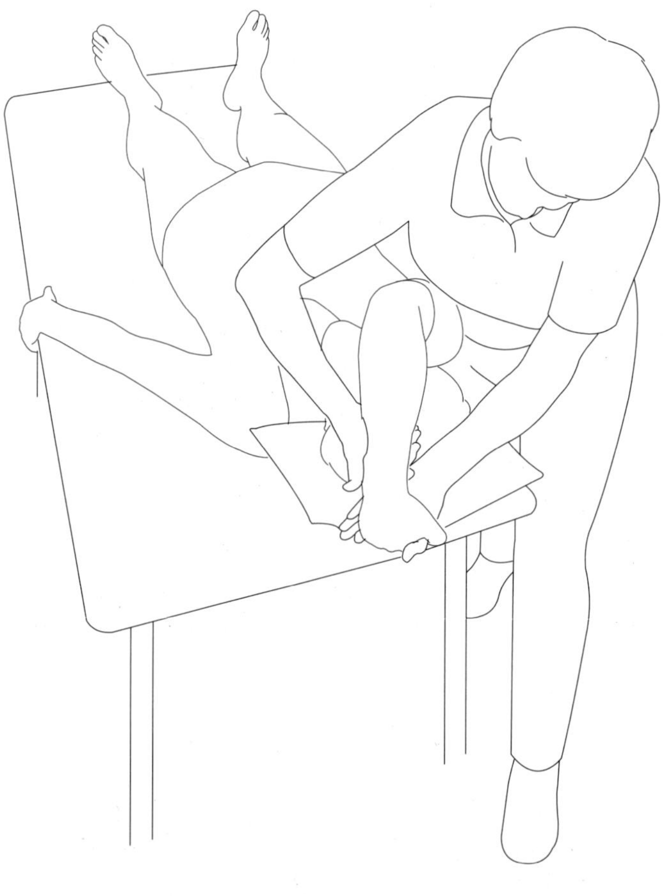

그림 4-35
팔 : 팔꿈치 굽힘을 동반하는 굽힘-모음-가쪽회전의 *종료자세*

굽힘-모음-가쪽회전(팔꿈치를 펴면서)

시작자세 *환자 :* 팔의 폄 위치에서 침대의 끝에 바로 누운 자세가 된다. 팔은 팔꿈치 굽힘을 동반하는 폄-벌림-안쪽회전 패턴의 종료자세를 취한다. 손은 등쪽굽힘, 자쪽굽힘 위치로 한다.

치료사 : 발을 앞뒤로 발디딤을 하고 대각선의 연장선상에 선다.

도수접촉 *먼쪽 쥐기 :* 벌레근 쥐기로 치료사의 왼손 바닥면으로 환자의 오른손 바닥면을 쥔다. 둘째~다섯째 손가락은 자쪽에 곁들인다. 엄지손가락은 제2손허리뼈의 노쪽, 첫째손가락과 둘째손가락의 사이에 둔다.

몸쪽 쥐기 : 치료사의 손은 벌레근 쥐기를 한다. 강조하는 부위에 따라 접촉하는 위치를 바꾼다.

먼쪽부분의 강조 : 아래팔의 굽힘 쪽에 먼쪽에서 놓는다. 둘째~다섯째손가락은 노쪽, 엄지손가락은 자쪽, 뒤침과 몸쪽부분의 조절을 시행한다.

몸쪽부분(어깨관절)의 강조 : 앞-중간부분의 위팔을 안쪽에서부터, 앞면 중간부분(위팔두갈래근)에 놓는다. 엄지손가락은 4개의 손가락에 곁들인다. 가쪽회전과 몸쪽부분의 조절을 시행한다.

몸쪽부분(어깨뼈)의 강조 : 안쪽에서부터 어깨관절의 앞쪽, 봉우리(견봉)의 주변부분을 접촉하고, 엄지손가락은 4개의 손가락에 곁들인다. 어깨뼈 앞쪽올림의 조절을 시행한다.

신장(elongation) 팔굽관절 굽힘을 동반하는 폄-벌림-안쪽회전의 방향으로 가져간다.

구두지시 "쥐고, 안쪽으로 비틀고 팔을 얼굴방향으로 펴시오!"

동작에 대한 구두지시 "쥐고, 비틀고 펴시오!"

주의
- 운동은 먼쪽부분에서부터 일어나고 몸쪽부분이 움직인다. 즉, 처음에 손의 쥐기가 일어나고 다음으로 팔이 얼굴 방향으로 당겨 올라간다. 큰가슴근(대흉근)이 이른 시기부터 활성화하도록 회전은 빨리 유도하고 그것을 통해서 모음을 강조한다.
- 저항은 환자에게 적합하여야 한다. 몸쪽 쥐기와 먼쪽 쥐기에서 저항이 다른 경우도 있다.
- 필요에 따라서 전체운동범위를 통해서 견인을 시행하면 운동을 하기 쉬워진다.
- 신체역학(body mechanics)

  신장(elongation) 때 : 환자의 어깨 높이에서 환자에게 등을 돌려서 선다. 체중은 앞에 있는 발에 건다.

  동작할 때 : 팔의 가쪽회전에 동반하여 양발부분에서 방향을 전환하고 동시에 체중을 앞발이 되는 쪽의 발에 걸도록 한다.

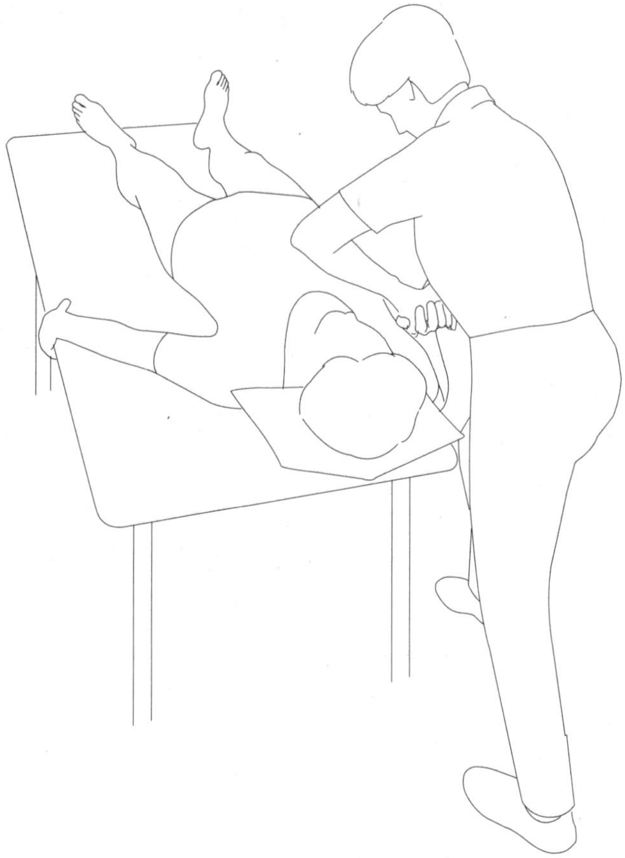

그림 4-36
팔 : 팔꿈치 폄을 동반 하는 굽힘-모음-가쪽 회전의 *시작자세*

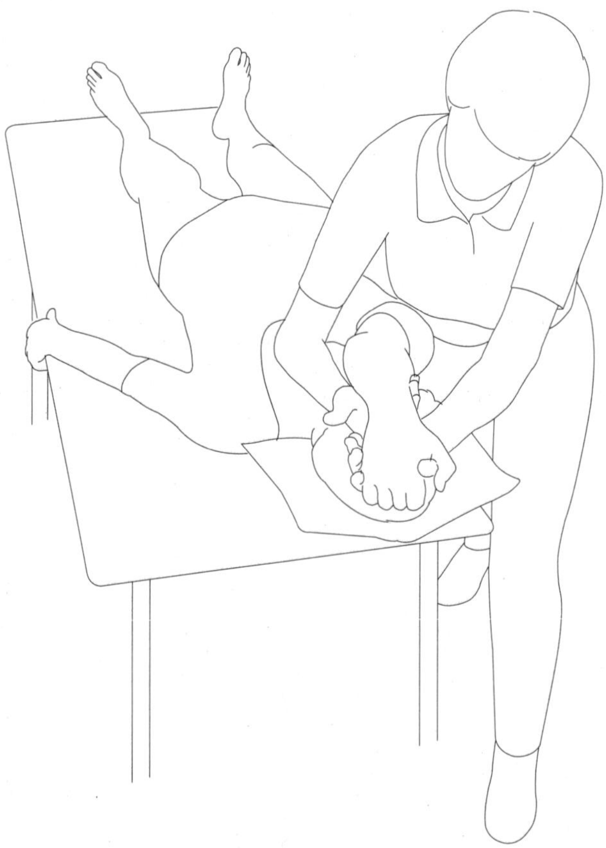

그림 4-37
팔 : 팔꿈치 폄을 동반 하는 굽힘-모음-가쪽 회전의 *종료자세*

폄-벌림-안쪽회전(팔꿈치를 편 채로)

시작자세 *환자 :* 침대의 끝에서 바로 누운 자세가 된다. 팔은 얼굴 앞에서 굽힘-모음-가쪽회전의 종료자세를 취한다. 손목관절은 바닥쪽굽힘, 노쪽굽힘을 한다.

치료사 : 대각선의 연장선상에서 발을 앞뒤로 발디딤을 하고 환자의 가까이에 선다.

도수접촉 먼쪽 쥐기 : 치료사의 오른손은 벌레근 쥐기로 둘째~다섯째손가락을 사용하여 환자의 손등-자쪽을 쥔다. 엄지손가락은 제2손허리뼈의 자쪽에 곁들인다.
몸쪽 쥐기 : 치료사의 왼손은 벌레근 쥐기로 아래와 같이 쥔다.
<u>먼쪽부분의 강조 :</u> 둘째~다섯째손가락으로 아래팔의 등쪽, 먼쪽부분은 엄지손가락으로 노쪽을 접촉한다. 엎침과 몸쪽부분의 조절을 한다.
<u>몸쪽부분(어깨관절)의 강조 :</u> 위팔의 뒤쪽-가쪽 : 엄지손가락은 4개의 손가락과 함께 곁들이도록 한다. 안쪽회전과 몸쪽부분의 조절을 한다.
<u>몸쪽부분(어깨뼈)의 강조 :</u> 어깨뼈가시(견갑극)와 어깨뼈 안쪽모서리의 사이 : 엄지손가락은 4개의 손가락과 함께 곁들인다. 어깨뼈 뒤쪽내림의 조절을 한다.

신장(elongation) 굽힘-모음-가쪽회전 방향으로 가져간다.

준비에 대한 구두지시 "손을 벌리고, 비트시오" 그리고 "팔꿈치를 똑바로 그대로!" "팔을 끌어내리시오!"

동작에 대한 구두지시 "손을 벌리고, 비틀고, 끌어내리시오!"

주의
- 운동은 먼쪽부분에서부터 몸쪽부분으로 일어나도록 한다. 처음에 손을 벌리고 팔을 아래로 밀어 내린다.
- 저항은 환자에게 적합하여야 한다. 즉, 몸쪽 쥐기와 먼쪽 쥐기의 저항이 다른 경우도 있다.
- 운동의 처음에 중력에 저항하도록 양손으로 견인하고 피동으로 움직이고 있는 범위에서 안정성을 중시하는 경우에는 압축(approximation)을 준다. 예를 들면, 관절의 문제나 통증이 있는 경우, 필요에 따라서 운동을 하는 동안, 견인을 주면 운동을 하기 쉬워지는 경우도 있다.
- 신체역학(body mechanics)

  신장(elongation) 때 : 한쪽의 엉덩관절이 가까워지도록 침대의 가까이에 서고 체중은 앞발에 걸리도록 한다.

  운동할 때 : 팔의 회전에 동반하여 앞발부분을 축으로 하여 회전시키고(pivot) 체중을 반대쪽 다리로 이동시킨다. 종료자세에서는 치료사의 반대쪽 엉덩관절이 침대의 가까이에 오도록 서서, 발쪽을 보도록 한다.

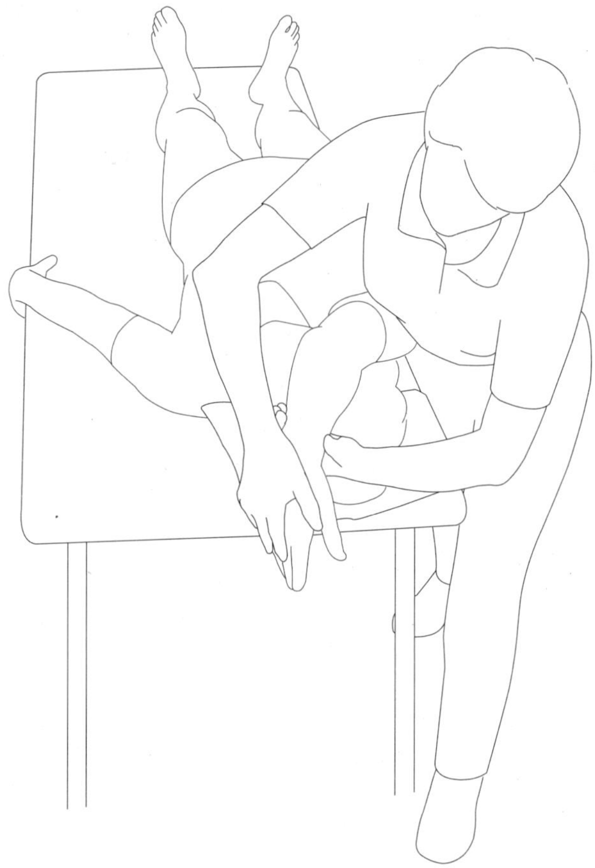

그림 4-38
팔 : 팔꿈치 폄 위치 에서 폄-벌림-안쪽 회전의 *시작자세*

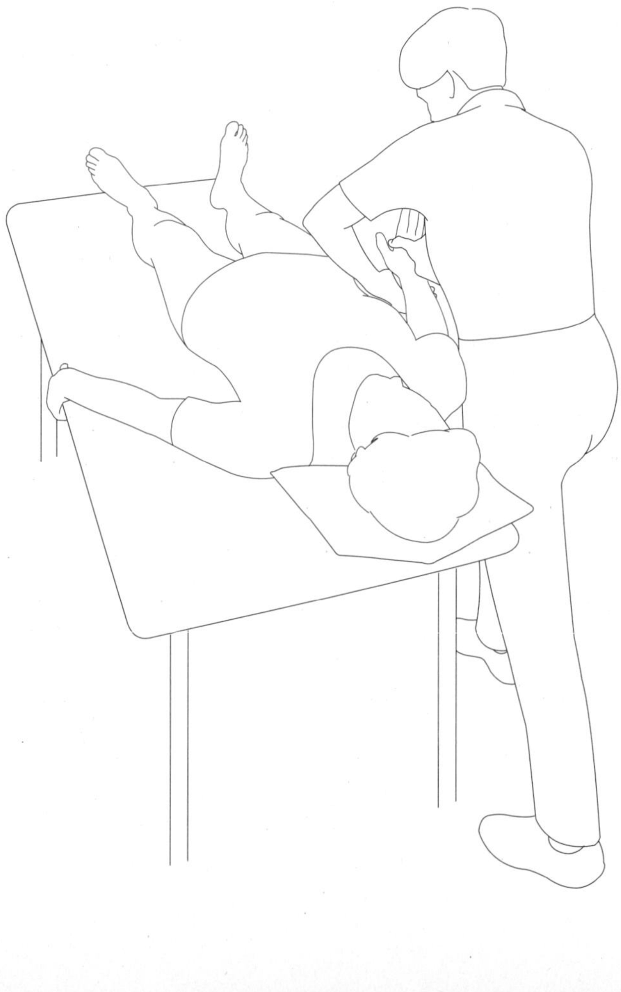

그림 4-39a
팔 : 팔꿈치 폄 위치 에서 폄-벌림-안쪽 회전의 *종료자세*

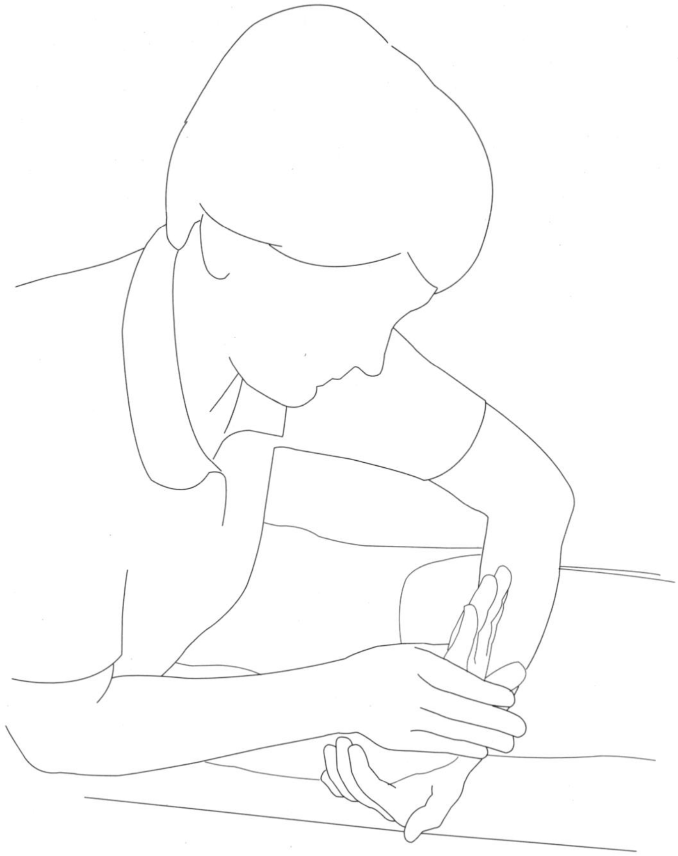

그림 4-39b
팔 : 팔꿈치 폄 위치에서 폄-벌림-안쪽 회전의 *종료자세* 도수접촉의 상세

폄-벌림-안쪽회전(팔꿈치를 펴면서)

시작자세 *환자 :* 침대의 끝에서 바로 누운 자세가 된다. 팔은 얼굴 앞에서 팔꿈치 굽힘을 동반하는 굽힘-모음-가쪽회전의 종료자세를 취한다. 손목관절은 바닥쪽굽힘, 노쪽굽힘을 한다.

치료사 : 대각선의 연장선상에서 발을 앞뒤로 발디딤을 하고 환자의 가까이에 선다.

도수접촉 *먼쪽 쥐기 :* 치료사의 오른손은 벌레근 쥐기로 둘째~다섯째손가락을 사용하여 환자의 손등-자쪽을 쥔다. 엄지손가락은 제2손허리뼈의 자쪽에 곁들인다.

몸쪽 쥐기 : 치료사의 왼손은 벌레근 쥐기로 아래와 같이 쥔다.

먼쪽부분의 강조 : 둘째~다섯째손가락으로 아래팔의 등쪽, 엄지손가락으로 노쪽을 쥐고 엎침과 몸쪽부분의 조절을 한다.

몸쪽부분(어깨관절)의 강조 : 위팔의 뒤쪽-가쪽을 안쪽에서부터 : 엄지손가락은 4개의 손가락과 함께 곁들이도록 한다. 안쪽회전과 몸쪽부분의 조절을 한다.

몸쪽부분(어깨뼈)의 강조 : 어깨뼈가시(견갑극)와 어깨뼈 안쪽모서리의 사이 : 엄지손가락은 4개의 손가락과 함께 곁들인다. 어깨뼈 뒤쪽내림의 조절을 한다.

신장(elongation) 굽힘-모음-가쪽회전 방향으로 가져간다.

준비에 대한 구두지시 "손을 벌리고, 비틀고, 팔꿈치를 펴고, 그리고 팔을 끌어내리시오!"

동작에 대한 구두지시 "손을 벌리고 비틀고, 그리고 펴고 끌어내리시오!"

주의
- 운동은 먼쪽부분에서부터 몸쪽부분으로 일어나도록 한다. 처음에 손을 벌리고 팔을 아래로 끌어 내린다. 대각선을 유지하고 회전이 지나치게 많지 않도록 한다.
- 저항은 환자에게 적합하여야 한다. 즉, 몸쪽 쥐기와 먼쪽 쥐기의 저항이 다른 경우도 있다.
- 운동의 처음에 중력에 저항하도록 양손으로 견인하고 피동중력으로 움직이고 있는 범위에서 안정성을 강조하는 경우에는 압축(approximation)을 준다. 예를 들면, 관절의 문제나 통증이 있는 경우, 필요에 따라서 운동을 하는 동안, 견인을 계속하는 것도 가능하다.
- 신체역학(body mechanics)

  신장(elongation) 때 : 침대의 가까이에 서고 체중은 앞발에 걸리도록 한다.

  운동할 때 : 팔의 회전에 동반하여 앞발부분을 축으로 하여 회전시키고(pivot turn) 체중을 반대쪽 다리로 이동시킨다. 종료자세에서는 치료사의 반대쪽 엉덩관절이 침대의 가까이에 오도록 서서, 발쪽을 보도록 한다.

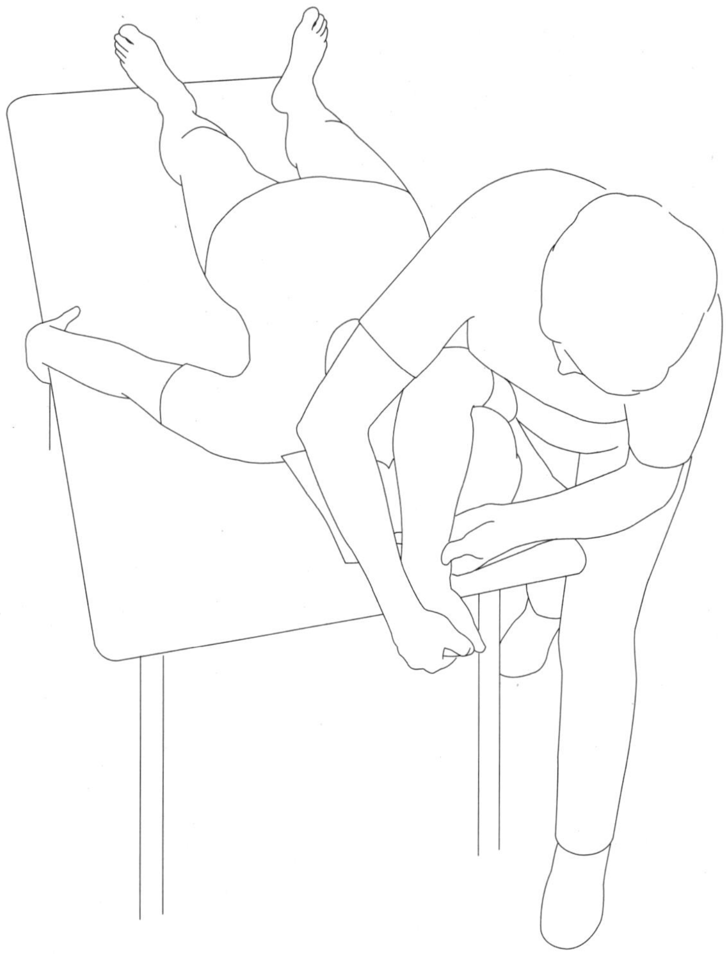

그림 4-40
팔 : 팔꿈치의 폄을 동반하는 폄-벌림-안쪽회전의 *시작자세*

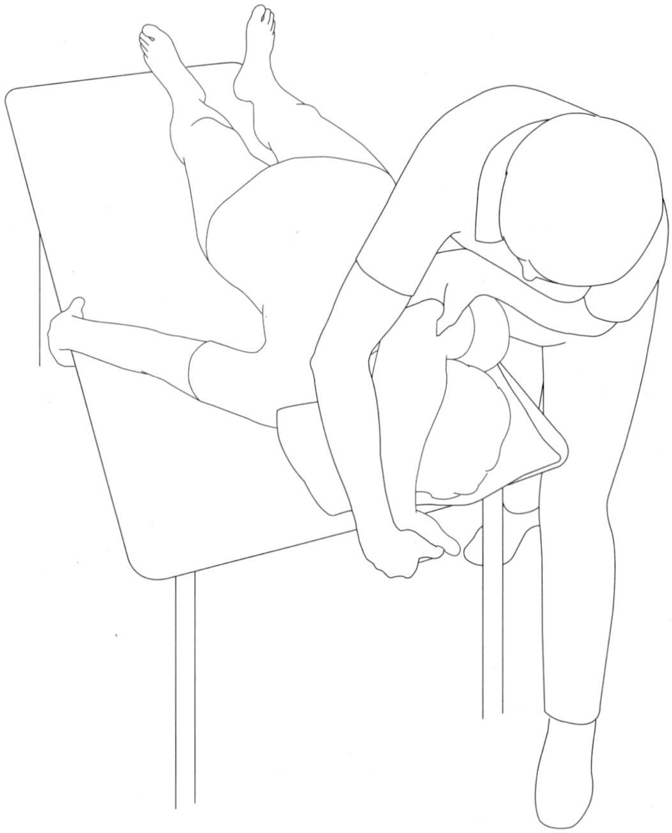

그림 4-41
팔 : 팔꿈치의 폄을 동반하는 폄-벌림-안쪽회전의 *시작자세*
몸쪽부분을 위팔로 한 도수접촉의 대체법
어깨관절의 운동 조절과 특히 회전의 조절이 더 가능하다.

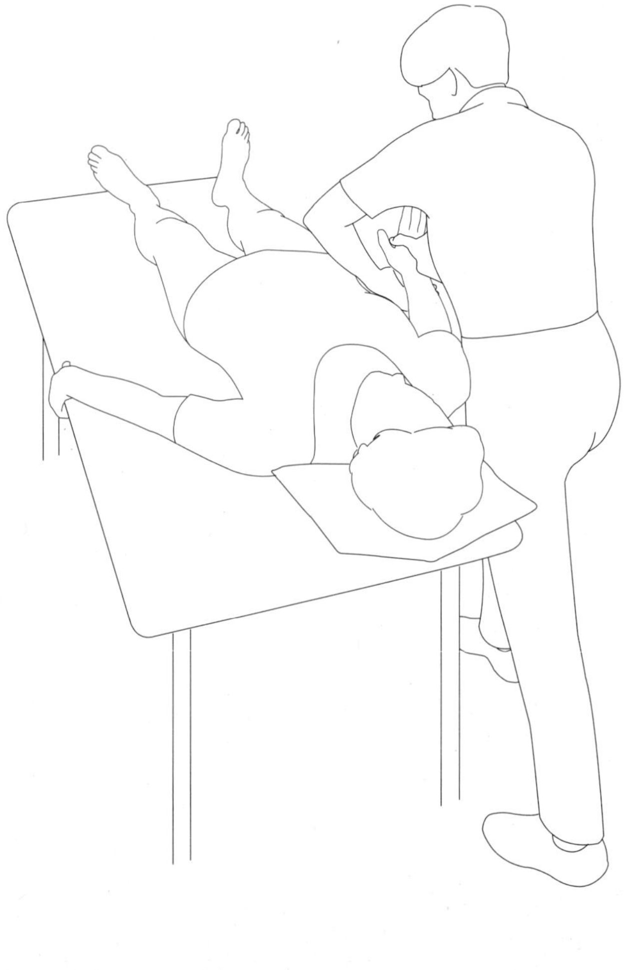

그림 4-42
팔 : 팔꿈치의 폄을 동반하는 폄-벌림-안쪽회전의 *종료자세*

폄-벌림-안쪽회전(팔꿈치를 굽히면서)

시작자세 *환자 :* 침대의 끝에서 바로 누운 자세가 된다. 팔은 얼굴 앞에서 팔꿈치 폄을 동반하는 굽힘-모음-가쪽회전의 종료자세를 취한다. 손목관절은 바닥쪽굽힘, 노쪽굽힘을 한다.

치료사 : 대각선의 연장선상에서 발을 앞뒤로 발디딤을 하고 환자의 가까이에 선다. (대체법 : 얼굴은 대각선 쪽을 향하고 침대의 머리쪽에 선다.)

도수접촉 *먼쪽 쥐기 :* 치료사의 오른손은 벌레근 쥐기로 둘째~다섯째손가락을 사용하여 환자의 손등-자쪽을 쥔다. 엄지손가락은 제2손허리뼈의 자쪽에 곁들인다.
몸쪽 쥐기 : 치료사의 왼손은 벌레근 쥐기로 아래와 같이 쥔다.
먼쪽부분의 강조 : 둘째~다섯째손가락으로 아래팔의 등쪽, 먼쪽부분은 엄지손가락으로 노쪽을 쥔다. 엎침과 몸쪽부분의 조절을 한다.
몸쪽부분(어깨관절)의 강조 : 위팔의 뒤쪽-가쪽을 안쪽에서부터 : 엄지손가락은 4개의 손가락과 함께 곁들이도록 한다. 안쪽회전과 몸쪽부분의 조절을 한다.
몸쪽부분(어깨뼈)의 강조 : 어깨뼈가시(견갑극)와 어깨뼈 안쪽모서리의 사이 : 엄지손가락은 4개의 손가락과 함께 곁들인다. 어깨뼈 뒤쪽내림의 조절을 한다.

신장(elongation) 굽힘-모음-가쪽회전 방향으로 가져간다.

준비에 대한 구두지시 "손을 벌리고, 비틀고, 팔꿈치를 굽히고, 팔을 끌어내리시오!"

동작에 대한 구두지시 "손을 벌리고 비틀고, 굽히고 끌어내리시오!" "굽히시오!"

주의
- 운동은 먼쪽부분에서부터 몸쪽부분으로 일어나도록 한다. 처음에 손을 벌리고 팔을 아래로 끌어 내린다. 대각선을 유지하고 회전이 지나치게 많지 않도록 한다.
- 저항은 환자에게 적합하여야 한다. 즉, 몸쪽 쥐기와 먼쪽 쥐기의 저항이 다른 경우도 있다.
- 운동의 처음에 중력에 저항하는 것 같은 경우는 양손으로 견인하고 피동중력으로 움직이고 있는 범위에서 안정성을 강조하는 경우에는 압축(approximation)을 준다. 예를 들면, 관절의 문제나 통증이 있는 경우, 필요에 따라서 운동을 하는 동안, 견인을 계속하는 것도 가능하다.
- 신체역학(body mechanics)
  신장(elongation) 때 : 침대의 가까이에 서고 체중은 앞발에 걸리도록 한다.
  운동할 때 : 팔의 회전에 동반하여 앞발부분을 축으로 하여 회전시키고(pivot turn) 체중을 반대쪽 다리로 이동시킨다. 종료자세에서는 치료사의 반대쪽 엉덩관절이 침대의 가까이에 오도록 서서, 발쪽을 보도록 한다.

▶

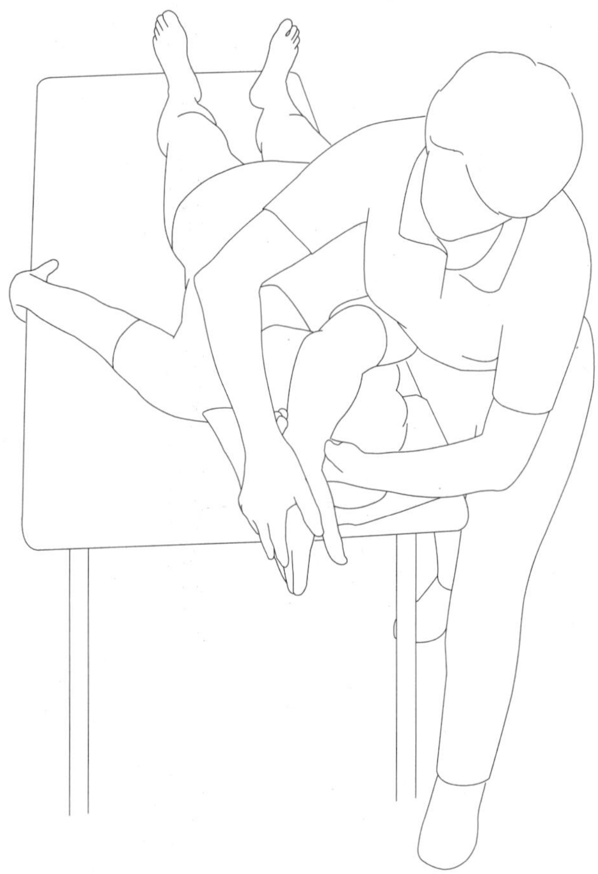

그림 4-43
팔 : 팔꿈치의 굽힘을 동반하는 폄-벌림-안쪽회전의 *시작자세*

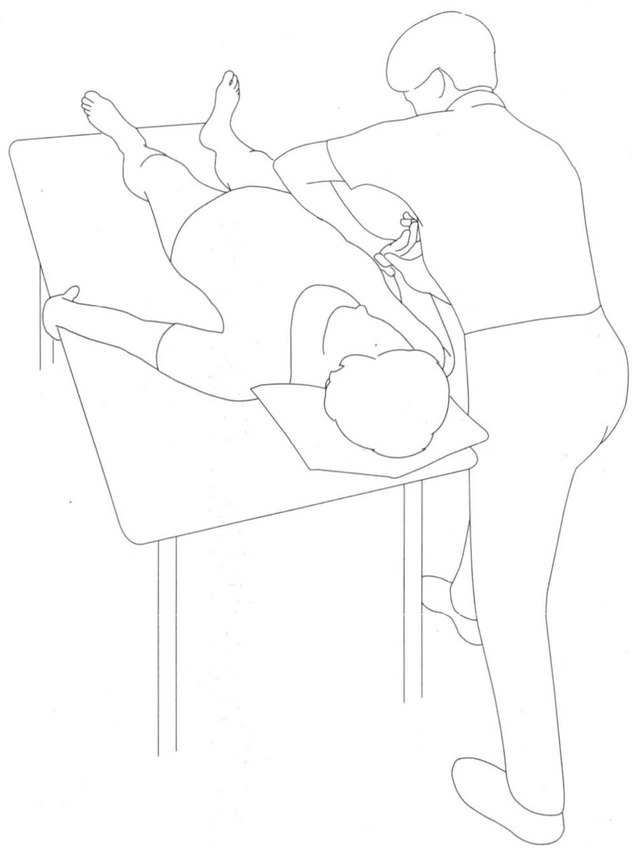

그림 4-44
팔 : 팔꿈치의 굽힘을 동반하는 폄-벌림-안쪽회전의 *종료자세*

굽힘-벌림-가쪽회전(팔꿈치를 편 채로)

시작자세 *환자 :* 팔은 폄 위치에서 침대의 끝에 바로 누운 자세가 된다. 팔은 폄-모음-안쪽회전 패턴의 종료자세에서 중간선을 넘어선 위치로 한다. 손은 바닥쪽굽힘, 자쪽굽힘 위치로 한다. 자뼈의 붓돌기(경상돌기)는 약간 위를 향하고 있다.

치료사 : 대각선의 연장선상에서 발을 앞뒤로 발디딤을 하고 침대의 몸쪽부분에 선다.

도수접촉 *먼쪽 쥐기 :* 치료사의 왼손을 벌레근 쥐기로 환자의 오른손의 등쪽 면을 쥔다. 엄지손가락은 손허리뼈의 자쪽에 곁들인다.

몸쪽 쥐기 : 치료사의 오른손을 벌레근 쥐기로 아래와 같이 쥔다.

먼쪽부분의 강조 : 둘째~다섯째손가락으로 아래팔의 등쪽, 먼쪽부분을 쥐고 엄지손가락은 자쪽을 쥔다. 뒤침과 몸쪽부분의 운동조절을 시행한다.

몸쪽부분(어깨관절)의 강조 : 위팔의 앞-가쪽을 안쪽에서부터, 엄지손가락은 4개의 손가락과 함께 곁들이도록 한다. 가쪽회전과 벌림의 조절을 시행한다.

몸쪽부분(어깨뼈)의 강조 : 손바닥을 어깨뼈가시의 위에, 엄지손가락은 4개의 손가락과 함께 곁들인다. 어깨뼈 뒤쪽올림의 조절을 시행한다.

신장(elongation) 폄-모음-안쪽회전방향으로 가져간다.

준비에 대한 구두지시 "손을 벌리고, 손목을 젖히고, 팔을 들어 올리시오!" "팔꿈치는 편 채로 유지하시오!"

동작에 대한 구두지시 "손을 벌리고, 손목을 젖히고, 들어 올리시오!"

주의

- 운동은 먼쪽에서부터 몸쪽으로 일어나도록 한다. 처음에 손을 벌리고, 그 후 팔을 올린다. 대각선을 유지하고 특히 시작자세에서 지나치게 회전하지 않도록 한다!
- 저항은 환자에게 적합하여야 한다. 몸쪽 쥐기와 먼쪽 쥐기에서 저항이 다른 경우가 있다.
- 필요에 따라서 전체 가동범위를 통해서 양손으로 견인을 가하면 운동하기 쉬워진다. 또한 운동범위 내에서 안정성을 강조하고 싶은 경우에는 압축(approximation)을 주면, 안정성을 얻은 가운데에서의 운동이 가능해진다. 게다가 최종운동범위 주변에서 빠른 압축(quick approximation)을 줌으로써 더 안정성을 얻을 수 있다.
- 신체역학(body mechanics)

  신장(elongation) 때 : 머리 쪽에 서고 체중은 앞에 있는 다리에 건다.

  동작 시 : 팔의 가쪽회전과 함께 앞발부분에서 회전하고 체중을 반대쪽의 다리에 건다. 경우에 따라서는 한걸음 앞으로 나간다. 종료자세에서 치료사는 환자의 팔과 평행으로 서게 된다.

▶

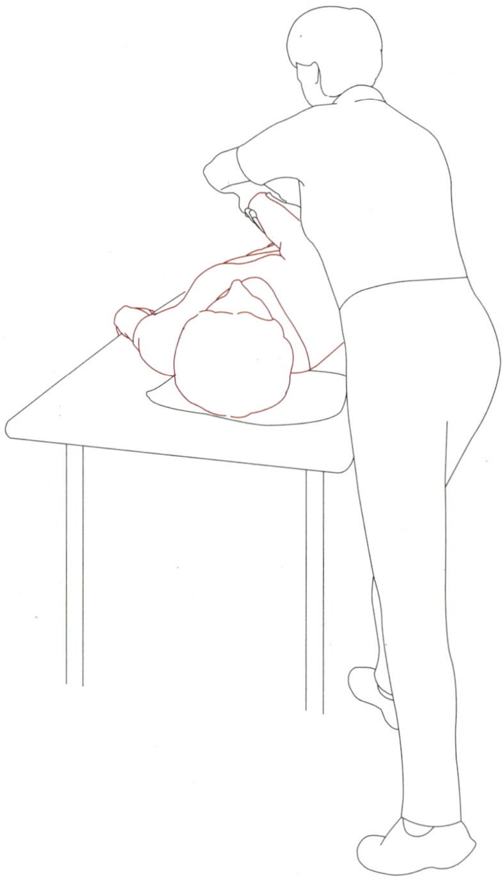

그림 4-45a
팔 : 팔꿈치 폄 위치에서 굽힘-벌림-가쪽 회전의 *시작자세*

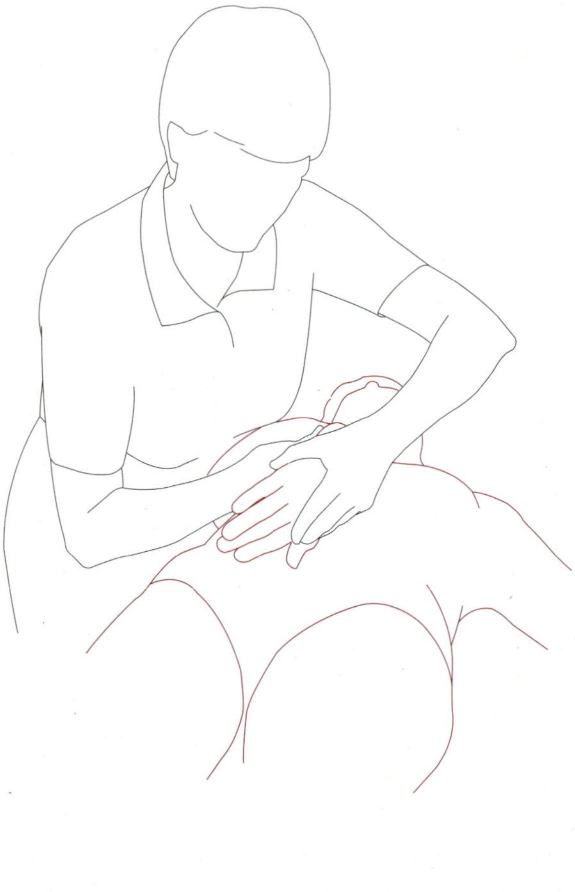

그림 4-45b
팔 : 팔꿈치 폄 위치에서 굽힘-벌림-가쪽회전의 *시작자세*
도수접촉의 상세

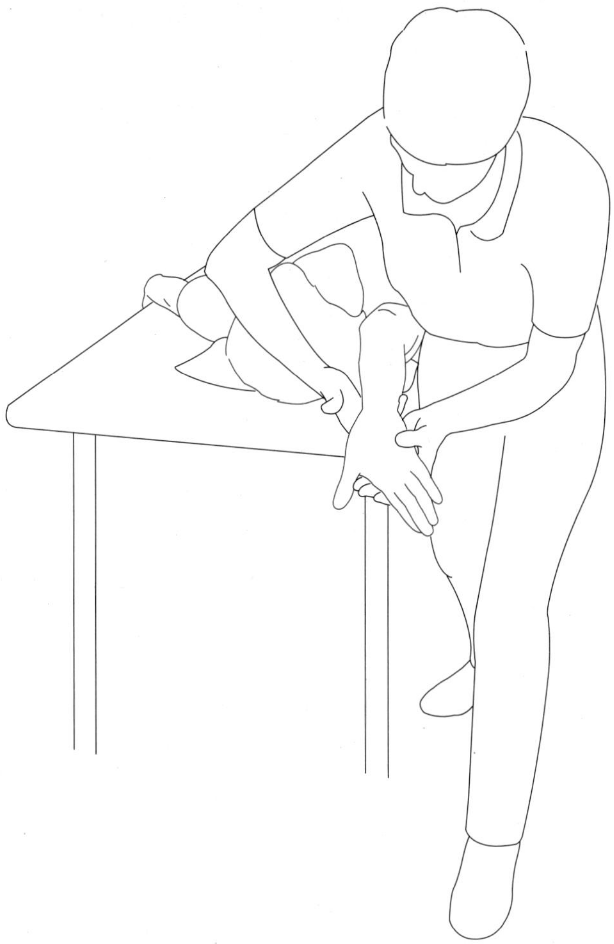

그림 4-46
팔 : 팔꿈치 폄 위치에서 굽힘-벌림-가쪽회전의 *종료자세*

굽힘-벌림-가쪽회전(팔꿈치를 굽히면서)

시작자세 *환자 :* 팔은 폄 위치에서 침대의 끝에 바로 누운 자세가 된다. 팔은 팔꿈치 폄을 동반하는 폄-모음-안쪽회전 패턴의 종료자세에서 중간선을 넘어선 위치로 한다. 손은 바닥쪽굽힘, 자쪽굽힘 위치로 한다. 자뼈의 붓돌기(경상돌기)는 약간 위를 향하고 있다.

치료사 : 대각선의 연장선상에서 발을 앞뒤로 발디딤을 하고 침대의 몸쪽부분에 선다. (대체법 : 더 좋은 신장자극(스트레칭)이 필요한 경우는 반대쪽에 선다)

도수접촉 *먼쪽 쥐기 :* 치료사의 왼손을 벌레근 쥐기로 환자의 오른손의 등쪽 면을 쥔다. 엄지손가락은 손허리뼈의 자쪽에 곁들인다.
몸쪽 쥐기 : 치료사의 오른손을 벌레근 쥐기로 아래와 같이 쥔다.
먼쪽부분의 강조 : 둘째~다섯째손가락으로 아래팔의 등쪽, 먼쪽부분을 쥐고 엄지손가락은 자쪽을 쥔다. 뒤침과 몸쪽부분의 운동조절을 시행한다.
몸쪽부분(어깨관절)의 강조 : 위팔의 앞-가쪽을 안쪽에서부터, 엄지손가락은 4개의 손가락과 함께 곁들이도록 한다. 가쪽회전과 벌림의 조절을 시행한다.
몸쪽부분(어깨뼈)의 강조 : 손바닥을 어깨뼈가시의 위에, 엄지손가락은 4개의 손가락과 함께 곁들인다. 어깨뼈 뒤쪽올림의 조절을 시행한다.

신장(elongation) 폄-모음-안쪽회전방향으로 가져간다.

준비에 대한 구두지시 "손/손가락을 펴고, 비틀고, 팔꿈치를 굽히고, 팔을 들어 올리시오!"

동작에 대한 구두지시 "손을 벌리고, 비틀고, 팔꿈치를 굽히시오!" "팔을 들어 올리시오!"

주의
- 운동은 먼쪽부분에서부터 몸쪽부분으로 일어나도록 한다. 처음에 손을 벌리고, 그 후 팔을 올린다. 대각선을 유지하고 특히 시작자세에서 지나치게 회전하지 않도록 한다!
- 저항은 환자에게 적합하여야 한다. 몸쪽 쥐기와 먼쪽 쥐기에서 저항이 다른 경우가 있다.
- 필요에 따라서 전체 가동범위를 통해서 양손으로 견인을 가하면 운동하기 쉬워진다. 또한 운동범위 내에서 안정성을 강조하고 싶은 경우에는 압축(approximation)을 주면, 안정성을 얻은 가운데에서의 운동이 가능해진다. 게다가 최종운동범위 주변에서 빠른 압축(quick approximation)을 줌으로써 더 안정성을 얻을 수 있다.
- 신체역학(body mechanics)
  신장(elongation) 때 : 머리 쪽에 서고 체중은 앞에 있는 다리에 건다.
  동작 시 : 팔의 가쪽회전과 함께 앞발부분에서 회전하고 체중을 반대쪽의 다리에 건다. 경우에 따라서는 한걸음 앞으로 나간다. 종료자세에서 치료사는 환자의 팔과 평행으로 서게 된다.

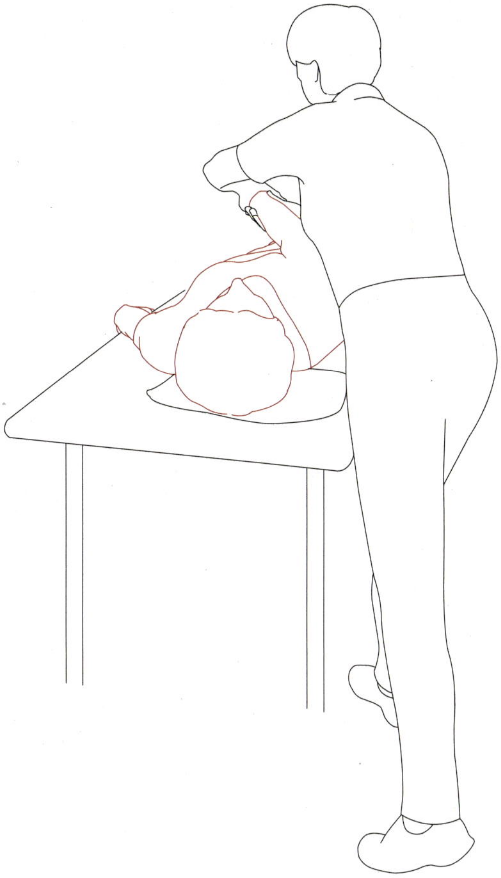

그림 4-47
팔 : 팔꿈치 굽힘을 동반하는 굽힘-벌림-가쪽회전의 *시작자세*

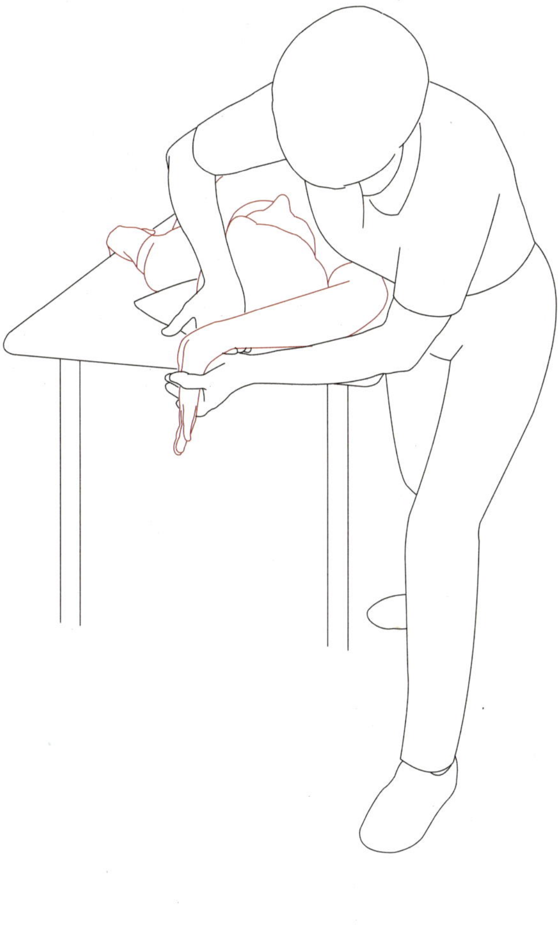

그림 4-48
팔 : 팔꿈치 굽힘을 동반하는 굽힘-벌림-가쪽회전의 *종료자세*

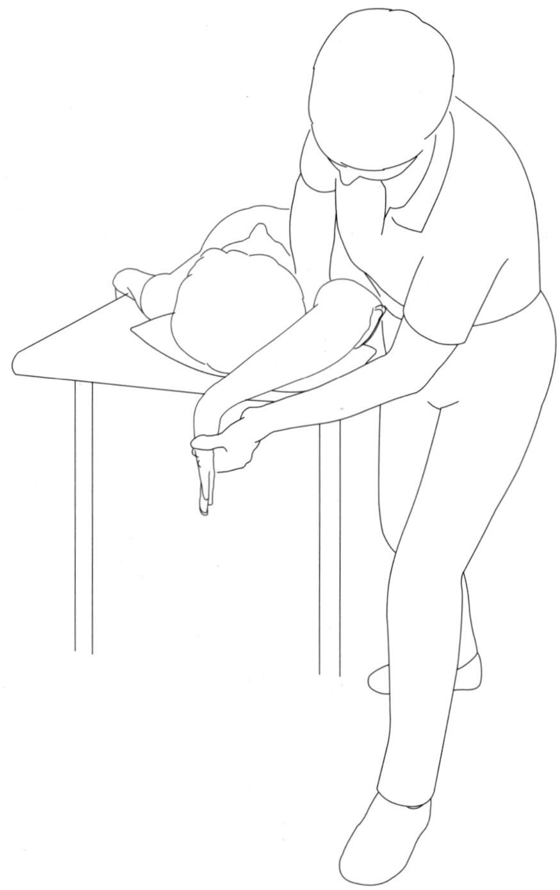

그림 4-49
팔 : 팔꿈치 굽힘을 동반하는 굽힘-벌림-가쪽회전의 *종료자세* 어깨관절의 운동요소를 더 잘 조절하기 위한 몸쪽부분이 위팔로 오는 도수접촉의 변화법.

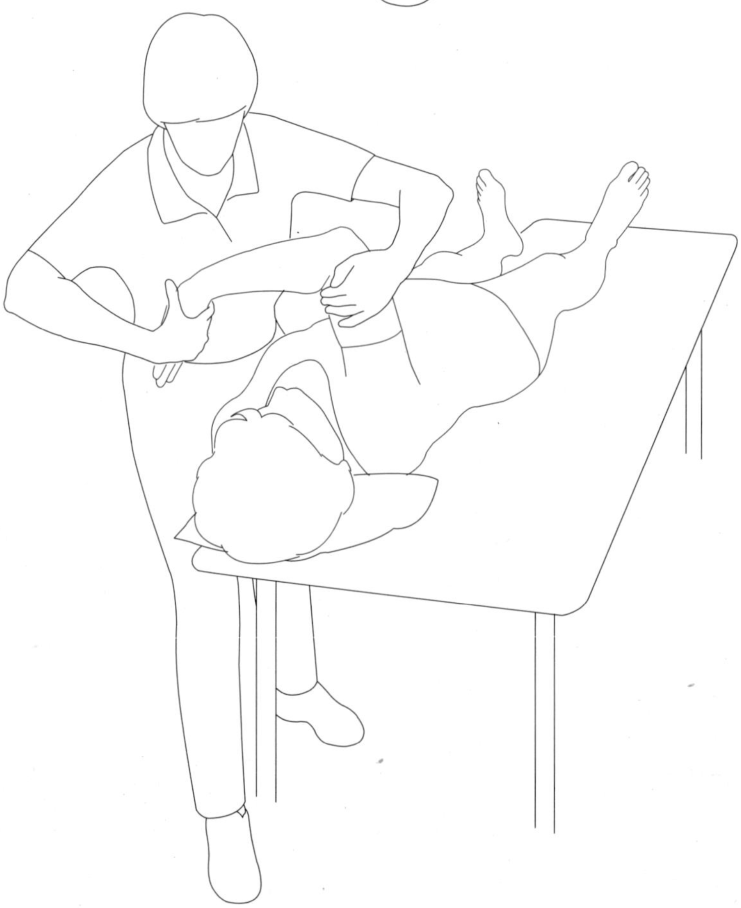

그림 4-50
팔 : 팔꿈치 굽힘을 동반하는 굽힘-벌림-가쪽회전이 좋은 신장 자극(스트레칭)을 위한 반대쪽에 선 경우의 도수접촉

굽힘-벌림-가쪽회전(팔꿈치를 펴면서)

시작자세 *환자 :* 팔은 폄 위치에서 침대의 끝에서 바로 누운 자세가 된다. 팔은 팔꿈치 굽힘을 동반하는 폄-모음-안쪽회전 패턴의 종료자세에서 중간선을 넘어선 위치로 한다. 손은 바닥쪽 굽힘, 자쪽굽힘 위치로 한다. 자뼈의 붓돌기는 약간 위를 향하고 있다.

치료사 : 대각선의 연장선상에서 발을 앞뒤로 발디딤을 하고 침대의 몸쪽부위/머리쪽에 선다.

도수접촉 *먼쪽 쥐기 :* 치료사의 왼손을 벌레근 쥐기로 환자의 오른손의 등쪽 면을 쥔다. 엄지손가락은 손허리뼈의 자쪽에 곁들인다.

몸쪽 쥐기 : 치료사의 오른손을 벌레근 쥐기로 아래와 같이 쥔다.

<u>먼쪽부분의 강조 :</u> 둘째~다섯째손가락으로 아래팔의 등쪽, 먼쪽부분을 쥐고 엄지손가락은 자쪽을 쥔다. 뒤침과 몸쪽부분의 운동조절을 시행한다.

<u>몸쪽부분(어깨관절)의 강조 :</u> 위팔의 앞-가쪽을 안쪽에서부터, 엄지손가락은 4개의 손가락과 함께 곁들이도록 한다. 가쪽회전과 벌림의 조절을 시행한다.

<u>몸쪽부분(어깨뼈)의 강조 :</u> 손바닥을 어깨뼈가시의 위에, 엄지손가락은 4개의 손가락과 함께 곁들인다. 어깨뼈 뒤쪽올림의 조절을 시행한다.

신장(elongation) 팔꿈치 굽힘을 동반하는 폄-모음-안쪽회전 방향으로 가져간다.

구두지시 "손/손가락을 펴고, 비틀고, 팔꿈치를 펴고, 팔을 가쪽으로 밀어 올리시오!"

동작에 대한 구두지시 "손을 벌리고, 비틀고, 팔꿈치를 펴시오!"

주의
- 운동은 먼쪽에서부터 몸쪽으로 일어나도록 한다. 처음에 손을 벌리고, 그 후 팔을 올린다. 대각선을 유지하도록 한다!
- 저항은 환자에게 적합하여야 한다. 몸쪽 쥐기와 먼쪽 쥐기에서 저항이 다른 경우도 있다.
- 필요에 따라서 전체 가동범위를 통해서 양손으로 견인을 가하면 운동하기 쉬워진다. 또한 운동범위 내에서 안정성을 강조하고 싶은 경우에는 압축(approximation)을 주면, 안정성을 얻은 가운데에서의 운동이 가능해진다. 게다가 최종운동범위 주변에서 빠른 압축(quick approximation)을 줌으로써 더 안정성을 얻을 수 있다.
- 신체역학(body mechanics)

  신장(elongation) 때 : 머리 쪽에 서고 체중은 앞에 있는 다리에 건다.

  동작 시 : 치료사는 팔의 가쪽회전과 함께 앞발부분에서 축회전을 하고 체중을 반대쪽의 다리에 건다. 경우에 따라서는 한걸음 앞으로 나간다. 종료자세에서 치료사는 환자의 팔과 평행으로 서게 된다.

▶

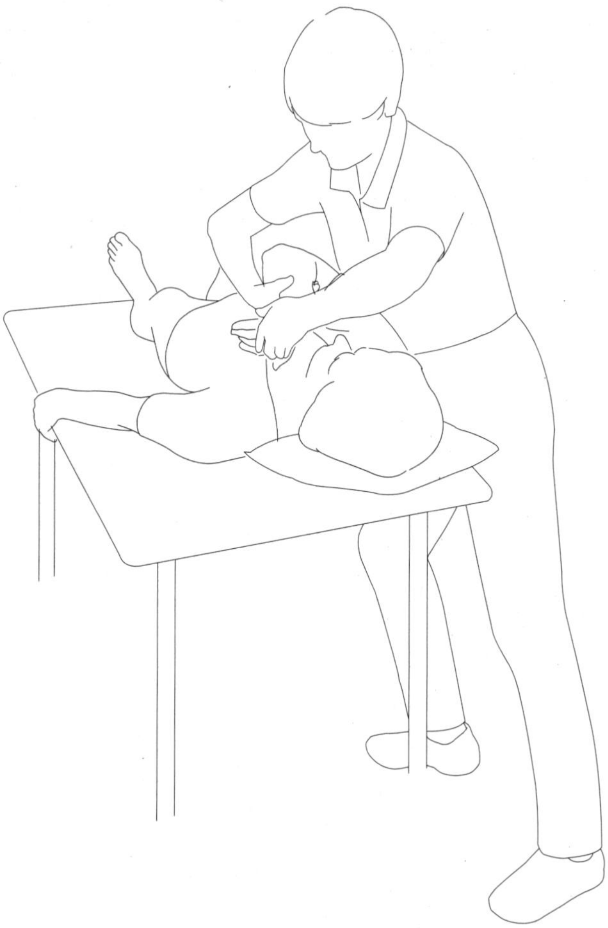

그림 4-51
팔 : 팔꿈치 폄을 동반하는 굽힘-벌림-가쪽회전의 *시작자세*

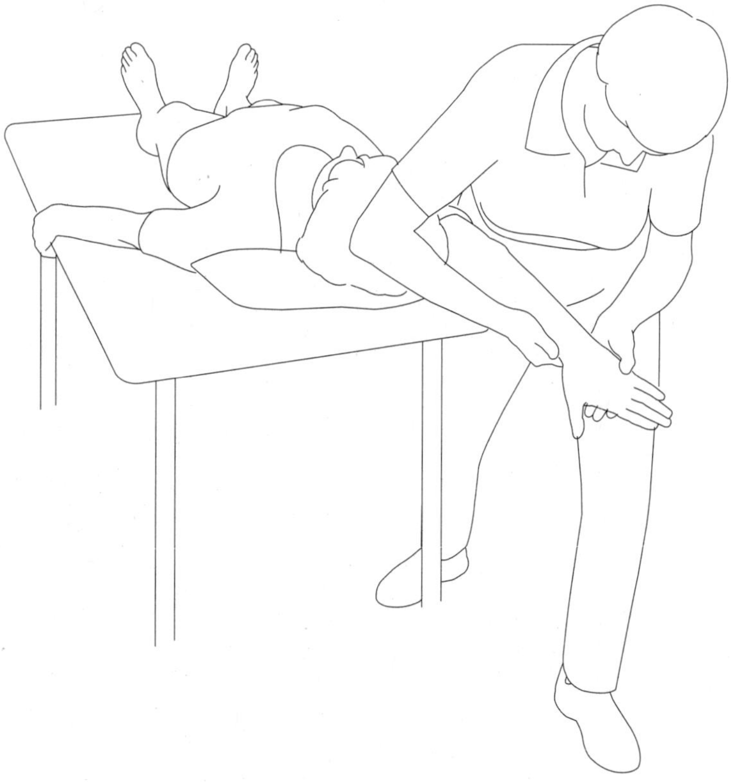

그림 4-52
팔 : 팔꿈치 폄을 동반하는 굽힘-벌림-가쪽회전의 *종료자세*

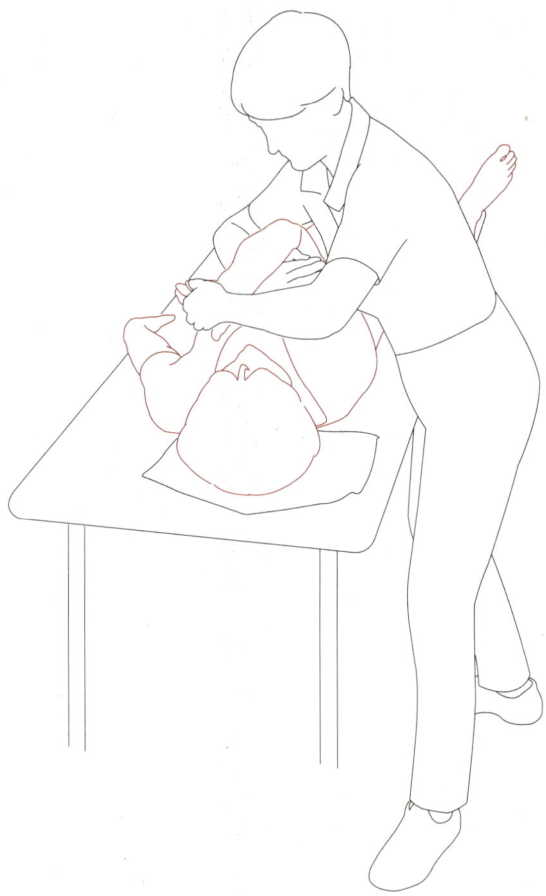

그림 4-53
팔 : 팔꿈치 폄을 동반하는 굽힘-벌림-가쪽회전의 *시작자세 몸쪽부분이 위팔인 도수접촉의 대체법(1)*

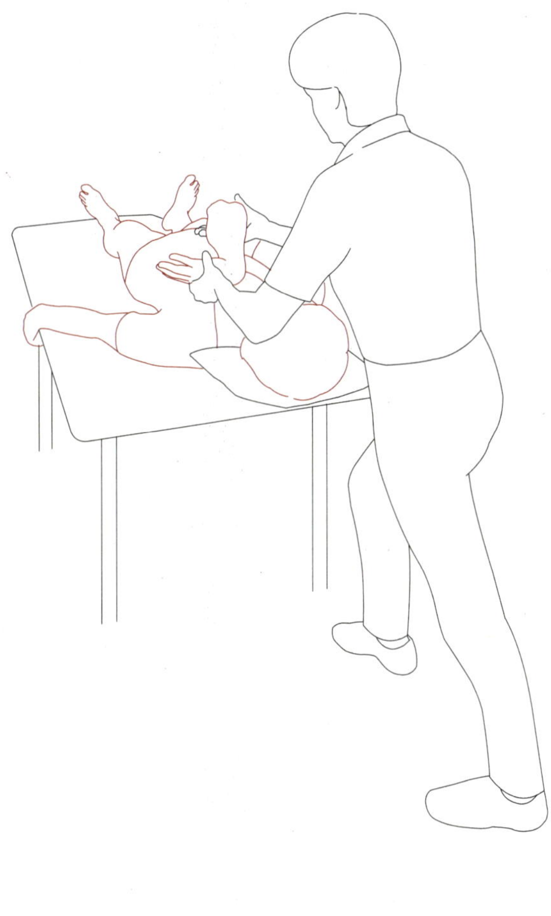

그림 4-54
팔 : 팔꿈치 폄을 동반하는 굽힘-벌림-가쪽회전의 *시작자세 몸쪽부분이 위팔인 도수접촉의 대체법(2)*

폄-모음-안쪽회전(팔꿈치를 편 채로)

시작자세 *환자 :* 침대의 끝에서 바로 누운 자세가 된다. 팔은 굽힘-벌림-가쪽회전의 종료자세를 취한다. 손은 등쪽굽힘과 노쪽굽힘을 한다.

치료사 : 대각선 연장선상에서 발을 앞뒤로 발디딤을 하고 환자의 가까이에 선다.

도수접촉 *먼쪽 쥐기 :* 치료사의 오른손을 벌레쥐기로 환자의 오른쪽 손바닥을 쥔다. 둘째~다섯째 손가락은 노쪽에 곁들인다. 엄지손가락은 제5손허리뼈의 자쪽에 놓는다.
몸쪽 쥐기 : 치료사의 왼손은 벌레근 쥐기로 아래와 같이 쥔다.
먼쪽부분의 강조 : 둘째~다섯째손가락을 자쪽, 엄지손가락을 노쪽으로 하고 손바닥, 아래팔의 먼쪽부분, 엎침과 몸쪽부분의 조절을 한다.
몸쪽부분(어깨관절)의 강조 : 위팔의 앞면-안쪽. 엄지손가락은 4개의 손가락과 함께 곁들인다. 안쪽회전과 몸쪽부분의 조절을 한다.
몸쪽부분(어깨뼈)의 강조 : 어깨관절의 앞면-안쪽, 어깨뼈의 앞쪽내림을 조절한다.

신장(elongation) 굽힘-벌림-가쪽회전 방향으로 가져간다. 신장(elongation) 때 몸쪽부분과 먼쪽부분을 통해서 전체적으로 신장자극을 일으킬 수 있도록 한다. 손목관절은 등쪽굽힘을 유지한다.

구두지시 "손을 쥐고, 비틀고, 반대쪽 엉덩관절 쪽으로, 팔을 안쪽으로 눌러서 밑으로 내리시오! 팔꿈치는 편 채로 있으시오!"

동작에 대한 구두지시 "손을 쥐고, 비틀고, 팔을 눌러서 밑으로 내리시오!"

주의
- 운동은 먼쪽에서부터 몸쪽으로 일어나도록 한다. 처음에 손을 쥐고 그 후 팔을 반대쪽의 엉덩관절 방향으로 눌러서 밑으로 내린다. 회전을 지나치게 하지 않도록 한다! 큰가슴근이 조기부터 활동하고 회전과 모음을 바로 유발하는 것이 중요하다. 팔꿈치는 종료자세에서 몸의 정중선을 넘어서 있을 것.
- 저항은 환자에게 적합할 것. 몸쪽 쥐기와 먼쪽 쥐기에서 저항이 다른 경우도 있다.
- 견인은 동작을 시작할 때 중력에 저항하도록 양손으로 시행하고, 필요에 따라서 중력에 순응하여 운동을 하고 있을 때 압축(approximation)을 가하는 것도 가능하다. 관절장애나 통증이 있는 경우, 필요하다면 운동의 전체범위에 걸쳐 견인하는 것도 가능하다.
- 신체역학(body mechanics)
  신장(elongation) 때 : 환자에게 등을 돌려서 서고 체중은 앞에 있는 다리에 건다.
  동작 시 : 치료사는 팔의 안쪽회전과 함께 몸을 회전하고 체중을 반대쪽의 다리로 이동한다. 종료자세에서는 반대쪽의 엉덩관절이 침대 쪽으로 되고 발쪽을 본다.

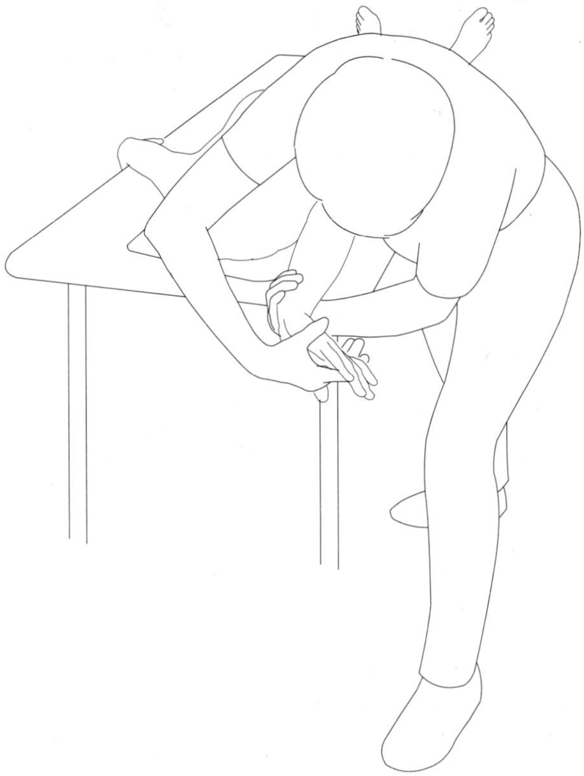

그림 4-55
팔 : 팔꿈치 폄 위치에서 폄-모음-안쪽 회전의 *시작자세*

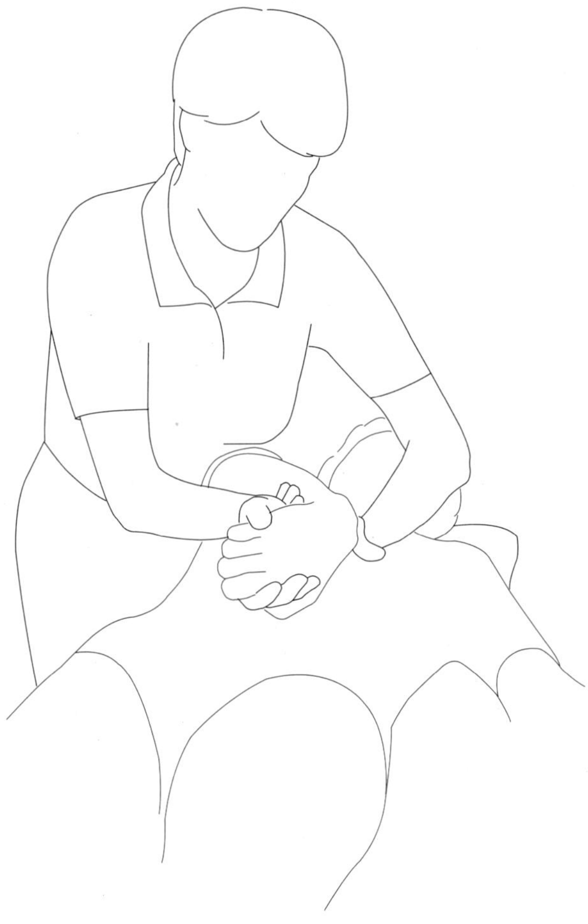

그림 4-56
팔 : 팔꿈치 폄 위치에서 폄-모음-안쪽회전의 *종료자세*

폄-모음-안쪽회전(팔꿈치를 펴면서)

시작자세 *환자 :* 침대의 끝에서 바로 누운 자세가 된다. 팔은 팔꿈치 굽힘을 동반하는 굽힘-벌림-가쪽회전의 종료자세를 취한다. 손목관절은 등쪽굽힘과 노쪽굽힘을 한다.

치료사 : 대각선 연장선상에서 발을 앞뒤로 발디딤을 하고 환자의 가까이에 선다.

도수접촉 *먼쪽 쥐기 :* 치료사의 오른손을 벌레근 쥐기로 환자의 오른쪽 손바닥 면을 만진다. 둘째~다섯째손가락은 노쪽에 곁들인다. 엄지손가락은 제5손허리뼈의 자쪽에 놓는다.
몸쪽 쥐기 : 치료사의 왼손은 벌레근 쥐기로 아래와 같이 쥔다.
먼쪽부분의 강조 : 둘째~다섯째손가락을 자쪽, 엄지손가락을 노쪽으로 하고 손바닥, 아래팔의 먼쪽부분, 엎침과 몸쪽부분의 조절을 한다.
몸쪽부분(어깨관절)의 강조 : 위팔의 앞면-안쪽. 엄지손가락은 곁들인다. 안쪽회전과 몸쪽부분의 조절을 한다.
몸쪽부분(어깨뼈)의 강조 : 어깨관절의 앞면-안쪽, 어깨뼈의 앞쪽내림을 조절한다.

신장(elongation) 팔꿈치 굽힘을 동반하는 굽힘-벌림-가쪽회전 방향으로 가져간다. 신장(elongation) 때 몸쪽부분과 먼쪽부분을 통해서 전체적으로 신장자극을 일으킬 수 있도록 한다. 손목관절은 등쪽굽힘을 유지한다.

구두지시 "손을 쥐고, 비틀고, 반대쪽의 엉덩관절 쪽으로 팔꿈치를 펴시오!"

동작에 대한 구두지시 "손을 쥐고, 비틀고, 팔을 눌러서 밑으로 내리시오!"

주의
- 운동은 먼쪽부분에서부터 몸쪽부분으로 일어나도록 한다. 처음에 손을 쥐고 그 후 팔을 반대쪽의 엉덩관절 방향으로 눌러서 밑으로 내린다. 회전을 지나치게 하지 않도록 한다! 큰가슴근이 조기부터 활동하고 회전과 모음을 바로 유발하는 것이 중요하다. 팔꿈치는 종료자세에서 몸의 정중선을 넘어서 있을 것.
- 저항은 환자에게 적합할 것. 몸쪽 쥐기와 먼쪽 쥐기에서 저항이 다른 경우도 있다.
- 견인은 동작을 시작할 때 중력에 저항하도록 양손으로 시행하고, 필요에 따라서 중력에 순응하여 운동을 하고 있을 때 압축(approximation)을 가하는 것도 가능하다. 관절장애나 통증이 있는 경우, 필요하다면 운동의 전체범위에 걸쳐 견인하는 것도 가능하다.
- 신체역학(body mechanics)
  신장(elongation) 때 : 환자에게 등을 돌려서 서고 체중은 앞에 있는 다리에 건다.
  동작 시 : 치료사는 팔의 안쪽회전과 함께 몸을 회전하고 체중을 반대쪽의 다리로 이동한다. 종료자세에서는 반대쪽의 엉덩관절이 침대 쪽으로 되고 발쪽을 본다.

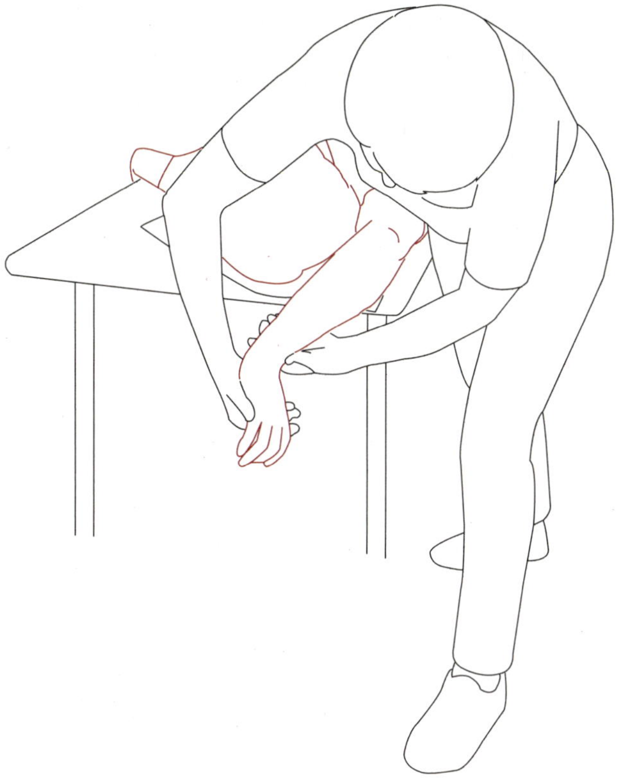

그림 4-57
팔 : 팔꿈치 폄을 동반 하는 폄-모음-안쪽 회전의 *시작자세*

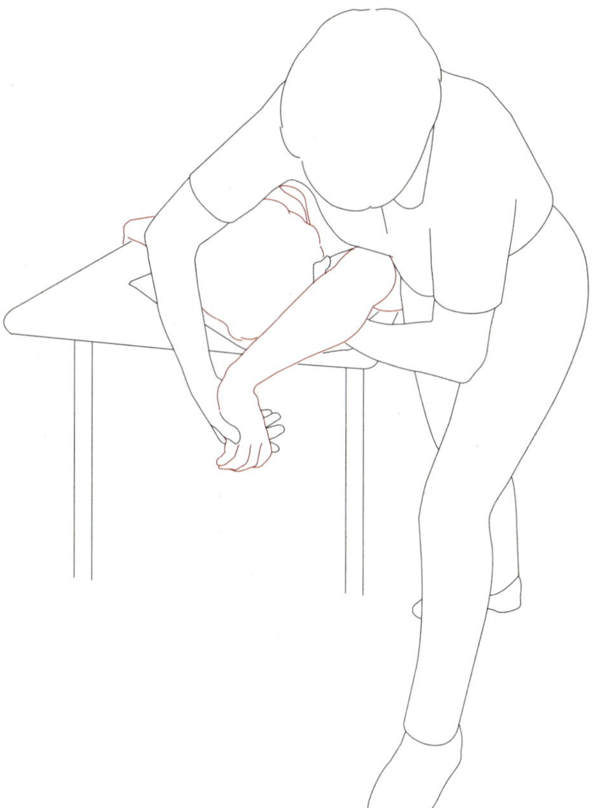

그림 4-58
팔 : 팔꿈치 폄을 동반 하는 폄-모음-안쪽 회전의 *시작자세*
어깨관절을 더 잘 조절 하기 위한 도수접촉의 대체법

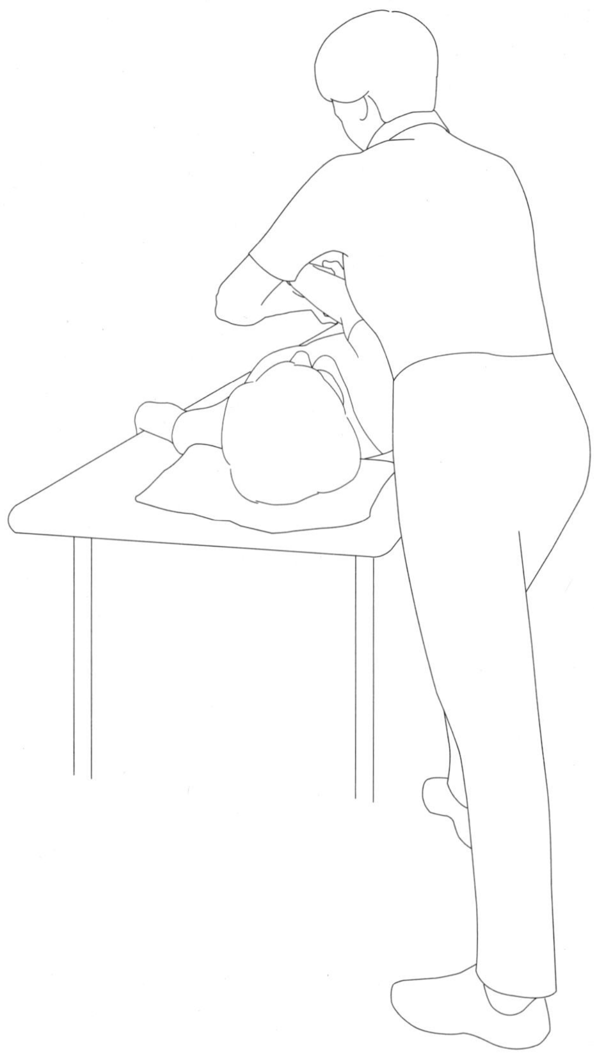

그림 4-59
팔 : 팔꿈치 폄을 동반 하는 폄-모음-안쪽 회전의 *종료자세*

폄–모음–안쪽회전(팔꿈치를 굽히면서)

시작자세 *환자 :* 침대의 끝에서 바로 누운 자세가 된다. 팔은 팔꿈치 굽힘을 동반하는 굽힘–벌림–가쪽회전의 종료자세를 취한다. 손목관절은 등쪽굽힘과 노쪽굽힘을 한다.

치료사 : 대각선 연장선상에서 발을 앞뒤로 발디딤을 하고 환자의 가까이에 선다.

도수접촉 *먼쪽 쥐기 :* 치료사의 오른손을 벌레근 쥐기로 환자의 오른쪽 손바닥 면을 만진다. 둘째~다섯째손가락은 노쪽에 곁들인다. 엄지손가락은 제5손허리뼈의 자쪽에 놓는다.
몸쪽 쥐기 : 치료사의 왼손은 벌레근 쥐기로 아래와 같이 쥔다.
먼쪽부분의 강조 : 둘째~다섯째손가락을 자쪽, 엄지손가락을 노쪽으로 하고 손바닥, 아래팔의 먼쪽부분, 엎침과 몸쪽부분의 조절을 한다.
몸쪽부분(어깨관절)의 강조 : 위팔의 앞면–안쪽. 엄지손가락은 곁들인다. 안쪽회전과 몸쪽부분의 조절을 한다.
몸쪽부분(어깨뼈)의 강조 : 어깨관절의 앞면–안쪽. 어깨뼈의 앞쪽내림을 조절한다.

신장(elongation) 팔꿈치 굽힘을 동반하는 굽힘–벌림–가쪽회전 방향으로 가져간다. 신장(elongation) 때 먼쪽부분과 몸쪽부분을 통해서 전체적으로 신장자극을 일으킬 수 있도록 한다. 손목관절은 등쪽굽힘을 유지한다.

구두지시 "손을 쥐고, 비틀고, 팔꿈치를 굽히면서 반대쪽 엉덩관절 쪽으로 팔꿈치를 끌어내리시오!",

동작에 대한 구두지시 "손을 쥐고, 비틀고, 팔꿈치를 굽히시오!" "끌어내리시오!"

주의
- 운동은 먼쪽부분에서부터 몸쪽부분으로 일어나도록 한다. 처음에 손을 쥐고 그 후 팔을 반대쪽의 엉덩관절 방향으로 눌러서 밑으로 내린다. 회전을 지나치게 하지 않도록 한다! 큰가슴근이 조기부터 활동하고 회전과 모음을 바로 유발하는 것이 중요하다. 팔꿈치는 종료자세에서 몸의 정중선을 넘어서 있을 것.
- 저항은 환자에게 적합할 것. 몸쪽 쥐기와 먼쪽 쥐기에서 저항이 다른 경우도 있다.
- 견인은 동작을 시작할 때 중력에 저항하도록 양손으로 시행하고, 필요에 따라서 중력에 순응하여 운동을 하고 있을 때 압축(approximation)을 가하는 것도 가능하다. 관절장애나 통증이 있는 경우, 필요하다면 운동의 전체범위에 걸쳐 견인하는 것도 가능하다.
- 신체역학(body mechanics)
  신장(elongation) 때 : 환자에게 등을 돌려서 서고 체중은 앞에 있는 다리에 건다.
  동작 시 : 치료사는 팔의 안쪽회전과 함께 몸을 회전하고 체중을 반대쪽의 다리로 이동한다. 종료자세에서는 반대쪽의 엉덩관절이 침대 쪽으로 되고 발쪽을 본다.

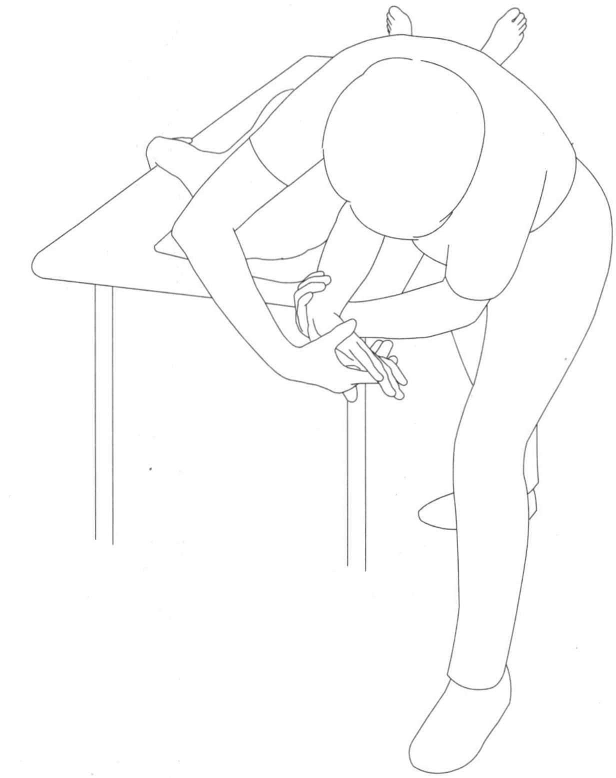

그림 4-60
팔 : 팔꿈치 굽힘을 동반하는 폄-모음-안쪽회전의 *시작자세*

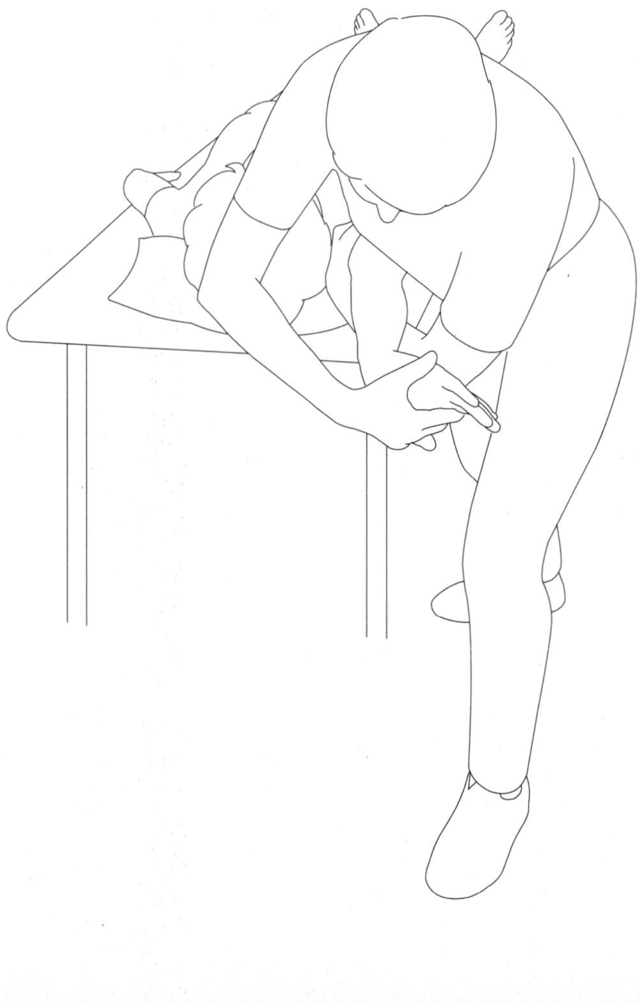

그림 4-61
팔 : 팔꿈치 굽힘을 동반하는 폄-모음-안쪽회전의 *시작자세 어깨관절을 더 잘 조절하기 위한 도수접촉의 대체법*

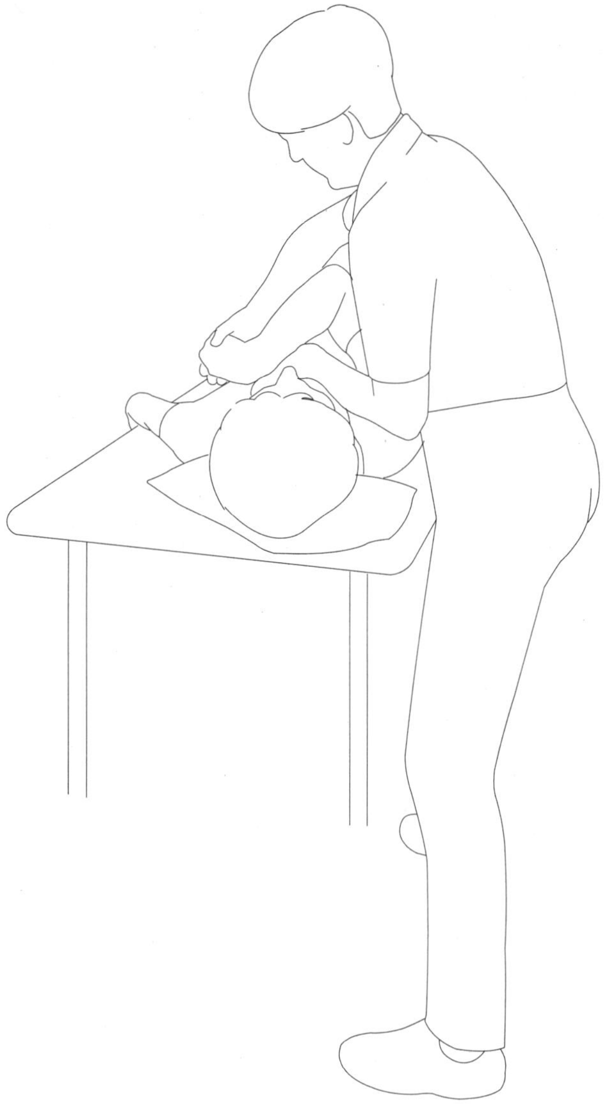

그림 4-62
팔 : 팔꿈치 굽힘을 동반하는 폄-모음-안쪽회전의 *종료자세*

제 5 장
머리/목의 패턴

5.1 머리/목의 패턴

상이한 대각선 운동패턴을 사용함으로써 단독 또는 각각의 조합을 통해서 목의 근육군을 목적으로 훈련할 수 있다.

양쪽 팔의 운동패턴과 목을 조합하는 [“상부몸통 패턴”(내려치기, chopping) 또는 “들어올리기(lifting)”라 불린다] 것에 의해서 몸통을 목적으로 한 훈련이 가능해진다 (제6장 “몸통의 패턴” 참조).

이 단원에서는 머리/목의 단독에 의한 움직임에 대해서 언급한다. 몸통과의 조합에 대해서는 제6장에서 설명한다.

머리/목의 패턴

- **왼쪽방향으로 굽힘**
- **오른쪽방향으로 폄**
- 오른쪽방향으로 굽힘
- 왼쪽방향으로 폄

이 **2개의 대각선운동**이 운동패턴으로써 조합된다.

왼쪽방향으로 굽힘 – 오른쪽방향으로 폄
오른쪽방향으로 굽힘 – 왼쪽방향으로 폄

5.2 머리/목을 위한 운동패턴

머리/목의 패턴은 치료에 있어서 아래의 이유로 중요하다.

1. 목은 기능적인 동작이나 일상생활동작(ADL)을 위한 자세조절을 위해 중요하다.
2. 목은 머리를 몸통 위에서 안정시키기 위해 필요한 기능을 갖고 있다.
3. 목의 패턴은 치료 중에 아래의 사항을 시행하는 것이 가능하다.

a) 촉진에 사용하는 경우 :
- 몸통기능의 개선(그림 7-9, 7-18, 7-26, 7-54~57, 8-8 참조)
- 안정성 근육군을 이용한 목과 상부몸통의 안정성, 즉, 깊은 층에 있는 근육군, 특히 굽힘근군의 자극(그림 7-35, 7-53)
- 목뼈(경추)와 등뼈(흉추)의 가동성 개선
- 목과 상부몸통 근육군의 활성화와 강화

b) 억제 및 이완에 사용하는 경우 :
- 목과 상부몸통 근육군의 과도한 긴장의 억제
- 목/상부몸통 근육군(어깨뼈주위, 배부위, 경우에 따라서는 등부위)의 근육긴장의 항진(강직, 경직)의 억제

목적
- 목뼈의 안정성
- 목뼈와 등뼈의 가동성
- 목과 상부몸통 근육군의 근력과 지구력
- 근육긴장의 항진 또는 과도하게 수축하여 있는 근육의 억제와 이완. 예를 들면, 통증의 감소나 가동성의 개선
- 기능적 훈련의 준비
- 약한 근육군에 방산
- 식사훈련

적응
- 근육긴장의 항진(약한 부분의 과다긴장, 강직, 경직)
- 약한 목의 근육
- 목뼈의 운동장애나 가동성 저하
- 목뼈의 지지성 저하
- 통증
- 일상생활동작 곤란. 예를 들면, 침대에서의 몸 구르기 등
- 식사동작 곤란

머리/목 패턴의 구성

가상적인 “교차”를 머리에 두고 2개의 대각선을 만든다. 그 대각선은 각각의 요소근육군이 최적으로 신장(elongation)되도록 되어있다.

하나의 대각선은 아래의 운동요소의 조합으로 만들어져 있다.

- 목뼈의 굽힘-폄
- 목뼈의 옆굽힘
- 목뼈의 회전

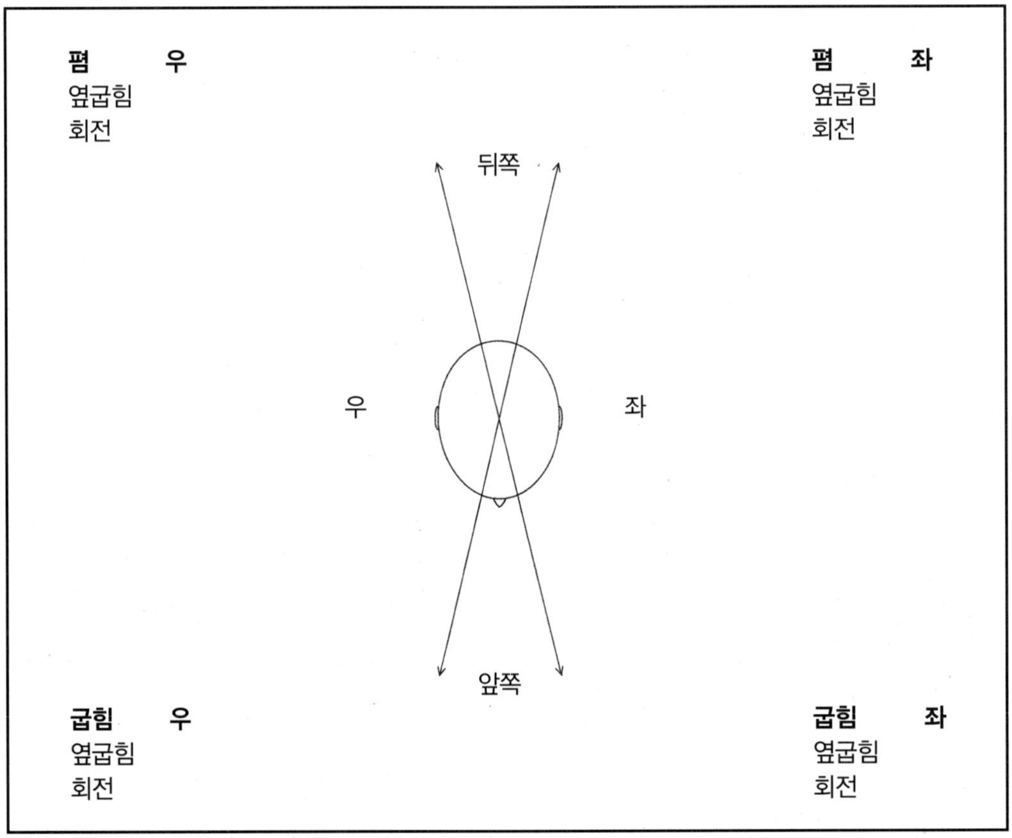

그림 5-1 머리/목의 운동패턴의 요약

시작자세
- 앉은 자세
- 바로 누운 자세 (자세를 바꿀 때 사용한다) (제7장 "매트훈련" 참조)
- 엎드려 누운 자세 (자세를 바꿀 때 사용한다) (제7장 "매트훈련" 참조)
- 옆으로 누운 자세

실시방법
- 균형이 좋고 정렬이 갖춰진 앉은 자세를 취한다. 주의해야 할 것은 치료시작 때부터 환자가 바른 앉은 자세를 취하고 있다는 것이다. 필요하다면 최초에 이 자세에서 안정성 훈련을 시행한다(제3장 "기법과 치료방법" 참조). 균형이 좋은 앉은 자세를 취하는 것이 곤란한 경우는 등받이나 팔걸이를 사용하는 것도 가능하다.
- 턱 아래쪽에 놓는 손은 굽힘의 방향과 반대의 손으로 운동방향을 준다. 즉, 왼쪽으로 굽힐 때는 오른손으로 시행한다. 운동방향을 반대방향으로 바꿀 때는 같은 쪽의 손이 턱 위쪽으로 온다. 즉, 오른쪽의 폄 때는 오른손이 온다!

주의
- 급성기이고 통증이 있는 경우는 저항은 가볍게 주고 견인을 주는 것도 가능하다. 주의 깊게 줄 것.
- 너무 많이 반복하면 현기증을 일으키는 경우도 있다!
- 환자에게는 운동방향을 눈으로 쫓도록 지시한다.
- 바로 누운 자세에서 훈련하고 있을 때는 폄에 주의한다. 급성기나 고령, 또는 목뼈의 안정성 저하가 있는 환자의 경우, 목동맥(경동맥)이나 정맥의 순환장애를 일으킬 위험성이 있기 때문에 머리를 젖히지(과다폄) 않도록 주의한다!
- 회전에 주의한다. 보통, 부분적으로 시행하는 일이 많다!
- 타이밍은 먼쪽에서부터 몸쪽이다. 운동은 목의 먼쪽부분(short neck이라 부른다)의 굽힘근과 폄근군의 수축을 통해서 머리뼈관절(두개관절)과 목뼈 상부에 일어난다. 그 후 목의 몸쪽부분(long neck이라 부른다)의 굽힘근과 폄근군을 통해서 하부목뼈와 상부등뼈에 파급한다.

목운동 패턴의 요약

- **왼쪽으로 굽힘**
- **오른쪽으로 폄**
- **오른쪽으로 굽힘**
- **왼쪽으로 폄**

이들의 **목의 기본적인 패턴**은 기본적으로는 앉은 자세에서 설명되어 있다. 이 자세에서는 머리는 다른 자세에 비하여 안전을 확보하기 쉽다. 이 자세에서 학습한 운동패턴은 다른 시작자세로 옮겨가기 쉽다.

기법/치료방법 제3장 "기법과 치료방법" 참조

왼쪽으로 굽힘

시작자세 *환자 :* 앉은 자세. 머리는 폄, 부분적인 오른쪽으로 옆굽힘과 회전 자세를 취한다. 턱은 위로 향한다.

치료사 : 환자의 뒤쪽에서 대각선상에 위치하고 발을 앞뒤로 발디딤을 한다.

도수접촉 *먼쪽 쥐기 :* 오른손은 벌레근 쥐기로 아래턱의 아랫면을 쥔다. 옆쪽으로 움직임을 강조하고 싶은 경우는 중앙에서부터 가쪽을 쥔다.
(대체법: 오른손의 손가락 끝을 턱 아래에 댄다)
몸쪽 쥐기 : 벌레근 쥐기로 머리의 상부를 쥔다. 옆쪽을 강조하고 싶은 경우, 약간 가쪽을 쥔다. 손가락 끝은 대각선 내에서 이마의 방향으로 향하게 한다.
(바로 누운 자세에서 실시하고 있는 경우는 이 손을 회전시키고 손가락 끝을 목으로 향하게 하고 뒤통수(후두부)에 놓는다. 그리고 필요에 따라서 뒤통수에서부터 견인을 가한다.

신장(elongation) 오른쪽으로 펴는 방향에서 뒤쪽-위쪽으로.

준비에 대한 구두지시 "턱을 당기고, 왼쪽 아래를 보시오!"

동작에 대한 지시 "턱을 당기고, 왼쪽 아래를 보시오!"

주의
- 운동은 먼쪽에서부터 몸쪽으로 일어나도록 한다. 머리가 움직이기 전에 턱을 당긴다. 운동방향은 반대의 엉덩관절 방향이다.
- 저항은 환자에게 적합하여야 한다. 턱과 머리에서 저항이 다른 경우도 있다. 중요한 것은 저항이 지나치게 강해서는 안 된다는 것이다.
- 필요에 따라서 전체 운동범위를 통해서 양손으로 견인한다. 항중력인 경우, 저항보다 견인을 가하는 편이 운동하기 쉽다.
- 회전은 부분적이고 지나치게 회전하지 말 것.
- 신체역학
  신장(elongation) 때 : 체중을 뒤의 발에 건다.
  운동 시 : 체중을 앞의 발로 이동한다.

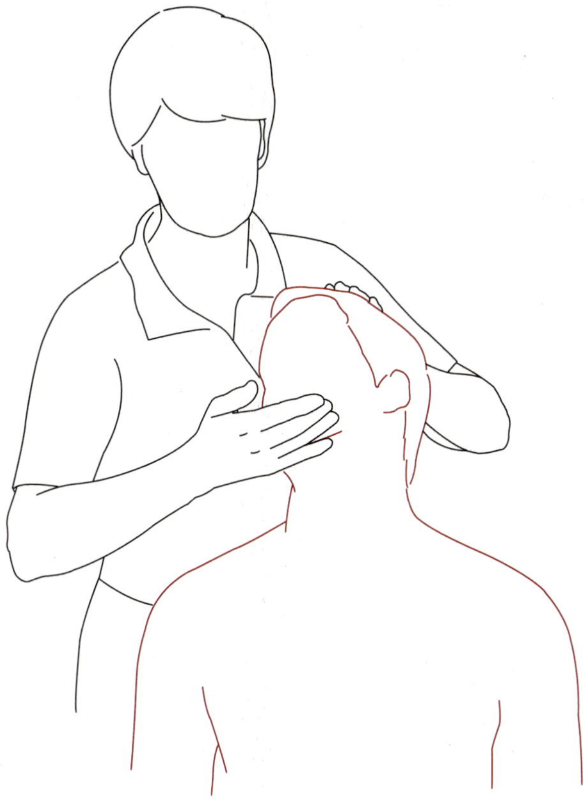

그림 5-2
머리/목 : 왼쪽으로 굽힘의 *시작자세*

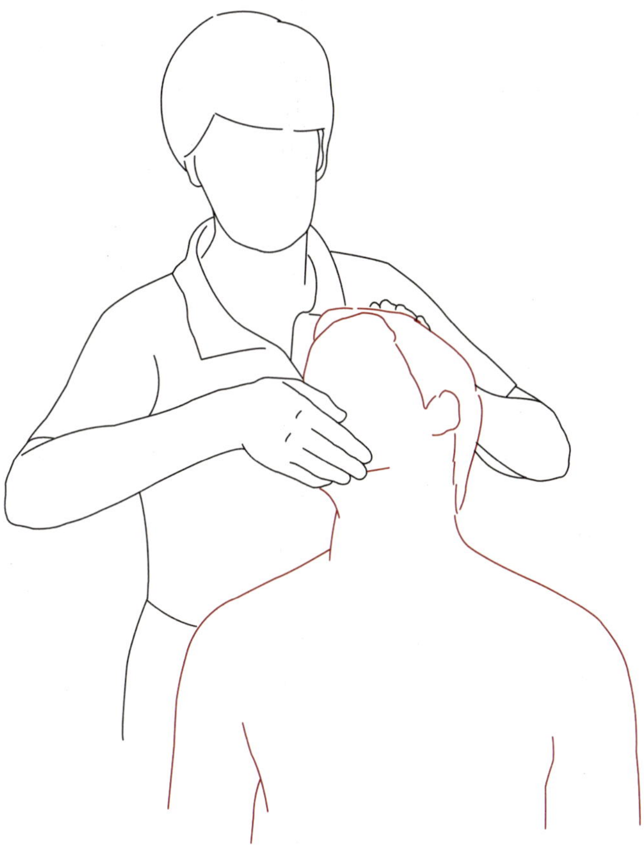

그림 5-3
머리/목 : 왼쪽으로 굽힘의 *시작자세 도수접촉의 대체법.*
손가락 끝을 턱밑에 대고 있다.

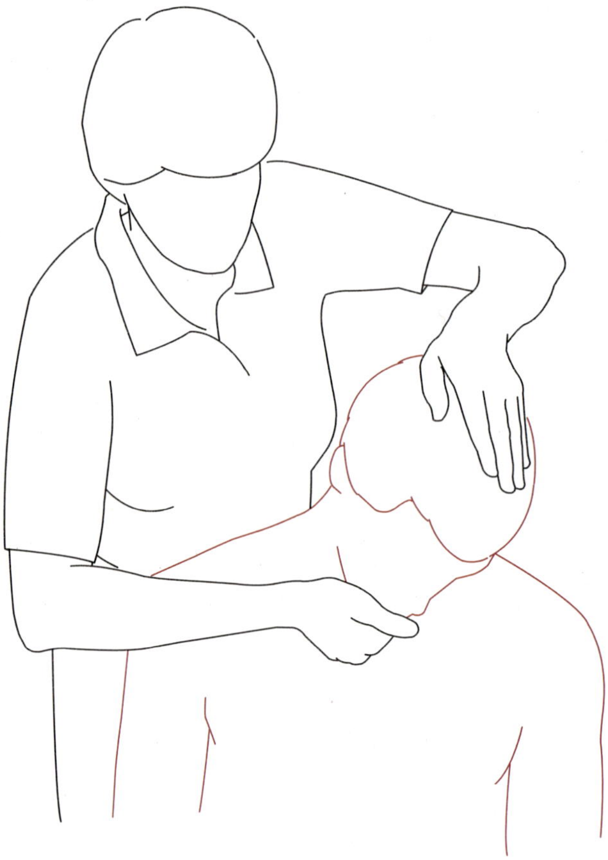

그림 5-4
머리/목 : 왼쪽으로
굽힘의 *종료자세*

오른쪽 방향으로 폄

시작자세 *환자 :* 앉은 자세. 머리는 굽힘, 왼쪽으로 옆굽힘과 회전

치료사 : 대각선의 약간 가쪽에서 발을 앞뒤로 발디딤을 시키고 환자의 뒤쪽에 선다.

도수접촉 *먼쪽 쥐기 :* 오른손으로 벌레근 쥐기를 하고 엄지손가락 첫마디관절(기절관절)이 환자의 아래턱의 위쪽으로 놓이도록 하여 강조하는 쪽의 약간 가쪽을 쥐도록 한다.

몸쪽 쥐기 : 벌레근 쥐기로 머리의 위, 강조하는 쪽의 약간 가쪽을 쥔다. 손가락 끝은 대각선방향을 가리키도록 한다.

(바로 누운 자세에서 실시하는 경우는 손가락이 목의 방향으로 향하도록 뒤통수부분에 손을 놓는다. 운동 중에 이 손을 움직이지 않는다).

신장(elongation) 왼쪽으로 폄 방향에서 앞쪽-아래쪽으로

구두지시 "턱을 올리고, 위 오른쪽을 어깨너머로 보시오!"

동작에 대한 지시 "턱을 올리고, 오른쪽 위를 보시오!"

주의

- 운동은 먼쪽에서부터 몸쪽으로 일어나도록 한다. 머리가 움직이기 전에 턱을 올린다. 운동방향은 어깨너머로 올려다보는 느낌이다.
- 저항은 환자에게 적합하여야 한다. 턱과 머리에서 저항이 다른 경우도 있다. 중요한 것은 저항이 지나치게 강해서는 안 된다는 것이다.
- 필요에 따라서 운동을 시작할 때 양손으로 견인을 가하고 그 후, 최종범위 주변에서 안정성을 필요로 한 경우, 압축(approximation)을 가하는 것도 가능하다. 지나치게 강하지 않도록 한다!
- 신체역학

  신장(elongation) 때 : 체중을 앞발에 건다.

  운동 시 : 체중을 뒤의 발로 이동한다.

▶

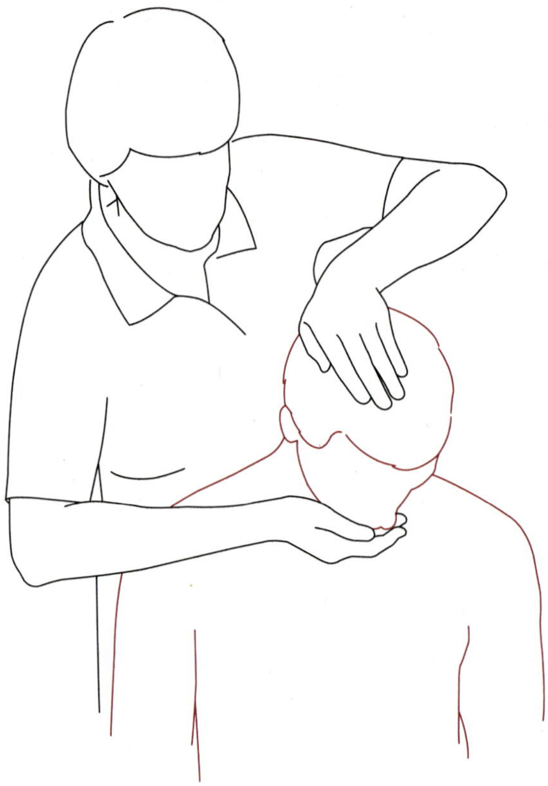

그림 5-5
머리/목 : 오른쪽으로
폄의 *시작자세*

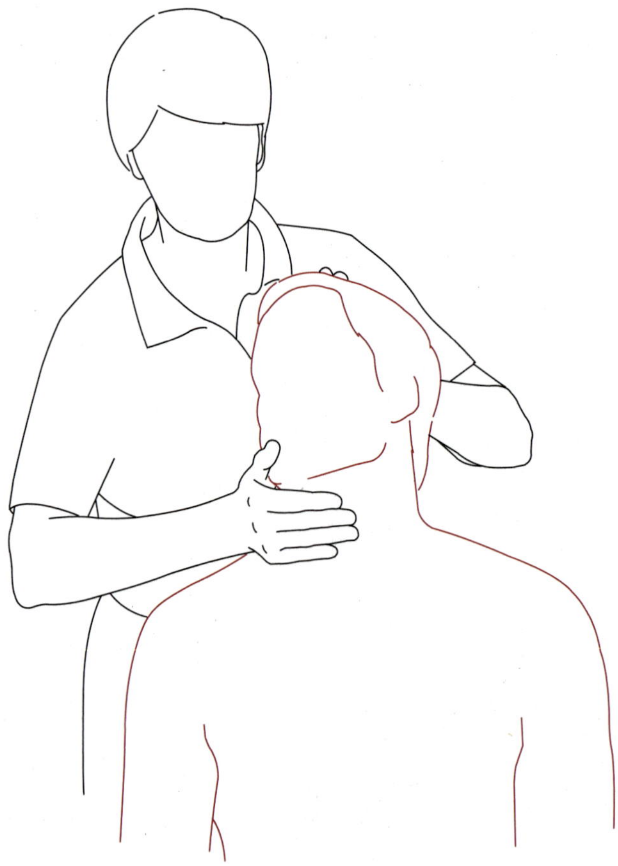

그림 5-6
머리/목 : 오른쪽으로
폄의 *종료자세*
(엄지손가락만이 턱에
닿고 있다)

오른쪽으로 굽힘

왼쪽으로 폄

오른쪽으로 굽힘과 왼쪽으로 폄은 운동방향은 반대이지만, 왼쪽으로 굽힘과 오른쪽으로 폄과 마찬가지의 순서로 시행한다.

제 6 장
몸통의 패턴

6.1 몸통패턴

6.2 팔이음뼈(견갑대)의 운동패턴

6.3 다리이음뼈(골반대)의 운동패턴

6.4 팔이음뼈와 다리이음뼈의 조합

기초적인 운동패턴 – 전신적 운동(mass movement) : 굽힘과 폄

팔이음뼈 또는 다리이음뼈의 운동을 유지하면서 하는 다른 쪽의 팔이음뼈 또는 다리이음뼈의 단독운동

팔이음뼈와 다리이음뼈의 상반성운동

6.5 앉은 자세에서의 몸통의 활동

정적 근육활동의 촉진/안정성

몸통의 동적 활동의 촉진

몸통회전의 촉진 (=상반성 몸통운동)과 엉덩관절 굽힘–폄

6.6 상부몸통패턴 – 양팔과 목의 패턴의 조합 – “내려치기(chopping)” “들어올리기(lifting)”

6.7 하부몸통패턴 – 양측성 비대칭성의 양 다리 패턴과의 조합

6.1 몸통 패턴

다양한 운동패턴을 단독 또는 조합으로 시행함으로써 몸통을 목적으로 훈련할 수 있다. "강조의 타이밍(timing for emphasis)"을 사용하고 강한 근육군을 사용하여 약한 근육군에 접근하는 것도 가능하다. 몸통은 "선택적"으로 단독으로 팔이음뼈나 다리이음뼈의 대각선운동을 사용해서 직접적으로 교육하는 것도 가능하다. 이 단원에서 소개하는 양다리의 패턴이나 팔과 머리/목의 패턴과 조합하여 사용할 수도 있다.

상부몸통
- **팔이음뼈의 패턴**
- 목과 팔이음뼈의 패턴
- 일측성 팔과 팔이음뼈의 패턴
- 일측성 팔과 목의 패턴
- 양측성 대칭성의 팔의 패턴
- **양측성 비대칭성의 팔과 목의 패턴("내려치기"와 "들어올리기")**

하부몸통
- **다리이음뼈의 패턴**
- **양측성 비대칭성의 다리의 패턴**

기능적인 활동과 동작을 학습하기 위해 몸의 중심인 몸통의 패턴으로부터 시작하는 경우가 많다.
몸통, 중심(몸쪽)부의 조절과 안정성은 팔다리(먼쪽부분)의 운동을 시행할 때의 전제조건이다.

이 단원에서는 처음에 팔이음뼈와 다리이음뼈의 운동패턴을 설명한다. 그 후, 상부몸통을 위한 팔과 목의 패턴("내려치기"와 "들어올리기")과 하부몸통을 위한 양 다리의 패턴의 조합을 소개한다.

6.2 팔이음뼈의 운동패턴

팔이음뼈는 치료의 시작점으로써 아래의 이유로 중요하다.

1. 팔이음뼈는 몸의 몸쪽부분에 있고 기능적인 동작에 중요한 역할을 수행하고 있다.
2. 팔이음뼈는 팔을 몸통 위에서 고정하고 있다.
3. 팔이음뼈의 패턴은 아래의 것에 활용할 수 있다.

   a) 촉진
      - 몸통의 안정성
      - 상부몸통의 가동성
      - 상부몸통의 강화(팔이음뼈주위근육, 배근육과 경우에 따라서는 등근육군)

   b) 억제와 이완
      - 팔이음뼈주위근육, 등근육과 목의 근육군의 과다긴장
      - 팔이음뼈주위근육, 등근육과 목의 근육의 근육긴장항진(강직, 경직)

목적
- 팔이음뼈의 안정성
- 팔이음뼈의 가동성
- 팔이음뼈주위근육, 등근육과 목의 근육의 강화
- 근육긴장이 항진하여 있다. 과다긴장의 근육군의 억제와 이완
- 상부몸통의 단독운동
- 회전의 유발
- 약한 팔근육군에 방산

적응
- 근육긴장의 항진(약한 근육군의 과다긴장, 강직, 경직)
- 약한 팔이음뼈주위근육군(예를 들면, 어깨올림근) 또는 몸통(예를 들면, 불량자세)
- 등뼈나 팔이음뼈의 가동성의 저하
- 어깨관절이나 팔이음뼈의 운동장애(예를 들면, 어깨위팔리듬의 장애)
- 등뼈나 팔이음뼈의 과다 가동성
- 몸쪽부분, 예를 들면 목, 팔이나 하부몸통이나 다리와 같은 먼쪽부분의 통증

팔이음뼈의 운동패턴의 구성

가상적인 "교차"는 팔이음뼈 위에 두고 2개의 대각선을 만든다. 어깨관절과 반대쪽 엉덩관절을 연결한 선이 기준의 대각선이 된다(그림 6-1~3 참조).

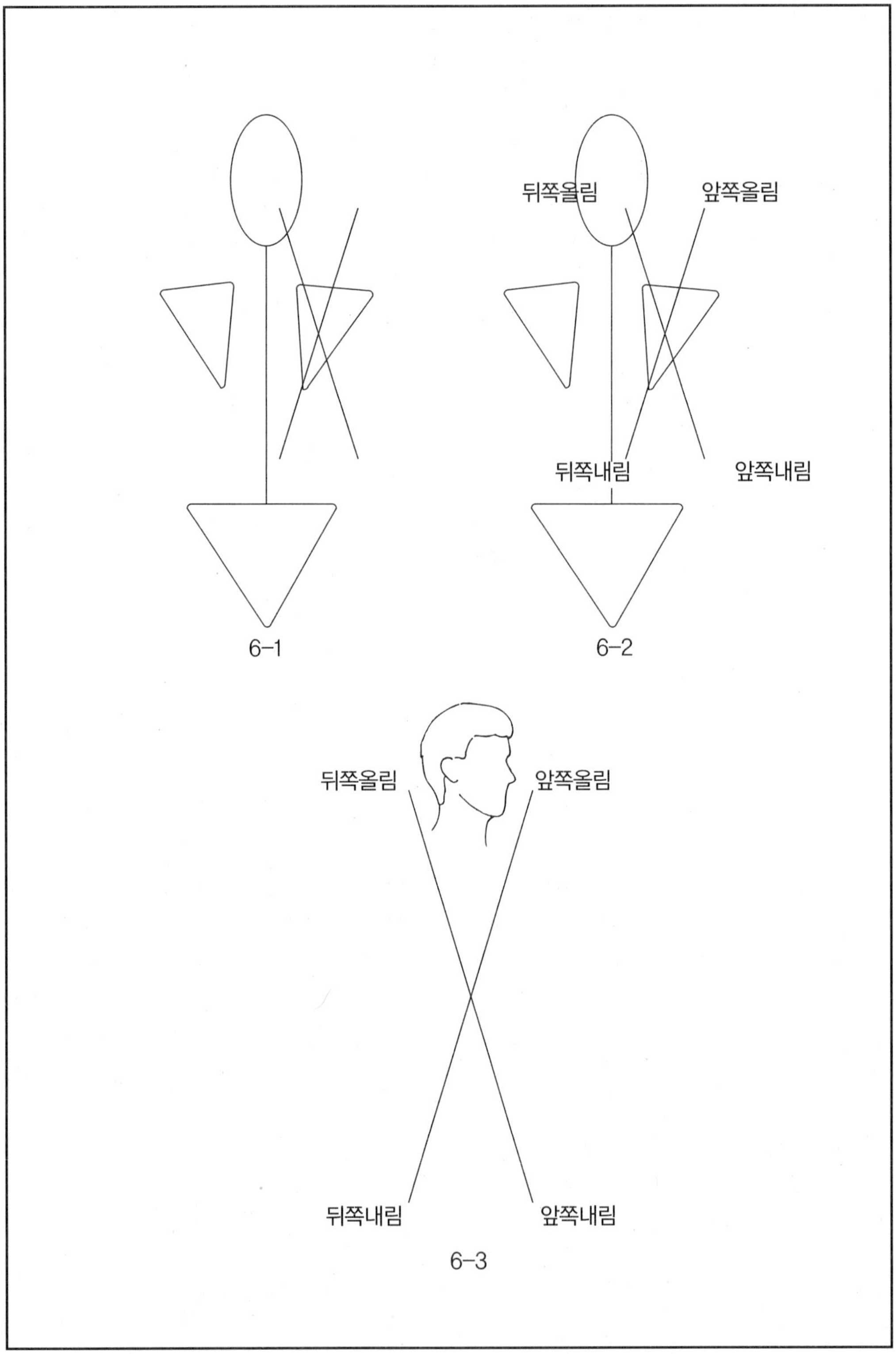

그림 6-1
운동방향이마면을 뒤쪽에서부터 본 장면

그림 6-2
(오른쪽 가쪽) 대각선의 움직임이마면을 뒤쪽에서부터 본 장면

그림 6-3
운동방향 도해시상면을 옆에서 본 장면
운동은 종료자세에 따라서 이름이 붙여져 있다. 이 명명은 봉우리(견봉)의 움직임에 의해서 시행되고 있다.

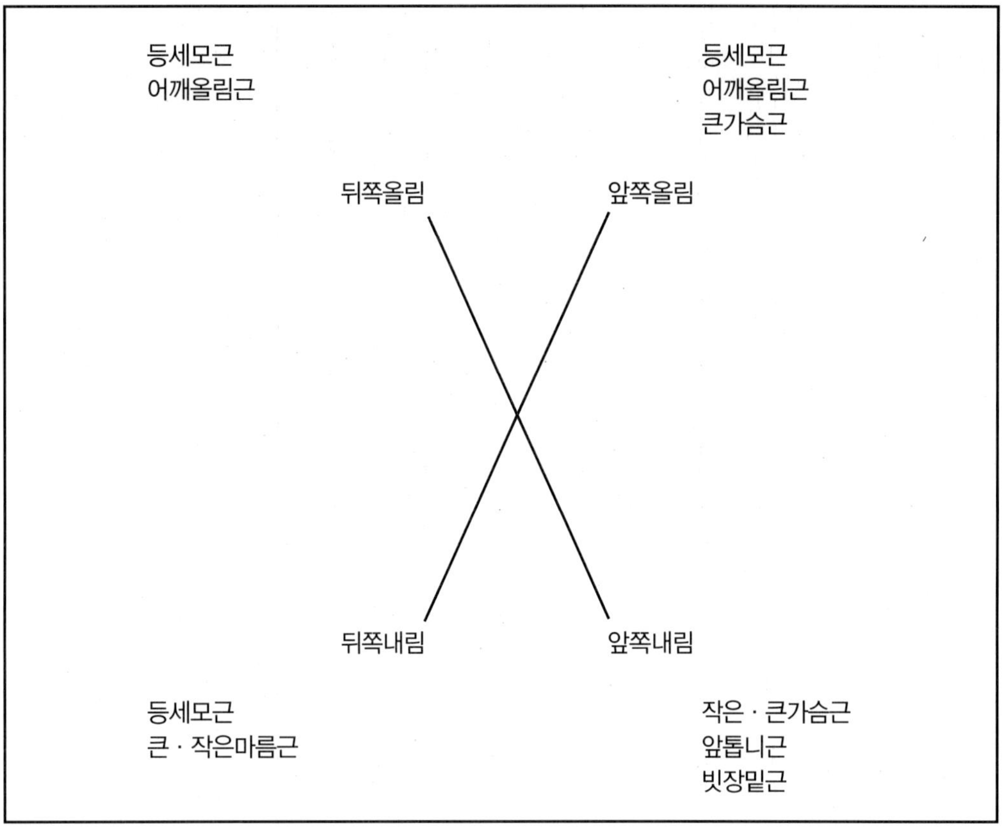

그림 6-4
주요 근육의 운동요소 (방향)
시상면을 옆에서 본 장면

용어의 의미 앞쪽(anterior) : 앞쪽으로
뒤쪽(posterior) : 뒤쪽으로
올림(elevation) : 위쪽으로
내림(depression) : 아래쪽으로

시작자세
- 옆으로 누운 자세
- 바로 누운 자세
- 엎드려 누운 자세(자세의 변화를 포함 : 팔꿈치를 세운 자세, 팔꿈치-무릎을 세운 자세, 네발기기 자세, 제7장 참조)
- 앉은 자세
- 선 자세

실시방법
- *일측성 :* 한쪽만 시행한다.
- *양측성 :* 양쪽의 팔이음뼈가 움직인다.
  a) 대칭성
  b) 비대칭성
  c) 상반성 : 대칭/비대칭성
  (정의 a)에서부터 c) : 제2장의 "팔다리의 대각선운동의 실시" (35쪽)를 참조)

패턴을 시행할 때는 치료사가 자기 자신의 체중을 효과적으로 사용하는 것이 중요하다.
환자는 치료사로부터 떨어지도록 팔이음뼈를 "움직인다"
치료할 때나 예를 들면 "동적 반전(dynamic reversal)"과 같은 기법을 사용할 때는 시행하고 있는 쪽을 변경할 수 없는 경우도 있다.

주의
- 목뼈나 허리뼈의 굽힘이나 폄에 보상동작이 출현하지 않도록 한다!
- 운동의 대각선은 항상 의식해서 시행하도록 한다!
- 옆으로 누운 자세에서 시행할 때는 환자의 팔은 이완할 수 있는 곳에 둔다. 몸의 위에 놓여있는 팔이 앞이나 뒤로 떨어져버리는 경우, 신장(elongation)("스트레칭")에 영향을 줄 가능성이 있다. 동적으로 시행하고 싶은 경우는 위와 같이 유지할 뿐만 아니라, 동시에 움직이는 경우도 있다.
- 밑으로 되어 있는 팔은 지지로서 사용하거나 또는 머리의 밑에 두거나, 몸통의 앞에서 이완시킨다.
- (옆으로 누운 자세나 바로 누운 자세인 경우는) 필요에 따라서 머리 밑에 작은 베개를 사용한다.
- 옆으로 누운 자세의 경우는 다리를 굽힌다. 엉덩관절 굽힘 각도는 어떠한 안정성을 희망하는가에 따라서 다르다. 약 60°의 엉덩관절 굽힘에서는 다리이음뼈는 중간위치가 된다. 60° 이상의 엉덩관절 굽힘이 되면 다리이음뼈는 후경하기 쉽지만, 옆으로 누운 자세는 안정하기 쉬워진다.
- 치료사의 손은 도수접촉을 할 수 있는 면이 적기 때문에 위로 겹치는 일이 많다(각각을 가로로 배열하는 것도 가능하다. 각각의 운동패턴의 시작자세의 변화를 참조).
- 시작자세는 이완하여 있어야 한다. 그 자세로부터 신장(elongation)을 시행한다.
- 몸 구르기가 목적이 아닌 경우는 신체가 회전하는 것 같은 운동은 피한다!

팔이음뼈의 운동패턴의 요약

- **앞쪽올림**
- **뒤쪽내림**
- **뒤쪽올림**
- **앞쪽내림**

팔이음뼈의 대각선 기본패턴(그림 6-1~3)은 기본적으로 패턴의 학습, 또한 치료사가 자주 사용하는 데 적합한 시작자세인 옆으로 누운 자세로 표현되어 있다.
이 자세에서 학습한 패턴은 나중에 다른 시작자세에서도 용이하게 시행하는 것이 가능하다.

치료테이블에서의 훈련 시의 기법과 치료방법

목적	치료기법/치료방법(제3장)
- 자세나 관절의 안정성	- 안정성 훈련 - 안정적 반전 - 율동적 안정화
- 운동의 유도 [어떤 신체부위에 목적으로 하는 활동을 실시킨다. 또는 그 활동은 신장자극(스트레칭)으로 보조, 유발한다]	- 율동적 개시 - 반복신장 a) 가동범위 시작에서부터의 반복신장 (repeated stretch from beginning of range) b) 가동범위를 통한 반복신장(repeated stretch through range)
- 강화/반복 (강화를 위해 목적으로 하고 있는 활동에 대해서 저항을 가한다.) (운동속도나 협응성, 지구력의 향상을 위해 능동적인 "운동 프로그램"이 재현되도록 목적으로 하는 활동을 반복한다).	- 등장성의 조합(combination of isotonics) - 동적 반전(dynamic reversal) - 반복신장 a) 가동범위 시작에서부터의 반복신장 (repeated stretch from beginning of range) b) 가동범위를 통한 반복신장 (repeated stretch through range) - 강조의 타이밍 - 율동적 안정화
- 근육의 이완 (근육긴장이 항진 또는 과다긴장인 근육에 대해서 이완과 신장을 위해 억제가 야기되는 것 같은 근육활동을 시행한다.)	- 수축-이완 - 유지-이완

앞쪽올림

시작자세 *환자 :* 엉덩관절, 무릎관절을 약 60~90° 굽히고 다리이음뼈를 고정한 옆으로 누운 자세를 취한다. 양 어깨를 연결하는 선이 침대에 대해서 수직이 되도록 하고, 위로 되어있는 팔은 이완한 상태에서 몸의 앞, 치료테이블의 위에 놓는다.

치료사 : 대각선의 연장선상에서 발을 앞뒤로 발디딤을 하고 환자의 뒤쪽에 선다.

도수접촉 양손을 포개서 벌레근 쥐기로 팔이음뼈의 앞쪽, 봉우리 주변을 만진다. 손가락은 앞-위 방향의 귀의 방향, 대각선의 운동방향을 가리킨다.
(*대체법 :* 마비나 통증이 있는 경우, 팔을 보조하는 경우도 있다.)

신장(elongation) 꼬리뼈(미골)의 방향, 뒤-아래 방향으로, 즉, 팔이음뼈 내림으로 가져간다.

준비에 대한 구두지시 "어깨를 볼 쪽, 귀의 앞으로 끌어 올리시오!"

동작에 대한 구두지시 "끌어 올리시오!"

주의 몸 구르기가 목적이 아닌 경우는 신체를 회전시키는 것 같은 동작은 피한다!

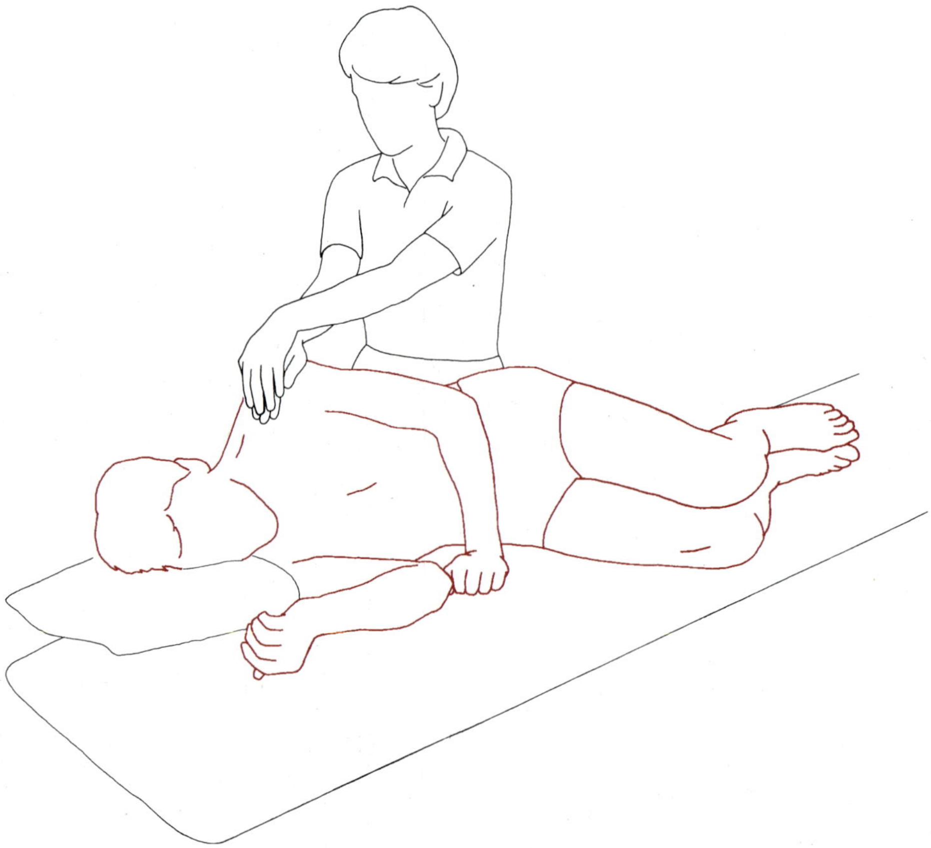

그림 6-5
팔이음뼈 : 앞쪽올림의 *시작자세*

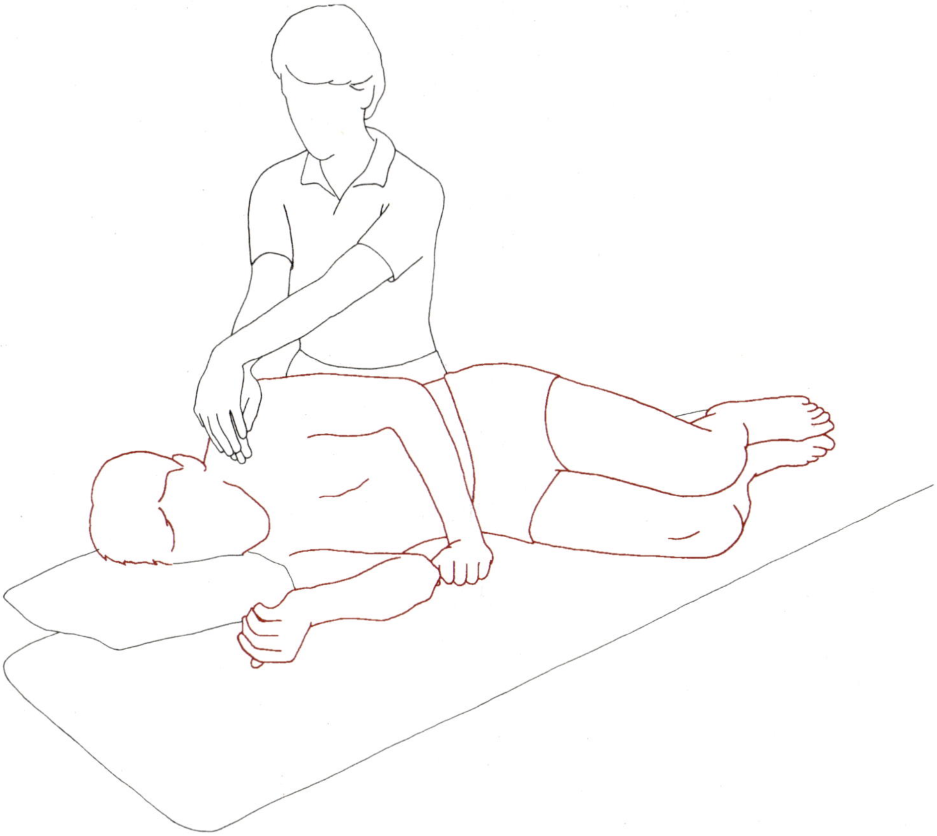

그림 6-6
팔이음뼈 : 앞쪽올림의
종료자세

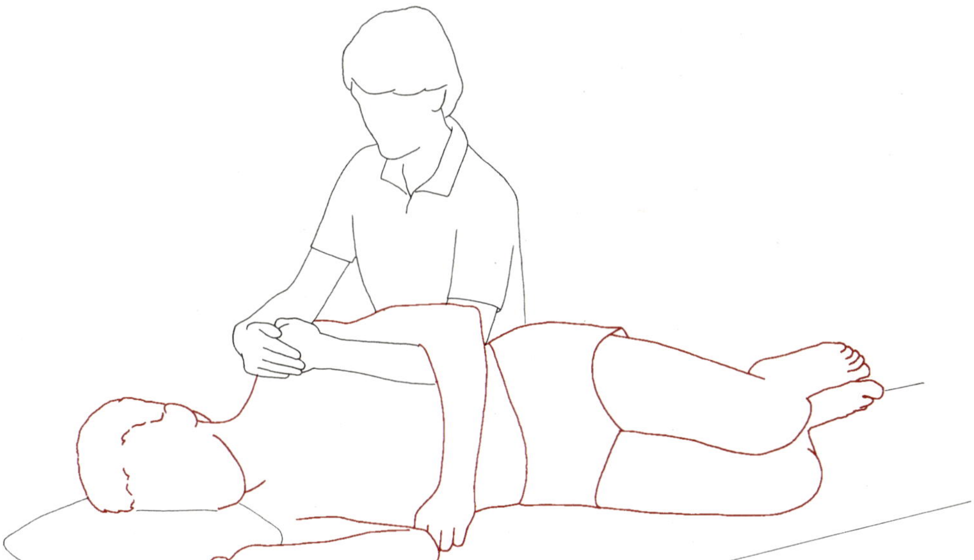

그림 6-7
팔이음뼈 : 앞쪽올림의
시작자세
대체법 : 마비나 통증이 있는 경우의 도수접촉으로 팔을 보조하는 방법

뒤쪽내림

시작자세 *환자 :* 엉덩관절, 무릎관절을 약 60~90° 굽히고 다리이음뼈를 고정한 옆으로 누운 자세를 취한다. 양 어깨를 연결하는 선이 침대에 대해서 수직이 되도록 하고, 위로 되어있는 팔은 이완한 상태에서 몸의 앞, 치료테이블의 위에 놓는다.

치료사 : 대각선의 연장선상에서 발을 앞뒤로 발디딤을 하고 환자의 앞쪽에서 머리 쪽에 선다.

도수접촉 양손을 벌레근 쥐기로 하고 팔이음뼈를 쥔다. 손이 팔이음뼈가시, 손가락이 팔이음뼈 아래 뿔과 안쪽모서리에 걸리도록 한다. 손가락은 대각선의 운동방향, 아래-뒤쪽, 꼬리뼈 방향을 가리키도록 한다.
(*대체법 :* 양손을 팔이음뼈 전체에 놓고 시행할 수도 있다).

신장(elongation) 머리가 중간위치라면 볼의 방향, 귀의 앞, 앞-위 방향으로, 즉, 팔이음뼈의 앞쪽올림 방향으로 가져간다.

구두지시 "어깨를 꼬리뼈 쪽, 뒤-아래쪽으로 끌어 내리시오!"

동작에 대한 구두지시 "끌어 내리시오!"

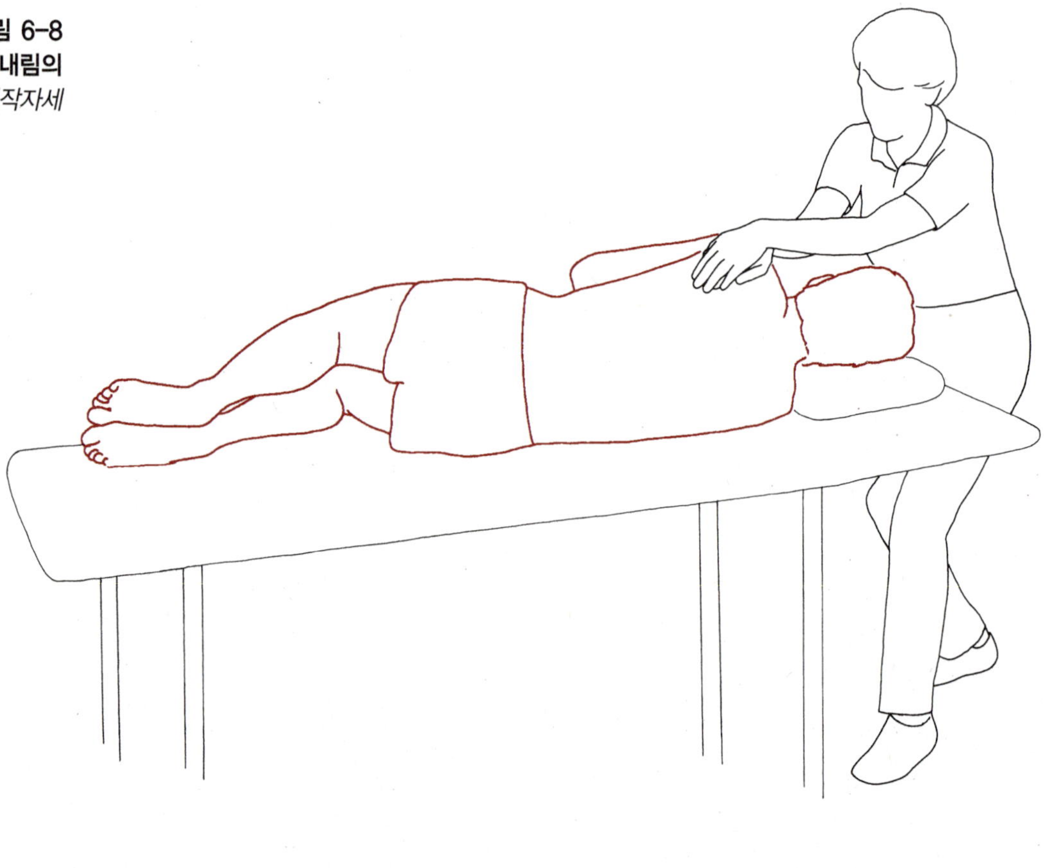

그림 6-8
팔이음뼈 : 뒤쪽내림의
시작자세

그림 6-9
팔이음뼈 : 뒤쪽내림의
종료자세

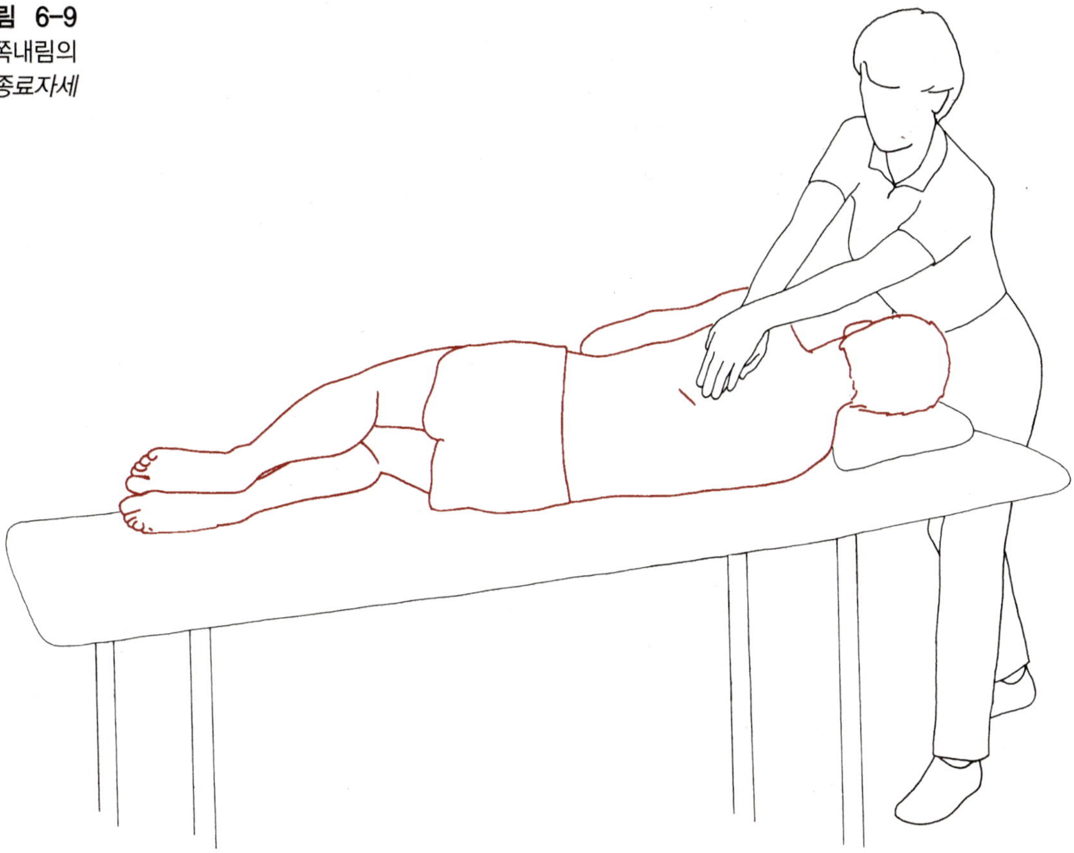

그림 6-10
팔이음뼈 : 뒤쪽내림의
시작자세
대체법 : 양손을 팔이음
뼈 전체에 놓고 있다.

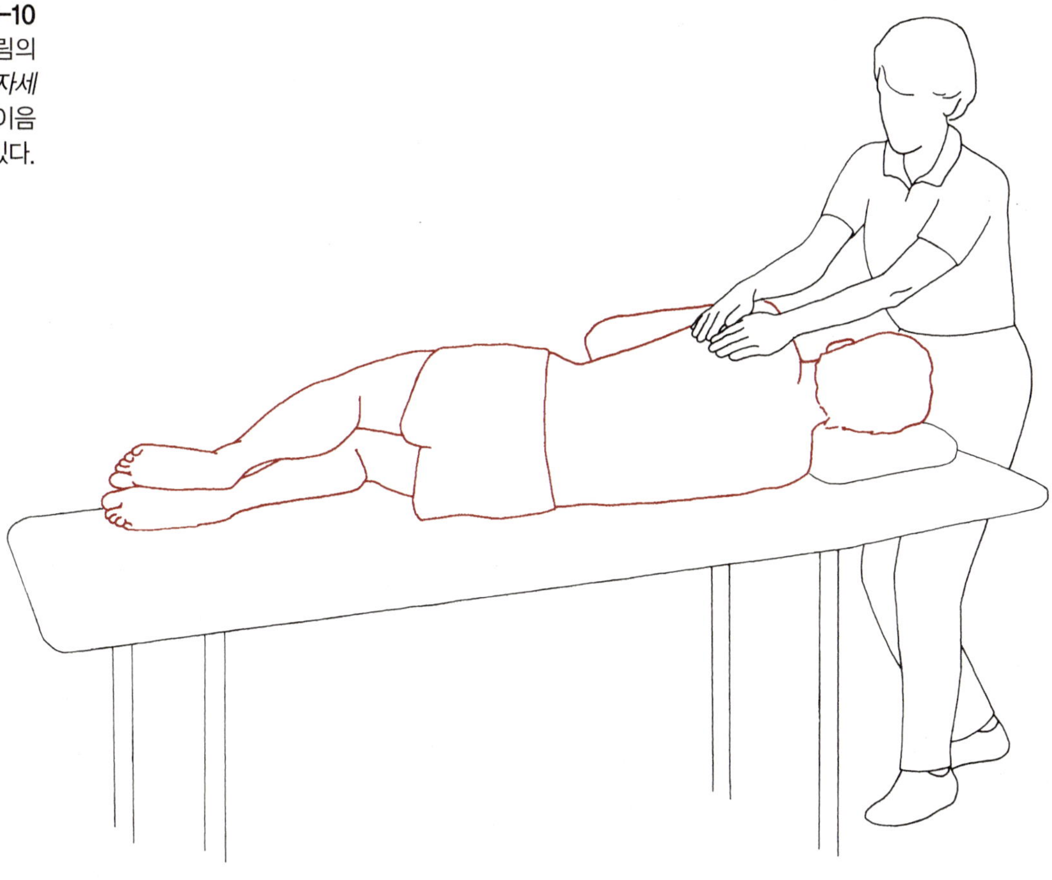

뒤쪽올림

시작자세 *환자 :* 엉덩관절, 무릎관절을 약 60~90° 굽히고 다리이음뼈를 고정한 옆으로 누운 자세를 취한다. 양 어깨를 연결하는 선이 침대에 대해서 수직이 되도록 하고, 위로 되어있는 팔은 이완한 상태에서 몸의 앞, 치료테이블의 위에 놓는다. 척주와 머리는 중간위치로 한다.

치료사 : 대각선의 연장선상에서 발을 앞뒤로 발디딤을 하고 환자의 앞쪽에 선다.

도수접촉 벌레근 쥐기로 팔이음뼈의 상부를 뒤쪽에서부터 쥔다. 손가락은 대각선의 운동방향, 뒤-위쪽, 뒤통수를 가리키도록 한다.
(*대체법 :* 마비나 통증이 있는 경우는 팔을 보조하는 경우도 있다).

신장(elongation) 배꼽의 방향, 앞-아래쪽으로, 즉, 앞쪽내림 방향으로 가져간다.

준비에 대한 구두지시 "어깨를 뒤통수 쪽, 위로 끌어 올리시오!"

동작에 대한 구두지시 "끌어 올리시오!"

그림 6-11
팔이음뼈 : 뒤쪽올림의
시작자세

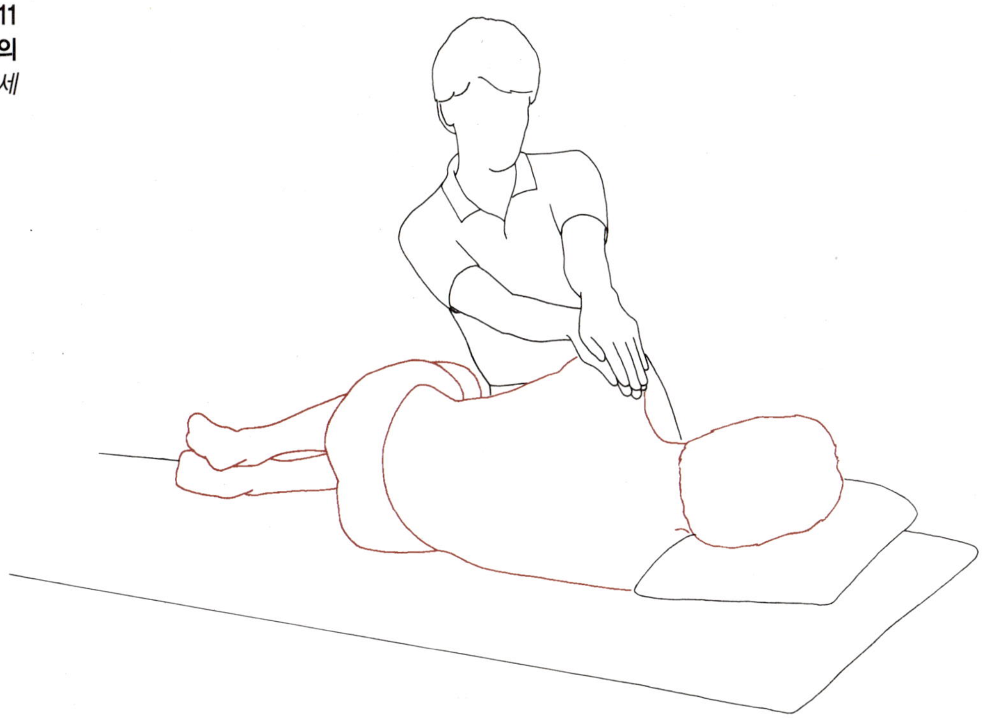

그림 6-12
팔이음뼈 : 뒤쪽올림의
종료자세

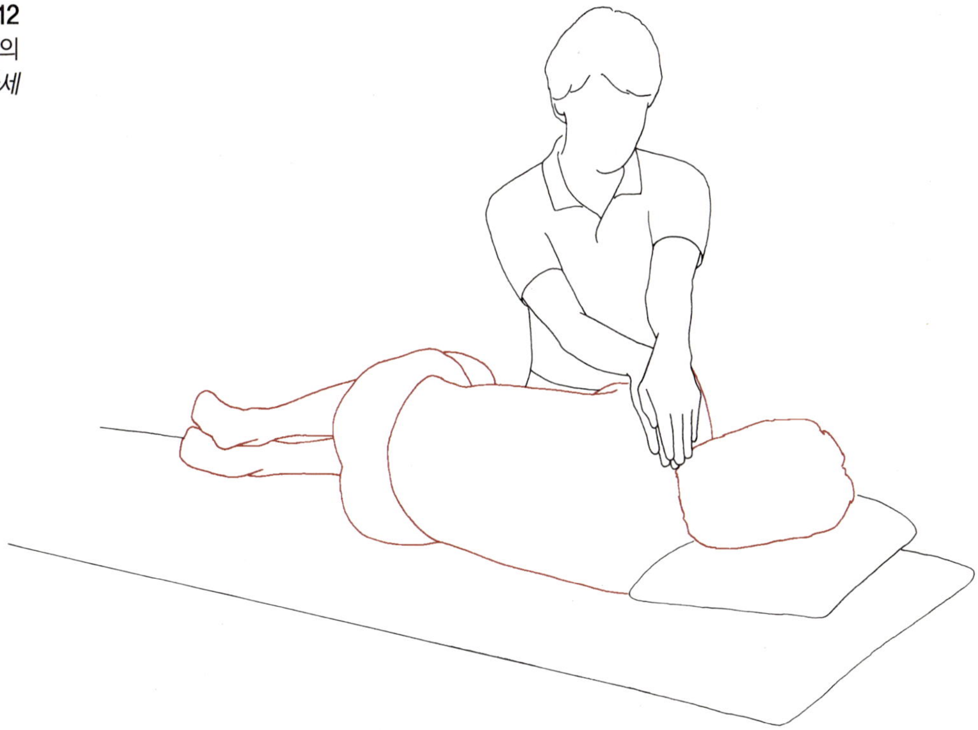

앞쪽내림

시작자세 *환자 :* 엉덩관절, 무릎관절을 약 60~90° 굽히고 다리이음뼈를 고정한 옆으로 누운 자세를 취한다. 양 어깨를 연결하는 선이 침대에 대해서 수직이 되도록 하고, 위로 되어있는 팔은 이완한 상태에서 몸의 앞, 치료테이블의 위에 놓는다. 척주와 머리는 중간위치로 한다.

치료사 : 대각선의 연장선상에서 발을 앞뒤로 발디딤을 하고 환자의 뒤쪽에 선다.

도수접촉 벌레근 쥐기로 팔이음뼈의 앞 상부를 부리돌기(오훼돌기)와 큰가슴근 주변을 쥐도록 한다. 손가락은 대각선의 운동방향, 아래-안쪽, 배꼽방향을 가리키도록 한다.
(*대체법 :* 1. 한쪽 손을 팔이음뼈 가쪽모서리
2. 한쪽 손을 팔꿈치머리에 둔다.)

신장(elongation) 뒤통수의 방향, 뒤-뒤쪽으로, 즉, 팔이음뼈 뒤쪽올림 방향으로 가져간다.

구두지시 "어깨를 배꼽의 방향, 안쪽-아래쪽으로 끌어 내리시오!"

동작에 대한 구두지시 "끌어 내리시오!"

주의 - 위팔뼈머리나 위팔을 쥐지 않는다!
- 마비나 통증이 있는 경우 팔을 보조하여 시행하는 경우도 있다.

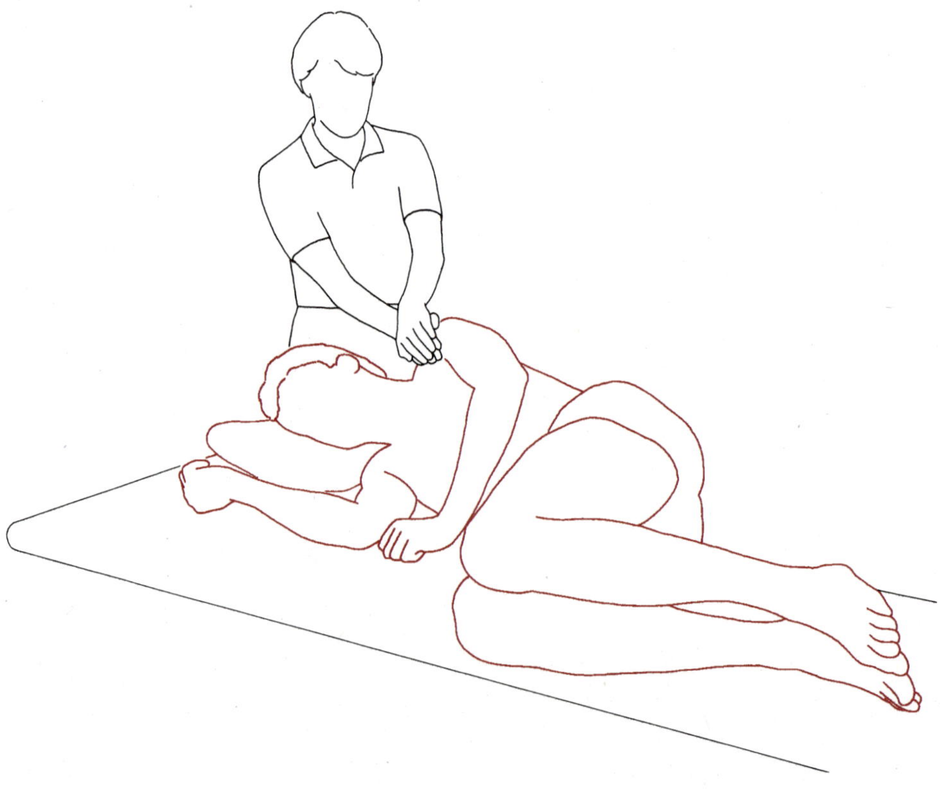

그림 6-13
팔이음뼈 : 앞쪽내림의
시작자세

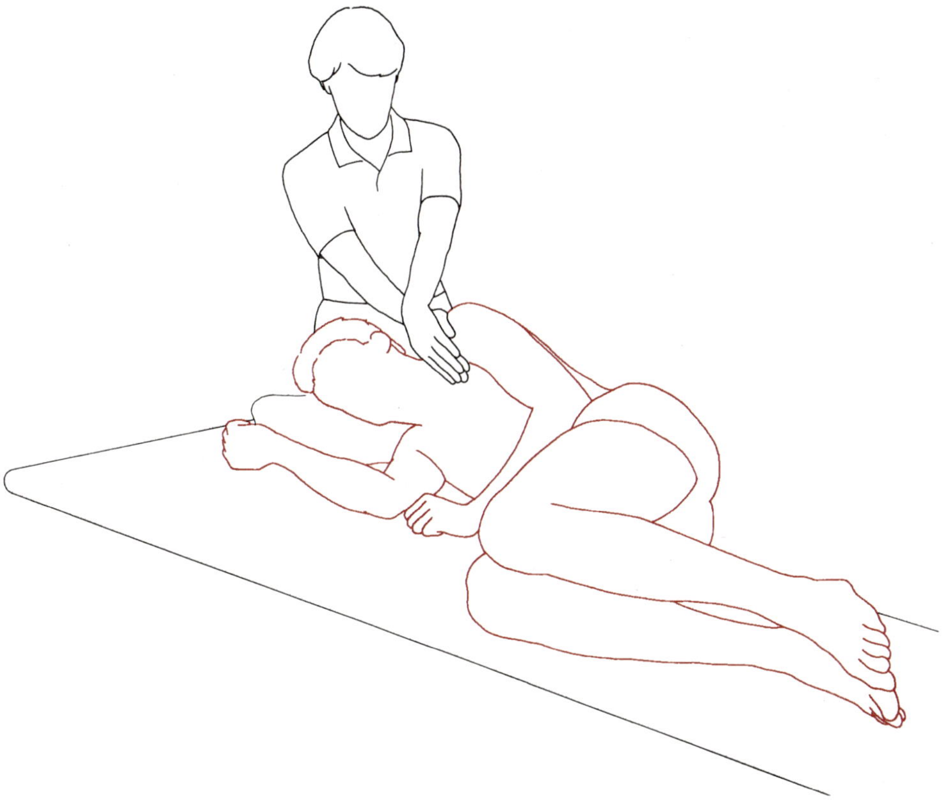

그림 6-14
팔이음뼈 : 앞쪽내림의
종료자세

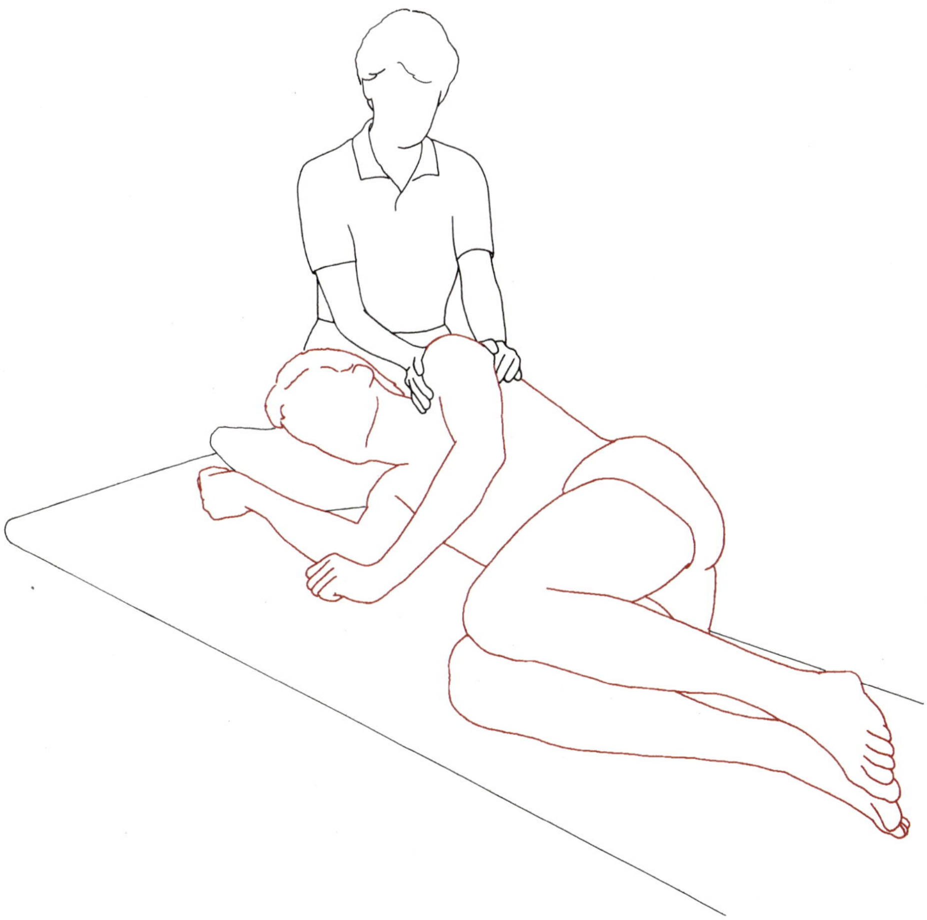

그림 6-15
팔이음뼈 : 앞쪽내림의
시작자세
대체법 : 도수접촉이
팔이음뼈의 가쪽이다.

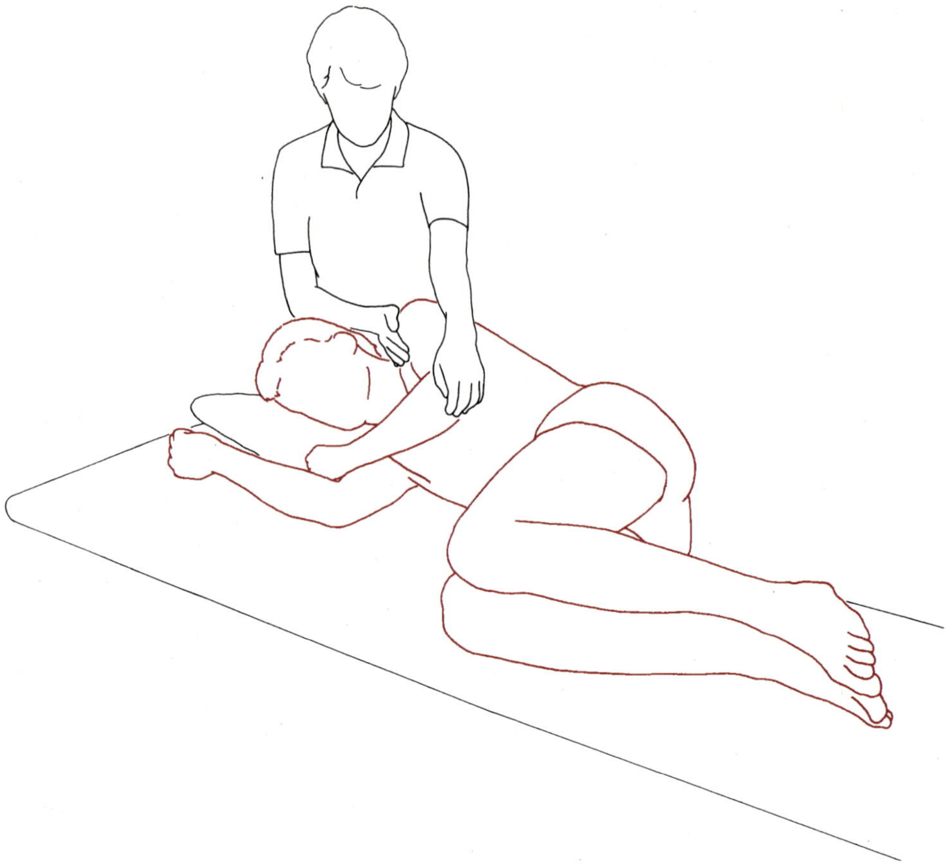

그림 6-16
팔이음뼈 : 앞쪽내림의
시작자세
대체법 : 도수접촉이
팔꿈치이다.

6.3 다리이음뼈의 운동패턴

다리이음뼈는 아래의 이유로 중요하다.

1. 다리이음뼈는 몸의 몸쪽부분에 있고 기능적인 운동, 특히 보행에 대해서 중요한 의미가 있다.
2. 다리이음뼈는 다리를 몸통 위에 고정시킬 때 중요하다.
3. 다리이음뼈의 운동패턴은 아래의 것에 이용된다.

a) 아래의 요소의 촉진
- 하부몸통의 안정성
- 하부몸통의 가동성
- 하부몸통 근육군의 강화(배근육이나 등근육)

b) 아래의 억제와 이완
- 하부 등근육, 배근육과 다리근육군의 과다긴장
- 하부 허리뼈, 배근육과 다리근육군의 근육긴장의 항진(강직, 경직)

목적
- 하부몸통의 안정성
- 하부몸통의 가동성(허리뼈와 엉덩관절)
- 하부몸통근육군의 강화
- 근육긴장의 항진, 과다긴장이 있는 근육군의 억제와 이완
- 허리뼈와 엉덩관절의 운동의 촉진
- 몸통의 회전의 유발

적응
- 근육긴장의 항진(약한 근육군의 과다긴장, 강직, 경직)
- 약한 하부몸통 근육군
- 엉덩관절의 운동제한을 동반하는, 또는 동반하지 않는 허리뼈의 낮은 가동성
- 허리뼈의 과다 가동성
- 몸쪽 어깨나 먼쪽 다리의 통증

다리이음뼈의 운동패턴의 구성

가상의 "교차"는 다리이음뼈 위(반대쪽 어깨관절과 같은 쪽 엉덩관절을 연결한 선)에 두고 2개의 대각선을 만든다. 신장자극(stretch)이 필요한 경우는 근육이 최적으로 신장(elongation) 되도록 대각선의 방향으로 가져간다(그림 6-17~19 참조).

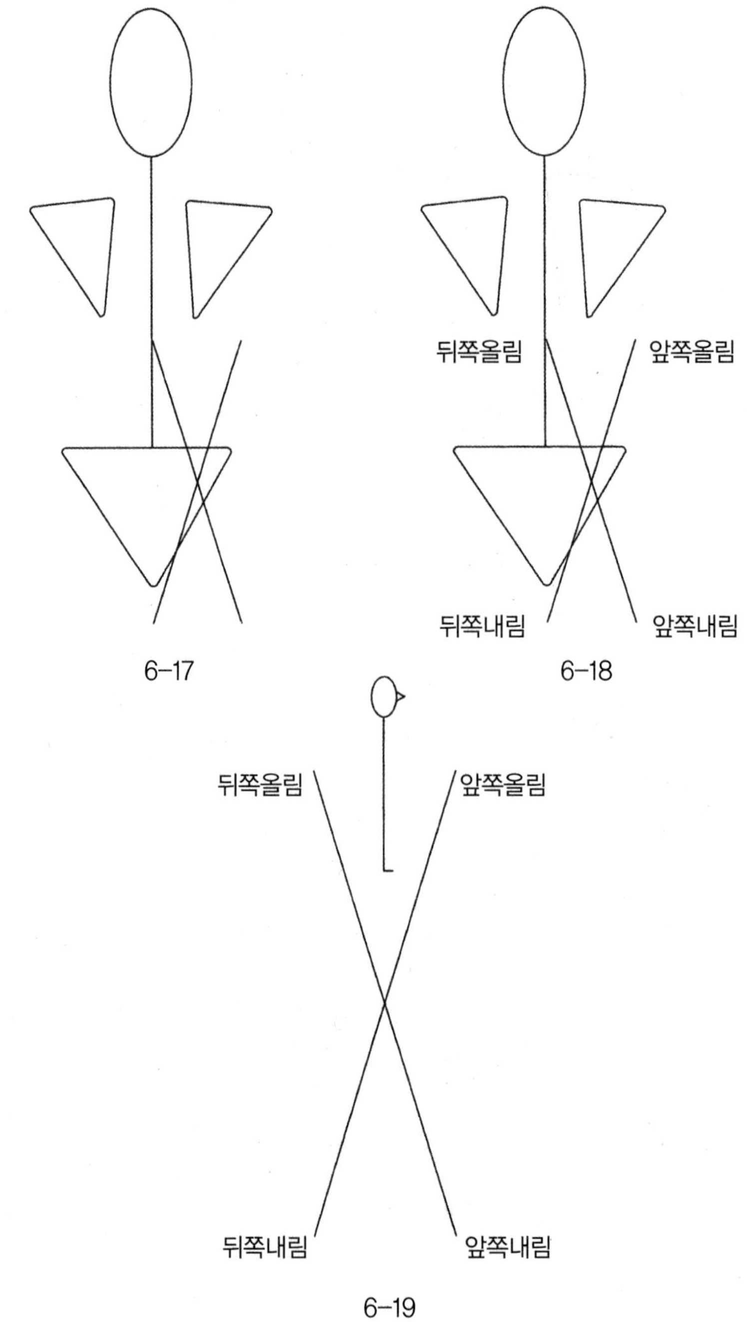

그림 6-17
다리이음뼈의 대각선의 운동
이마면을 뒤쪽에서부터 본 장면

그림 6-18
(오른쪽 가쪽)
대각선의 움직임
이마면을 뒤쪽에서부터 본 장면

그림 6-19
운동의 도해
시상면을 옆에서부터 본 장면
운동은 **종료자세**에 의해서 명명되어 있다. 이 운동은 위앞엉덩뼈가시(상전장골극)의 움직임에 의해서 명명되어 있다.

용어의 의미 앞쪽(anterior) : 앞쪽으로
뒤쪽(posterior) : 뒤쪽으로
올림(elevation) : 위쪽으로
내림(depression) : 아래쪽으로

시작자세
- 옆으로 누운 자세
- 바로 누운 자세(자세의 변화를 포함한다. 제7장 “매트 훈련” 참조)
- 엎드려 누운 자세(자세의 변화를 포함한다. 제7장 “매트 훈련” 참조)
- 앉은 자세
- 선 자세

실시방법 한쪽 편 : 한쪽만 시행한다.

패턴을 시행할 때는 치료사가 자기 자신의 체중을 효과적으로 사용하는 것이 중요하다.
환자는 치료사로부터 떨어지도록 다리이음뼈를 “움직인다”.
치료할 때나 예를 들면 “동적 반전”과 같은 기법을 사용할 때는 서는 위치를 변경할 수 없는 경우도 있다.

주의
- 허리뼈의 과다굽힘(hyperflexion)이나 과다폄(hyperextension)과 같은 보상동작이 출현하지 않도록 한다!
- 옆굽힘은 중요한 요소이다.
- 운동의 대각선은 엉덩관절과 반대쪽의 어깨관절을 연결한 선이 된다!
- (옆으로 누운 자세나 바로 누운 자세의 경우는) 필요에 따라서 몸의 위치를 조정하기 위해 머리의 밑에 작은 베개를 사용한다.
- 몸의 중간위치를 취할 수 없는 경우는 환자로서 쾌적한 자세로 한다. 이 자세에서부터 신장(elongation)을 시행한다. 옆으로 누운 자세의 경우는 다리를 엉덩관절 굽힘으로 한다. 엉덩관절 굽힘 각도는 어떠한 안정성을 희망하는가에 따라서 다르다. 약 60°의 굽힘에서는 다리이음뼈는 중간위치가 된다. 60° 이상의 굽힘이 되면 다리이음뼈는 후경(posterior tilt)하기 쉽지만 옆으로 누운 자세는 안정하기 쉬워지고 60° 이하에서는 다리이음뼈가 전경(anterior tilt)하기 쉬워진다.
- 치료사의 손은 도수접촉을 할 수 있는 면이 적기 때문에 위로 포개는 경우가 많다 (각각을 가로로 배열하는 것도 가능하다. 각각의 운동패턴의 시작자세의 변화를 참조).
- 몸 구르기가 목적이 아닌 경우는 신체가 회전하는 것 같은 운동은 피한다!

다리이음뼈의 운동패턴의 요약

- **앞쪽올림**
- **뒤쪽내림**
- **뒤쪽올림**
- **앞쪽내림**

다리이음뼈의 대각선 기본패턴(그림 6-17~19)은 기본적으로 패턴의 학습, 그리고 치료사가 자주 사용하는 데 적합한 시작자세인 옆으로 누운 자세로 표현되어 있다.
이 자세에서 학습한 패턴은 나중에 다른 자세에서도 용이하게 시행할 수 있다.

치료기법/실시방법 제3장 “기법과 치료방법” 참조

앞쪽올림

시작자세 *환자 :* 엉덩관절, 무릎관절을 45~60° 굽힌 옆으로 누운 자세가 된다. 몸통은 중간위치이다.

치료사 : 대각선의 연장선상에서 발을 앞뒤로 발디딤을 하고 환자의 뒤쪽에 선다.

도수접촉 양손을 포개서 벌레근 쥐기로 위앞엉덩뼈가시 주변을 쥔다. 손가락은 대각선의 운동방향, 앞-위쪽, 칼돌기(검상돌기) 방향을 가리키고 있다.

구두지시 "다리이음뼈를 복장뼈(흉골) 끝 방향으로 끌어 올리시오!" (그 장소를 환자에게 제시한다).

동작에 대한 구두지시 "끌어 올리시오!"

주의 - 다리이음뼈를 천장방향으로 밀어 올리는 일은 하지 않는다!
- 이 패턴은 보행의 준비로서 사용하는 경우가 많다.

그림 6-20
다리이음뼈 : 앞쪽올림의
시작자세

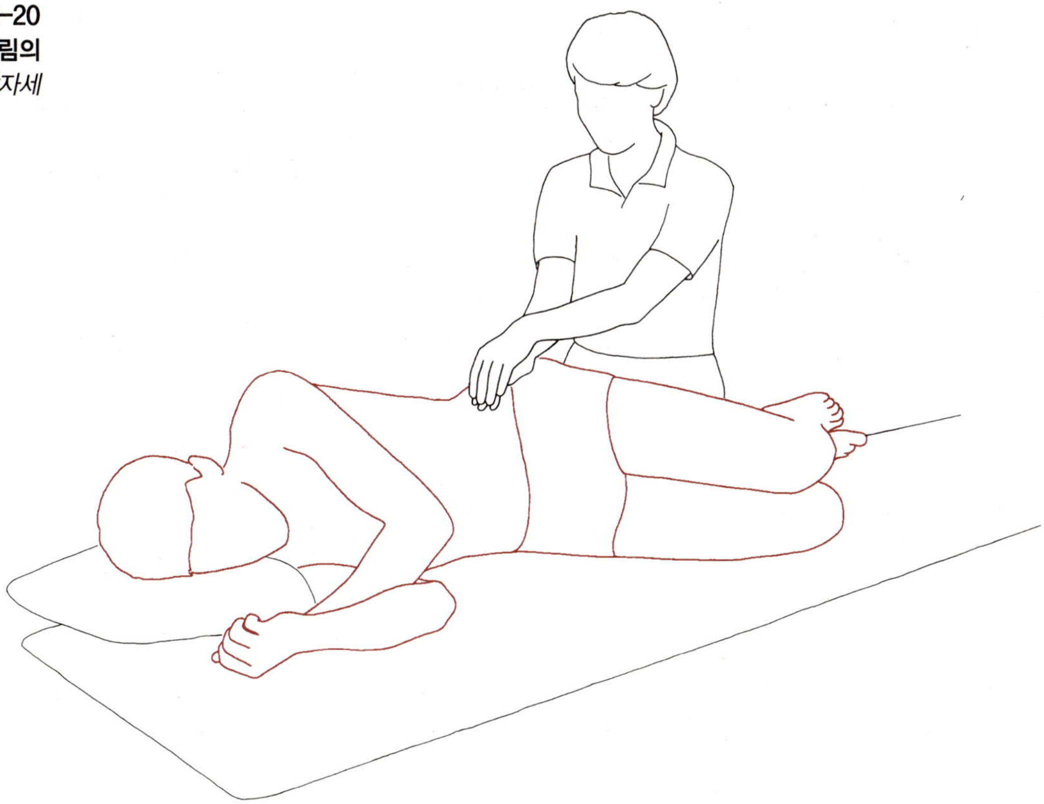

그림 6-21
다리이음뼈 : 앞쪽올림의
종료자세

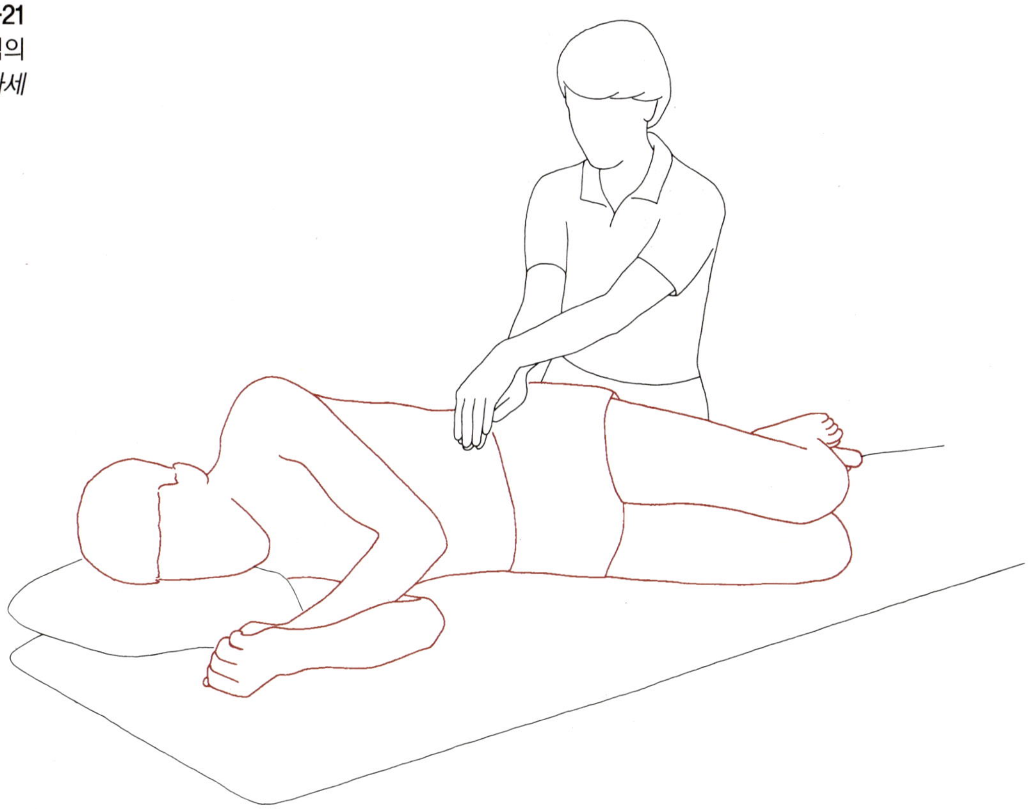

뒤쪽내림

시작자세 *환자 :* 엉덩관절, 무릎관절을 45~60° 굽힌 옆으로 누운 자세가 된다. 몸통은 중간위치이다.

치료사 : 대각선의 연장선상에서 발을 앞뒤로 발디딤을 하고 환자의 뒤쪽*에 선다.

도수접촉 양손을 포개서 벌레근 쥐기로 궁둥뼈결절(좌골결절) 주변을 쥔다. 손가락은 대각선의 운동방향, 앞-위쪽, 칼돌기 방향을 가리킨다.
(*변화법 :* 양손을 가로로 배열하는 것도 가능하다).

신장(elongation) 칼돌기 방향, 앞-위 방향으로, 즉, 다리이음뼈의 앞쪽올림 방향으로 가져간다.

준비에 대한 구두지시 "나의 손을 밀어서 내리시오!"

동작에 대한 구두지시 "미시오! 내리시오!"

주의 - 다리이음뼈를 전 · 후경을 시키지 않는다!
- 이 패턴은 보행의 입각기의 준비로서 사용되는 경우가 많다.

---

* 다리이음뼈를 치료사로부터 떼어 놓아 간다는 기본 규칙에 적합하지 않다. 치료사가 환자의 앞에 서면, 볼기부분 피부 및 근육을 좌우로 떼어 놓게 되어 불쾌한 경우가 많다.

그림 6-22
다리이음뼈 : 뒤쪽내림의
시작자세

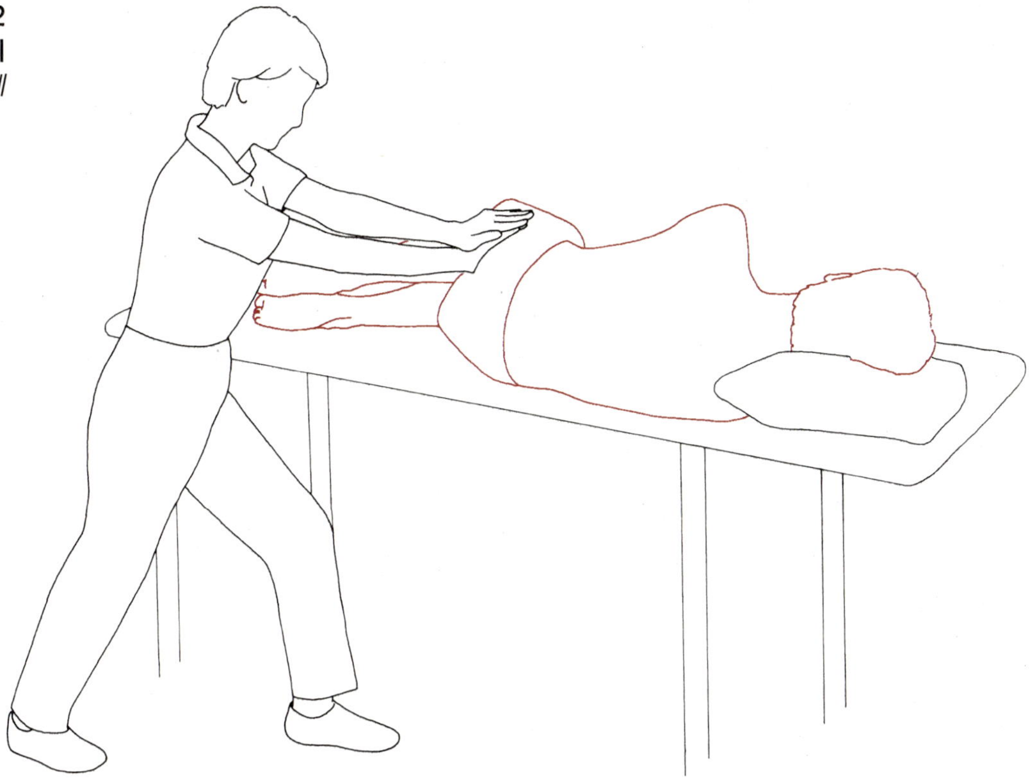

그림 6-23
다리이음뼈 : 뒤쪽내림의
종료자세

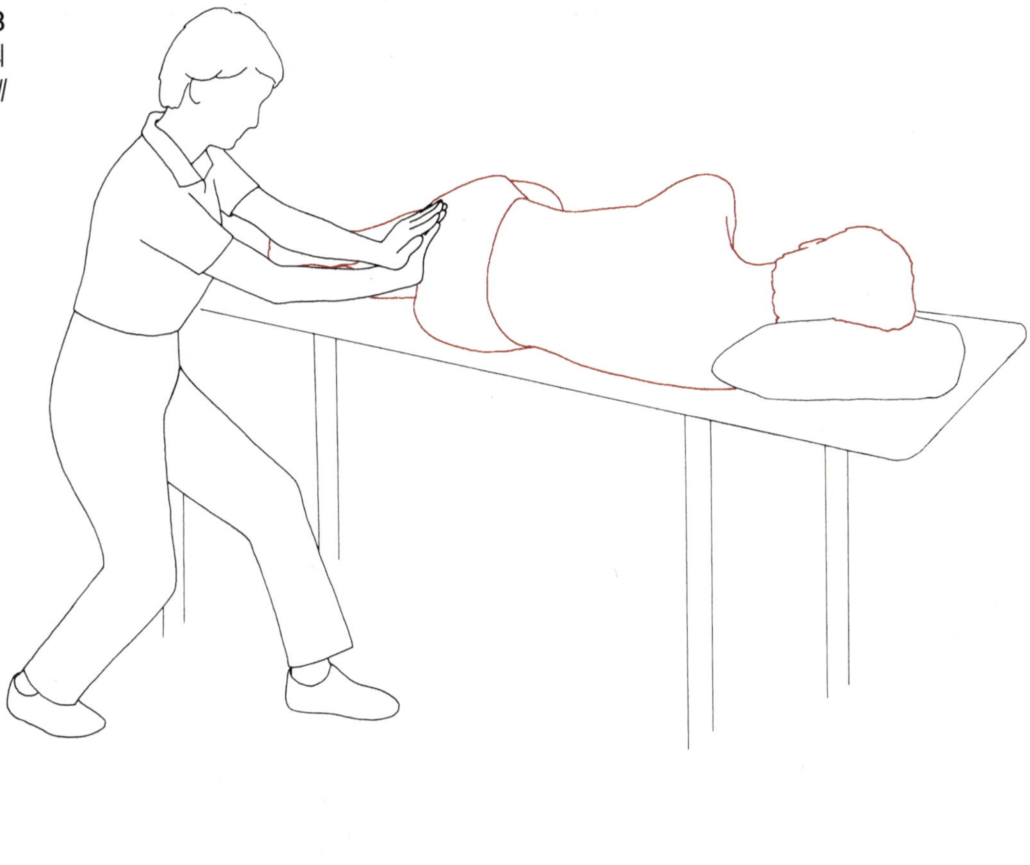

뒤쪽올림

시작자세 *환자 :* 몸통 중간위치에서 엉덩관절과 무릎관절을 45~60° 굽힌 옆으로 누운 자세를 취한다.

치료사 : 대각선의 연장선상에서 발을 앞뒤로 발디딤을 시키고 환자의 앞에 선다.

도수접촉 양손을 포개서 벌레근 쥐기로 다리이음뼈를 뒤 · 위쪽 부분을 쥔다. 손가락은 대각선의 운동방향, 뒤-위쪽, 제12등뼈를 가리킨다(Th12).
(*대체법 :* 양손을 가로로 배열하는 것도 가능하다).

신장(elongation) 앞-아래방향, 반대쪽의 무릎방향으로, 즉, 다리이음뼈의 앞쪽내림방향으로 가져간다.

구두지시 "다리이음뼈를 척주 쪽으로 끌어 올리시오!"(필요에 따라서 Th12/L1을 몸 위에서 제시한다)

동작에 대한 구두지시 "끌어 올리시오!"

주의 - 다리이음뼈를 천장의 방향으로 들어 올리시오!
- 뒤쪽으로 보행의 준비로서 이 패턴을 가르치는 경우도 있다.

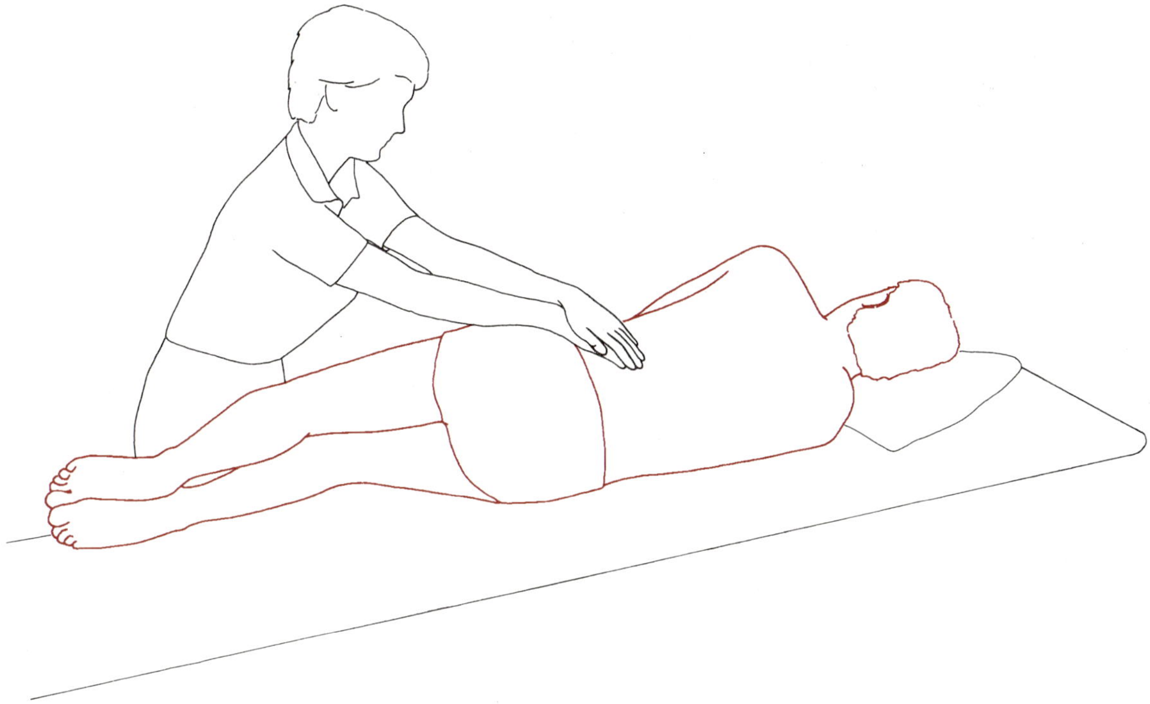

그림 6-24 다리이음뼈 : 뒤쪽올림의 *시작자세*

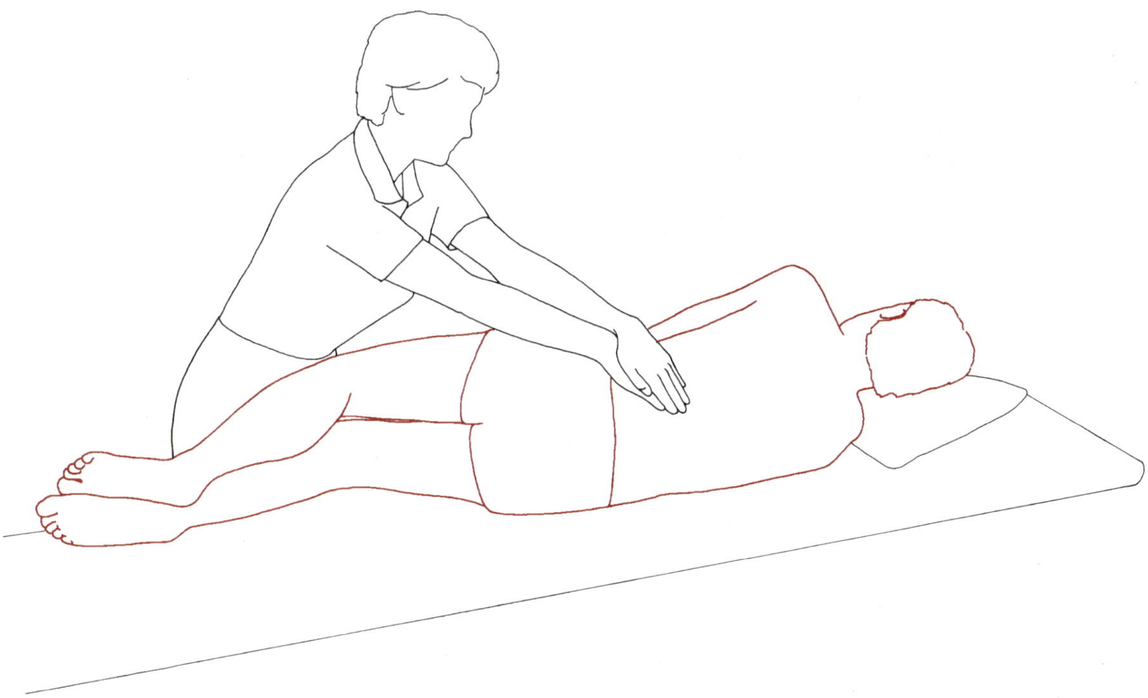

그림 6-25 다리이음뼈 : 뒤쪽올림의 *종료자세*

앞쪽내림

시작자세 *환자 :* 몸통 중간위치에서 엉덩관절, 무릎관절을 45~60° 굽힌 옆으로 누운 자세를 취한다.

치료사 : 대각선의 연장선상에서 발을 앞뒤로 발디딤을 시키고 환자의 앞에 선다.

도수접촉 양손을 포개서 벌레근 쥐기로 위앞엉덩뼈가시 주변에서의 앞부분에 놓는다. 손가락은 대각선의 운동방향, 앞-아래쪽, 두덩결합(치골결합) 방향을 가리킨다.
(*대체법 :* 1. 양손은 가로로 배열하는 것도 가능하다.
2. 한쪽 손을 무릎뼈에 놓는 것도 가능하다.

신장(elongation) Th12의 방향, 뒤-위쪽으로, 즉, 다리이음뼈의 뒤쪽올림 방향으로 가져간다.

구두지시 "다리이음뼈를 앞-아래쪽, 반대의 무릎관절 쪽으로 내리시오!"

동작에 대한 구두지시 "아래로 끌어 내리시오!"

주의
- 다리이음뼈를 과도하게 전 · 후경을 시키지 않는다.
- 이 패턴은 허리뼈 등의 과다 가동성이 있는 경우에 안정성 훈련으로써 이용되는 경우가 많다.
- 운동방향이 어렵고 정확하게 시행하는 것이 어렵기 때문에 동적으로 사용되는 일은 적다. 기능적 동적인 활동으로써 이 패턴이 사용되는 경우는 옆으로 걷기나 다리를 교차시켜서 하는 보행이나 계단을 내려가기 등을 열거할 수 있다.

여기서는 다른 다리이음뼈의 패턴과 마찬가지로 동적인 기본패턴을 설명한다.

그림 6-26
다리이음뼈 : 앞쪽내림의
시작자세

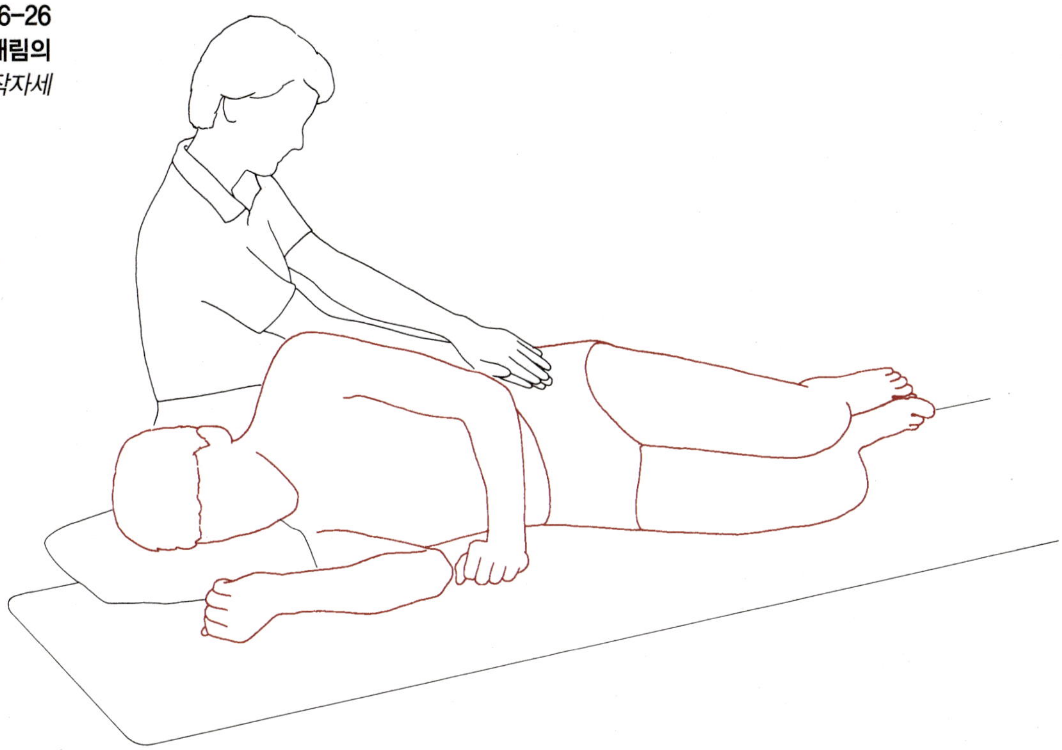

그림 6-27
다리이음뼈 : 앞쪽내림의
종료자세

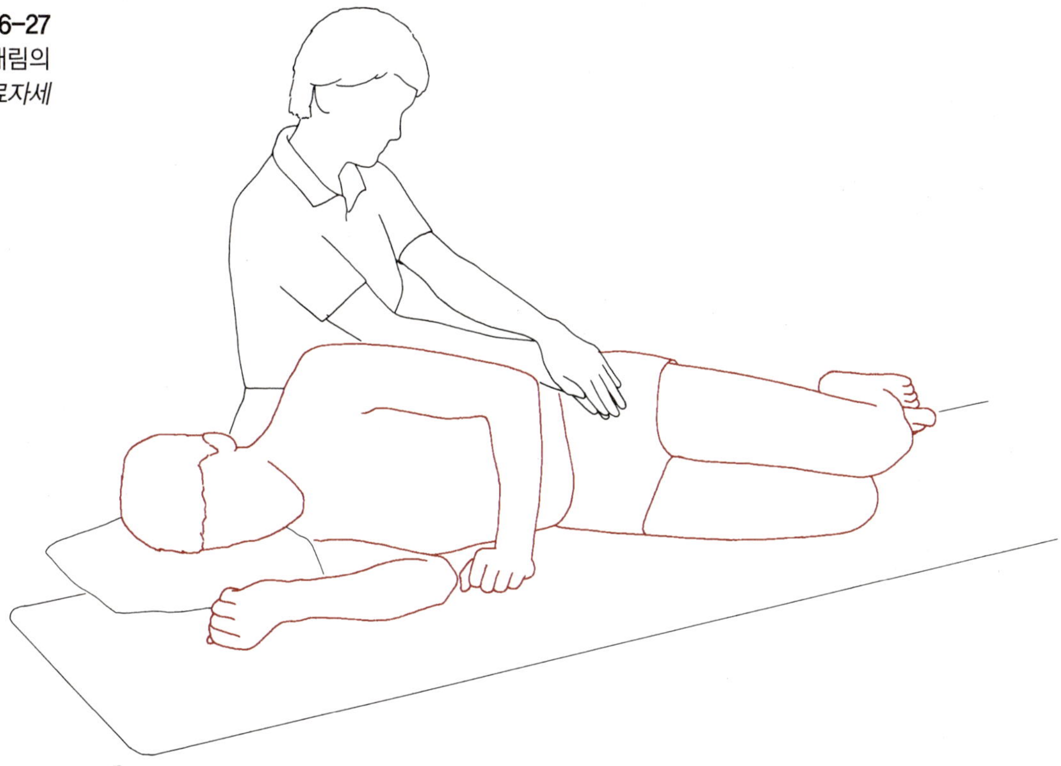

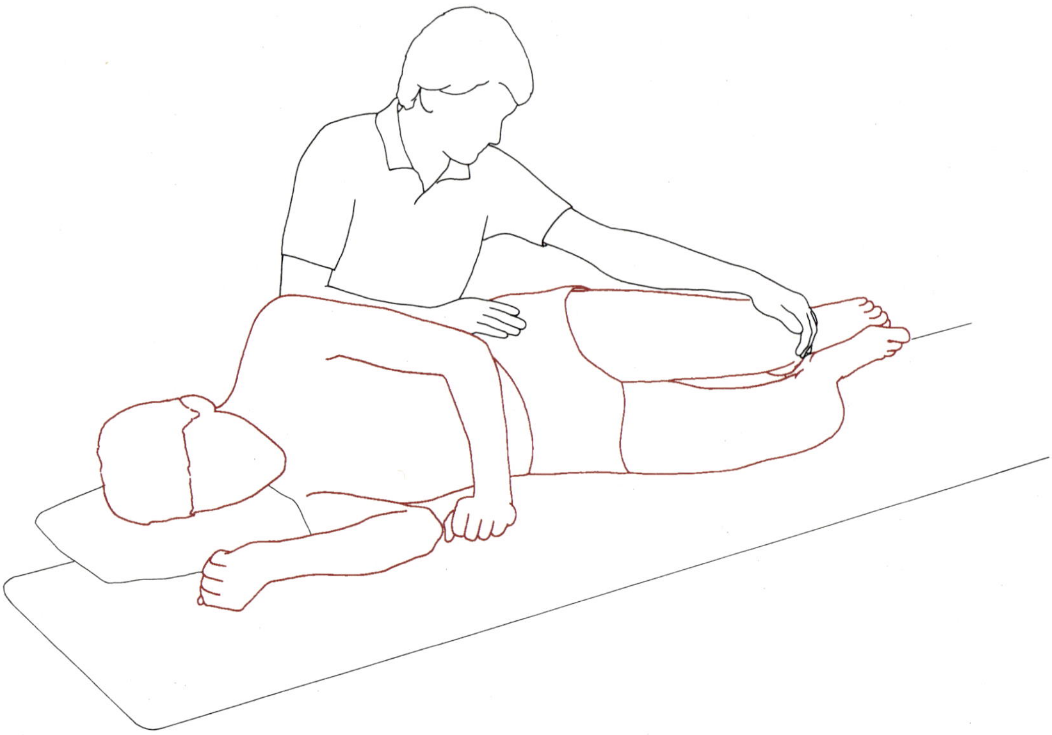

그림 6-28 다리이음뼈 : 앞쪽내림의 *시작자세*
대체법 : 도수접촉으로 한쪽 손을 무릎에 놓고 있다.

6.4 팔이음뼈와 다리이음뼈의 조합

훈련의 수준을 올리기 위해 팔이음뼈와 다리이음뼈를 조합하는 것이 가능하다.
이들은 투박하고 큰 움직임을 시행하거나 보행할 때 몸통의 움직임을 설정하거나, 어떤 특정부위에 대한 단독의 움직임을 유발하거나, 보행할 때의 몸통의 더욱 더 협응성을 촉진하기 위해 상반성의 운동을 시행하는 것도 가능하다. 상반 운동은 과다긴장이나 근육긴장이 항진하고 있는 근육의 이완에 사용되는 경우도 있다.

- **원시적인 운동패턴 – 전신적 운동(mass movement)(전신을 이용한 운동)**
- **반대쪽의 운동을 고정하면서 시행한다. 팔이음뼈와 다리이음뼈의 단독운동**
- **팔이음뼈와 다리이음뼈의 상반운동**

기능평가

치료 전에 환자의 몸통기능을 간략화 하는 것은 중요하다. 여기서 그 방법의 하나를 소개한다.
"4분할의 분석(quadrant analysis)"이라 이름 붙여진 그 방법은 발레이오(Vallejo)에 있는 KFRC(Kaiser Foundation Rehabilitation Center)의 교습강사들에 의해서 편찬되었다. 여기서는 그것을 간략하게 요약하여 설명한다.

- 몸통을 4개로 분할하여 그중 2개를 상부몸통, 나머지 2개를 하부몸통으로 한다.
- 환자의 앉은 자세, 선 자세, 보행을 관찰한다 : 이 때, 예를 들면 상부몸통과 하부몸통, 오른쪽 상부몸통과 왼쪽 하부몸통, 양 상부몸통이 각각 적합한 반응을 하고 있는지를 관찰한다. 몸통의 굽힘–폄만이 아니라 회전도 고려한다!
- 환자를 매트 위에 눕히고 몸 구르기를 시켰을 때 위에 몸통의 반응을 관찰한다.

치료 중에는 항상 분석하는 것을 유념한다!
치료 중에는 끊임없이 분석을 시행하고 목표에 도달하여 있는지, 도달하여 있지 않은지, 항상 조절하는 것이 매우 중요하다.

예를 들면, 운동을 보행기능에 연결하고 싶은 경우, 몸통의 움직임을 교육하려면 전신적 운동(mass movement)부터 시작하고 단독의 운동, 그리고 상반성의 운동으로 옮겨가는 것이 가능하다.

기법/치료방법 제 3장 "기법과 치료방법" 참조

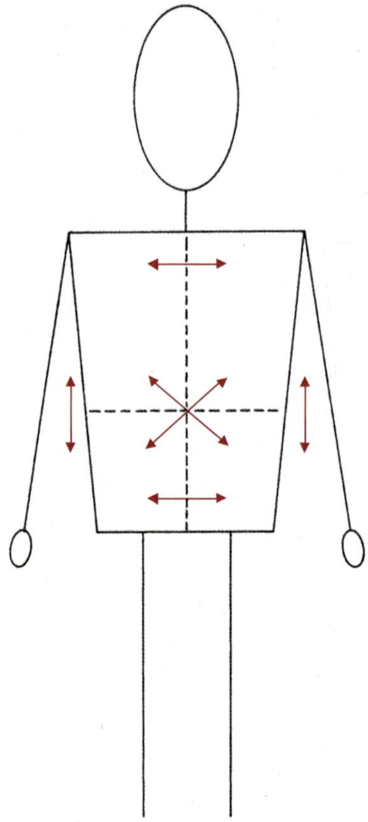

그림 6-29
"4분할의 분석
(quadrant analysis)"

기초적인 운동패턴 전신적 운동 : 굽힘과 폄

전신적 굽힘(mass flexion)과 전신적 폄(mass extension)은 단독 또는 매트 위의 몸 구르기와 동시에 시행하는 것이 가능하다. 이제부터 기재하는 방법은 치료테이블이나 매트 위에서 시행할 수 있다.

목적
- 몸통 굽힘과 폄의 촉진
- 굽힘-폄 근육군의 균형이 나쁜 경우, 균형을 조정한다.
- 근육긴장항진과 과다긴장의 억제
- 회전의 유발(제7장 "매트 훈련" 참조)
- "이동(transfer)"의 보조(제9장 "셀프케어 훈련"/"ADL" 참조)

적응
- 몸통/척주의 가동성 저하
- 몸통 굽힘과 폄 근육군의 불균형
- 회전할 때 굽힘 또는 폄 근육군이 우위
- 몸 구르기의 학습. 경우에 따라서는 침대 위에서 몸 구르기

주의

- 몸 구르기 동작을 위해 전신적 운동을 사용하는 경우, 몸통근육군을 활성화하고 그 활동을 이용하는 것이 매우 중요하다. 이것은 몸 구르기를 유도하기 위한 단독의 팔이음뼈/다리이음뼈의 움직임에도 해당된다. 그 반응/운동을 유지하기 위해 저항을 이용할 수도 있다. 침대 위의 몸 구르기를 위해 대각선 운동패턴을 사용하는 경우는 단독으로 시행하는 팔이음뼈나 다리이음뼈의 움직임보다 몸 전체가 크게 움직이는 것을 확인할 수 있다.
- 매트 위에서의 훈련은 안전하게 큰 움직임을 실시할 수 있다. 이들은 물론 치료테이블에서 훈련할 수도 있다.
- 몸 구르기가 훈련의 목적이 아닌 경우는 몸통의 회전운동이 일어나지 않도록 한다!

전신적 굽힘(mass flexion)
팔이음뼈-다리이음뼈의 비대칭적인 조합

팔이음뼈 : 앞쪽내림
다리이음뼈 : 앞쪽올림

시작자세 *환자 :* 엉덩관절, 무릎관절을 약 45~60° 굽힌 옆으로 누운 자세. 몸통 중간위치로 한다.

치료사 : 환자의 뒤쪽에서 양 다리를 엉덩관절의 폭으로 벌리고, 가상의 교차가 배꼽의 높이에 오도록 선다.

도수접촉 벌레근 쥐기로 한쪽 손은 팔이음뼈의 앞쪽내림과 마찬가지의 쥐기, 반대쪽은 다리이음뼈의 앞쪽올림 운동패턴과 마찬가지의 쥐기가 된다. 손가락은 각각 대각선의 움직임 방향, 배꼽/칼돌기를 가리킨다.

신장(elongation) 팔이음뼈 : 뒤쪽올림 방향, 뒤쪽-위쪽으로.
다리이음뼈 : 뒤쪽내림 방향, 즉, 뒤쪽-아래방향, 궁둥뼈결절 방향으로.

구두지시 "턱을 당기고, 고양이의 등처럼 둥글게 하시오!"

동작에 대한 지시 "양쪽을 가까이 당기시오!" (변화 : "둥글게 하시오!")

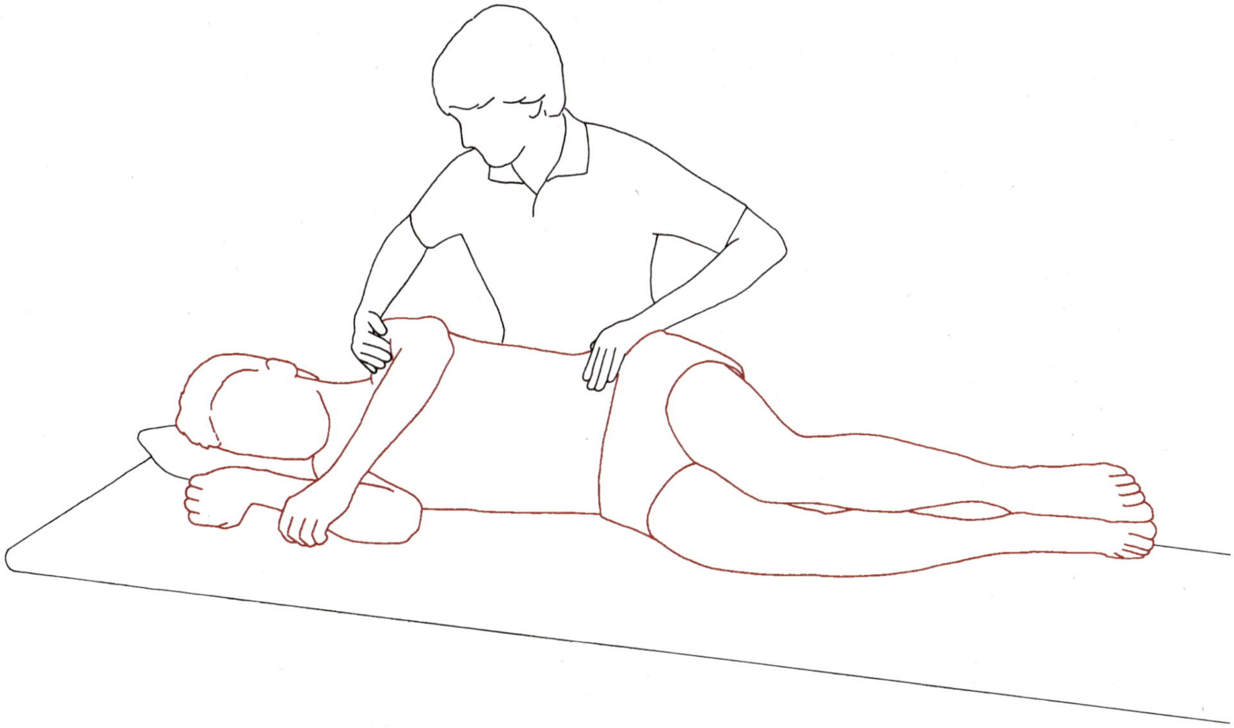

그림 6-30 몸통 : 전신적 굽힘의 *시작자세*

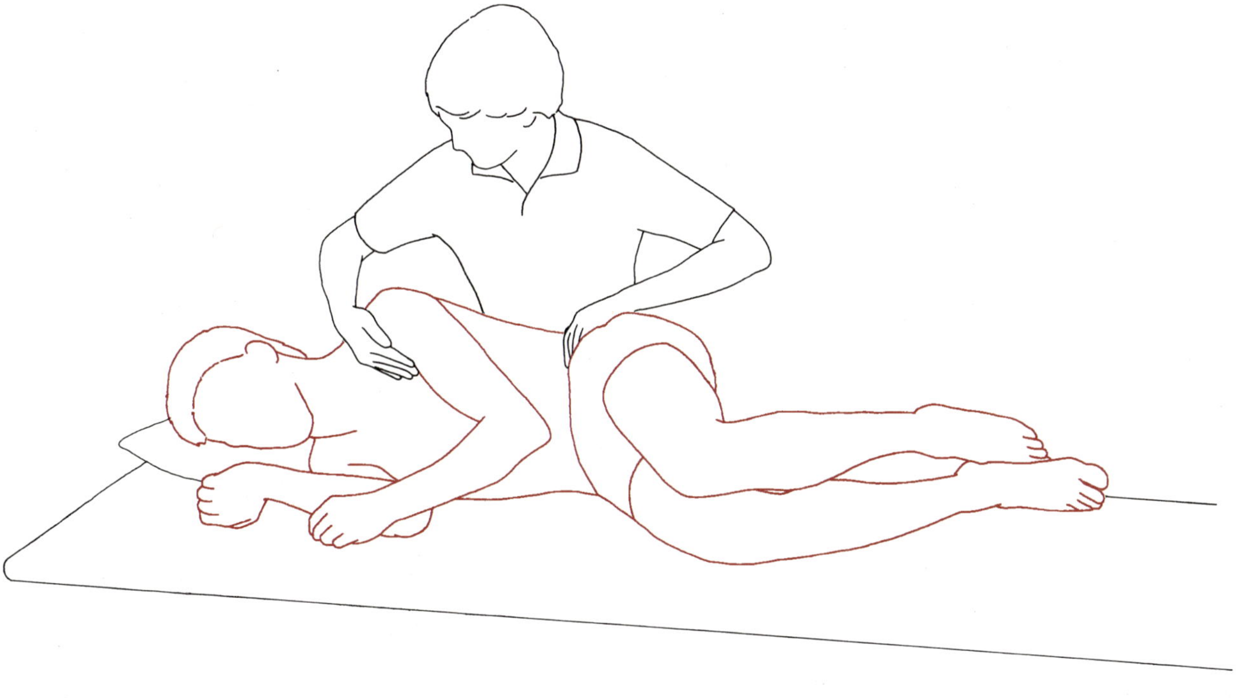

그림 6-31 몸통 : 전신적 굽힘의 종료자세

전신적 폄(mass extension)
팔이음뼈-다리이음뼈의 비대칭적인 조합

팔이음뼈 : 뒤쪽올림
다리이음뼈 : 뒤쪽내림

시작자세 *환자 :* 엉덩관절, 무릎관절을 약 45~60° 굽힌 옆으로 누운 자세. 몸통 중간위치로 한다.

치료사 : 환자의 뒤쪽에서 양 다리를 엉덩관절의 폭으로 벌리고, 가상의 교차가 배꼽의 높이에 오도록 선다.

도수접촉 벌레근 쥐기로 한쪽 손은 팔이음뼈의 뒤쪽올림과 마찬가지의 쥐기, 반대쪽은 다리이음뼈의 뒤쪽내림과 마찬가지의 쥐기를 한다. 손가락은 대각선의 운동방향을 가리킨다(그림 6-32와 6-33 참조).

신장(elongation) 팔이음뼈 : 앞쪽내림 방향 앞-아래 방향, 배꼽의 방향으로.
다리이음뼈 : 앞쪽올림의 방향, 앞-위 방향, 칼돌기 방향으로.

준비에 대한 구두지시 "턱을 올리고, 목과 머리를 펴시오!"

동작에 대한 지시 "몸을 펴시오!"

주의 쥐기는 손목관절에 가해지는 부하가 크기 때문에 궁둥뼈(좌골)에 놓은 손을 운동 중에 방향전환을 하면 조작이 용이해진다.

상기 이외의 팔이음뼈와 다리이음뼈의 비대칭적인 조합은 :

팔이음뼈 : 앞쪽올림
다리이음뼈 : 앞쪽내림
과
팔이음뼈 : 뒤쪽내림
다리이음뼈 : 뒤쪽올림

이지만, 임상에서는 별로 사용되고 있지 않기 때문에 여기서는 상세하게 언급하지 않는다. 그러나 아래의 이유로 사용하는 것도 가능하다.

- 안정성
- 동적 운동 또는 근육활동의 촉진
- 근육긴장항진의 억제

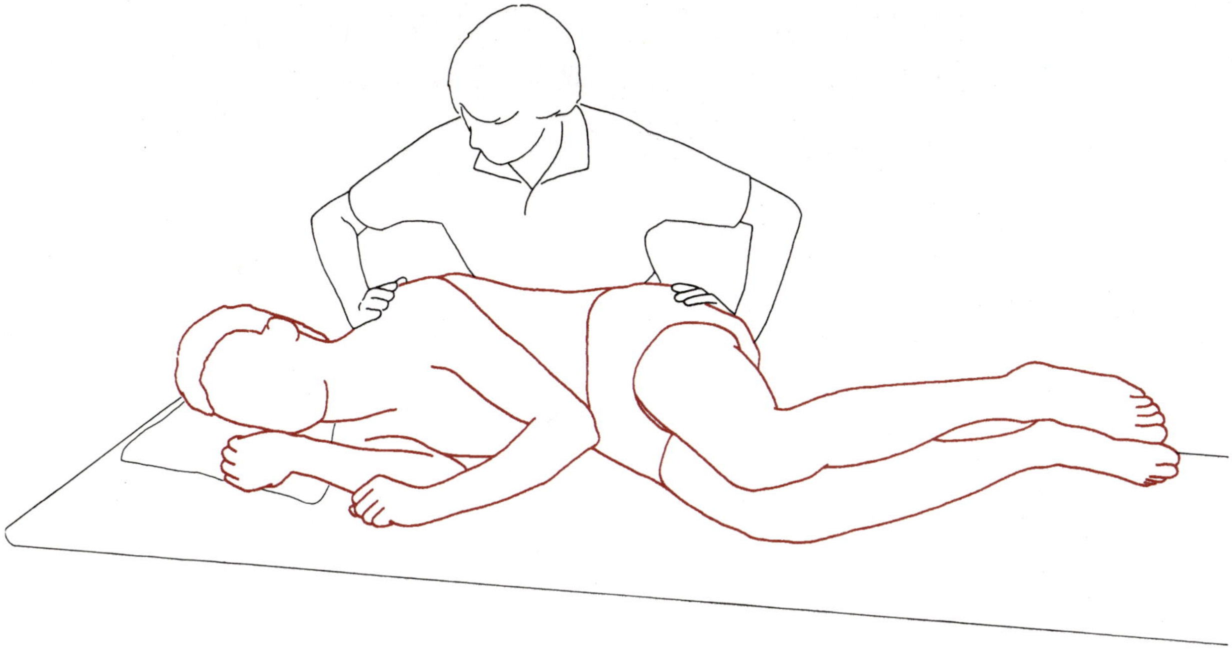

그림 6-32 몸통 : 전신적 폄의 *시작자세*

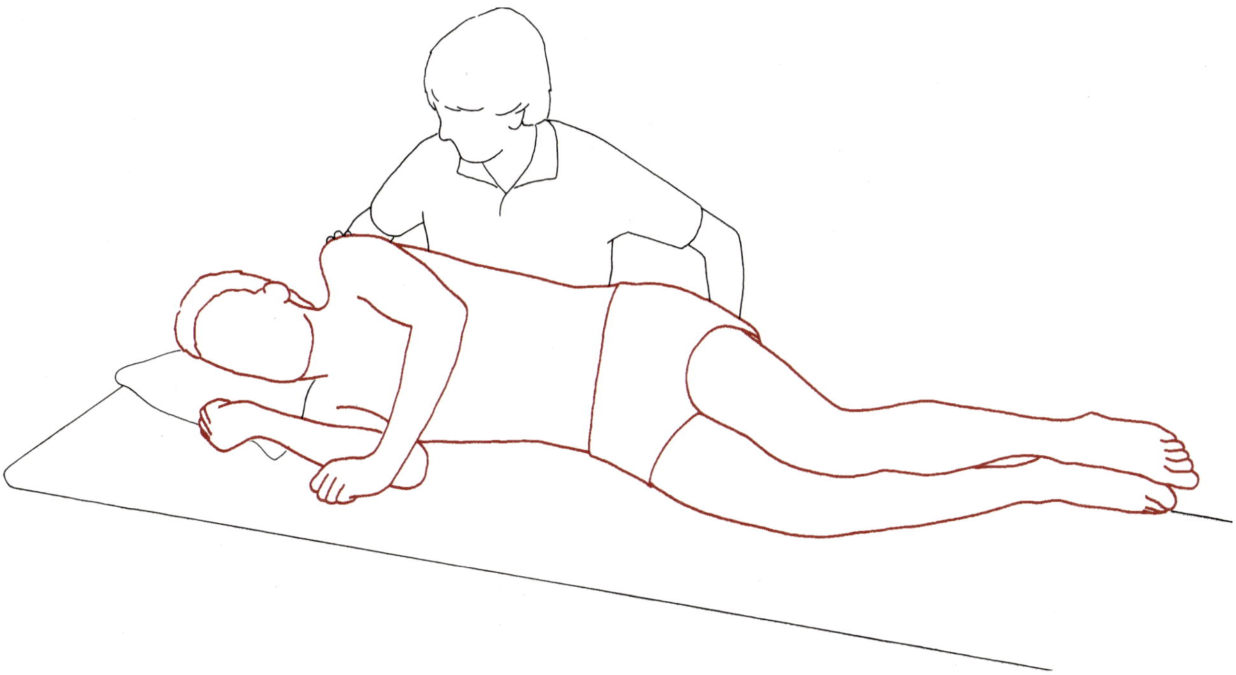

그림 6-33 몸통 : 전신적 폄의 *종료자세*

한쪽의 팔이음뼈 또는 다리이음뼈의 운동을 유지하면서 하는, 다른 쪽의 팔이음뼈 또는 다리이음뼈의 단독운동

전신적 굽힘 또는 전신적 폄으로부터 발전하여 팔이음뼈-다리이음뼈의 단독활동을 시행하는 것도 가능하다.

목적 팔이음뼈, 경우에 따라서는 다리이음뼈의 단독의 운동

적응
- 예를 들면 몸 구르기나 보행 등 기능적인 활동 시의 팔이음뼈-다리이음뼈의 단독운동의 촉진이 필요한 경우
- 전신적 굽힘이나 전신적 폄 때 팔이음뼈 및 다리이음뼈를 동시에 움직일 수 없는 경우

다른 부위의 고정을 동반하는 팔이음뼈의 단독운동

시작자세 등 : 팔이음뼈 패턴을 참조(제6장 "팔이음뼈의 운동패턴"(153쪽))

실시방법
- 한쪽의 손으로 팔이음뼈를 쥔다.
- 다른 쪽의 손으로 다리이음뼈를 쥐고, 중간위치에서 수동적으로 고정한다.

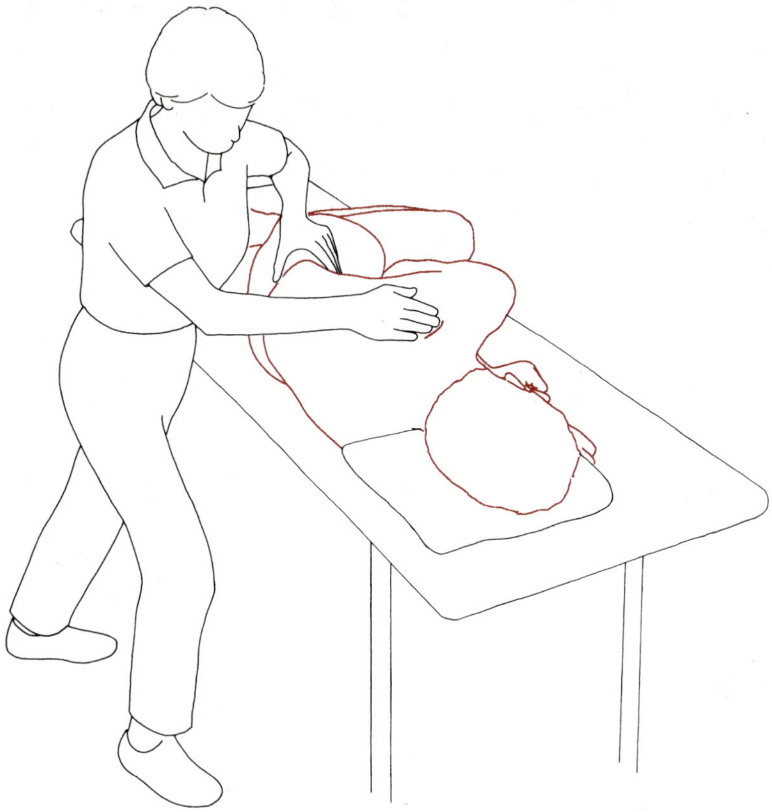

그림 6-34
다리이음뼈의 고정을 동반하는 팔이음뼈 뒤쪽내림의 단독운동의 *시작자세*

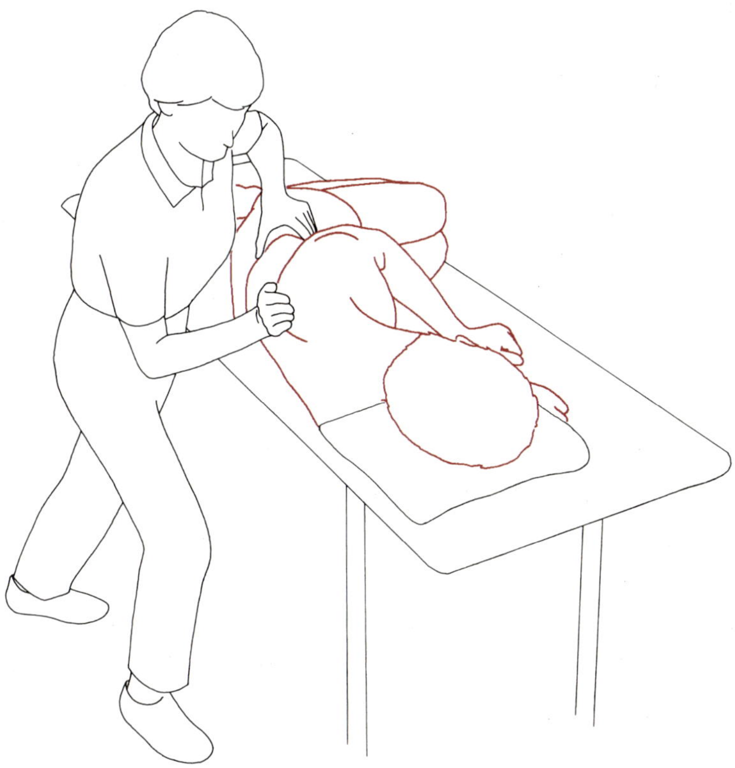

그림 6-35
다리이음뼈의 고정을 동반하는 팔이음뼈 뒤쪽내림의 단독운동의 *종료자세*

다른 부위의 고정을 동반하는 다리이음뼈의 단독운동

실시방법 시작자세 등 : 다리이음뼈 패턴을 참조(제6장 3 "다리이음뼈의 운동패턴" (167쪽))

- 한쪽의 손은 다리이음뼈를 쥔다.
- 다른 쪽의 손은 팔이음뼈를 수동적으로 중간위치에서 고정한다.

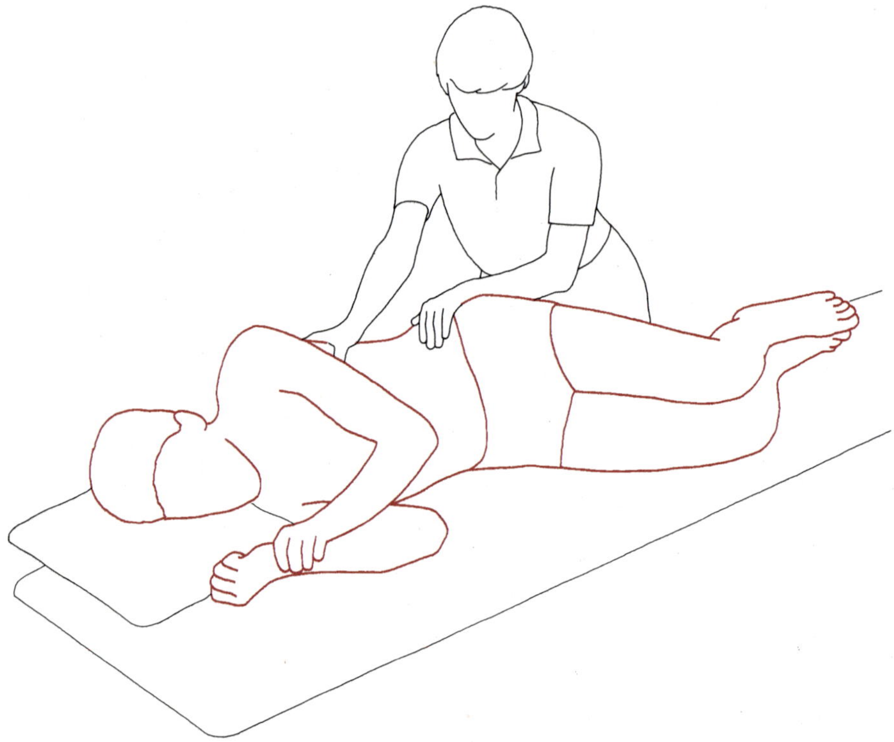

그림 6-36
팔이음뼈의 고정을
동반하는 다리이음뼈
앞쪽올림의 단독운동의
시작자세

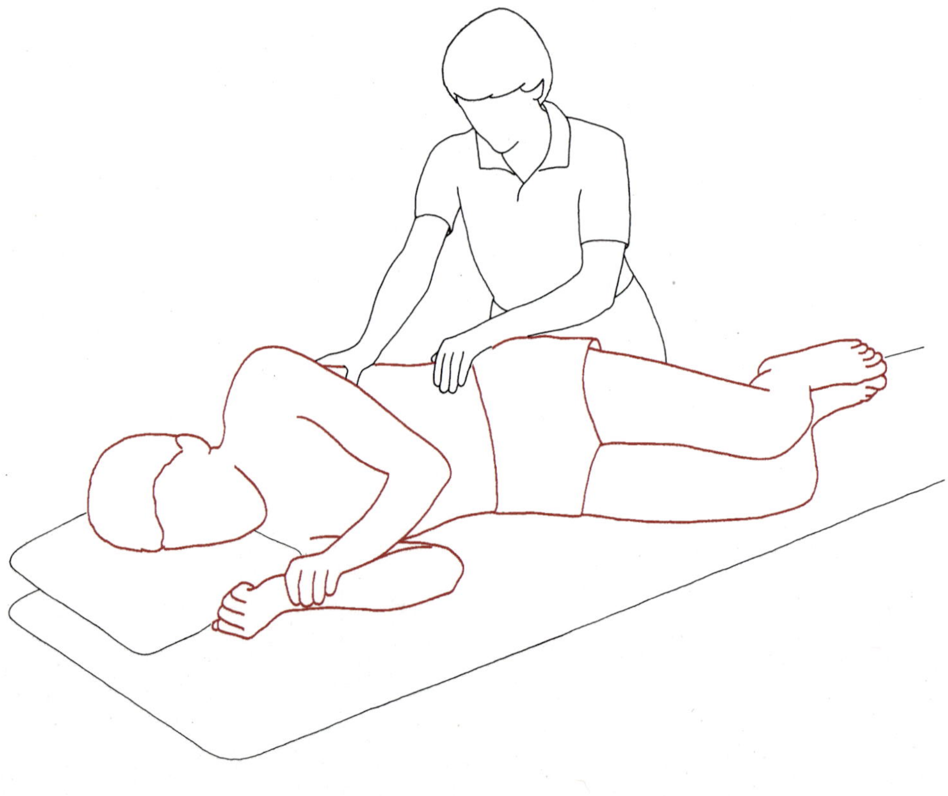

그림 6-37
팔이음뼈의 고정을
동반하는 다리이음뼈
앞쪽올림의 단독운동의
종료자세

팔이음뼈와 다리이음뼈의 상반성 운동

여기서는 팔이음뼈와 다리이음뼈를 같은 대각선의 운동패턴 안에서 반대방향으로 움직인다. 양쪽의 대각선에 대해서 효과적이다. 이들의 움직임은 보행, 환자의 일상생활동작 등에 관찰된다. 회전운동 등의 훈련에 적합하다.

목적
- 팔이음뼈와 다리이음뼈의 협응운동
- 상반적인 몸통의 운동 = 몸통의 회전
- 몸통근육군의 근육긴장항진과 과다긴장의 억제

적응
- 보행 시의 몸통의 상반하는 회전운동 부족의 경우
- 근육긴장의 항진 등으로 기타의 활동 시에 몸통이 "하나의 덩어리"로 되어있는 것 같은 (선택성이 저하하여 있는) 움직임의 경우

실시방법 이들의 움직임은 환자의 협응운동이 필요하기 때문에 동작을 몇 가지로 나눠서 사전에 연습하는 것도 가능하다.

- 팔이음뼈를 종료자세로 유지하고 다리이음뼈만을 연습하는 것부터 시작한다.
- 반대로 다리이음뼈를 유지하고 팔이음뼈를 움직인다.
- 마지막으로 양쪽의 움직임을 상반적으로 시행한다.

주의
- 대각선의 움직임을 유지한다.
- 희망하고 있는 반응이 얻어지면 작은 움직임에 대해서 훈련을 시행하고 다시 전체적인 운동으로 되돌아간다.
- 필요에 따라서 사전처치로서 "율동적 개시"를 이용한다.
- 환자가 무엇을 필요로 하고 있는지, 주의한다!
- 몸 구르기가 목적이 아닌 경우는 몸통의 회전운동이 일어나지 않도록 주의한다!

팔이음뼈와 다리이음뼈의 상반운동의 요약

- **팔이음뼈 : 뒤쪽내림**
  다리이음뼈 : 앞쪽올림
- **팔이음뼈 : 앞쪽올림**
  다리이음뼈 : 뒤쪽내림
- **팔이음뼈 : 앞쪽내림**
  다리이음뼈 : 뒤쪽올림
- **팔이음뼈 : 뒤쪽올림**
  다리이음뼈 : 앞쪽내림

팔이음뼈 : 뒤쪽내림
다리이음뼈 : 앞쪽올림

시작자세 *환자 :* 엉덩관절, 무릎관절을 약 45~60° 로 굽히고, 몸통 중간위치의 옆으로 누운 자세를 취한다.

치료사 : 발을 앞뒤로 발디딤을 하고 대각선 연장선상에서 환자의 뒤쪽에 선다. 경우에 따라서는 강조하고 싶은 쪽에 선다.

도수접촉 벌레근 쥐기로 각각의 운동패턴의 기초적인 쥐기로 한쪽의 손은 팔이음뼈, 다른 쪽 손은 다리이음뼈 위에 놓는다. 손가락은 대각선의 운동방향을 가리킨다.

신장(elongation) *팔이음뼈 :* 앞쪽올림의 방향으로, 앞-위 방향, 볼이나 귀의 앞 방향으로.
다리이음뼈 : 뒤쪽내림 방향으로, 뒤쪽-아래 방향, 궁둥뼈결절 방향으로.

준비에 대한 구두지시 "나의 손을 미시오!"("몸통의 옆쪽을 단축하시오!")

동작에 대한 지시 "양쪽을 끌어오시오!"

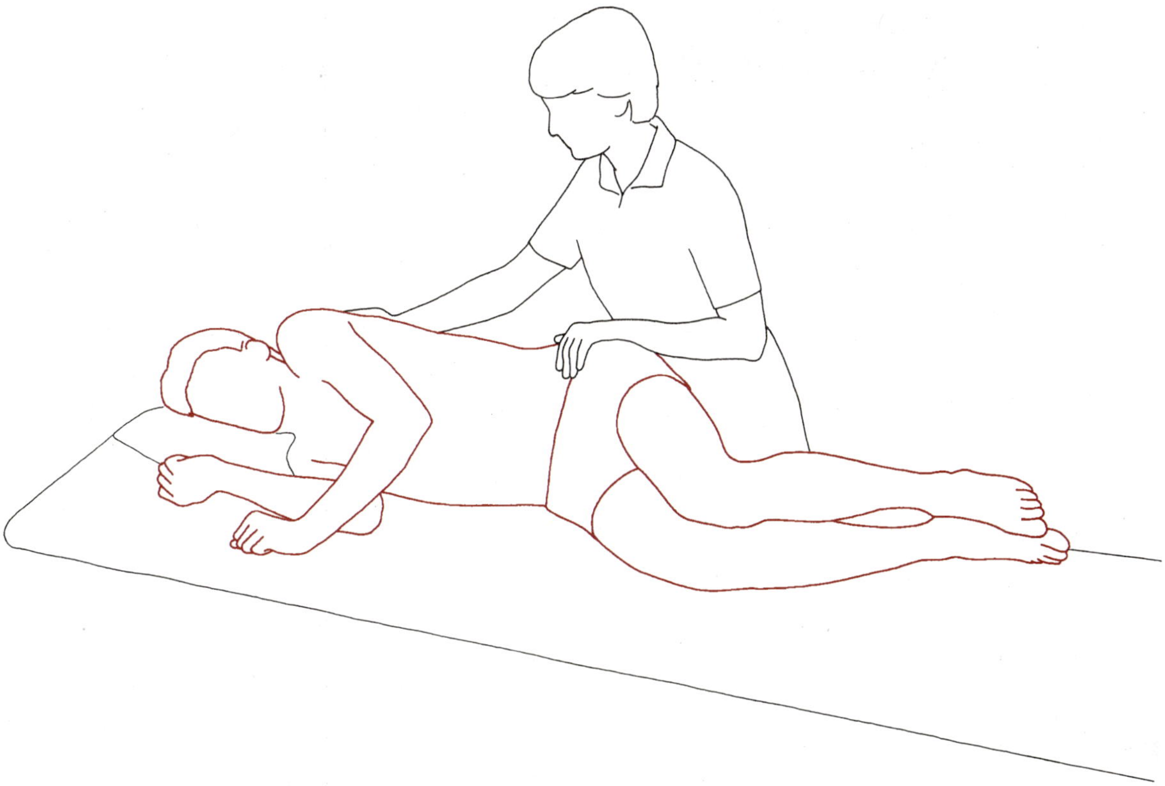

그림 6-38 몸통의 상반성 운동의 *시작자세*

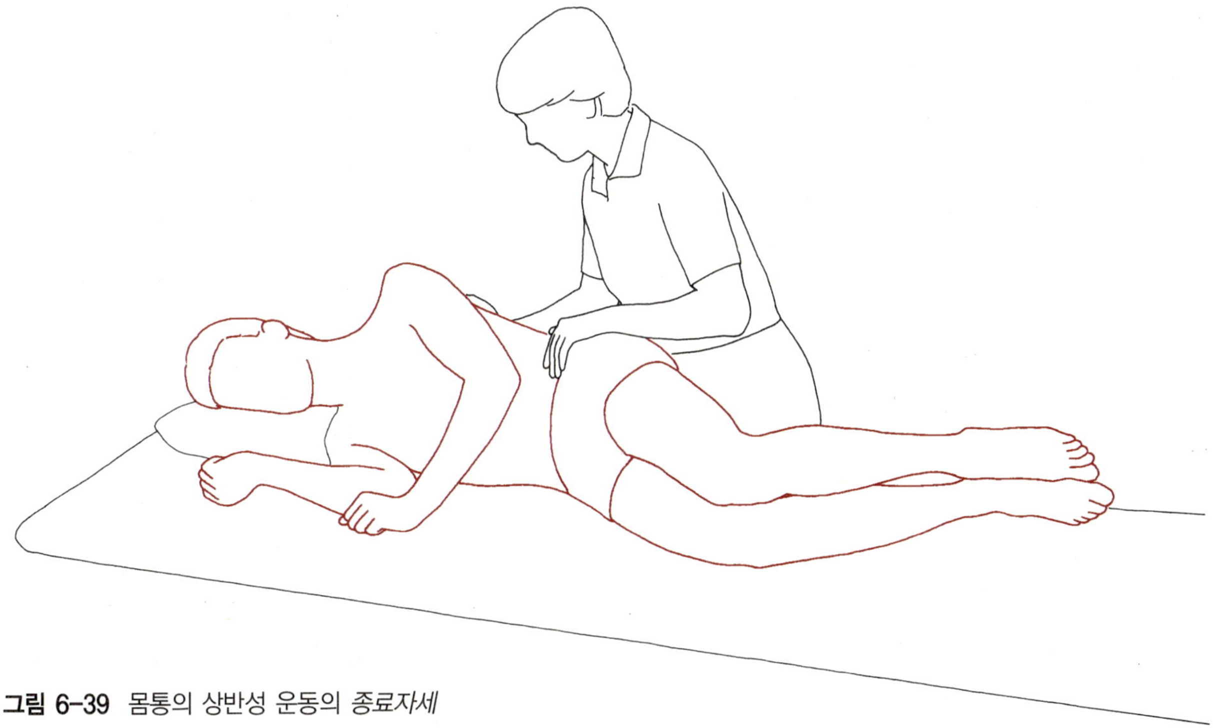

그림 6-39 몸통의 상반성 운동의 *종료자세*

팔이음뼈 : 앞쪽올림
다리이음뼈 : 뒤쪽내림

시작자세 *환자 :* 엉덩관절, 무릎관절을 약 45~60° 로 굽히고, 몸통 중간위치의 옆으로 누운 자세를 취한다.

치료사 : 발을 앞뒤로 발디딤을 하고 대각선 연장선상에서 환자의 뒤쪽에 선다. 경우에 따라서는 강조하고 싶은 쪽에 선다.

도수접촉 벌레근 쥐기로 각각의 운동패턴의 기초적인 쥐기로 한쪽의 손은 팔이음뼈, 다른 쪽의 손은 다리이음뼈 위에 놓는다. 손가락은 대각선의 운동방향을 가리킨다.

신장(elongation) 팔이음뼈 : 뒤쪽내림 방향, 뒤쪽-아래 방향, 꼬리뼈 방향으로.
다리이음뼈 : 앞쪽올림 방향, 앞-위 방향, 칼돌기 방향으로.

구두지시 "나의 손을 미시오!" ("몸통의 옆쪽을 길게 하시오!")

동작에 대한 지시 "몸을 펴시오!"

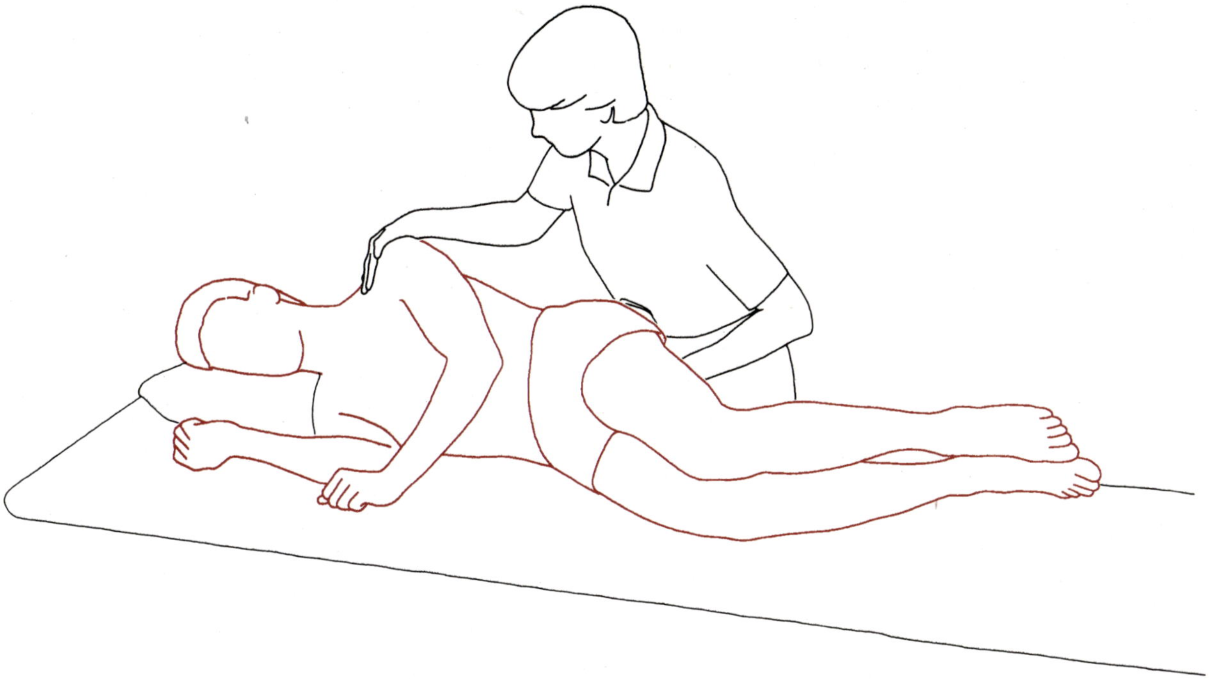

그림 6-40 몸통의 상반성 운동의 *시작자세*

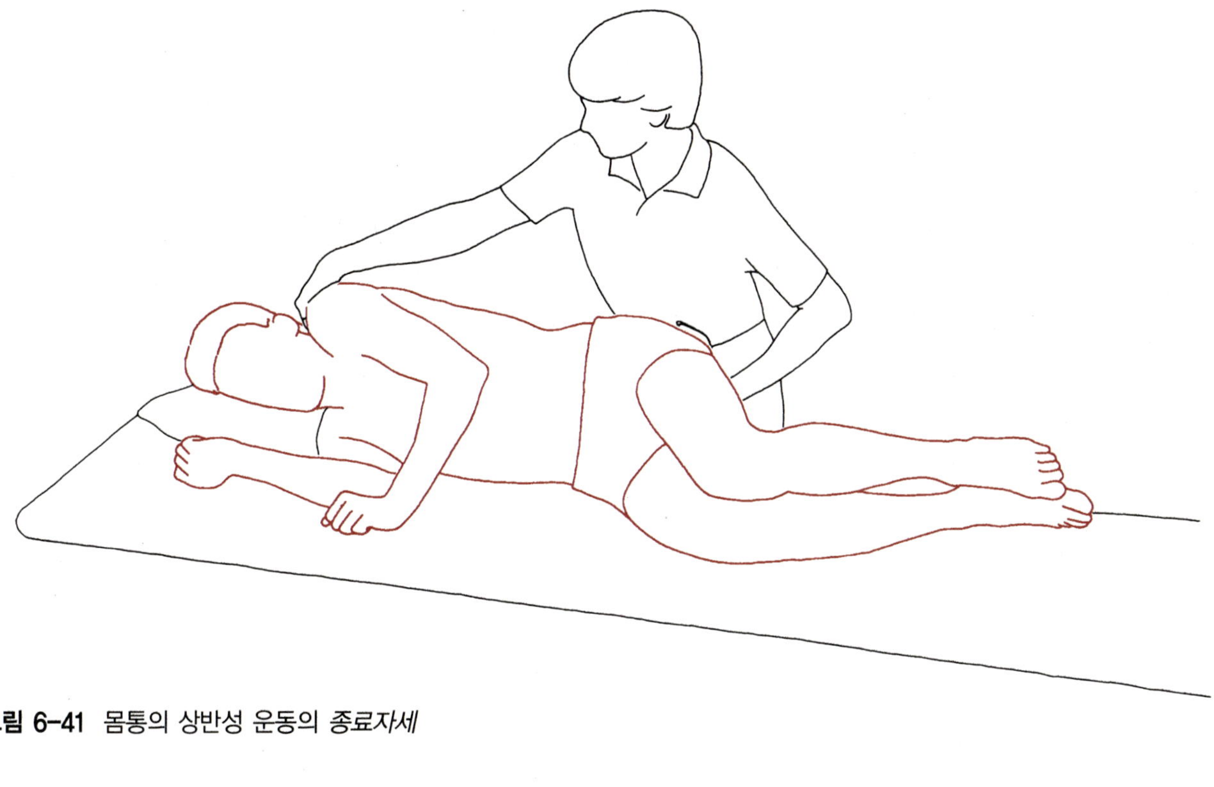

그림 6-41 몸통의 상반성 운동의 *종료자세*

팔이음뼈 : 앞쪽내림
다리이음뼈 : 뒤쪽올림

시작자세 *환자 :* 엉덩관절, 무릎관절을 약 45~60°로 굽히고, 몸통 중간위치의 옆으로 누운 자세를 취한다.

치료사 : 발을 앞뒤로 발디딤을 하고 대각선 연장선상에서 환자의 뒤쪽에 선다. 경우에 따라서는 강조하고 싶은 쪽에 선다.

도수접촉 벌레근 쥐기로 각각의 운동패턴의 기초적인 쥐기 방법으로 한쪽의 손은 팔이음뼈, 다른 쪽의 손은 다리이음뼈 위에 놓는다. 손가락은 대각선의 운동방향을 가리킨다.

신장(elongation) 팔이음뼈 : 뒤쪽올림 방향, 뒤쪽-위 방향, 뒤통수부분 쪽으로
다리이음뼈 : 앞쪽내림 방향, 앞-아래 방향, 반대쪽의 무릎 쪽으로

준비에 대한 구두지시 "나의 손을 미시오!" ("몸통 옆쪽을 짧게 하시오!")

동작에 대한 지시 "양쪽을 접근시키시오!" "짧게 하시오!"

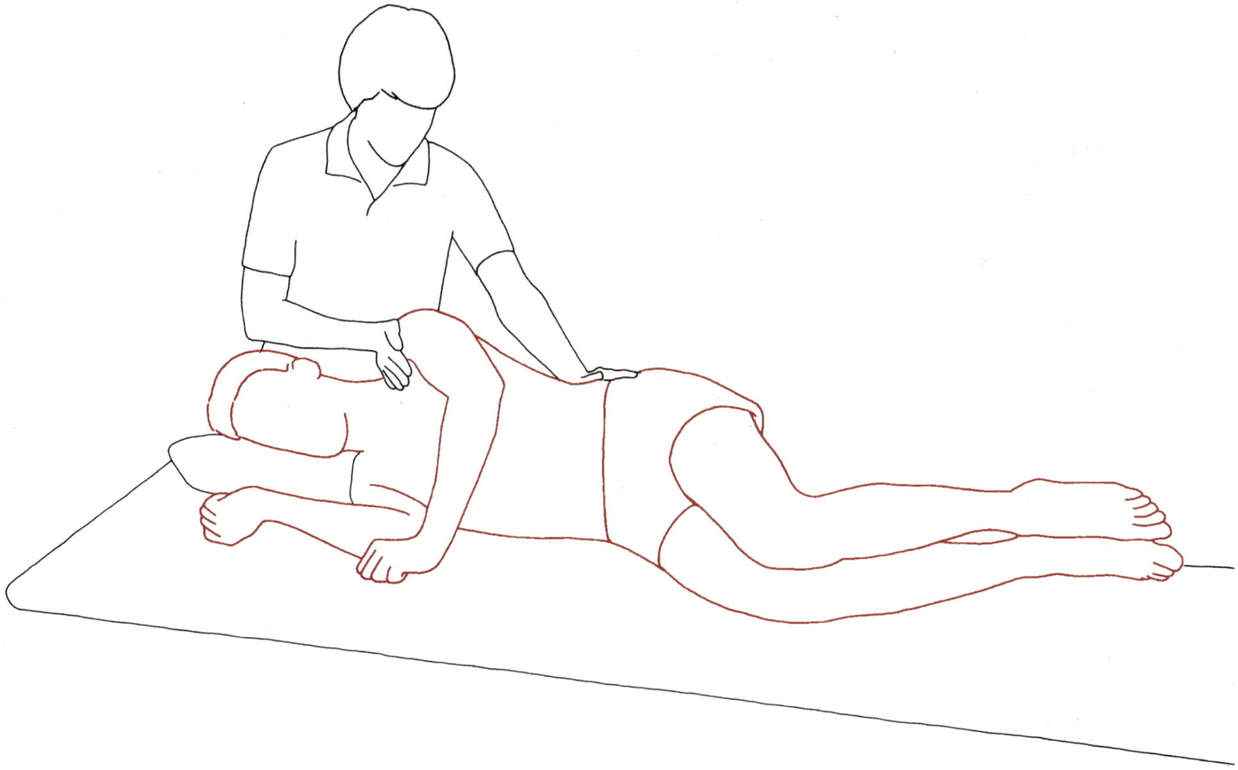

그림 6-42 몸통의 상반성 운동의 *시작자세*

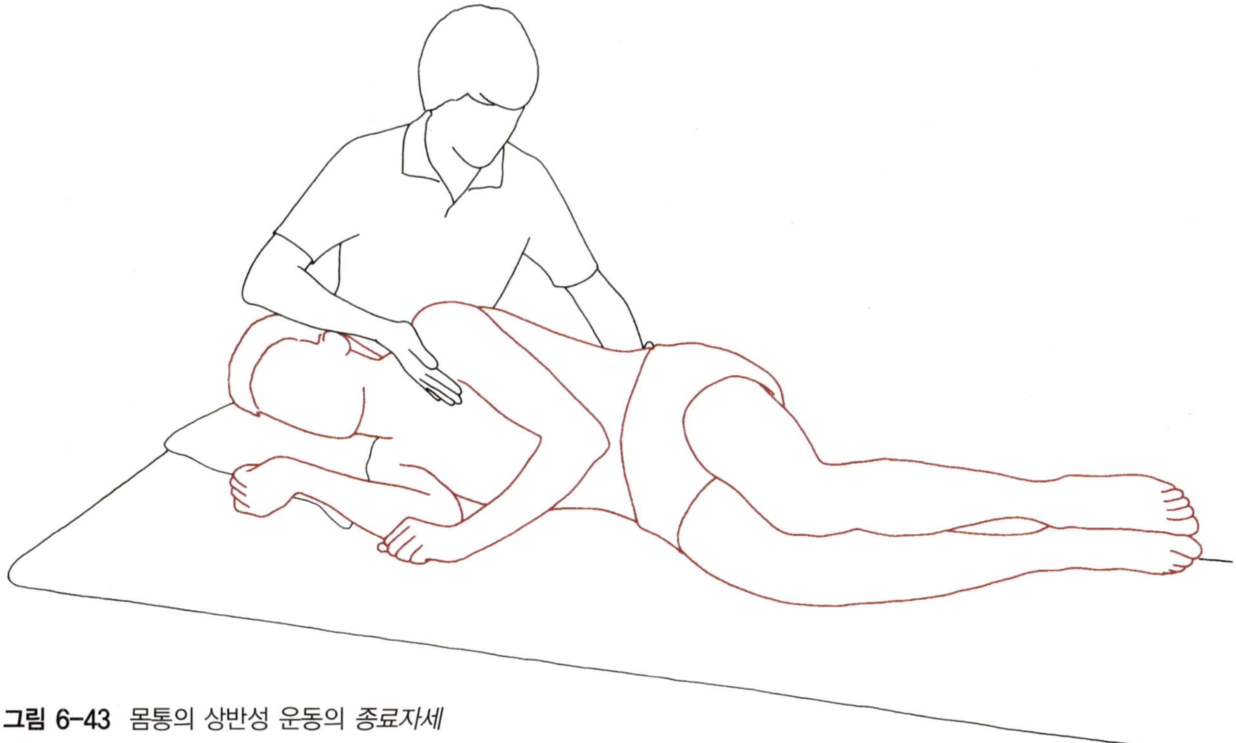

그림 6-43 몸통의 상반성 운동의 *종료자세*

팔이음뼈 : 뒤쪽올림
다리이음뼈 : 앞쪽내림

시작자세 *환자 :* 엉덩관절, 무릎관절을 약 45~60° 로 굽히고, 몸통 중간위치의 옆으로 누운 자세를 취한다.

치료사 : 발을 앞뒤로 발디딤을 하고 대각선 연장선상에서 환자의 뒤쪽에 선다. 경우에 따라서는 강조하고 싶은 쪽에 선다.

도수접촉 벌레근 쥐기로 각각의 운동패턴의 기초적인 쥐기로 한쪽의 손은 팔이음뼈, 다른 쪽 손은 다리이음뼈 위에 놓는다. 손가락은 대각선의 운동방향을 가리킨다.

신장(elongation) 팔이음뼈 : 앞쪽내림 방향, 앞-아래 방향, 배꼽의 방향으로.
다리이음뼈 : 뒤쪽올림 방향, 뒤쪽-위 방향, Th12 방향으로.

구두지시 "나의 손을 미시오!" ("몸통의 옆쪽을 길게 하시오!")

동작에 대한 지시 "몸을 펴시오!"

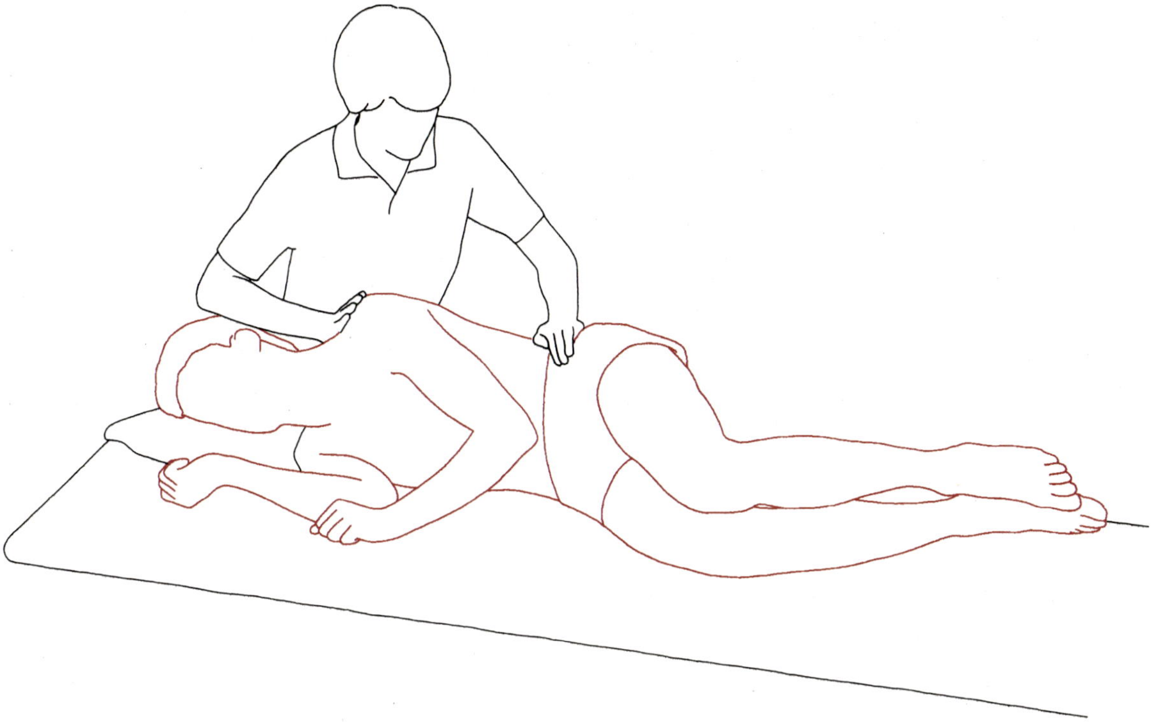

그림 6-44 몸통의 상반성 운동의 *시작자세*

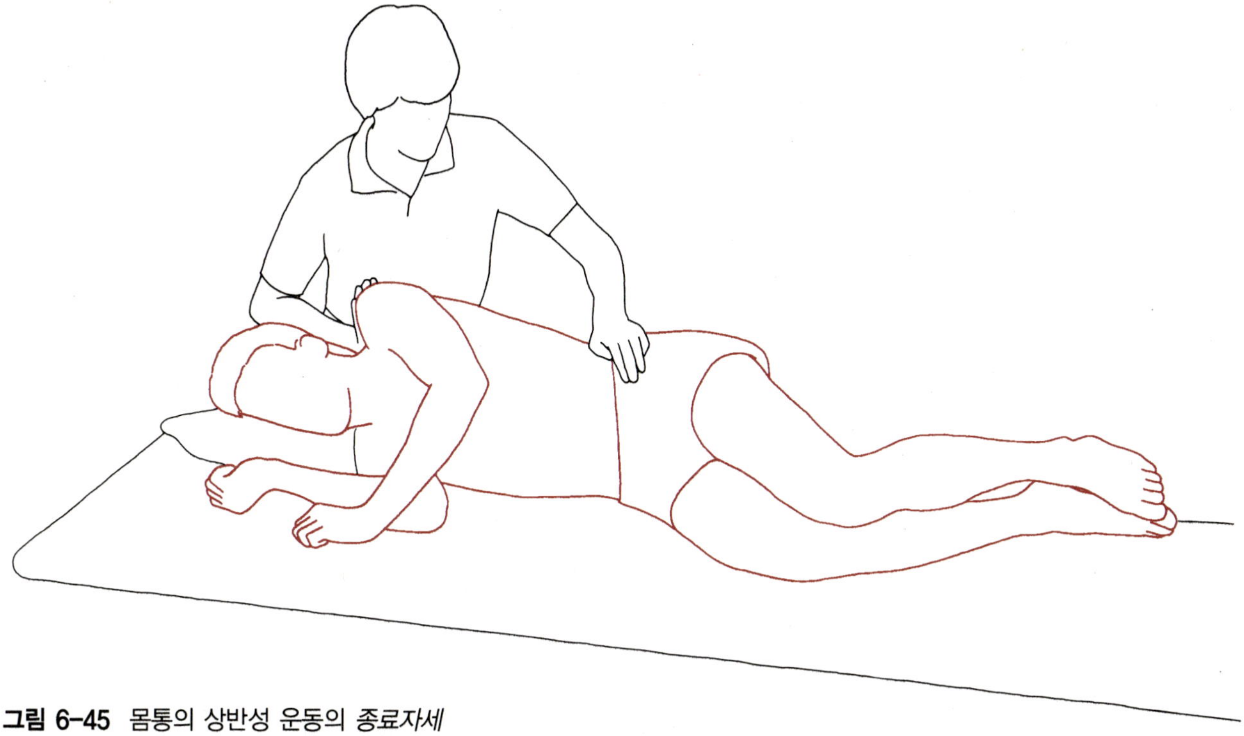

그림 6-45 몸통의 상반성 운동의 *종료자세*

6.5 앉은 자세에서 몸통의 활동

앉은 자세에서의 몸통운동의 훈련은 많은 환자에게 효과적으로 사용된다. 여기서는 팔이음뼈의 모든 운동패턴이 사용된다. 몸통의 안정성 훈련은 좋은 자세에서의 앉은 자세 유지와 선 자세의 준비를 위해 중요하다. 균형, 협응성과 근력강화를 위해서는 동적 훈련이 매우 좋다고 하고 있다. 보행의 준비로서 또한 과다긴장을 하고 있는 몸통근육군의 회전을 정상화하기 위해서는 여러 가지 조합으로 몸통의 대항근군의 운동을 할 필요가 있다(앉은 자세에서의 대각선의 몸통활동. 그림 6-50 참조).
아래의 이유로 몸통의 활동을 촉진하기 위해 팔이음뼈를 이용한다.

- 몸통근육군을 활성화하기 위해 **정적 근육활동의 촉진/안정성**
- 몸통근육군의 운동조절과 강화를 위해 **동적 근육활동의 촉진***
- **몸통회전 (=상반하는 몸통의 활동) 또는 엉덩관절의 굽힘, 경우에 따라서는 폄의 촉진***

정적 근육활동의 촉진/안정성

시작자세 *환자 :* 다리를 늘어뜨린 끝에 걸터앉은 자세를 취한다(넓은 지지기저면을 필요로 하는 경우는 등받이가 없는 의자나 휠체어에 앉고 양발을 바닥에 붙여서 앉는 것도 가능하다. 제8장 "보행훈련" 참조). 양손은 좌석면의 앞쪽, 옆, 또는 몸의 뒤에 둔다. 몸통의 평형반응을 더 많이 희망하는 경우는 양손을 넓적다리부분 위에 놓는 것도 가능하다.

치료사 : 발을 앞뒤로 발디딤을 하고 환자의 앞이나 뒤에 선다.

도수접촉 벌레근 쥐기로 양 어깨의 위에 놓는다.
(대체법 : 한쪽의 손을 어깨에 놓고, 다른 쪽의 손을 머리 위에 놓는다).

준비와 동작에 대한 구두지시 "멈추시오!" "그대로 움직이지 마시오!"

---

* (앉은 자세에서의) 촉진의 목적은 몸통상부의 패턴 "내려치기(chopping)"이나 "들어올리기(lifting)"로 달성하는 것도 가능하다. 마찬가지의 것을 끝에 걸터앉은 자세에서도 실시할 수 있기 때문에 다리를 길게 뻗고 앉은 자세의 예도 참조할 것.

기법/치료방법 (제3장 "기법과 치료방법" 참조)
- 안정성 훈련
- 안정적 반전
- 율동적 안정화

실시방법
- 가능하다면 안정성 훈련은 빠른 압축(quick approximation)을 가하고 그 후, 그 압축을 유지한 채로 정적인 안정화("안전성 훈련" "율동적 안정화")를 시행하고 정적/동적 근육활동("안정적 반전")을 강조한다.
- 안정성 훈련을 할 때의 저항은 최대한의 근육활동에 도달할 때까지 서서히 증가시켜간다. 그리고 서서히 저항량을 감소시켜가고 마지막으로 완전히 저항하지 않도록 한다.

주의
- "안정적 반전"이나 "율동적 안정화"는 강한 운동요소근육군부터 시작한다. 압축(approximation)으로 운동을 유발하고, 그것을 유지하도록 하여 저항의 방향전환 때 휴식하지 않도록 한다.
- 훈련의 난이도를 높이기 위해 압축 없이 안정성을 유지하는 것도 시행한다. 그것을 통해서 환자는 그 자세를 자기가 유지할 수 있도록 학습한다. 이 경우, 도수접촉은 강조하고 싶은 운동방향으로 손을 놓도록 한다.

안정성 훈련 때의 저항의 방향 저항은 대각선의 양방향에 대해서 줄 수 있다.
- 앞쪽으로 압력을 강조하고 싶은 경우는 앞쪽에서부터 뒤쪽으로.
- 뒤쪽으로 압력을 강조하고 싶은 경우는 뒤쪽에서부터 앞쪽으로.
- 회전방향, 한쪽의 손은 앞쪽에서부터 다른 쪽의 손은 뒤쪽에서부터의 압력을 강조한다. 치료사는 오른쪽 대각선 또는 왼쪽 대각선 위에 선다.

주의 머리의 회전이 일어나지 않도록 한다.

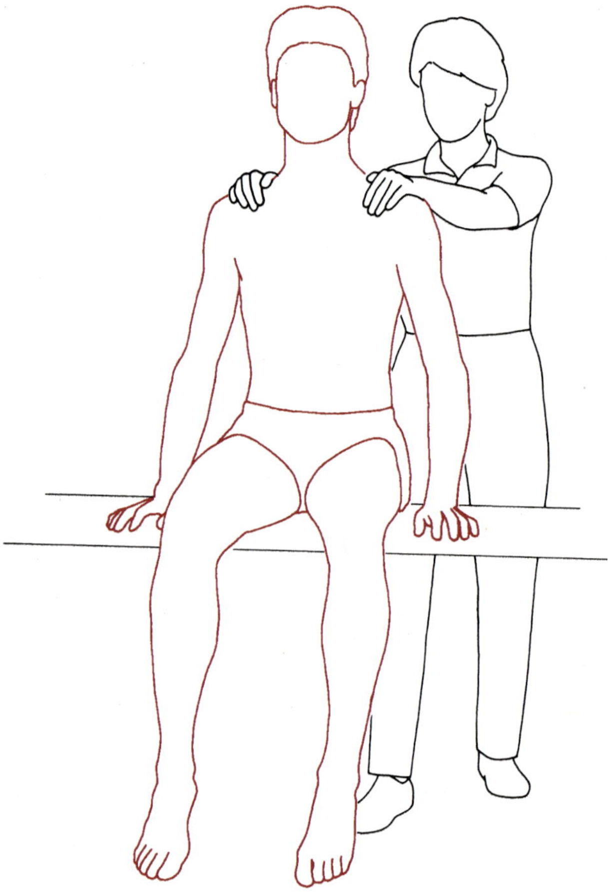

그림 6-46 앞쪽에서부터 뒤쪽으로 **안정성 훈련**. 환자의 손은 몸의 옆에 놓고 있다.

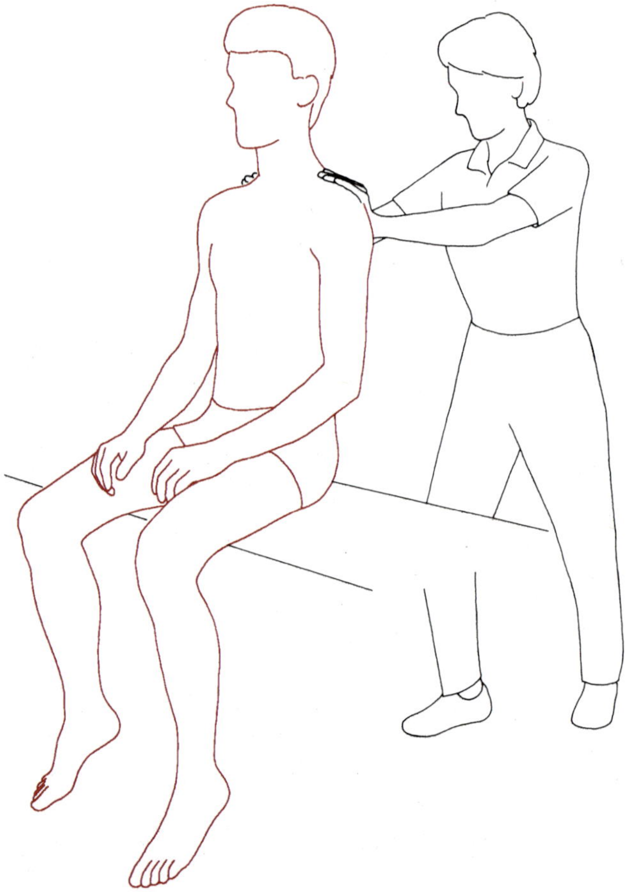

그림 6-47 뒤쪽에서부터 앞쪽으로 **안정성 훈련**. 환자의 손은 넓적다리 위에 올려놓고 있다.

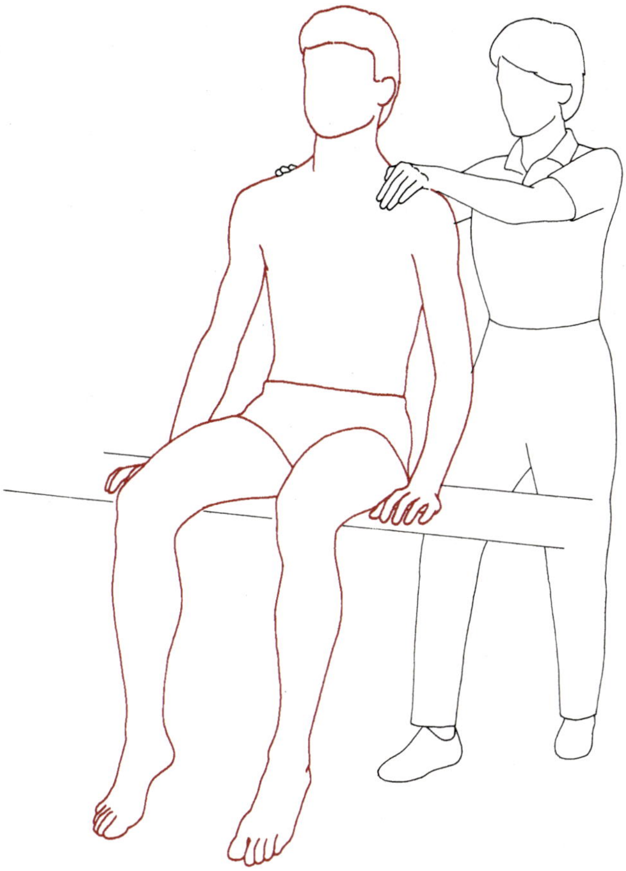

그림 6.48 회전을 위한 안정성 훈련. 환자의 양손은 몸의 옆에 놓고 있다.

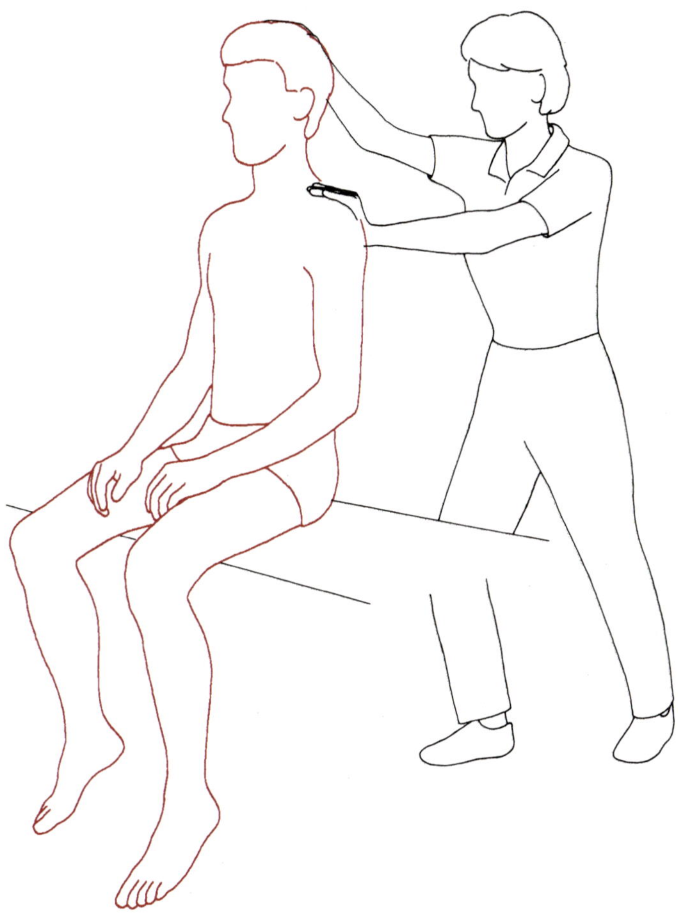

그림 6.49 뒤쪽에서부터 앞쪽으로 안정성 훈련. 도수접촉의 대체법이고 한쪽 손은 어깨, 반대쪽 손은 머리 위에 올려놓고 있다. 환자의 손은 넓적다리 위에 놓고 있다.

몸통의 동적 활동의 촉진

여기서는 몸통의 활동을 얻기 위해 팔이음뼈를 사용한다. 여기서의 몸통의 굽힘, 또는 폄의 동적 근육활동은 옆굽힘(측굴)과 회전을 동반하여 설명되어 있다(그림 6−50 참조). 옆굽힘은 몸통의 회전을 동반하는 굽힘이나 폄과는 별도로 그것을 유지한 상태에서 강조할 수도 있다. 또한 "강조의 타이밍"을 이용하여 촉진하는 것도 가능하다(제3장 "기법과 치료방법" 참조).

상부몸통 패턴의 "내려치기(chopping)"나 "들어올리기(lifting)"도 이용할 수 있다.

기법/치료방법 제3장 "기법과 치료방법" 참조

몸통의 동적 근육활동의 운동

- 우회전을 동반하는 굽힘
- 좌회전을 동반하는 폄
- 좌회전을 동반하는 굽힘
- 우회전을 동반하는 폄

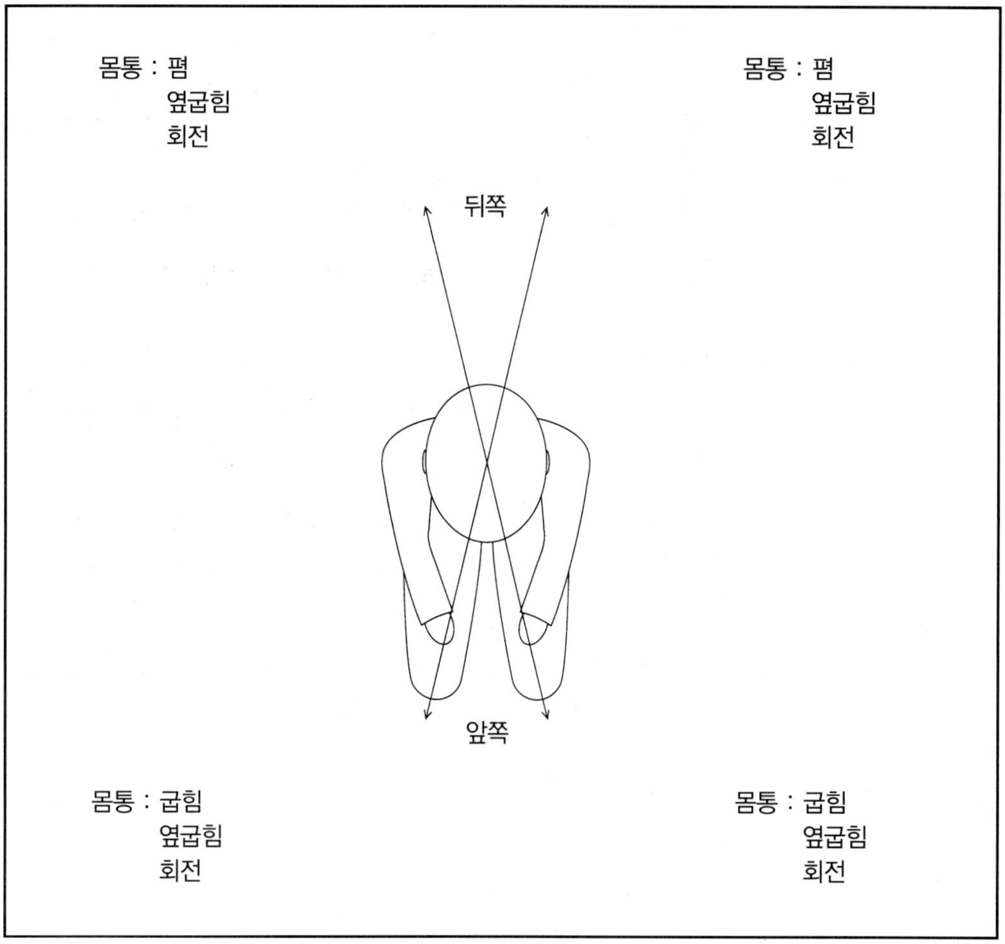

그림 6-50 앉은 자세에서 몸통을 위한 대각선운동

우회전을 동반하는 굽힘

시작자세 *환자 :* 다리를 늘어뜨리고 치료테이블 위에 앉아 넓적다리로 지지한다. 경우에 따라서는, 넓적다리나 치료침상을 양손으로 지지한다.
(변화법 : 넓은 지지기저면이 필요한 경우는 등받이가 없는 의자나 휠체어에 앉는다).

치료사 : 발을 앞뒤로 발디딤을 하고 환자의 앞이나 뒤에 선다.

도수접촉 벌레근 쥐기로 양어깨의 위와 앞을 쥔다. 압력은 앞쪽을 강조한다.

대체법 1 : 신장자극(스트레칭)을 위해 회전을 강조하는 경우는, 한쪽의 손으로 앞쪽에서부터, 다른 쪽 손으로 뒤쪽에서부터 어깨를 쥔다.

대체법 2 : 환자는 양손을 깍지를 끼고 앉는다. 치료사의 한쪽 손은 왼쪽어깨의 위에 놓고 앞쪽에서부터의 압력을 강조한다. 다른 쪽 손으로 뒤쪽에서부터, 오른쪽어깨의 밑으로부터 손을 넣고 환자의 아래팔을 쥔다.

대체법 3 : 환자는 양팔의 팔짱을 끼고 앉는다. 치료사는 양손으로 환자의 아래팔을 뒤에서부터 쥔다.

신장(elongation) 뒤-위쪽의 폄 방향, 그리고 좌회전 방향으로, 즉, 몸통의 좌회전을 동반하는 폄 방향으로 가져간다.

구두지시 "턱을 당기고, 왼쪽 어깨를 앞으로 회전시키시오!"

동작에 대한 지시 "오른쪽으로 회전하시오!"

주의 팔이음뼈의 신장(elongation)이 배근육에 영향을 주도록 한다.

좌회전을 동반하는 굽힘

위에 방법을 반대방향으로 시행한다.

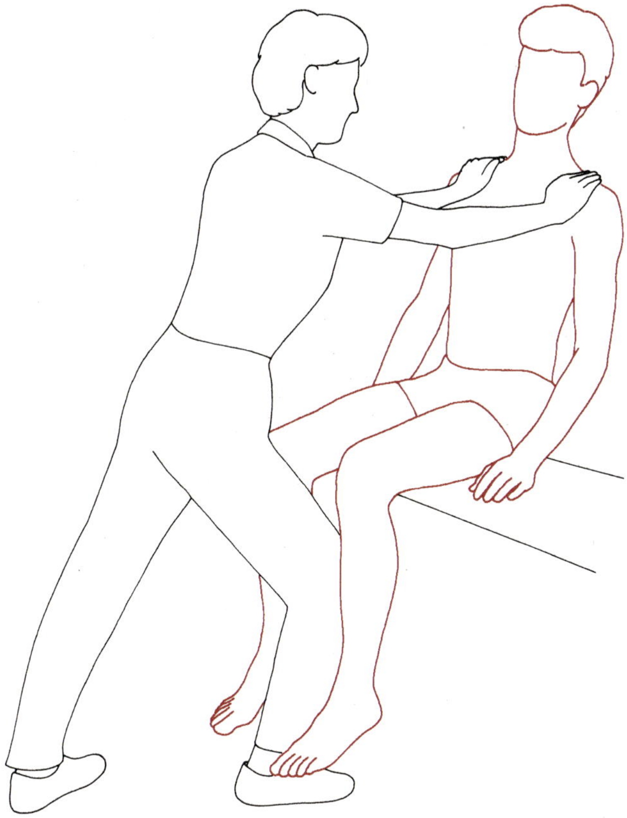

그림 6-51
우회전을 동반하는 몸통의 굽힘. 환자의 앞쪽에 서서 양손을 앞에 놓고 있는 *시작자세.*

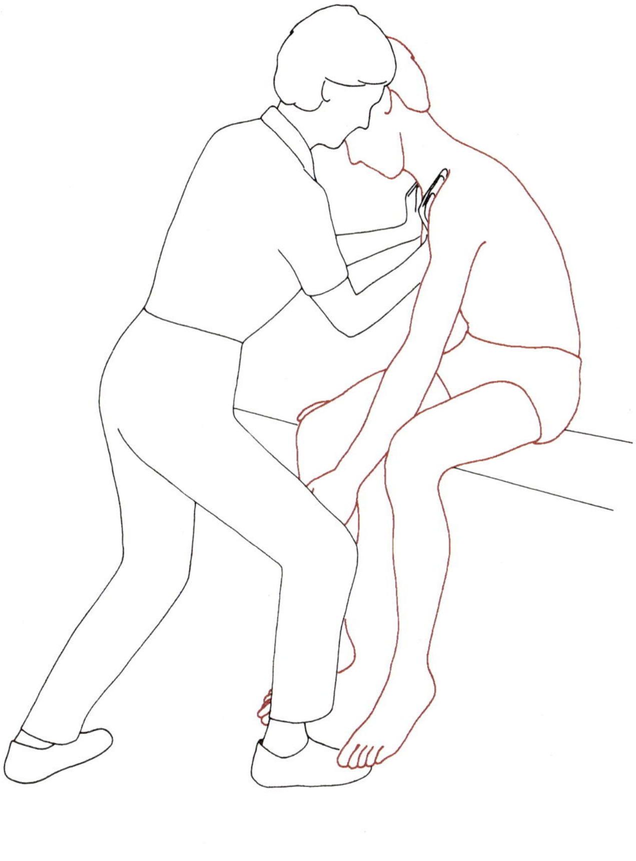

그림 6-52
우회전을 동반하는 몸통의 굽힘. 환자의 앞쪽에 서서 양손을 앞에 놓고 있는 *종료자세.*

▶

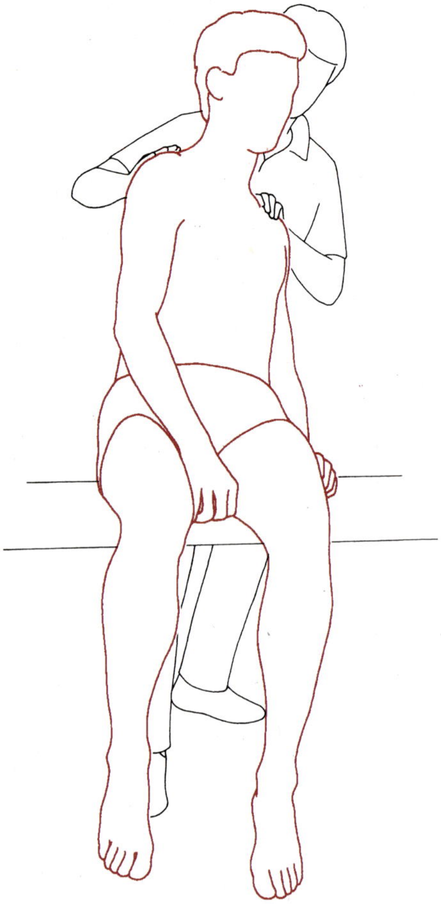

그림 6-53 우회전을 동반하는 몸통의 굽힘. 환자의 뒤쪽에 서서, 어깨의 앞쪽 또는 뒤쪽에서부터 도수 접촉을 하여 회전을 강조하는 *시작자세.*

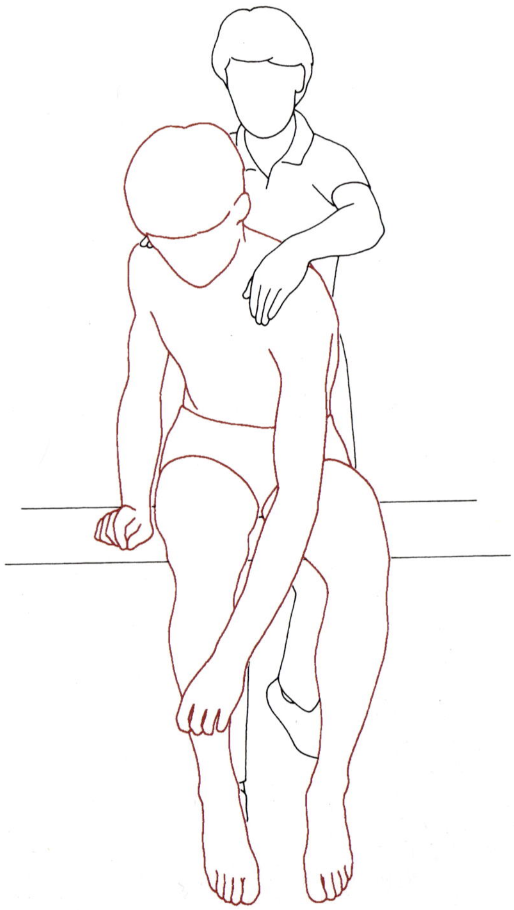

그림 6-54 우회전을 동반하는 몸통의 굽힘. 환자의 뒤쪽에 서서, 어깨의 앞쪽 또는 뒤쪽에서부터 도수 접촉을 하여 회전을 강조하는 *종료자세.*

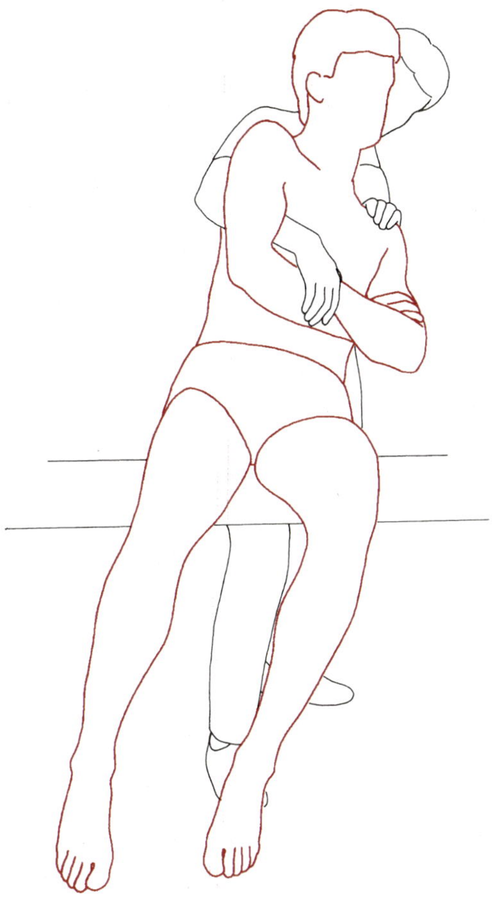

그림 6-55 우회전을 동반하는 몸통의 굽힘. 환자의 뒤쪽에 서서 어깨-아래팔에 도수접촉을 하는 *시작자세.*

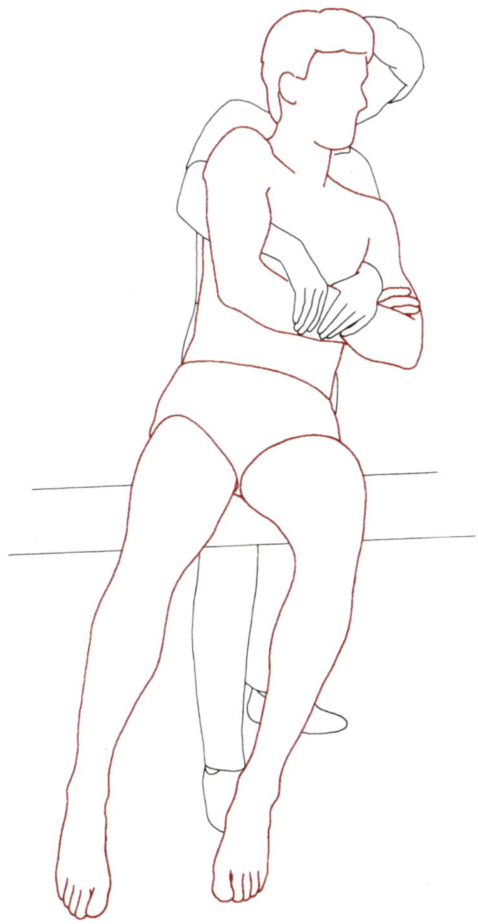

그림 6-56 우회전을 동반하는 몸통의 굽힘. 환자의 뒤쪽에 서서 어깨-아래팔에 도수접촉을 하는 *종료자세.*

좌회전을 동반하는 폄

시작자세 *환자 :* 다리를 늘어뜨리고 치료테이블 위에 앉아 넓적다리로 지지한다. 경우에 따라서는, 넓적다리나 치료침상을 양손으로 지지한다.
(변화법 : 넓은 지지기저면이 필요한 경우는 등받이가 없는 의자나 휠체어에 앉는다).

치료사 : 발을 앞뒤로 발디딤을 하고 환자의 앞이나 뒤에 선다.

도수접촉 벌레근 쥐기로 양어깨의 위와 앞을 쥔다. 압력은 뒤쪽을 강조한다.
대체법 : 환자는 양손을 깍지를 끼고 앉는다. 신장자극(스트레칭)을 위해 회전을 강조하는 경우는 한쪽의 손으로 앞쪽에서부터, 다른 쪽 손으로 뒤쪽에서부터 어깨를 쥐도록 한다.

신장(elongation) 앞-아래쪽의 굽힘 방향과 우회전 방향으로 즉, 우회전을 동반하는 몸통 굽힘 방향으로 가져간다.

준비에 대한 구두지시 "턱을 (밀어) 내밀고, 왼쪽 어깨를 왼쪽 뒤로 회전시키시오!"

동작에 대한 지시 "왼쪽으로 회전하시오!"

주의 팔이음뼈의 신장(elongation)이 등근육에 영향을 주도록 한다.

우회전을 동반하는 폄

위에 방법을 반대방향으로 시행한다.

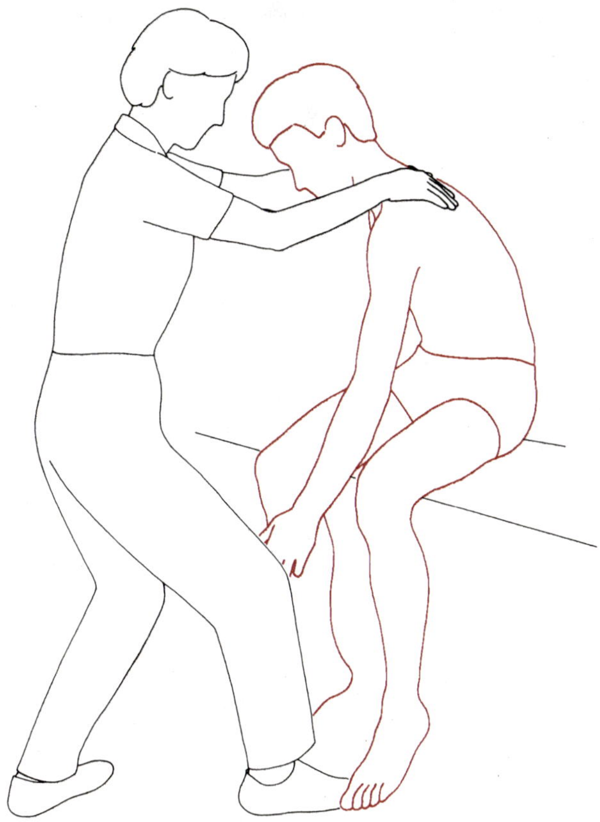

그림 6-57
좌회전을 동반하는 몸통의 폄. 환자의 앞에 서서 양손을 어깨 뒤쪽에 놓고 있는 *시작자세.*

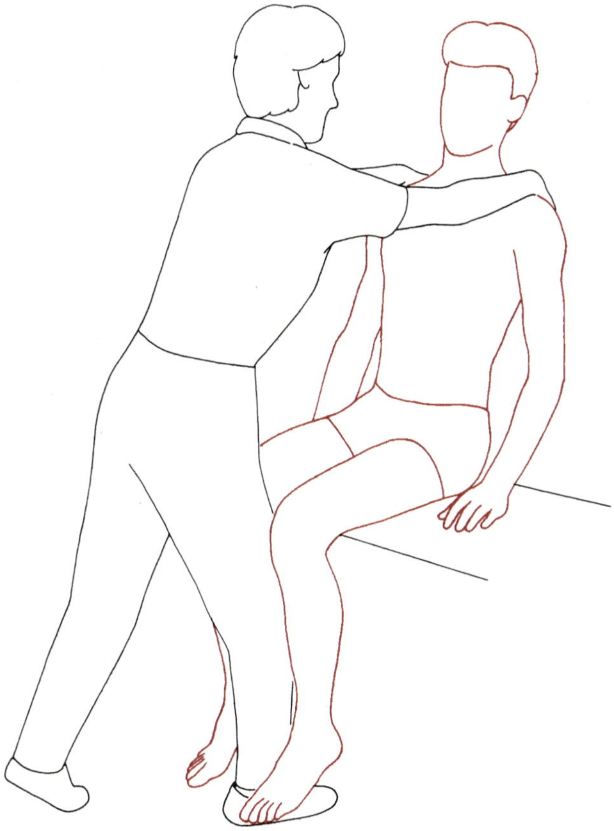

그림 6-58
좌회전을 동반하는 몸통의 폄. 환자의 앞에 서서 양손을 어깨 뒤쪽에 놓고 있는 *종료자세.*

▶

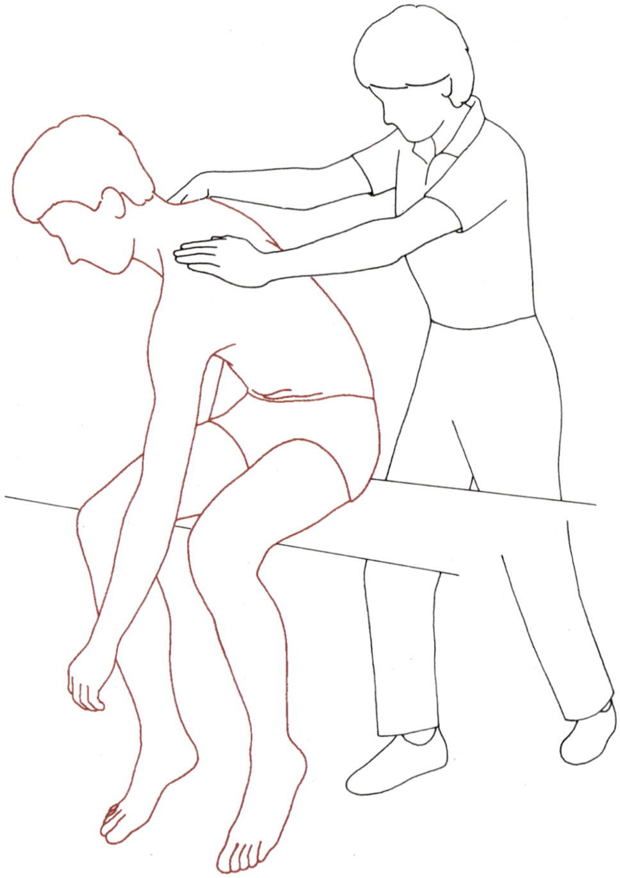

그림 6-59
좌회전을 동반하는 몸통의 폄. 환자의 뒤에 서서 도수접촉을 어깨의 앞쪽 또는 뒤쪽에서부터 시행하여 회전을 강조하는 *시작자세.*

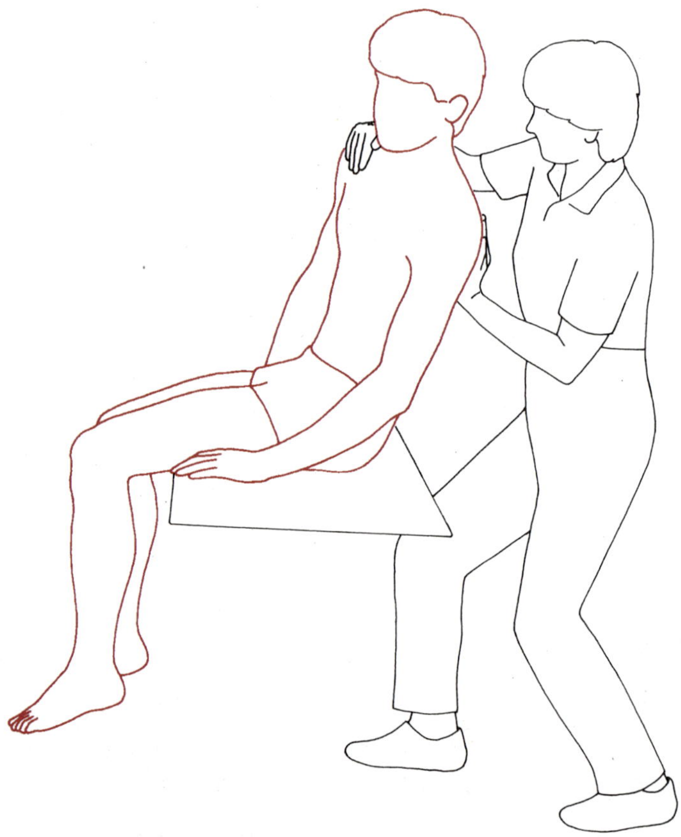

그림 6-60
좌회전을 동반하는 몸통의 폄. 환자의 뒤에 서서 도수접촉을 어깨의 앞쪽 또는 뒤쪽에서부터 시행하여 회전을 강조하는 *종료자세.*

몸통회전의 촉진(= 상반성 몸통운동)과 엉덩관절 굽힘-폄

이 운동의 조합은 자주 보행 시의 몸통의 회전 "상반성 보행"의 준비로서 시행하는 경우가 많다.

- 상반적인 몸통회전(팔이음뼈와 다리이음뼈가 서로 분리된다)의 경우는 직접적인 다리이음뼈 또는 간접적인 넙다리뼈에 도수접촉을 통해서 실시한다.
- 엉덩관절 굽힘/폄이 촉진의 목적인 경우, 도수접촉을 넓적다리부분에 두면 효과적이다.
- 상부몸통 패턴 "내려치기(chopping)"와 "들어올리기(lifting)"도 사용하는 것이 가능하다.

우회전을 동반하는 몸통 굽힘과 상반적인 엉덩관절 굽힘

시작자세 *환자 :* 치료침상에서부터 다리를 늘어뜨린 앉은 자세를 취하고, 넓적다리부분으로 지지를 한다. 경우에 따라서는 양손으로 지지한다.

(대체법 : 넓은 지지기저면이 필요한 경우는 등받이가 없는 의자나 휠체어에 앉는다).

치료사 : 다리를 앞뒤로 발디딤을 하고 환자의 앞에 선다.

도수접촉 - 벌레근 쥐기로 한쪽의 손은 어깨의 위, 앞부분을 쥔다. 앞쪽을 강조하여 압축을 가한다.

- 다른 쪽의 손은 넓적다리의 앞-안쪽, 무릎뼈의 몸쪽부분에 둔다.
  (대체법 : 다리이음뼈 앞쪽올림 때와 같은 쥐기로 시행하는 것도 가능하다)

신장(elongation) 몸통 : 왼쪽으로 회전을 동반하여 뒤-위쪽으로. 좌회전을 동반하는 몸통의 폄으로 가져간다.
다리 : 안쪽회전을 동반하여 아래-가쪽으로. 가능한 한 엉덩관절을 폄-벌림-안쪽회전으로 가져가는 것이다.

구두지시 "턱을 당기고, 어깨와 무릎을 접근시키시오!"

동작에 대한 지시 "어깨와 무릎을 접근시키시오!" "가까이 당기시오!"

주의 - 엉덩관절 굽힘은 모음과 가쪽회전을 조합시킨다 : 보행의 운동요소이다(제2장 "기본적 원리" 참조).
- 기재한 이 훈련방법으로 평형반응을 끌어낼 수 있다. 균형에 문제가 있는 환자는 엉덩관절의 운동을 정적으로 시행하는 것도 필요할지도 모른다.
- 이 훈련은 한쪽 발 서기로 상반적인 보행의 훈련으로써 시행하는 것도 가능하다.

▶

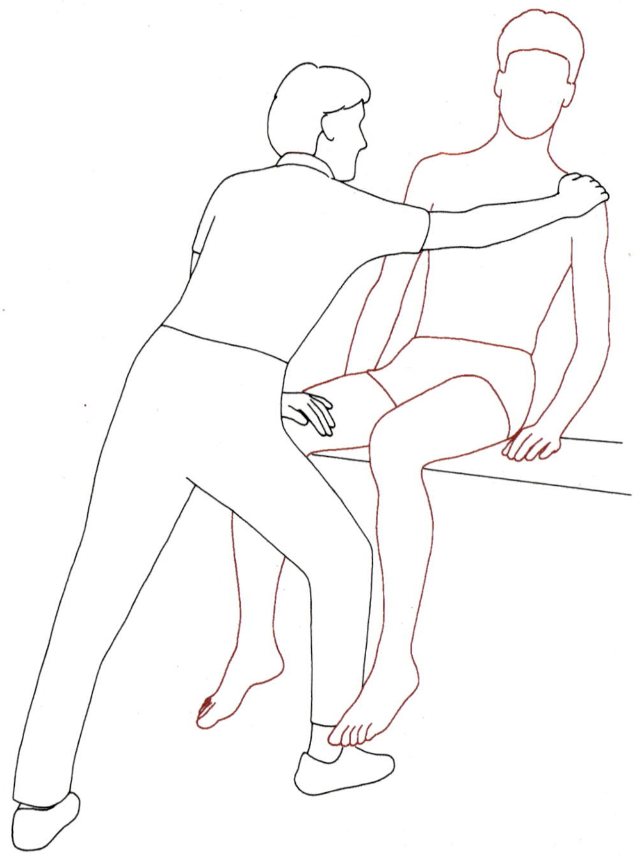

그림 6-61 우회전을 동반하는 몸통의 굽힘과 상반적인 엉덩관절의 굽힘의 시작자세

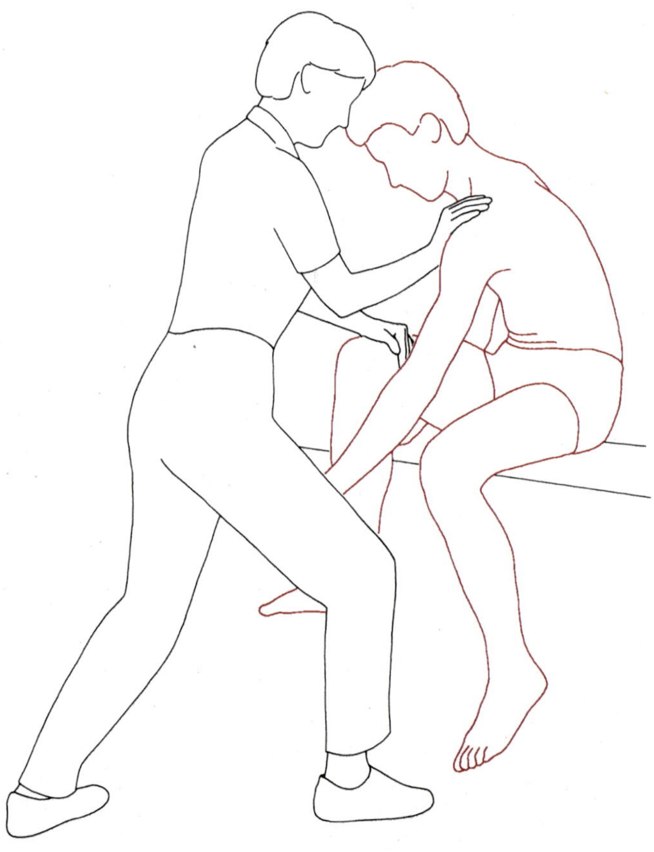

그림 6-62
우회전을 동반하는 몸통의 굽힘과 상반적인 엉덩관절 굽힘의 *종료자세*

그림 6-63
우회전을 동반하는
몸통의 굽힘과 정적,
상반적인 엉덩관절의
굽힘의 *종료자세*

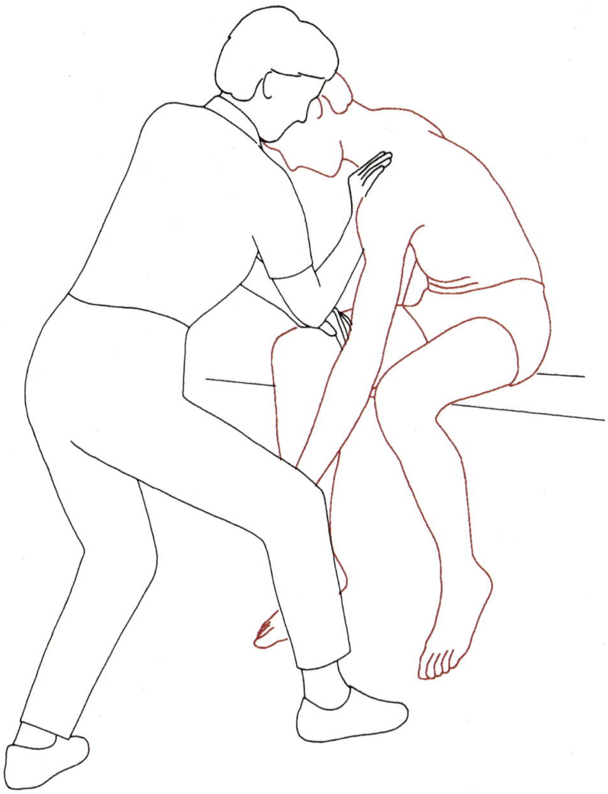

좌회전을 동반하는 몸통 폄과 상반적인 엉덩관절 폄

시작자세 *환자 :* 치료침상에서부터 다리를 늘어뜨린 앉은 자세를 취하고, 넓적다리부분으로 지지를 한다. 경우에 따라서는 양손으로 지지한다.

(대체법: 넓은 지지기저면이 필요한 경우는 등받이가 없는 의자나 휠체어에 앉는다.)

치료사 : 다리를 앞뒤로 발디딤을 하고 환자의 앞에 선다.

도수접촉

- 벌레근 쥐기로 한쪽의 손은 어깨 위, 등면을 쥔다. 뒤쪽을 강조하여 압축을 가한다.
- 다른 쪽의 손은 넓적다리의 앞-가쪽, 무릎뼈의 몸쪽부분에 놓는다.
  (대체법 : 다리이음뼈 뒤쪽내림 때와 같이 이 손으로 궁둥뼈결절을 쥐는 것도 가능하다.

신장(elongation) 몸통 : 우회전을 동반하는 몸통굽힘으로 가져간다.

다리 : 가쪽회전을 동반하여 위-안쪽으로 즉, 가능한 한 엉덩관절을 무릎 굽힘을 동반하면서 굽힘-모음-가쪽회전으로 가져간다.

준비에 대한 구두지시 "턱을 올리고, 몸을 펴고, 어깨와 무릎을 떼어 놓으시오!"

동작에 대한 지시 "어깨와 무릎을 떼어 놓으시오!" "몸을 펴시오!"

주의

- 엉덩관절 폄은 벌림과 안쪽회전을 조합시킨다 : 보행의 운동요소이다
  (제2장 "기본적 원리" 참조).
- 기재한 이 훈련방법으로 평형반응을 일으킬 수 있다. 균형에 문제가 있는 환자는 엉덩관절의 운동을 정적으로 시행하는 것도 필요할지 모른다.
- 이 훈련은 한쪽 발 서기로 상반적인 보행의 훈련으로써 시행하는 것도 가능하다.

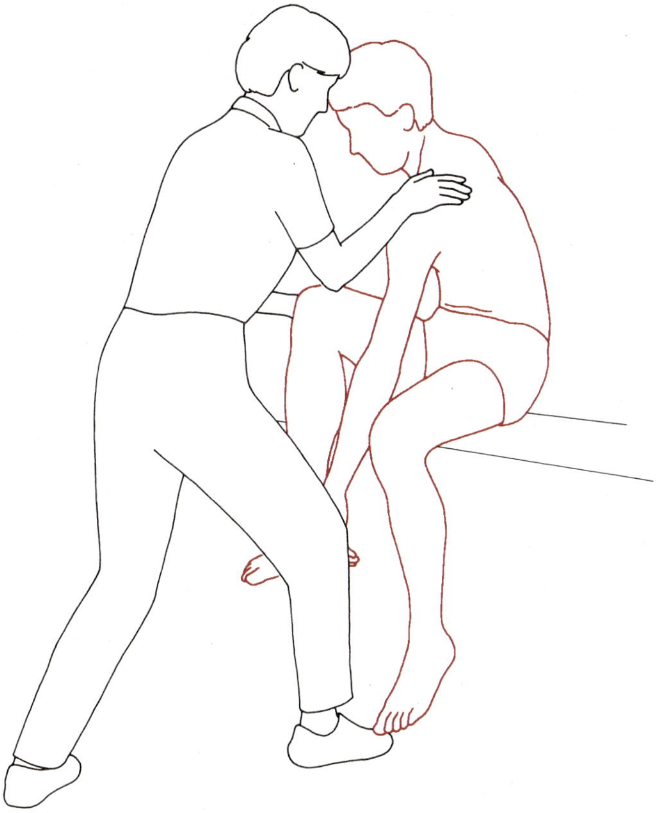

그림 6-64
좌회전을 동반하는 몸통의 폄과 상반적인 엉덩관절 폄의 *시작자세*

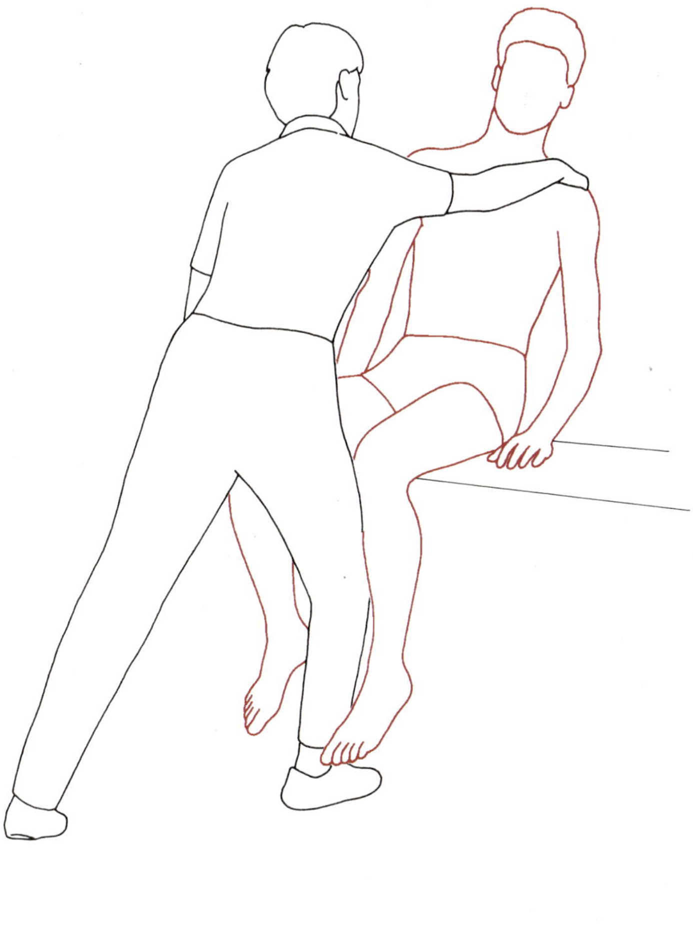

그림 6-65
좌회전을 동반하는 몸통의 폄과 상반적인 엉덩관절 폄의 *종료자세*

6.6 상부몸통 패턴 양팔과 목의 패턴의 조합

– "내려치기(chopping)"
– "들어올리기(lifting)"

"내려치기"의 정의 목의 굽힘을 동반하는 양측성 비대칭성 양 팔의 폄 패턴

"들어올리기"의 정의 목의 폄을 동반하는 양측성 비대칭성 양 팔의 굽힘 패턴

전제조건 목이나 팔의 기능이 양호할 것.

"내려치기"나 "들어올리기"는 양 팔의 패턴임과 동시에 목의 패턴이기도 하며 조합하여 상부몸통으로 방산이나 강조에 도움이 된다. 이때, 양 팔은 "하나의 덩어리(block)"로서 작용하고 강한 쪽의 팔을 "follow arm"이라 부른다.

목적
- 상부몸통, 배근육이나 등근육의 촉진. 몸통의 회전이 지나치게 많지 않을 것!
- 바로 누운 자세에서부터 앉은 자세로의 일어나기 동작(제7장 "매트 훈련" 참조)의 촉진과 보행의 준비(궁둥뼈에의 하중).
- 엉덩관절과 같은 팔 또는 다리의 관절운동의 촉진

제7장 "매트 훈련"에서 "내려치기"와 "들어올리기"의 기능적인 훈련방법을 소개한다.

"내려치기" / "들어올리기" 의 운동패턴의 구성

가상의 "교차"를 머리에 두고 2개의 대각선을 만든다. 그 대각선은 근육이 효율적으로 신장자극(stretch)을 할 수 있는 것 같은 최적의 방향을 제시하고 있다(그림 6-50 참조).

대각선은 아래의 운동요소를 포함하도록 만들어져 있다.

- 상부몸통의 굽힘-폄
- 상부몸통의 옆굽힘
- 상부몸통의 회전

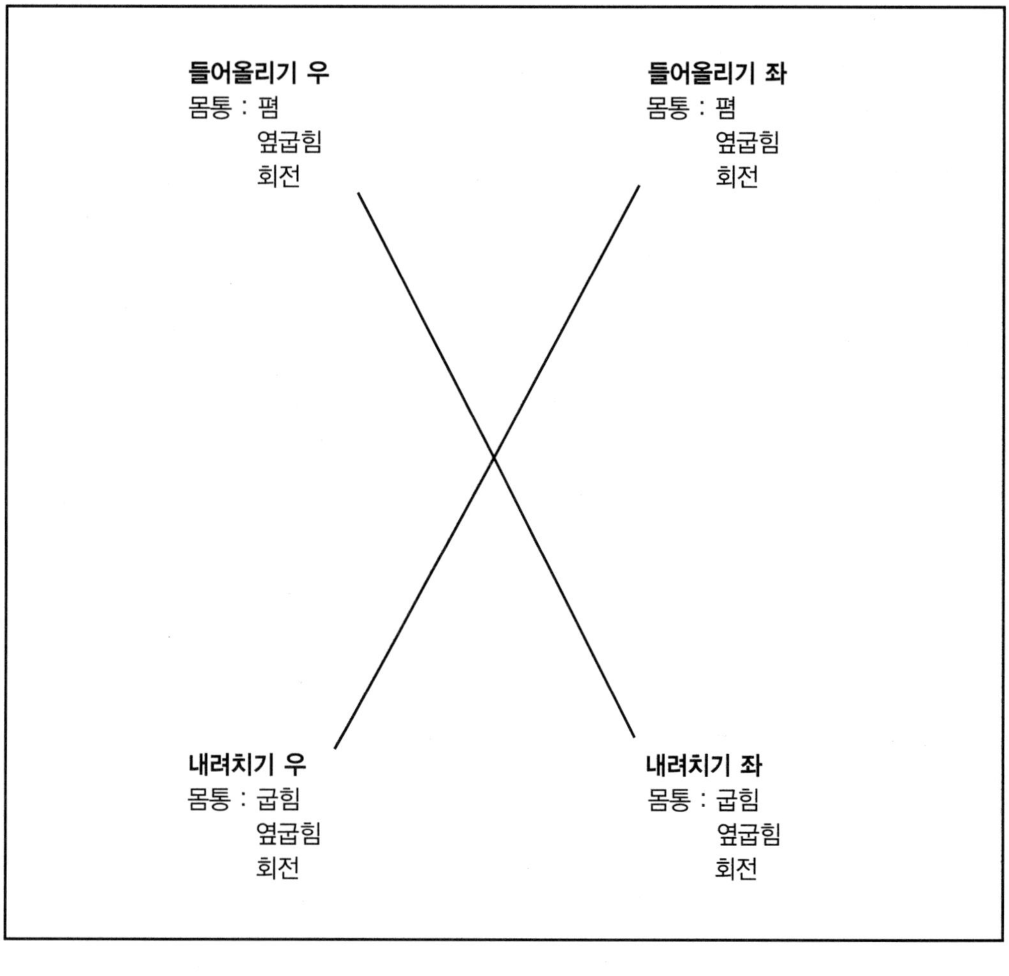

그림 6-66
"내려치기"와 "들어올리기" 패턴의 일람

시작자세 – 바로 누운 자세
– 엎드려 누운 자세
– 옆으로 누운 자세
– 앉은 자세

실시방법 – 상부몸통 패턴 "내려치기"와 "들어올리기"는 바로 누운 자세에서 소개한다.
– 쥐기나 치료사의 몸의 위치가 바뀌므로 이 2개의 패턴은 반전으로써 사용하는 것은 곤란하다.
– 여기서는 머리는 신장(elongation)할 뿐이고, 초기신장(initial stretch)은 가하지 않도록 한다!
– "내려치기"의 경우에는 견인을 가하면 효율적이다.
– 굽힘의 경우, 턱의 쥐기는 운동방향과 반대의 손으로 시행한다. 즉, 왼쪽으로 굽히는 경우는 오른손으로 시행한다. 운동방향을 바꿀 때는 그 턱의 손을 남겨둔다. 즉, 오른손은 왼쪽으로 펌 때 턱에 댄 채로 하고 교환하지 않는다!
– 패턴을 가르칠 때 치료사가 자기중량을 최적으로 사용하는 것이 중요하다.

주의 – 환자에게 운동방향을 눈으로 쫓게 한다.
– 바로 누운 자세에서 "들어올리기"를 연습할 때는 목의 폄을 신중하게 시행한다. 급성기나 고령의 환자, 목이 불안정한 경우, 경동맥의 순환장애를 일으킬 가능성이 있기 때문에 머리를 과다폄(hyperextension) 위치로 가져가지 않도록 한다.
– 목뼈에 대한 부담의 원인이 되지 않도록 회전은 신중하게 시행하고 필요에 따라서 부분적으로 한다.
– 먼쪽부분(= 머리)에서부터 몸쪽부분(= 상부몸통)의 타이밍이 되도록 한다.

상부몸통 패턴의 요약

- **오른쪽으로 "내려치기"**
- **왼쪽으로 "내려치기"**
- **왼쪽으로 "들어올리기"**
- **오른쪽으로 "들어올리기"**

패턴을 학습하기 위해 좋은 시작자세인 바로 누운 자세에서 "내려치기"와 "들어올리기"에 대해서 설명한다. 이 자세에서 학습한 패턴은 다른 시작자세로의 옮겨감도 용이하다.

기법/치료방법 제3장 "기법과 치료방법" 참조

오른쪽으로 "내려치기"

"내려치기"의 정의 목의 굽힘을 동반하는 양측성 비대칭성 양 팔의 폄

실시방법 *환자 :* 치료침상의 끝에서 바로 누운 자세가 된다.
목 : 머리는 가벼운 폄 위치에서 가볍게 왼쪽으로 회전시킨다.
팔 : 오른쪽 팔은 "유도하는 팔"로 폄-벌림-안쪽회전의 시작자세인 굽힘-모음-가쪽회전으로 한다.
오른 손은 바닥쪽굽힘 위치에서 왼손은 뒤침을 하고 아래에서부터 오른쪽 손목관절을 쥔다.

치료사 : 발을 앞뒤로 발디딤을 하고 치료사는 오른쪽으로 서고 몸통의 앞면이 대각선 위를 향한다.

도수접촉 먼쪽부분의 손(팔에 놓는 손) : 벌레근 쥐기로 오른손을 사용하고 환자의 오른손의 손등-자쪽을 쥔다.
몸쪽부분의 손(머리에 놓는 손) : 벌레근 쥐기로 이마부분 오른쪽, 앞-가쪽을 쥔다.

신장(elongation) 뒤-위-왼쪽, 폄 방향, (목) 왼쪽, (팔) 굽힘-모음-가쪽회전 방향으로

구두지시 "턱을 당기고, 머리를 회전시키고, 손을 벌리고, 손가락을 펴고, 팔을 오른쪽 아래로 밀어 내리시오!"

동작에 대한 지시 "턱을 당기시오!" "오른쪽으로 밀어 내리시오!"

주의
- 신장(elongation) 때 이마부분을 움직이기 전에 치료사의 양손으로 환자의 양손을 신장하는 것도 가능하다.
- 동작은 먼쪽에서부터 몸쪽부분으로 일어나도록 한다. 머리와 "유도하는 팔"이 동시에 움직이기보다 전에 턱을 당긴다. 운동방향은 반대쪽의 엉덩관절 방향이다. 오른쪽의 어깨가 운동을 유도한다.
- "강조의 타이밍"을 시행할 때는 팔의 운동에 정적 또는 동적인 운동을 유지하는 저항을 가하고, 그것에 대항하여 환자(상부몸통)가 움직이도록 한다.
- 저항은 환자에게 적합하여야 한다. 머리와 손에서는 저항이 다를 때도 있다. 중요한 것은 저항이 지나치게 강하지 않는 것이다!
- 필요에 따라서 운동을 시작할 때 팔에 견인을 가하고 중력에 순응하여 위치에서의 운동에는 압축을 가하면 효과적이다. 운동종료 시에 짧은 압축을 가하면 더욱 더 안정성을 얻으면서 운동을 시행할 수 있다. 이때 손과 팔은 회전시키고 저항은 엎침을 끌어내기 위해 뒤침방향에 대해서 가해도 된다.
- 신체역학

  신장(elongation) 때 : 치료사는 체중을 앞에 있는 발에 가한다.
  동작할 때 : 체중을 뒤의 발에 가한다. ▶

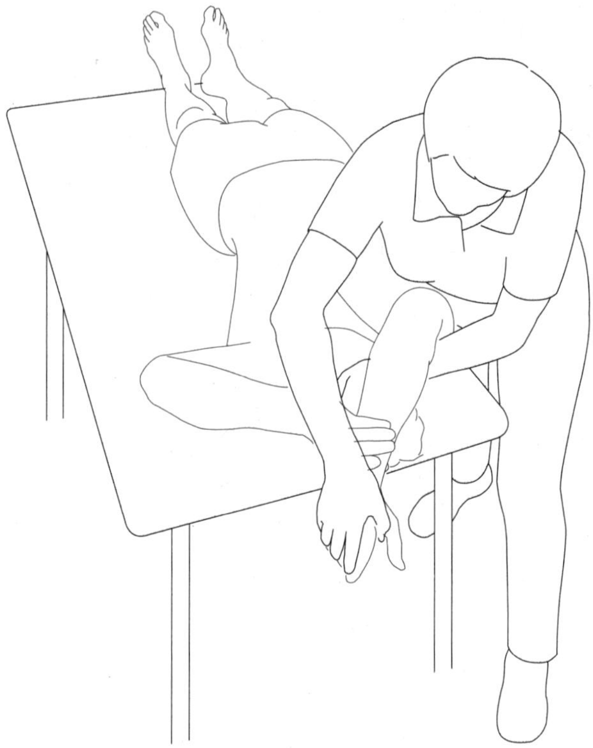

그림 6-67
상부몸통 "내려치기"의
시작자세

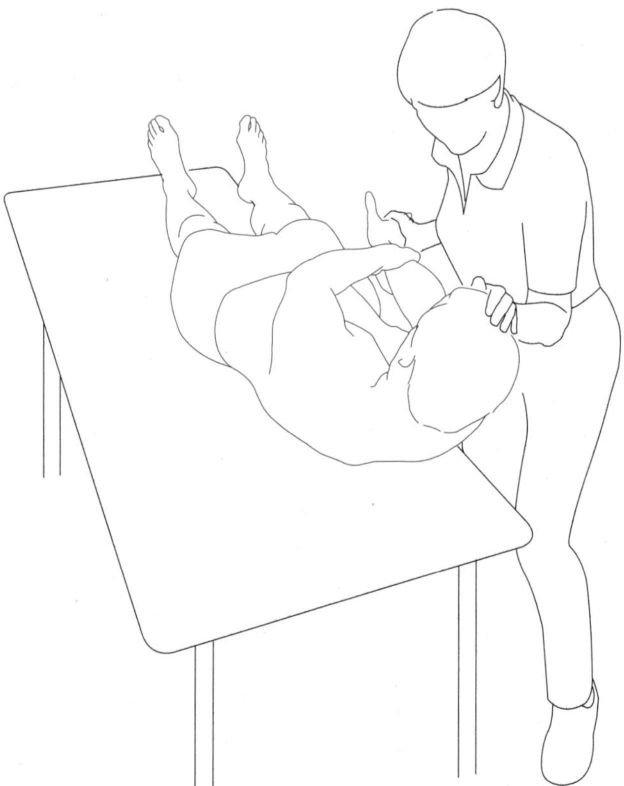

그림 6-68
상부몸통 "내려치기"의
종료자세

왼쪽으로 "내려치기"

오른쪽으로 "내려치기"와 같은 요령으로, 반대방향으로 시행한다.

왼쪽으로 "들어올리기"

"들어올리기"의 정의 목의 폄을 동반하는 양측성 비대칭성의 양 팔의 굽힘

시작자세 *환자 :* 치료침상의 끝에서 바로 누운 자세가 된다.
목 : 머리는 가벼운 굽힘 위치에서 가볍게 오른쪽으로 회전시킨다.
팔 : 왼쪽 팔은 "유도하는 팔"로 굽힘-벌림-가쪽회전의 시작자세인 폄-모음-안쪽회전으로 한다.
왼손은 바닥쪽굽힘 위치에서 오른손은 뒤침을 하고 아래에서부터 왼쪽 손목관절을 쥔다.

치료사 : 발을 앞뒤로 발디딤을 하고 환자의 머리쪽-왼쪽에 선다.

도수접촉 먼쪽부분의 손(팔) : 왼손은 벌레근 쥐기로 환자 왼손의 손등-자쪽을 쥔다.
몸쪽부분의 손(머리) : 벌레근 쥐기로 머리의 후면에서 약간 왼쪽을 쥔다. 손가락은 운동방향인 대각선 방향을 가리킨다.

신장(elongation) (목) 오른쪽 굽힘 방향, 앞-아래-오른쪽, (팔) 손목관절 자쪽-바닥쪽굽힘을 동반하는 폄-모음-안쪽회전 방향으로.

구두지시 "턱을 올리고, 머리를 회전시켜서 손을 벌리고, 손가락을 펴고 팔을 위 왼쪽으로 밀어 올리시오!"

동작에 대한 지시 "턱을 올리고, 왼쪽으로 밀어 올리시오!"

주의
- 운동은 먼쪽부분에서부터 몸쪽부분으로 일어나도록 한다. 머리와 "유도하는 팔"이 동시에 움직이기보다 전에 턱을 올린다. 운동방향은 반대쪽(왼쪽)의 어깨관절 방향이다. 오른쪽 어깨가 운동을 유도한다. 엄지손가락은 운동종료 시에 바닥을 가리키고 있다.
- "강조의 타이밍"을 시행할 때는 팔의 운동에 정적인 운동을 유지하는 저항을 가하고, 그것에 대항하여 환자(상부몸통)가 움직이도록 한다.
- 저항은 환자에게 적합하여야 한다. 머리와 손에서는 저항이 다를 때도 있다. 중요한 것은 저항이 지나치게 강하지 않는 것이다!
- 필요에 따라서 운동을 시작할 때 팔에 견인을 가하고 중력에 순응하여 위치에서의 운동에는 압축을 가하면 효과적이다. 운동종료 시에 짧은 압축을 가하면 더욱 더 안정성을 얻으면서 운동을 시행할 수 있다. 이때 손과 팔은 회전시키고 위로 올리지 않는다!
저항은 뒤침에 대해서 가하면 좋다.
- 신체역학
신장(elongation) 때 : 치료사는 체중을 앞에 있는 발에 가한다.
동작할 때 : 체중을 뒤의 발에 가한다. 무릎은 굽히고 필요에 따라서 팔꿈치를 엉덩관절에 대고 지지성을 얻는 것도 가능하다. ▶

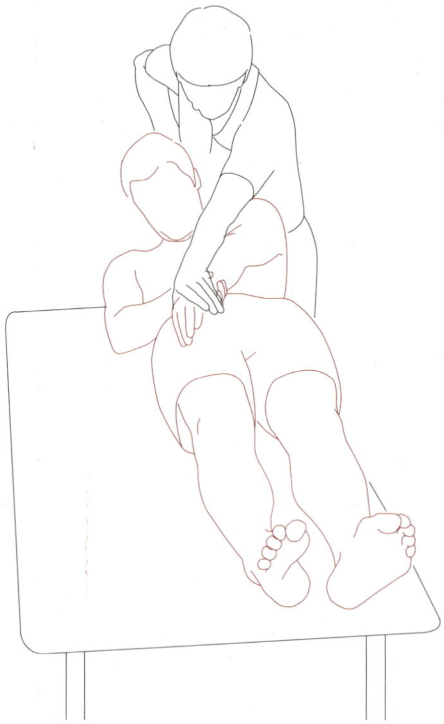

그림 6-69
상부몸통 "들어올리기"
의 *시작자세*

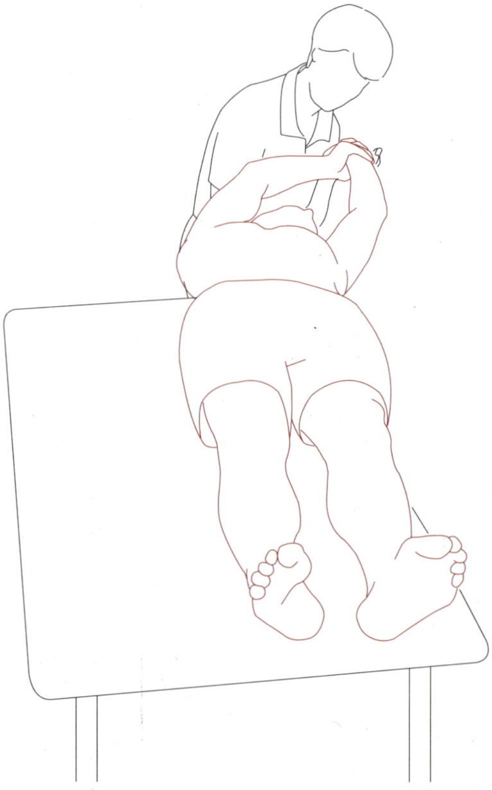

그림 6-70
상부몸통 "들어올리기"
의 *종료자세*

오른쪽으로 "들어올리기"

왼쪽으로 "들어올리기"와 같은 요령으로 반대방향으로 시행한다.

6.7 하부몸통 패턴 양측성 비대칭성 양 다리 패턴과의 조합

하부몸통 패턴에서는 양 다리는 "하나의 덩어리(block)"로서 양측성 비대칭성 패턴을 사용해서 함께 작용한다. 양 다리로부터의 방산을 사용해서 하부몸통을 강조한다.

전제조건 한쪽 다리의 기능이 양호할 것.

목적
- 배근육, 등근육 등 하부몸통의 촉진
- 몸 구르기 동작 등의 기능적 동작의 촉진

하부몸통을 위한 운동패턴의 구성

가상의 "교차"를 하부몸통에 두고 2개의 대각선을 만든다. 그 대각선은 근육에 대해서 신장 자극(stretch)이 일어나기 쉬운 최적의 각도와 방향성을 갖고 있을 것. 운동은 하부몸통에서 시행된다.

대각선은 아래의 운동요소를 포함하도록 만들어져 있다.
- 하부몸통의 굽힘-폄
- 하부몸통의 옆굽힘
- 하부몸통의 회전

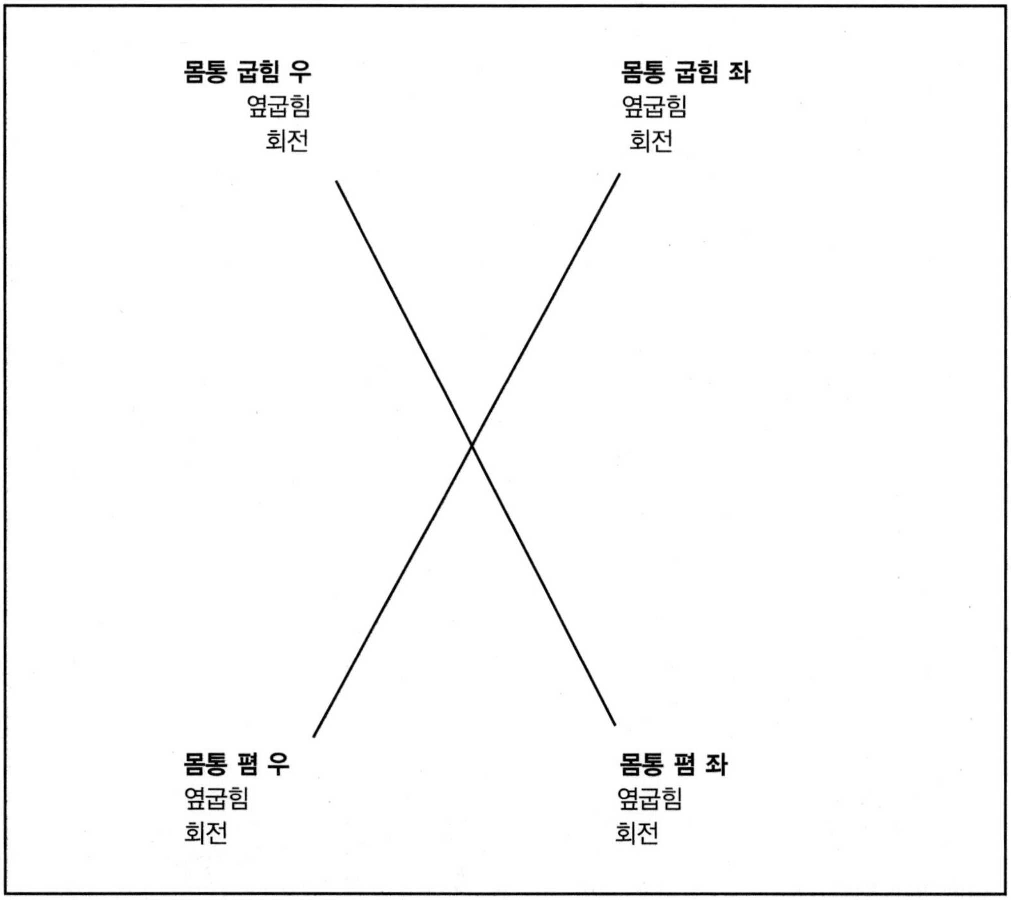

그림 6-71 하부몸통의 운동패턴의 일람

시작자세 - 바로 누운 자세
- 옆으로 누운 자세
- 앉은 자세

실시방법 - 하부몸통의 패턴은 바로 누운 자세에서 소개한다.
- 하부몸통의 강조는 필요에 따라서 대각선운동의 시작 때 또는 종료 때 시행한다.
- 몸통을 굽힐 때는 필요에 따라서 견인을 가하고, 몸통을 펼 때는 압축을 가한다.
- 운동패턴을 시행할 때는 치료사가 자기중량을 최적으로 사용하는 것이 중요하다.

주의 - 중요한 것은 양 다리의 패턴을 실시하는 것이 아니라, 다리이음뼈와 하부몸통을 촉진하는 것이다.
- 먼쪽부분에서부터 몸쪽부분으로 운동이 일어나는 것 같은 타이밍으로 한다.

하부몸통의 운동패턴의 요약

- 하부몸통의 오른쪽 굽힘
- 하부몸통의 왼쪽 폄
- 하부몸통의 왼쪽 굽힘
- 하부몸통의 오른쪽 폄

패턴을 학습하기 위해 편리한 바로 누운 자세에서 하부몸통의 패턴에 대해서 설명한다. 이 자세에서 학습한 패턴은 다른 자세로의 옮겨감도 용이하다.

기법/치료방법 제3장 "기법과 치료방법" 참조

하부몸통의 오른쪽 방향으로 굽힘 패턴

시작자세 *환자 :* 양 다리를 펴고 치료침상의 끝에서 바로 누운 자세가 된다. 다리는 패턴이 종료할 때는 치료침상으로부터 늘어뜨려서 엉덩관절 폄의 상태가 된다.
오른쪽 다리 : 폄–벌림–안쪽회전
왼쪽 다리 : 폄–모음–가쪽회전
양 발은 바닥쪽굽힘을 한다.

치료사 : 발을 앞뒤로 발디딤을 하고, 대각선의 연장선상, 치료침상의 끝에 선다.

도수접촉 *먼쪽 쥐기 :* 벌레근 쥐기로 발의 등가쪽, 엄지발가락 첫마디관절의 몸쪽부분을 쥔다.
엄지손가락은 왼발 가쪽에 놓는다.
쥐기 쉽도록 양발부분을 포개도 된다.
몸쪽 쥐기 : 벌레근 쥐기로 다리 넓적다리의 뒤–가쪽, 오금의 몸쪽부분을 쥔다. 양손으로 양다리를 함께 유지하고 운동범위 전체에 견인을 가한다. 환자의 다리는 치료사의 아래팔 위에 놓는다.

신장(elongation) 오른쪽으로 회전, 옆굽힘을 동반하는 폄 방향, 아래쪽–오른쪽으로.

구두지시 "발을 올리고, 발꿈치를 낮게, 볼기부분에 접근하도록 무릎을 굽혀서 오른쪽 어깨 쪽으로!"

동작에 대한 지시 "발을 올리고, 굽히시오!" "오른쪽으로 끌어올리시오!"

주의
- 발의 움직임을 일으킬 수 없는 경우는, 먼쪽부분의 손으로 발꿈치를 쥐는 것도 가능하다.
- 양 다리는 붙인 상태를 유지한다!
- 운동은 먼쪽부분에서부터 몸쪽부분으로 일어나도록 한다. 양 다리가 움직이기 전에 발을 당겨 올린다. 운동방향은 반대쪽(좌)의 어깨방향이고 발이 그 방향으로 유도하도록 한다. 몸통 옆굽힘은 발의 등쪽굽힘에 의해서 바로 유발된다. 하부몸통(옆굽힘과 회전)을 강조하기 위해 양 다리의 운동을 최종범위에서 유지하는 경우도 있다.
- 저항은 환자에게 적합해야 한다. 발과 넓적다리부분에 저항이 다른 경우도 있다. 운동을 시작할 때와 종료할 때는 저항을 가한다. 중요한 것은 환자가 자유로이 움직일 수 있는 정도의 저항을 주는 것이다.
- 양손으로 전체 운동범위에 걸쳐서 견인을 가한다. 이 경우, 항중력운동이기 때문에 저항보다도 견인을 더 가하는 편이 운동하기 쉽다.
- "신장자극"(stretch)을 사용하는 경우는 양 다리도 포함하여 운동요소에 가할 것.
- 신체역학
  신장(elongation) 때 : 대각선의 연장선상, 먼쪽부분에서 체중을 뒤의 발에 가하여 전체체중을 사용하기 쉽게 한다.
  동작 때 : 체중을 앞발로 옮기고 경우에 따라서는 뒤의 발을 한걸음 앞으로 내딛어도 된다.

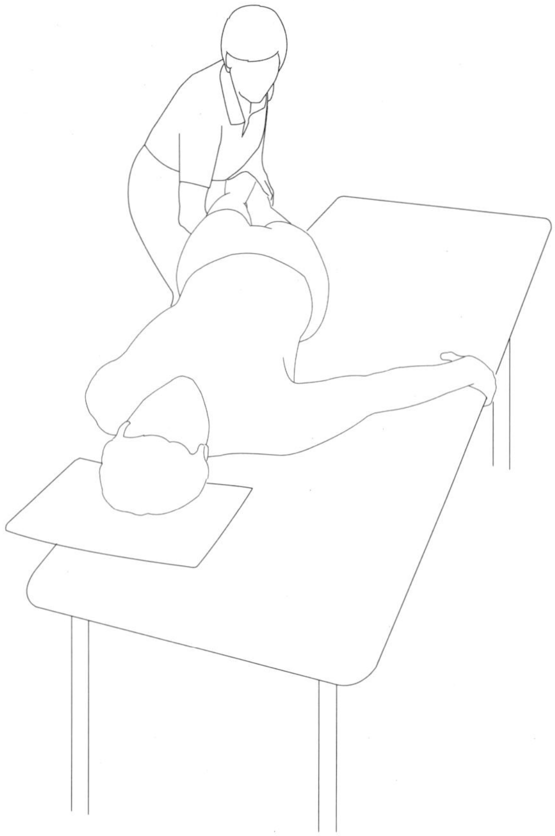

그림 6-72
하부몸통:
오른쪽으로 굽힘의
시작자세

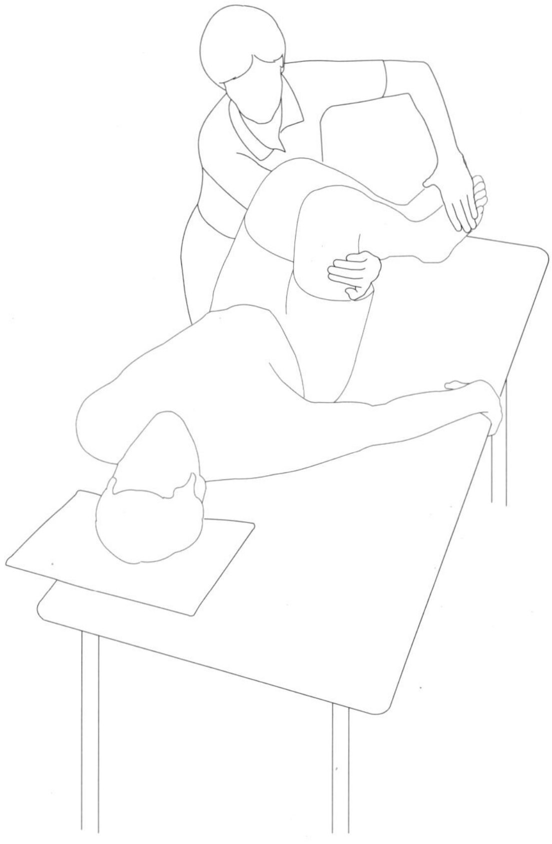

그림 6-73
하부몸통:
오른쪽으로 굽힘의
종료자세

하부몸통의 왼쪽 방향으로 폄 패턴

시작자세 *환자 :* 치료침상의 끝 가까이에서 양다리를 굽힌 바로 누운 자세를 취한다. 양다리는 아래의 패턴의 종료자세를 취한다.

오른쪽 다리 : 굽힘-모음-가쪽회전

왼쪽 다리 : 굽힘-벌림-안쪽회전

양발부분 : 등쪽굽힘

치료사 : 발을 앞뒤로 발디딤을 하고, 치료침상의 몸쪽부분에서 환자에게 얼굴을 향해서 선다.

도수접촉 *먼쪽 쥐기 :* 벌레근 쥐기로 발바닥을 쥔다. 엄지손가락은 발가락 첫마디관절 먼쪽부분에 곁들인다. 발은 쥐기 쉽도록 포개도 된다.

먼쪽 쥐기 : 뒷면, 오금의 몸쪽부분을 쥔다. 환자의 양 다리를 붙이고 치료사의 아래팔에 놓는다.

신장(elongation) 왼쪽으로 회전과 옆굽힘을 동반하는 굽힘 방향, 위쪽-가쪽으로.

구두지시 "발을 아래로, 발꿈치를 나의 쪽으로 밀도록 하고 무릎은 아래로 펴시오!"

동작에 대한 지시 "발을 내리고, 다리를 펴시오!"

주의
- 발의 움직임을 일으킬 수 없는 경우는, 먼쪽부분의 손으로 발꿈치를 쥐어도 된다.
- 양 다리는 붙인 상태를 유지한다!
- 운동은 먼쪽부분에서부터 몸쪽부분으로 일어나도록 한다. 양 다리가 움직이기 전에 발을 내린다. 발이 운동을 유발하도록 한다. 몸통 폄은 발의 바닥쪽굽힘에 의해서 바로 유발된다. 하부몸통(옆굽힘과 회전)을 강조하기 위해 양 다리의 운동을 최종범위에서 유지하는 경우도 있다.
- 저항은 환자에게 적합해야 한다. 발과 넓적다리부분에 저항이 다른 경우도 있다.
  운동을 시작할 때와 종료할 때는 저항을 가한다. 중요한 것은 환자가 자유로이 움직일 수 있는 정도의 저항을 주는 것이다.
- 전체체중을 이용하여 전체 운동범위에 걸쳐서 압축을 가한다. 폄을 촉진하기 위해 최종범위에서 압축을 가하는 것도 가능하다.
- "신장자극"(stretch)을 사용하는 경우는 양 다리도 포함하여 시행한다.
- 신체역학
  신장(elongation) 때 : 대각선의 연장선상, 체중을 앞의 발에 가하여 선다.
  동작 때 : 체중을 뒤의 발로 내딛고 무릎을 굽히면 양 다리의 근력을 받아들이기 쉽다.

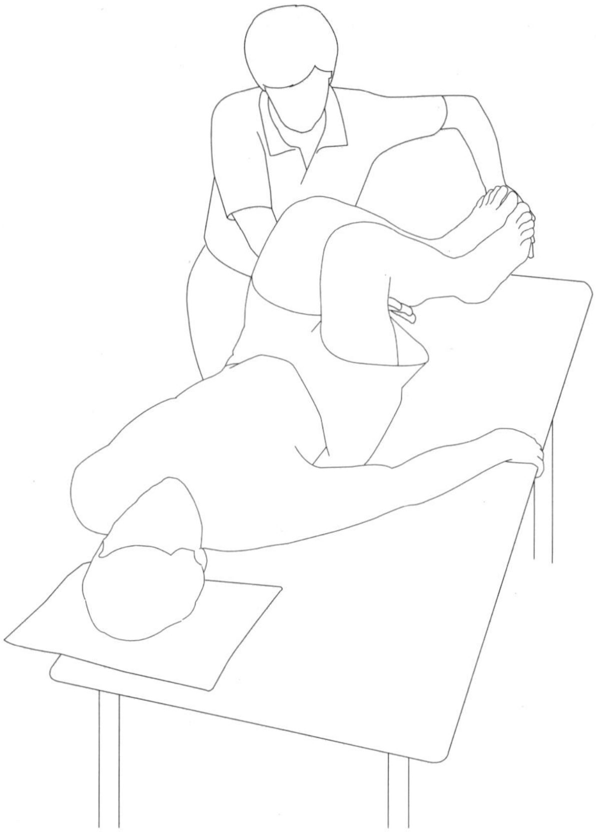

그림 6-74
하부몸통:
왼쪽방향으로 폄의
시작자세

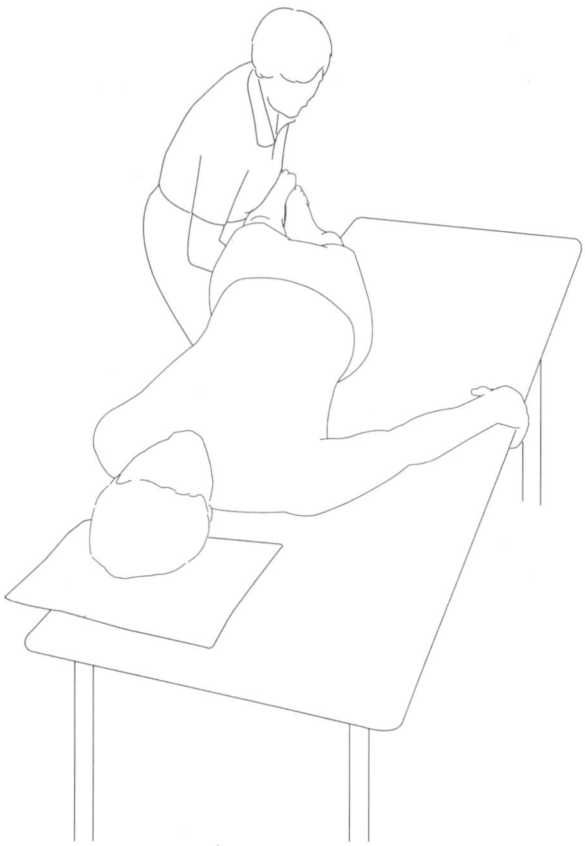

그림 6-75
하부몸통:
왼쪽방향으로 폄의
종료자세

하부몸통의 오른쪽 방향으로 굽힘 패턴

하부몸통의 왼쪽 방향으로 폄 패턴

하부몸통의 오른쪽으로 굽힘과 왼쪽으로 폄은 왼쪽으로 굽힘과 오른쪽으로 폄과 같은 요령으로 반대방향으로 실시한다.

제 7 장
매트 훈련

7.1 왜 매트를 사용해서 훈련하는가?

7.2 매트 위에서의 치료의 중요점

운동학습 : 발달을 따라가는 운동의 흐름

매트훈련의 조합과 난이도를 높이는 방법

매트훈련의 실시방법

7.3 임상적인 실시방법

몸 구르기

엎드려 누운 자세에서부터 앉은 자세로

바로 누운 자세에서부터 앉은 자세로

앉은 자세에서부터 선 자세로

7.1 왜 매트를 사용해서 훈련하는가?

- 안전성
- 자유로운 운동이 가능
- 발달에 입각한 운동의 흐름으로 할 수 있다.
- 방산(irradiation)(overflow)을 사용하기 쉽다.
- 운동발달을 따르는 과정에서 시행하는 것이 가능하다
- 셀프케어 프로그램을 할 수 있다.
- 집단훈련(group work)이 가능하다.

안전성

매트 위에서 시행함으로써 환자와 치료사는 같은 시선에서 움직일 수 있게 된다.
자유로운 운동에 의해서 환자는 넘어지는 공포심을 감소시킬 수 있다.
바닥에 놓은 매트를 바닥 위 매트라 부르고 어느 정도 높이가 있는 테이블모양의 매트를 "하이매트"라 부른다.
하이매트는 휠체어 높이, 또는 "이동(transfer)"을 용이하게 하는 높이이다.

자유로운 운동이 가능

매트 위에서는 전신적 굽힘/폄(mass flexion/extension)과 같은 원시적 동작 또는 간단한 동작에서부터 난이도가 높은 운동을 할 수 있다.
"이동(transfer)동작"과 같은 복잡한 운동도 넓은 지지면에 의해서 용이해진다.

발달을 따르는 운동의 흐름
(운동학습을 동반한 단계적인 학습)

투박하고 큰 운동은 정상발달 중에서 처음으로 학습하는 동작으로써 관찰된다.
발달을 따라가는 운동의 흐름은 운동발달의 학습과정/학습의 성과로서 볼 수 있다. 또한 자세, 동작과 학습의 성과로서 지표로 할 수 있는 동작의 흐름에는 큰 변동(variation)이 있다. 이들을 매트 위에서의 치료로서 환자에 따라서 개별적으로 필요한 동작과 조합시켜 치료방법으로써 사용할 수 있다.
엎드려 누운 자세 또는 바로 누운 자세에서부터 선 자세로의 운동의 흐름은 정상발달과 비교하여 단계적으로 훈련된다. 환자의 기능적인 활동을 개선하기 위해 운동학습의 다양한 단계에 상응한 훈련을 실시해야 한다.
위에 훈련의 경우, 예를 들면, 몸 구르기에서부터 시작하여 네발기기가 되고 무릎서기 자세로 옮겨가는 방법도 있다.
운동학습의 관점에서부터 학습단계 즉, 환자가 쾌적하게 시행할 수 있고, 매트 위의 운동에 의욕을 가질 수 있는 시작자세, 환자가 쾌적하게 시행할 수 있는 운동과 운동의 방법을 선택한다. 이것을 통해서 목적으로 하는 곤란한 자세와 복합적으로 조절된 운동이 가능하고 용이해진다.
이것에 의해서 환자는 훈련을 기능적인 활동으로써 일일의 생활에 도입할 수 있다면 치료의 목적이나 자신의 발달을 자각할 수 있게 되어 한 단계 위의 운동학습 단계로 진행할 수 있다.

방산(넘쳐 흐름)

매트 위에서는 많은 경우, 복합적인 움직임이나 몇 개의 근육군의 작용이 일어나기 때문에 강한 보다 좋은 협응성이 있는 신체부위로부터의 방산(넘쳐 흐름)을 일으키기 위해서는 좋은 전제조건이 갖추어져 있다.
예를 들면, 약한 몸통근육군에 강한 다리근육군으로부터의 방산을 사용할 수 있고
몸 구르기를 보조, 또는 용이하게 시행할 수 있게 될지도 모른다.

운동발달을 따르는 과정

운동발달을 따르는 과정에서는 다양한 시작자세가 선택되고 몇 가지의 운동을 동시에
훈련할 수 있다.
이들은 복합적인 운동이고 운동학습에서 반드시 볼 수 있는 것은 아니지만, 운동을 조합한 훈련이다. 그러나 이들도 물리치료적, 기능적인 운동능력으로써 매트 위 훈련으로써 난이도를 높일 때나 훈련의 변화로서 사용된다.

셀프케어 프로그램

셀프케어 프로그램은 "이동(transfer)동작"의 개선 등, 개개의 직접적인 목적을 가진
훈련 프로그램을 매트 위에서 시행할 수 있다.
매트는 그 일상생활동작의 내용에 따르고, 예를 들면, 바닥으로부터도 "이동(transfer)동작"을 하기 쉬운 적합한 높이로 하는 것도 가능하다.

집단훈련(group work)의 조장

예를 들면, 두 사람 또는 그 이상의 환자에게 지도자로서 치료사를 한 사람 더하여 그룹으로 매트 위 훈련을 하는 것도 가능하다. 이들의 훈련방법은 심리적, 사회적인 관점에서 아래와 같은 좋은 영향을 환자에게 줄 수 있다.

- 마찬가지의 상황의 환자를 만날 수 있다.
- 환자끼리, 서로 이야기를 나눌 수 있다.
- 환자끼리, 서로 도울 수 있다.
- 사회적인 접촉을 하는 것이 가능하다.
- 훈련에 대해서 경쟁심을 갖게 할 수 있다.

이것 이외에 치료사는 그룹훈련을 하는 것을 통해서 시간과 노력을 절약할 수 있다.

7.2 매트 위에서의 치료의 중요점

목적 아래의 것을 위해 몸통의 근력, 안정성과 평형반응 등을 학습하고 준비해두는 것이 필요하다.

1. 셀프케어/ADL
   a) 침대 위의 몸 구르기
   b) 이동(transfer)동작 (예를 들면, 휠체어 – 침대)
   c) 자세의 변환(예를 들면, 누운 자세에서부터 무릎을 세워 앉은 자세와 되돌아가기)
   d) 의복의 착탈 :
   - 평형반응과 운동의 조합
   - 운동범위 – 양발을 손이나 몸에 접근시키는 것
2. 보행
   몸통의 안정성과 평형반응은 앞으로 걷기, 뒤로 걷기, 옆으로 걷기를 위한 보행훈련에 사용된다.

이에 더해서 팔다리와 몸통의 기능적 능력과 협응성은 다양한 자세에서 개선된다.

운동학습 : 발달에 따르는 운동의 흐름

아래의 엎드려 누운 자세/바로 누운 자세에서부터 앉은 자세로의 PNF를 사용한 매트 위 훈련은 정상발달의 일부이다.
학습과정은 환자의 정신적 또는 신체적인 상태에 따라서 그것에 적합한 단계부터 서서히 진행시켜간다.

- 원시적이고 용이한 운동부터 시작한다.
- 운동학습은 방산이나 반사를 유발하기 쉬운 몸 구르기부터 시작하는 경우가 많다.
  아래의 반사가 포함된다.
  a) 척동반사
  - 머리–목 반사
  - 몸통반사
  b) 안뜰반사 : 평형반응에 중요하고 몸 구르기 때 눈과 머리/목을 마찬가지로 움직인다.
- 안정성과 동작. 즉, 안정성과 가동성의 양쪽이 가능해진다.
- 복합운동을 할 때나 시작자세의 변화 때 중력중심의 이동을 할 수 있을 것.

이들의 훈련을 통해서 셀프케어/ADL, 보행을 위한 전제조건인 몸통에 의한 몸쪽부분의 조절이 개선된다.

매트훈련의 조합과 난이도를 높이는 방법

- **자세의 변환 :** *운동/가동성*(예를 들면, 새로운 자세/시작자세를 취할 때)*
- **안정성 :** *지지성*(예를 들면, 영아의 아래팔지지자세)
- **안정성이 있는 가운데에서의 운동성 :** *안정성을 얻은 자세에서의 가동성* (예를 들면, 머리/어깨뼈와 골반의 운동)
  훈련의 난이도 향상 :
  - 체중지지 없음
  - 체중지지 있음
- **체중지지 :** *안정성을 얻은 자세에서의 가동성*
  훈련의 난이도 향상
  - 시작자세에서 지지기저면을 좁게 함이 없이 운동한다(예를 들면, 팔꿈치를 세운 자세에서 앞뒤 좌우로 흔들린다).
  - 지지기저면을 좁게 한다(예를 들면, 한쪽 팔꿈치를 세운 자세가 된다).
- **평형반응 :** 예를 들면, 저항에 대항하여 앞경사(anterior tilt)를 하고 있을 때 저항을 주고 있는 손을 신속하게, 짧은 시간 뗌으로써 평형반응을 끌어내는 것도 가능하다.
- **전진운동**(예를 들면, 포복전진, 기엄기엄)

주의 매트운동의 키워드는 *[운동/가동성]*이다*(안정성은 그것을 위한 전제조건이다!)*

* 이하의 ( ) 내는 어린이의 동작을 기재하였다.

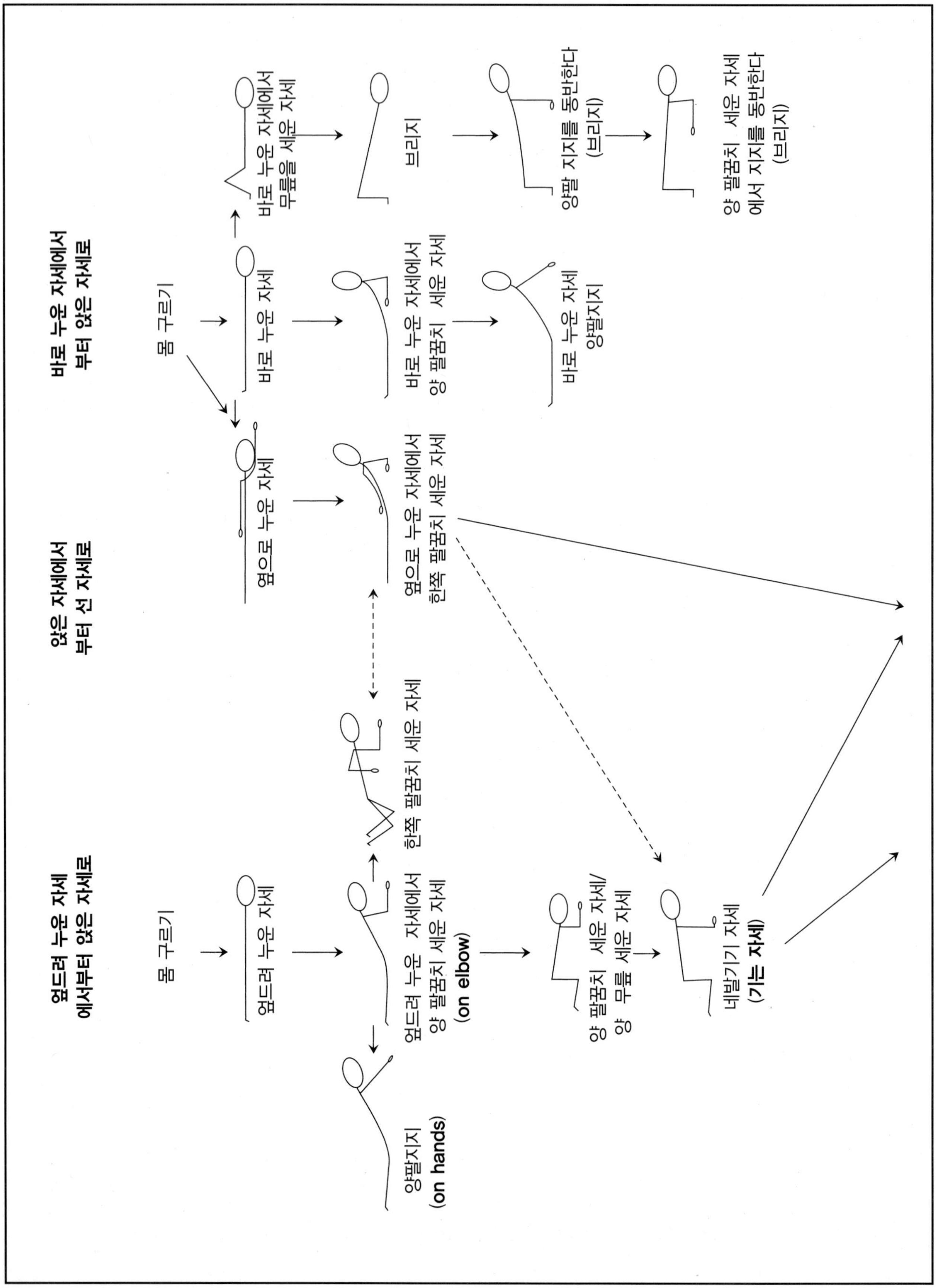
엎드려 누운 자세
에서부터 앉은 자세로
앉은 자세에서
부터 선 자세로
바로 누운 자세에서
부터 앉은 자세로
몸 구르기
엎드려 누운 자세
엎드려 누운 자세에서
양 팔꿈치 세운 자세
(on elbow)
양팔지지
(on hands)
한쪽 팔꿈치 세운 자세
양 팔꿈치 세운 자세/
양 무릎 세운 자세
네발기기 자세
(기는 자세)
몸 구르기
옆으로 누운 자세
옆으로 누운 자세에서
한쪽 팔꿈치 세운 자세
바로 누운 자세
바로 누운 자세에서
양 팔꿈치 세운 자세
바로 누운 자세
양팔지지
바로 누운 자세에서
무릎을 세운 자세
브리지
양팔 지지를 동반한다
(브리지)
양 팔꿈치 세운 자세
에서 지지를 동반한다
(브리지)

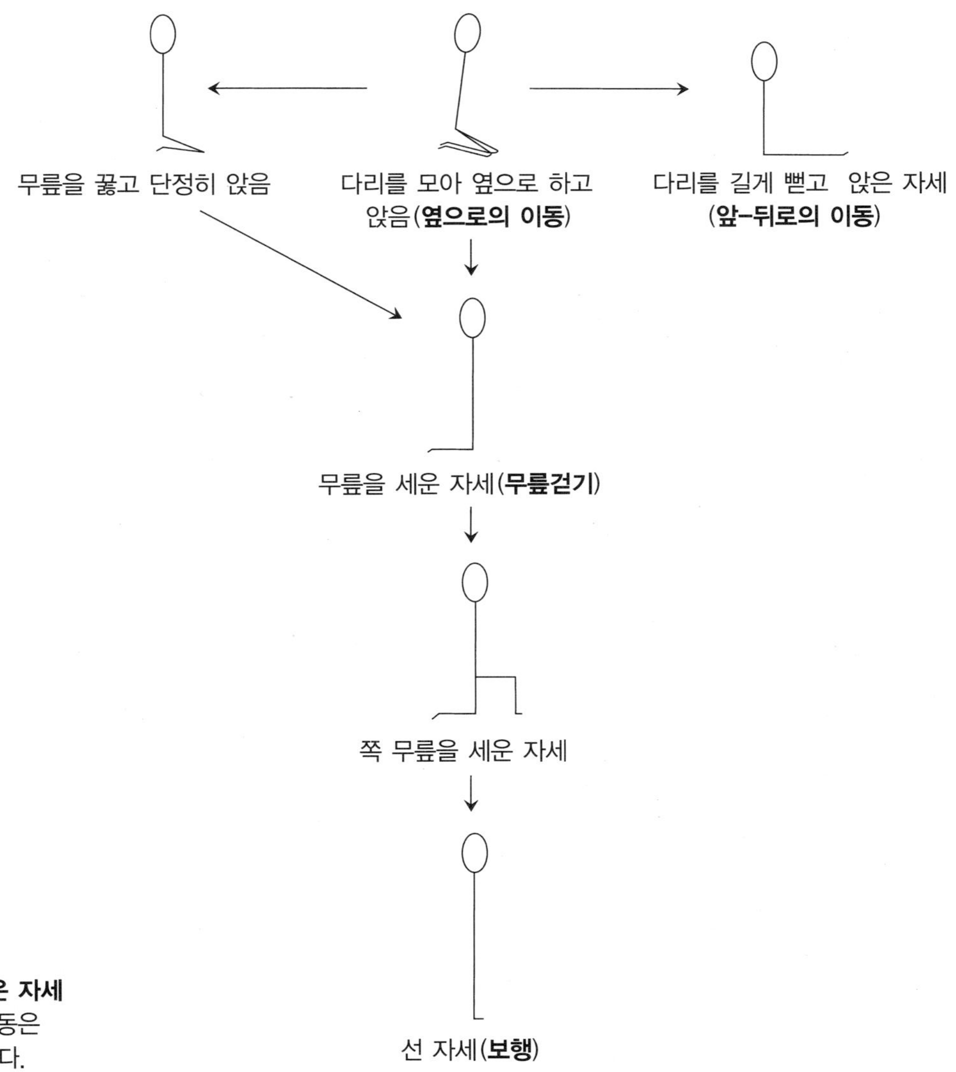

그림 7–1 (엎드려 누운/바로 누운 자세에서부터 선 자세)의 요약 전진운동은 (　) 내에 굵은 문자로 기재하였다. 시작자세는 보통의 문자이다.

매트훈련의 실시방법

매트훈련에서도 **PNF의 원칙과 기법/치료방법**은 사용된다.
도수에 의한 자극 · 촉진법을 사용하여 더 강한 협응성이 있는 부분에 대해서 최적의 저항을 서서히 증가시키고 반복훈련을 시켜감으로써 환자의 동적의 개선을 도모한다.

훈련은 단계적으로 시행한다.

- **자세의 변환에 의해서 새로운 자세를 획득한다**(가동성)

운동은 신장자극(stretch)에 의해서 유발하는 것이 가능하다. 가능한 한 많은 자극을 주는 것은 특히 의식장애, 감각이 과민한 경우, 인지장애가 있는 환자에 있어서 중요하다.

운동은 주로 대각선의 움직임으로써 시행한다.

환자가 새로운 자세를 획득한 후, 아래의 것을 시행한다.

- **새로운 자세에서의 안정성훈련**(지지성)
  - 직립자세를 자극하는 것 같은 자세반사 유발을 위한 압축. 그 반응을 유지한 채로 아래의 것을 시행한다.
  - 압축을 유지한 채로, 예를 들면, 골반이나 어깨뼈, 머리에 대해서 정적인 저항을 가한다.

주의 훈련의 수준을 올리기 위해 압축없이 안정성훈련을 시행하는 것도 가능하다. 그것을 통해서 환자는 자극 없이 그 자세를 유지하는 것을 학습한다.

그 후, 아래와 같은 안정성훈련을 시행한다.

- **동적 근육활동/운동** (안정성이 있는 가운데에서의 가동성)

평형반응을 훈련하기 위해 저항운동을 시행한다.

요약 처음에 동적인 운동을 시행하여 새로운 자세를 획득하고 새로이 획득한 시작자세에서 안정성훈련을 시행한다. 그 후, 그 지지한 자세에서 체중의 이동을 동반하는, 또는 동적인 운동을 동반하지 않는 운동을 시행하고, 그것이 가능하다면 평형반응을 자극하기 위한 동작이나 전진운동을 시행하여 훈련수준을 올린다. 경우에 따라서 환자에게 필요하다면 층계차이를 오르는 것 같은 동작도 시행한다.

주의 반드시, 먼저 안정성훈련을 시행하고 그 후 안정된 자세에서의 동적인 훈련을 시행한다.

훈련의 방법으로써 처음에 수동적으로 시행하고 그 후, 동적 구심성, 원심성 훈련을 실시한다.

- *보조*
- *능동*
- *최적저항에 의한 능동운동*

치료를 효과적으로 하기 위해 PNF의 기법이나 치료방법을 이용할 수 있다.

매트 위 훈련에서의 기법과 치료방법

목적	기법/치료방법
- 안정성 (동작을 시행하기 전에 하나의 자세에서 시행한다)	- 안정성 훈련 - 안정적 반전(stabilizing reversal) - 율동적 안정화(rhythmic stabilization) 안정적 반전
- 운동의 유발 (목적으로 하는 활동을 촉진한다/보조 또는 "신장(stretch)"을 동반하여 활성화한다).	- 율동적 개시 - 반복신장 a) 가동범위의 시작에서부터의 반복신장(repeated stretching from beginning of range) b) 가동범위를 통한 반복신장(repeated stretching through range)
- 근력/협응성의 개선 (근력강화를 위해 목적으로 하는 운동에 저항을 가한다) (동작의 조절, 속도, 협응성, 지구력, 원활하게 시행하는 것, 안전성을 위해 그 활동을 반복하고 "운동프로그램"을 재획득한다) (운동의 기민성, 협응성과 원활성을 향상시키고 능동적인 "운동프로그램"을 재획득하기 위해 운동을 반복한다)	- 등장성의 조합(combination of isotonics) - 동적 반전(dynamic reversal) - 반복신장(repeated stretch) a) 가동범위 시작에서부터의 반복신장 b) 가동범위를 통한 반복신장 - 강조의 타이밍 - 율동적 안정화 안정적 반전
- 이완 (근육에 신장을 가하고 그 후의 근육의 이완이 일어나도록 한다)	- 수축-이완(contract-relax) - 유지-이완(hold-relax)

7.3 임상적인 실시방법

임상적인 훈련은 운동발달의 발달단계로 나눠서 소개한다. 치료 중에는 각각의 환자에게 필요한, 또는 중요한 것을 선택하여 시행한다!
임상적인 매트 위에서의 훈련의 순서는 개개의 환자에 따라서 시작자세나 운동의 흐름이 다르기 때문에 여기서는 하나하나 나눠서 설명하고 있지 않다.
다양한 자세변환과 훈련의 예를 소개하지만, 변동이 많이 있어 환자에게 적합한 형태로 시행하여야 한다.

치료사의 자세유지

매트 위에서 자기의 체중을 최적으로 이용하기 위해 양 무릎 서기로 지지기저면을 크게 잡거나, 한쪽무릎 서기로 시행하는 경우가 많다.
등(back)은 가능한 한 똑바로 유지하고 체중을 옆쪽, 앞쪽 또는 뒤쪽으로 이동하는 것을 유념한다.

주의 매트 위에서는 환자도 치료사도 맨발이 된다. 이것에 의해서 환자는 내/외수용기에 자극이 들어가게 된다. 이것 이외에 치료사로서는 맨발이 됨으로써 무릎서기 자세를 고정하기 쉽고 자기의 체중을 더 사용하기 쉬워진다.

기능분석

치료목표를 인식하여 개개의 치료계획을 세우고 그리고 치료의 흐름을 설정하기 위해
치료 전, 치료 중, 치료 후의 검사나 기능평가는 중요하다.

기능분석의 예 : 몸 구르기
바닥에 놓은 매트 위에서 아무 말도 하지 않고 환자에게 몸 구르기를 하게 한다.
몸 구르기는 앞과 뒤(되돌아온다)의 양쪽방향 시행한다.

아래의 것을 관찰한다.
- **운동의 흐름**
- **몸 전체의 운동패턴**
- **개개의 신체부위의 협응성**

움직임은 환자의 연령, 운동과 정신수준에 맞고 있는가?

관찰할 때의 주의할 점

- **시작자세**(예 바로 누운 자세, 옆으로 누운 자세, 엎드려 누운 자세)

- **운동의 흐름**(시작, 실시, 종료자세)
  - 굽힘 또는 폄의 우위?
  - 하나의 덩어리가 된 것 같은 움직임?
  - 어깨뼈/팔/머리/목의 움직임이 우위?
  - 다리/골반의 운동이 우위?
  - (보상) 동작은 있는가?
  - 운동장애는 있는가?
  - 몸통에는 무엇이 일어나고 있는가? 상부/하부몸통의 움직임은? 몸통의 회전은? 몸통을 "4분할의 분석(quadrant analysis)"을 한다 : 제6장 "어깨뼈와 골반의 조합"의 "기능평가" (179쪽)을 참조.

- **운동의 협응성**

위에 관찰방법은 자세를 변환할 때, 시작자세와 선택적인 훈련에도 응용할 수 있다.

이것 이외의 것을 관찰하는 것도 가능하다.
시작자세와 운동 시의 변화법이나 새로운 자세를 취하는 것이 가능한지, 그 자세를 유지할 수 있는지, 또는 지지한 다음에 움직이는 것이 가능한지를 관찰한다.

몸 구르기

몸 구르기는 운동발달에 있어서 가장 원시적인 운동이다.

일반적으로

운동발달 중에서 가장 원시적인 최초의 운동을 원시적 운동이라 부르고 있다. 즉, 몸통의 투박하고 큰 굽힘과 폄이다. 이들의 움직임을 몸 구르기에 이용할 수 있다.
이 투박하고 큰 운동을 상부와 하부 몸통에서 상반적(각각 반대방향으로)으로 시행한 경우, 몸통의 회전이 얻어진다. 회전은 복합적인 요소가 있으며 각각의 운동요소에 포함되어 있다. 회전은 몸통의 운동을 촉진과 조장을 하기 위해 신장(elongation)을 하고 신장자극(stretch)을 하기 위해 사용된다. 이것 이외에 회전은 근육긴장의 정상화나 평형반응의 학습에 있어서도 매우 중요하다. 환자는 이것을 통해서 몸의 정중위치를 재획득할 수 있다.

목적

- 몸통과 머리-목-조절
- 몸통의 근력
- 몸통의 회전
- 몸통의 협응성
- 근육긴장의 정상화
- 평형반응의 학습
- 이동(transfer)동작의 자립 (예를 들면, 침대 위에서의 몸 구르기)

실시방법 – 몸 구르기는 몸통의 운동부터 시작한다. 그 후, 개개의 운동, 예를 들면, 어깨뼈와 골반의 기초적인 운동패턴을 학습하고 연습하는 것도 가능하다("제6장 몸통의 패턴" 참조).
팔다리의 움직임을 조합하는 것도 가능하다.

몸통에의 방산을 얻기 위해 환자의 몸에서 강한 부분을 사용한다(예를 들면, 어깨뼈, 골반, 팔다리, 목).
환자에게 운동을 시행시키고 그 운동에 대한 대각선방향의 저항을 가한다. 몸 구르기를 유도하고 몸통의 활동이 일어나도록 시작할 때는 저항을 가한 몸 구르기를 몇 번이나 시행하고, 그 후 환자 자신에게 몸 구르기 운동을 시행시킨다.

동작에 대한 구두지시 – "자, 몸 구르기를 하시오!" [신장자극(stretch)]
– "더 미시오!" (저항)

몸 구르기를 할 때는 운동의 타이밍이 매우 중요하다. 몸 구르기를 위해서는 하나의 운동패턴을 단순히 시행하는 것만으로는 불충분하다!
몸 구르기 운동부위(예, 어깨뼈나 골반)를 유지하고 몸통을 수축시킨 후, 환자는 옆으로 누운 자세에서부터 엎드려 누운 자세 또는 바로 누운 자세가 된다.
몸 구르기 동작이 획득된 경우, 이 몸통운동패턴은 몸통근력 향상을 위한다는 새로운 목적으로 하여 시행하는 것도 가능하다. 강한 신체부위에 저항을 가하고 유지하여 약한 신체부위의 운동을 시행하도록 한다.

"어떤 특정의 신체부위를 위해 수축하고 있는 근육에 반복하여 신장(stretch)을 가하면서 시행하는 강조의 타이밍"을 시행하는 경우도 강한 신체부위의 운동을 유지한다
(제3장 "기법과 치료방법" 참조). 몸 구르기 운동을 통해서 "강조의 타이밍"을 시행할 수 있다.
몸 구르기를 위해 다양한 신체부위를 사용하는 것이 가능하다.

몸 구르기를 유발하는 신체부위

- *몸통에서부터*
  - 골반
  - 어깨뼈
  - 골반과 어깨뼈의 조합
- *팔다리에서부터*
  - 다리, 일측성/양측성
  - 팔, 일측성/양측성
- 머리, 목에서부터
- 머리/목과 상부몸통(어깨뼈)의 조합
- 머리/목과 하부몸통(골반)의 조합
- 팔다리와 머리/목의 조합
  - 팔 쪽과 머리/목
  - 양측성 비대칭성 팔과 머리/목 "내려치기"
  - 양측성 비대칭성 팔과 머리/목 "들어올리기"
  - 다리와 머리/목 (소아의 경우)

주의 몸 구르기 운동을 할 때 한쪽 팔이 약한 경우 아래의 방법이 있다.
- 약한 팔을 아래로 하고 양팔을 깍지를 낀다.
- 팔을 편 상태에서 양손을 깍지를 끼고 머리 위에서부터 아래로 흔들어 내린다. 이때 강한 팔로 약한 팔을 보조한다.
- 약한 팔 쪽으로 몸 구르기를 하는 경우, 그 팔을 옆에 둔다.

몸 구르기 훈련방법

- **바로 누운 자세에서부터 옆으로 누운 자세가 되고 엎드려 누운 자세로**
- **엎드려 누운 자세에서부터 옆으로 누운 자세가 되고 바로 누운 자세로**

몸 구르기의 경우, 운동방법으로써 바로 누운 자세에서부터 엎드려 누운 자세와 그 반대로 시행하는 것이 가능하다. 또한 바로 누운 자세에서부터 옆으로 누운 자세까지, 또는 옆으로 누운 자세에서부터 부분적으로 시행하는 것도 가능하다.

바로 누운 자세에서부터 옆으로 누운 자세가 되고 엎드려 누운 자세로

시작자세 *환자 :* 바로 누운 자세. 몸 구르기에 이용되는 신체부위는 필요에 따라서 신장자세를 취하고 운동패턴 개시에 적합한 상태로 한다.

치료사 : 대각선 연장선상에 위치한다.

도수접촉 벌레근 쥐기로 훈련하는 신체부위를 기초패턴에 따라서 쥔다(예, 어깨뼈 또는 골반).

구두지시 처음에는 기초패턴으로 운동을 유도하는 것 같은 구두지시를 시행한다. "옆으로 누운 자세에서부터 엎드려 누운 자세로 몸 구르기를 하시오!"

동작에 대한 구두지시 처음에는 이용하고 있는 신체부위에 대한 구두지시를 시행한다. "몸 구르기를 하시오!" (예, 다리 굽힘-모음-가쪽회전 : "발끝을 올리고 다리를 오리고, 몸 구르기를 하시오!"

실시방법 아래의 그림처럼 몸 구르기의 훈련에는 다른 신체부위와 운동패턴의 이용 등 다양한 예를 들 수 있다. 어깨뼈와 골반의 운동패턴의 상세는 "제6장 몸통의 패턴"에서 소개하고 있다.

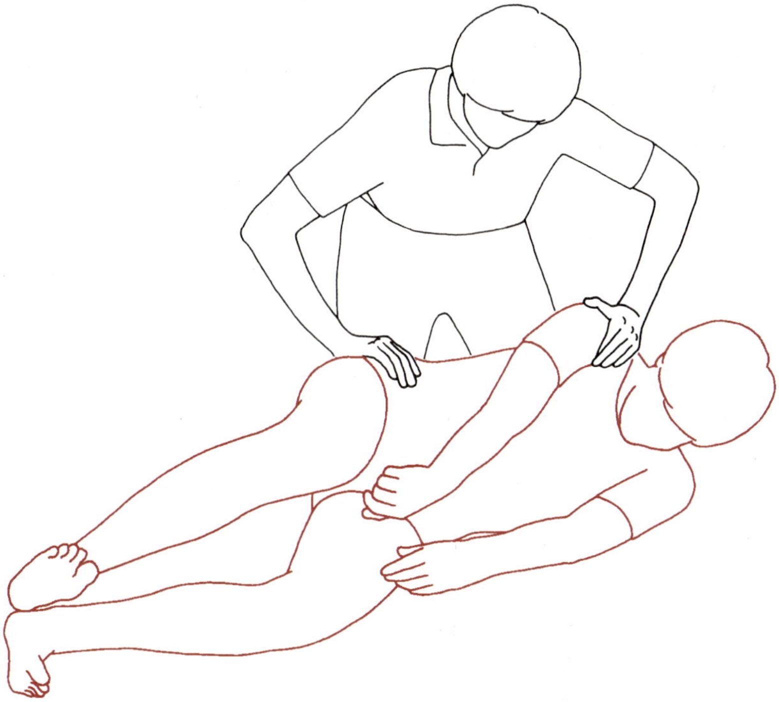

그림 7-2
바로 누운 자세에서부터 옆으로 누운 자세가 되고 엎드려 누운 자세로
몸 구르기를 시행하기 위해, 어깨뼈와 골반을 사용해서 전신적 굽힘(전신을 굽힌다)을 하고 동시에 움직인다. 골반은 앞쪽올림, 어깨뼈는 앞쪽내림.

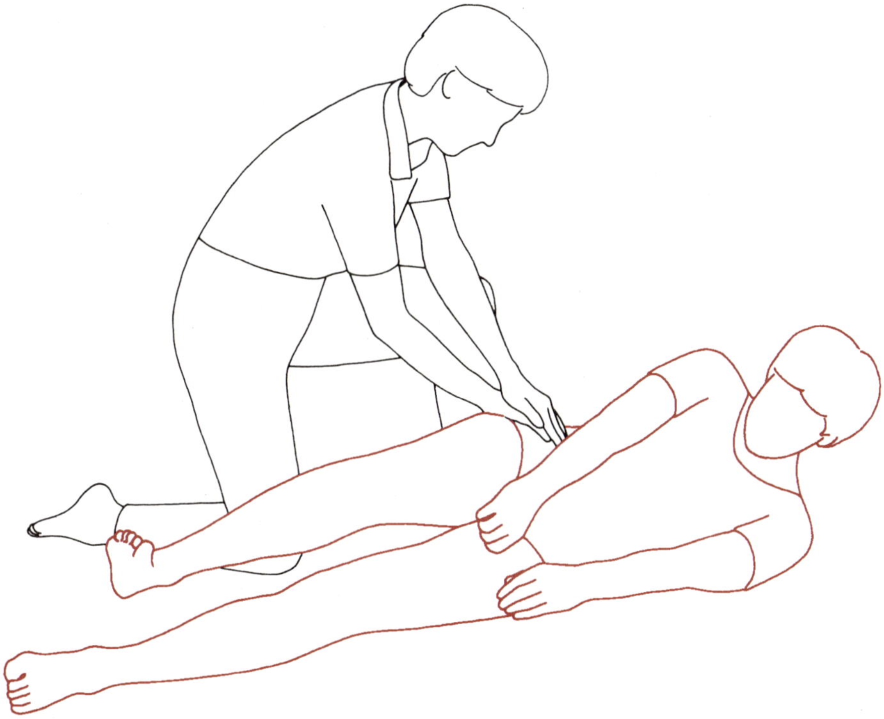

그림 7-3
골반의 앞쪽올림을 단독으로 몸 구르기에 이용하는 것도 가능하다. 바로 누운 자세에서부터 엎드려 누운 자세가 가장 효율적으로 시행 할 수 있다.

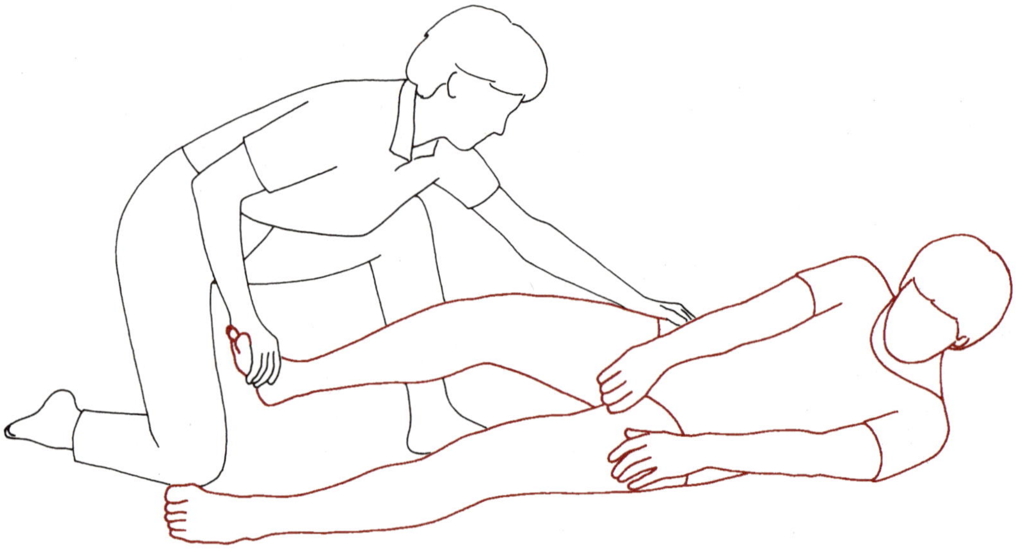

그림 7-4 골반과 다리의 조합
골반 앞쪽올림과 무릎의 굽힘을 동반하는 다리 굽힘-모음-가쪽회전 패턴의 이용. 골반이 몸 구르기 운동에 쫓아오지 않는 경우, 골반의 앞쪽올림에 대해서 도수접촉을 가한다.

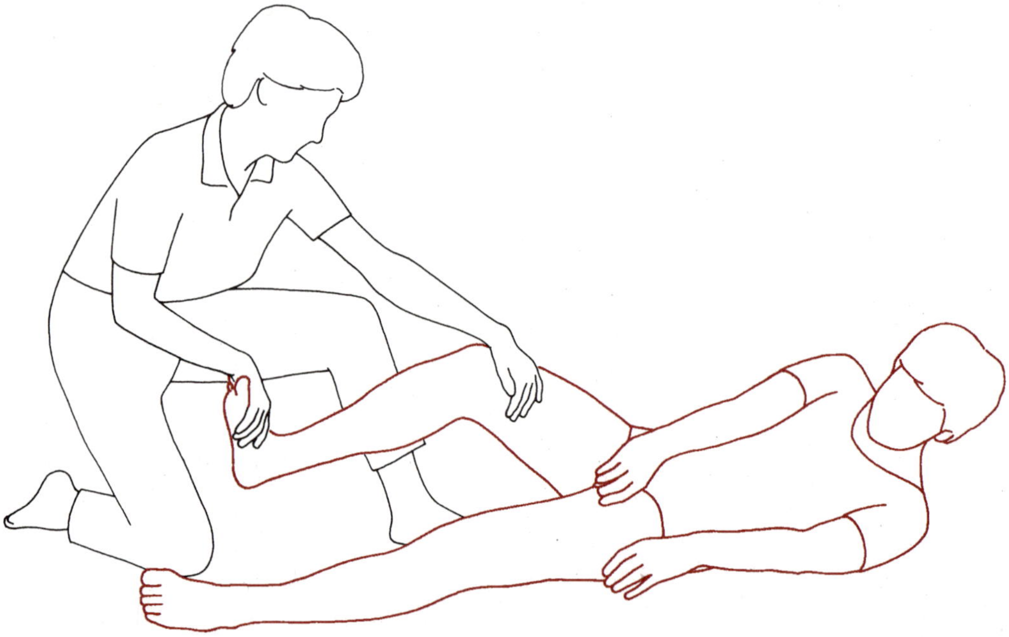

그림 7-5 바로 누운 자세에서부터 옆으로 누운 자세의 몸 구르기를 무릎의 굽힘을 동반하는 다리 굽힘-모음-가쪽회전을 사용해서 시행한다.

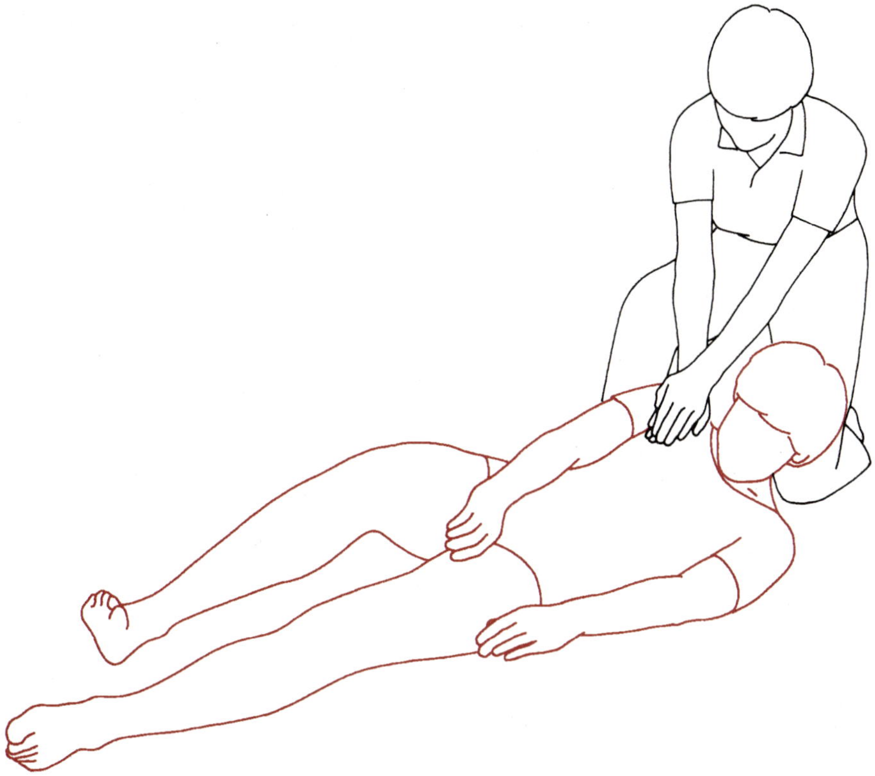

그림 7-6 골반처럼 어깨뼈 단독으로 몸 구르기에 사용할 수 있다. 이 경우는 어깨뼈의 앞쪽내림을 이용하고 있다.

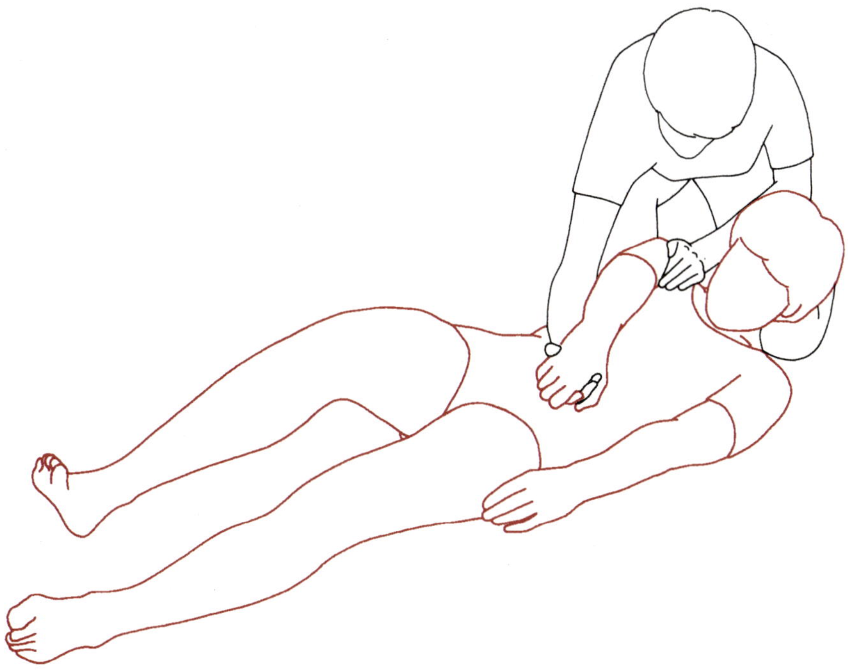

그림 7-7 어깨를 더 잘 함께 움직이기 위해 도수접촉을 팔의 먼쪽부분, 몸쪽부분은 어깨에 두고 있다.
팔 : 팔꿈치 폄 위치에서의 폄-모음-안쪽회전 패턴, 어깨뼈 : 앞쪽내림을 이용하고 있다.

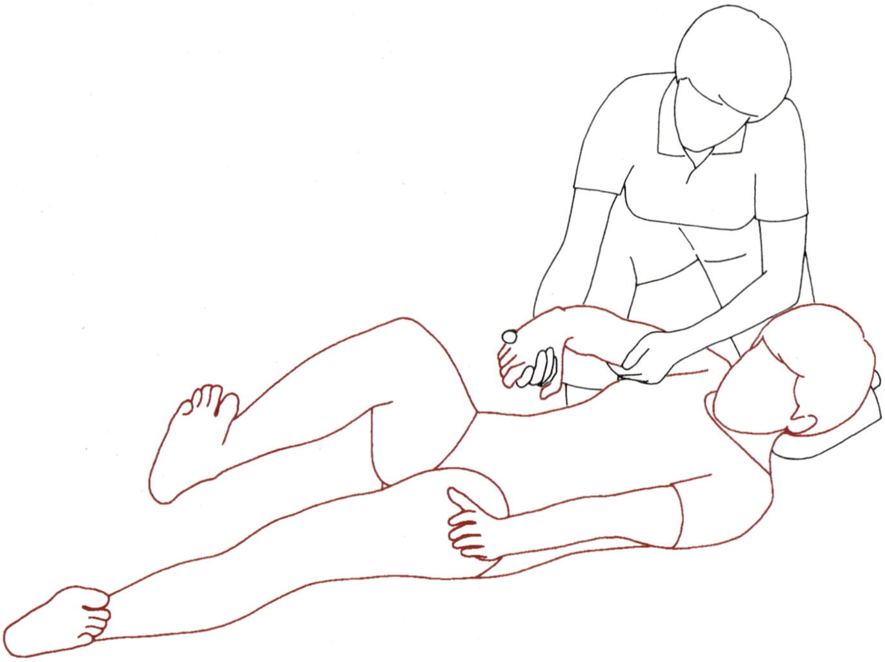

그림 7-8 환자의 팔이 강한 경우, 몸 구르기에 팔을 사용하는 것도 가능하다.
여기서는 팔꿈치 폄 위치에서의 폄-모음-안쪽회전을 바로 누운 자세에서부터 옆으로 누운 자세로의 몸 구르기를 사용하고 있다.

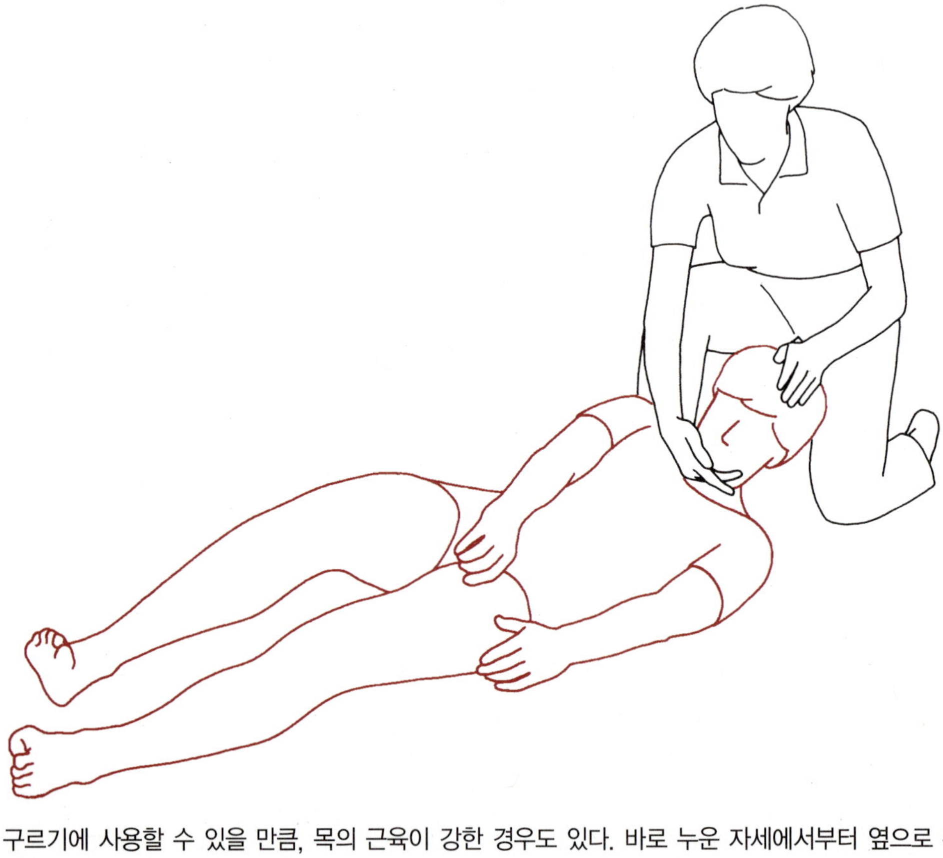

그림 7-9 몸 구르기에 사용할 수 있을 만큼, 목의 근육이 강한 경우도 있다. 바로 누운 자세에서부터 옆으로 누운 자세 또는 엎드려 누운 자세에 목의 굽힘을 사용하는 일도 있다.

엎드려 누운 자세에서부터 옆으로 누운 자세가 되고 바로 누운 자세로

시작자세 *환자 :* 엎드려 누운 자세, 바로 누운 자세. 몸 구르기에 이용되는 신체부위는 필요에 따라서 신장위치를 취하고 운동패턴 개시에 적합한 상태로 한다.

치료사 : 대각선 연장선상에 위치한다.

도수접촉 벌레근 쥐기로 훈련하는 신체부위를 기본패턴에 따라서 쥔다(예, 어깨뼈 또는 골반)

구두지시 처음에는 기본패턴으로 운동을 유도하는 것 같은 구두지시를 사용한다. "옆으로 누운 자세에서부터 바로 누운 자세로 몸 구르기를 하시오!"

동작에 대한 구두지시 처음에는 이용하고 있는 신체부위에 대한 구두지시를 시행한다. "몸 구르기를 하시오!" (예, 다리 폄-벌림-안쪽회전 : 발끝을 내리고 "발꿈치와 발의 전체를 아래로 내리고, 몸 구르기를 하시오!")

실시방법 아래의 그림처럼 몸 구르기의 훈련에는 다른 신체부위와 운동패턴의 이용 등 다양한 예를 들 수 있다. 어깨뼈와 골반의 운동패턴의 상세는 제6장 "몸통패턴"에서 소개하고 있다.

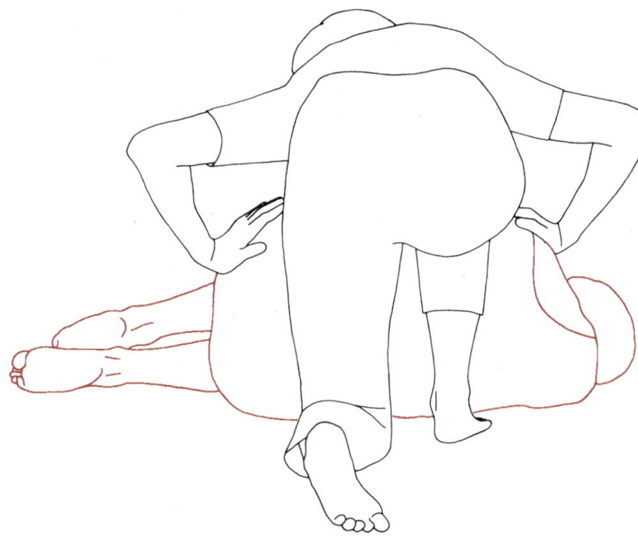

그림 7-10 몸 구르기는 *전신적 폄(mass extension)*을 사용해서 유발하는 것도 가능하다.
운동패턴의 시작자세. 골반 : 앞쪽올림, 어깨뼈 : 앞쪽내림

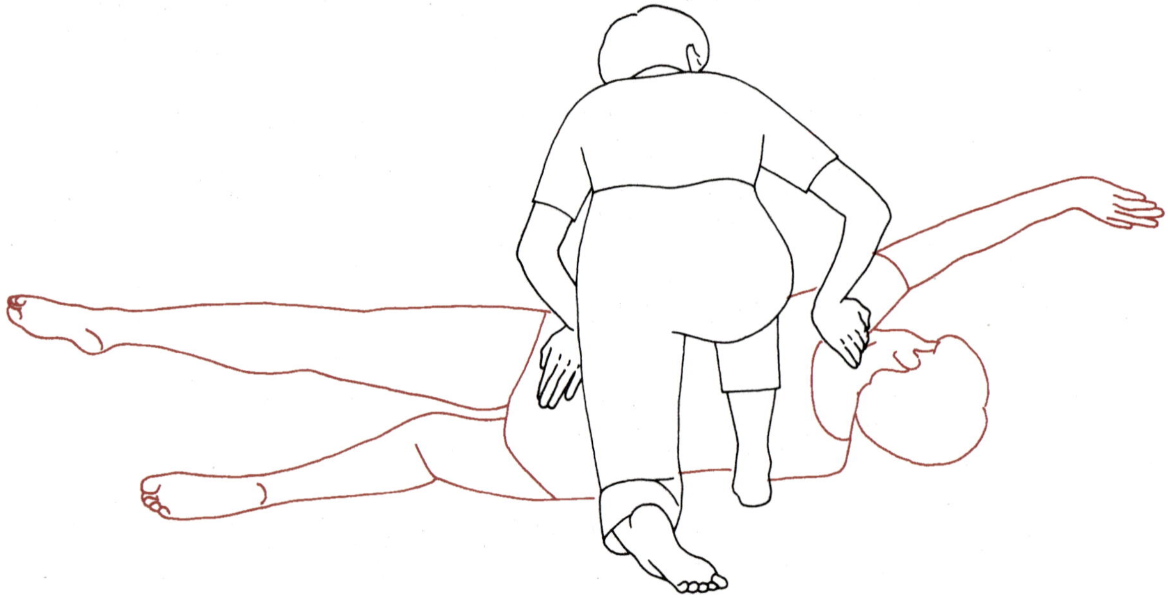

그림 7-11 바로 누운 자세 방향으로 전신적 폄의 실시
주의 : 손목관절에 부하가 지나치게 가해지는 것을 방지하기 위해 운동 중에 손은 변환시킨다.

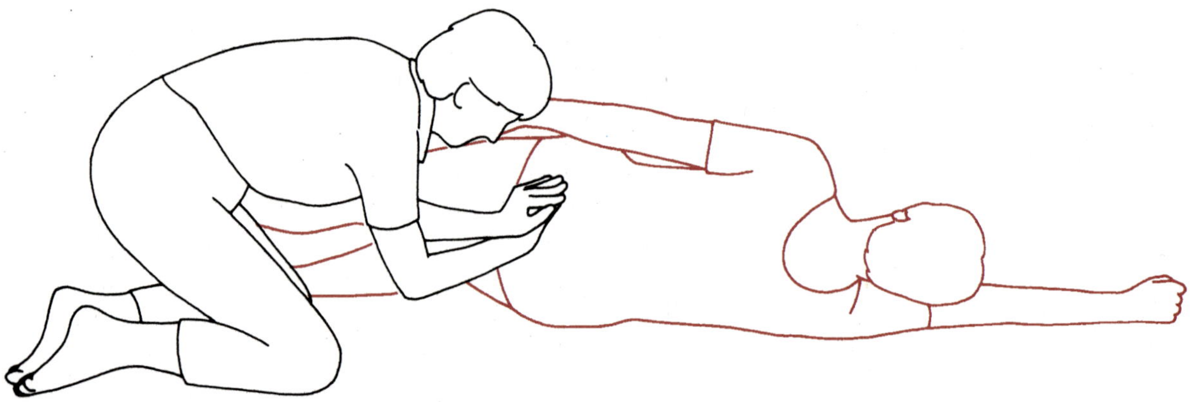

그림 7-12 골반 뒤쪽내림의 운동패턴을 이용하여 옆으로 누운 자세에서부터 바로 누운 자세로 몸 구르기에 사용하는 것도 가능하다.

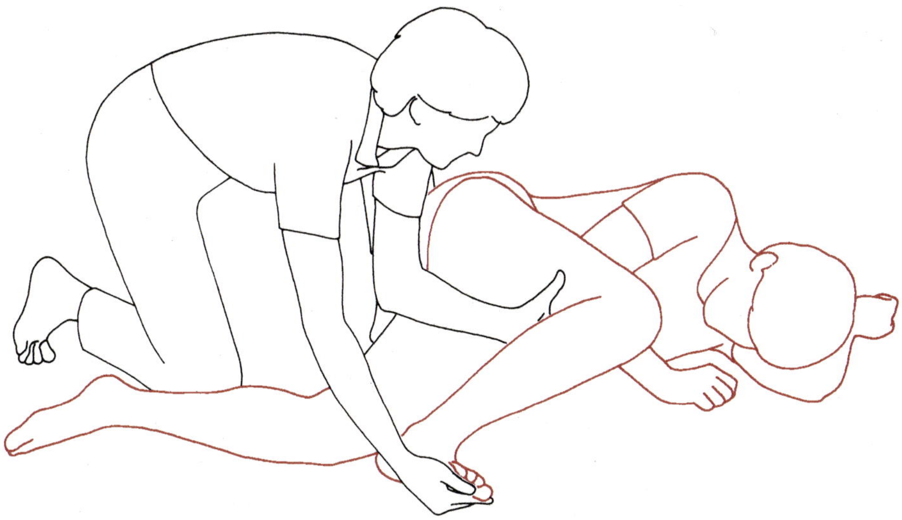

그림 7-13 옆으로 누운 자세에서부터 바로 누운 자세로 운동에 무릎의 폄을 동반하는 다리의 폄-벌림-안쪽회전 패턴을 사용하고 있다.
주의 : 엉덩관절의 가쪽회전을 동반하는 시작자세.

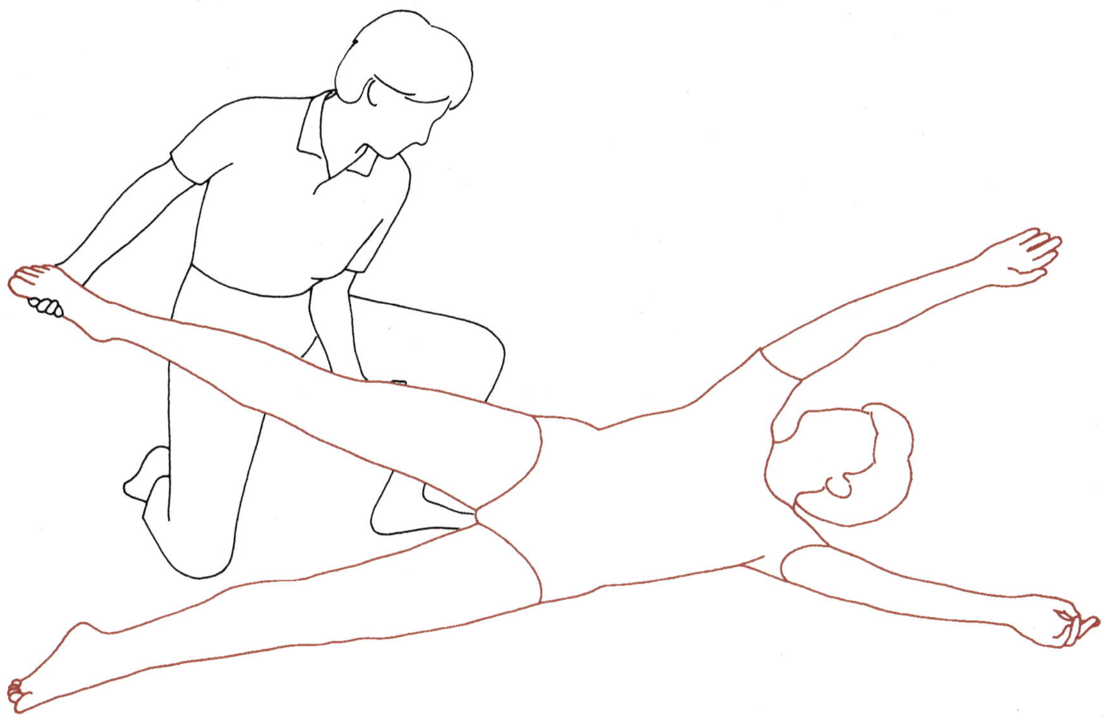

그림 7-14 바로 누운 자세 방향으로 무릎의 폄을 동반하는 다리 폄-벌림-안쪽회전의 실시방법

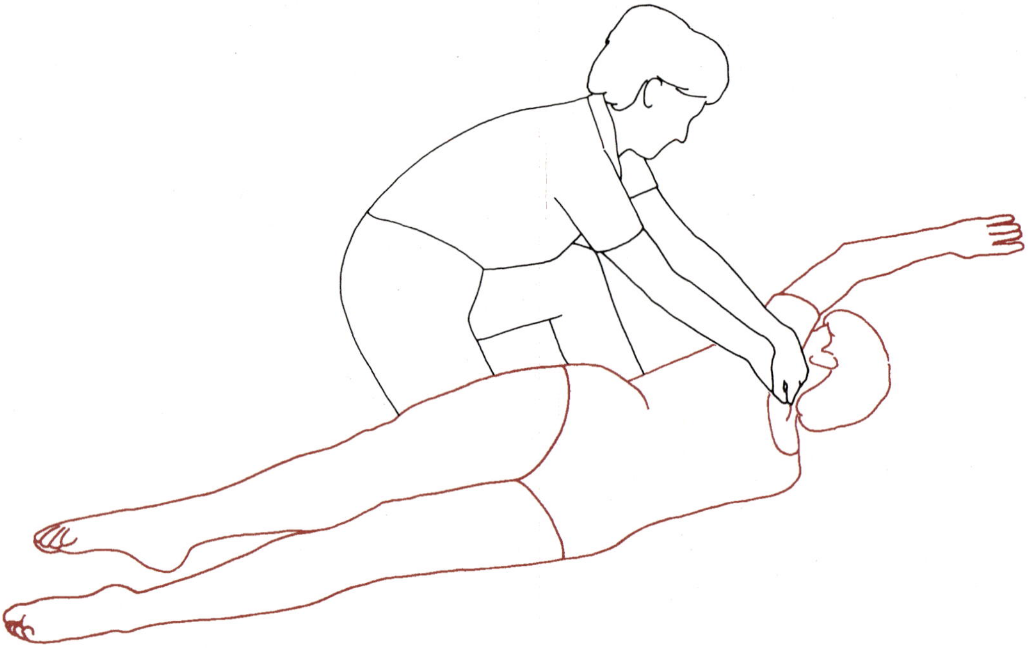

그림 7-15 어깨뼈 단독으로 몸 구르기를 유발하는 경우, 어깨뼈 뒤쪽올림이 사용된다.

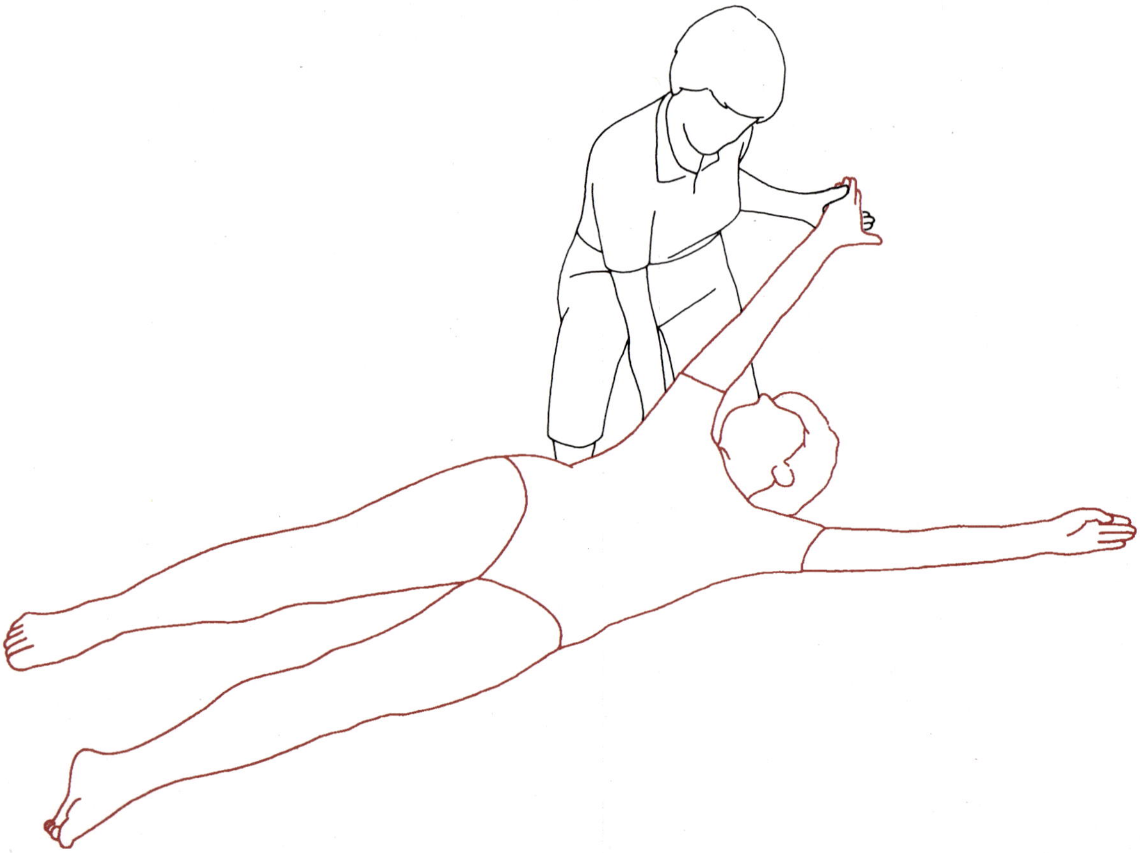

그림 7-16 어깨뼈를 사용하여 운동을 강조하고 싶은 경우, 도수접촉은 먼쪽부분을 팔로, 몸쪽부분을 어깨뼈로 한다. 저항은 뒤쪽올림에 가한다.

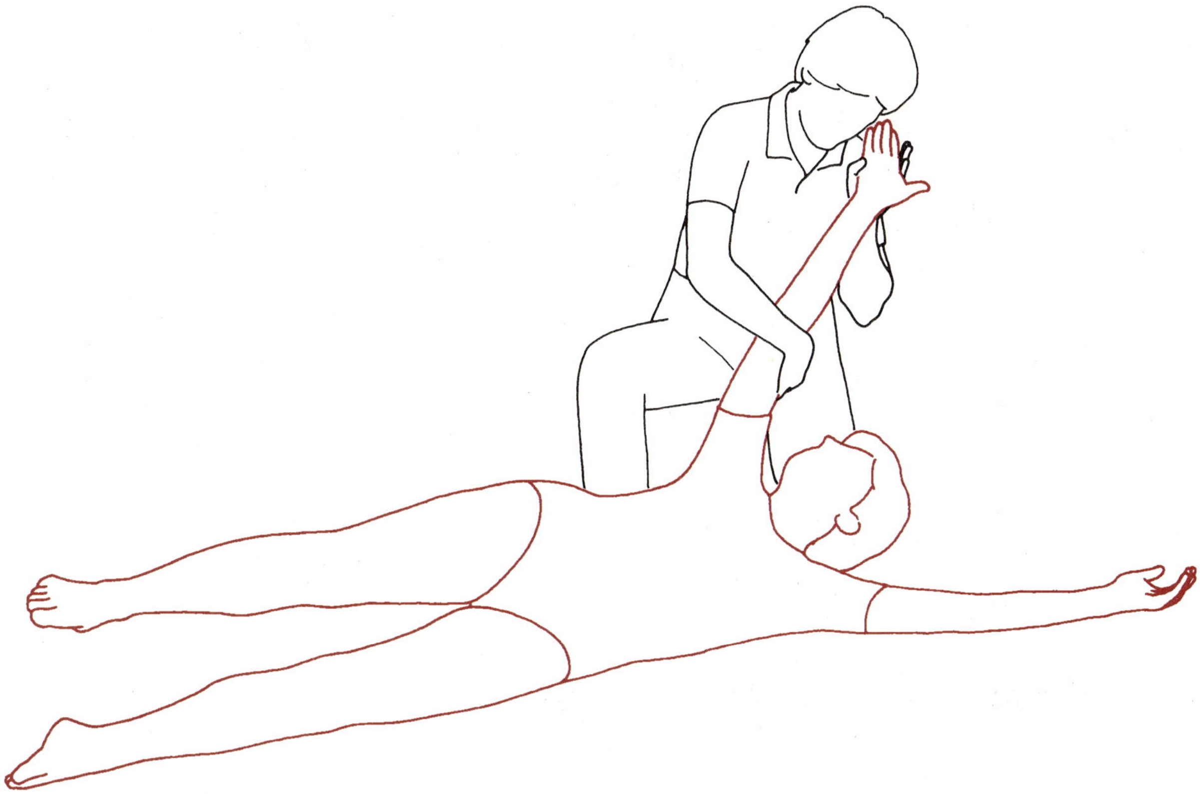

그림 7-17 팔꿈치 폄 위치에서의 팔의 굽힘-벌림-가쪽회전 패턴은 옆으로 누운 자세에서부터 바로 누운 자세의 몸 구르기를 유발한다.

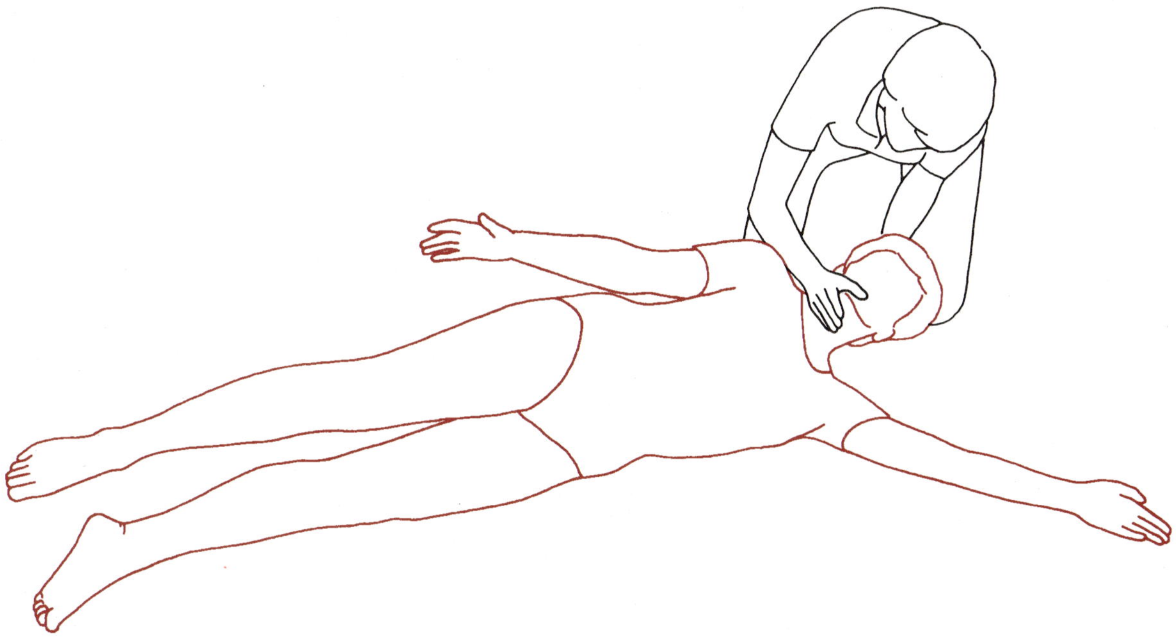

그림 7-18 목이 강한 경우 목뼈의 폄이 바로 누운 자세로의 몸 구르기를 유발한다.

엎드려 누운 자세에서부터 앉은 자세로

운동학습에서는 엎드려 누운 자세에서부터 앉은 자세와 바로 누운 자세에서부터 앉은 자세를 나눠서 훈련한다. "앉은 자세에서부터 선 자세"에는 각각으로부터 발달한 상태이고 이것도 마찬가지로 훈련한다.

이제까지 몸 구르기는 원시적인 운동이라고 설명하여왔다. 원시적인 시작자세는 엎드려 누운 자세이다. 이 자세를 획득하기 위해 몸 구르기가 필요하다. 엎드려 누운 자세에서부터, 다음으로 연결되는 훈련이 시행된다.

"엎드려 누운 자세에서부터 앉은 자세"로의 유도방법

1. 엎드려 누운 자세→양 팔꿈치 세운 자세
2. 양 팔꿈치 세운 자세→무릎 세운 자세
3. 네발기기 자세
4. 네발기기 자세→다리를 모아 옆으로 하고 앉은 자세
5. 다리를 모아 옆으로 하고 앉은 자세→다리를 길게 뻗고 앉은 자세
6. 엎드려 누운 자세→다리를 길게 뻗고 앉은 자세

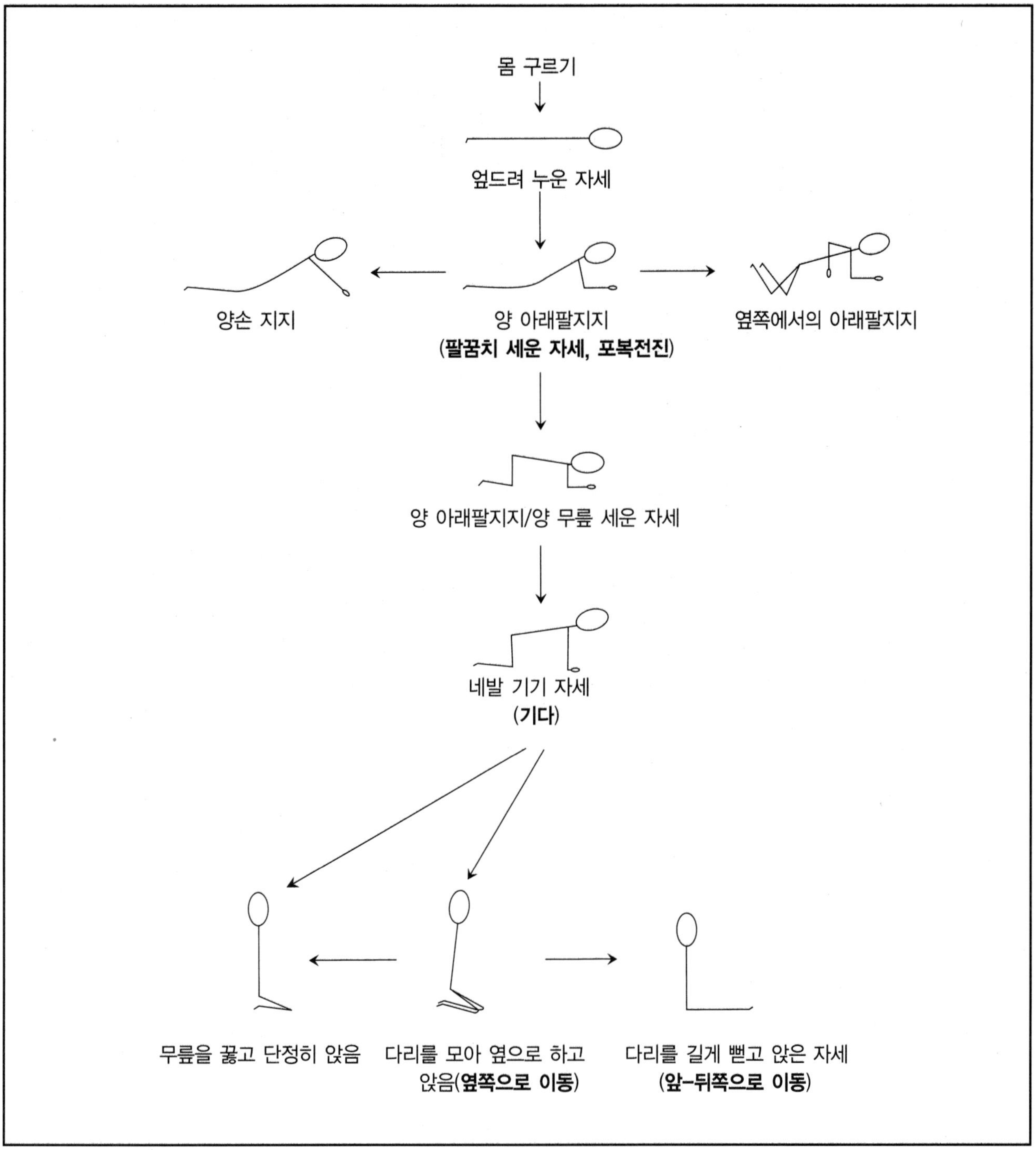

그림 7-19 "엎드려 누운 자세에서부터 앉은 자세로의" 훈련방법의 일람
전진운동은 ( ) 내에 굵은 문자로 기재하였다. 시작자세는 보통의 문자이다

1. 엎드려 누운 자세→양 팔꿈치 세운 자세

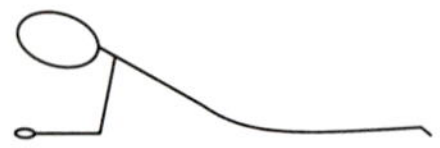

엎드려 누운 자세에서부터 팔에 부하를 가하고 아래팔 지지에 의한 양 팔꿈치 세운 자세가 된다. 이 자세를 획득하기 위해 팔, 어깨뼈, 머리/목의 운동패턴을 이용할 수 있다.

시작자세 *환자 :* 양팔을 앞으로 뻗힌 엎드려 누운 자세.

치료사 : 대각선의 연장선상, 환자의 앞에 위치한다.

도수접촉 벌레근 쥐기로 한쪽 또는 양쪽의 손등, 경우에 따라서는 위팔 가쪽을 쥔다
(팔의 폄-벌림-안쪽회전 패턴의 이용).
(변화 1. 어깨뼈 뒤쪽내림을 위해 어깨뼈 위
2. 목의 폄/굽힘을 위해 머리의 위에 놓는다)

구두지시 "한쪽 손/양손을 위로, 팔을 접근시키고, 팔꿈치로 지지하도록 하시오!"

동작에 대한 구두지시 "아래팔로 지지하시오!"

실시방법

- **자세변환 :** 운동이 유발. 반복 그리고 적합한 저항을 가할 수 있다.
- **안정성 훈련 :** 아래팔로 지지하는 양 팔꿈치 세운 자세가 되었으면 처음에 안정성 훈련을 시행한다(그림 7-24).

안정성 훈련을 할 때의 도수접촉은 환자의 능력에 따라서 다르다. 환자의 힘이 있는 부분부터 시작한다!
기본적으로 저항의 방향은 앞-뒤쪽, 뒤-앞쪽 또는 어깨뼈, 골반, 또는 머리의 양 대각선에 대해서 회전방향으로 가한다.

예외 : 머리에는 단독으로 회전방향으로의 저항을 가하지 않는다! (제6장 5 "앉은 자세에서의 몸통의 활동" (198쪽) 참조)

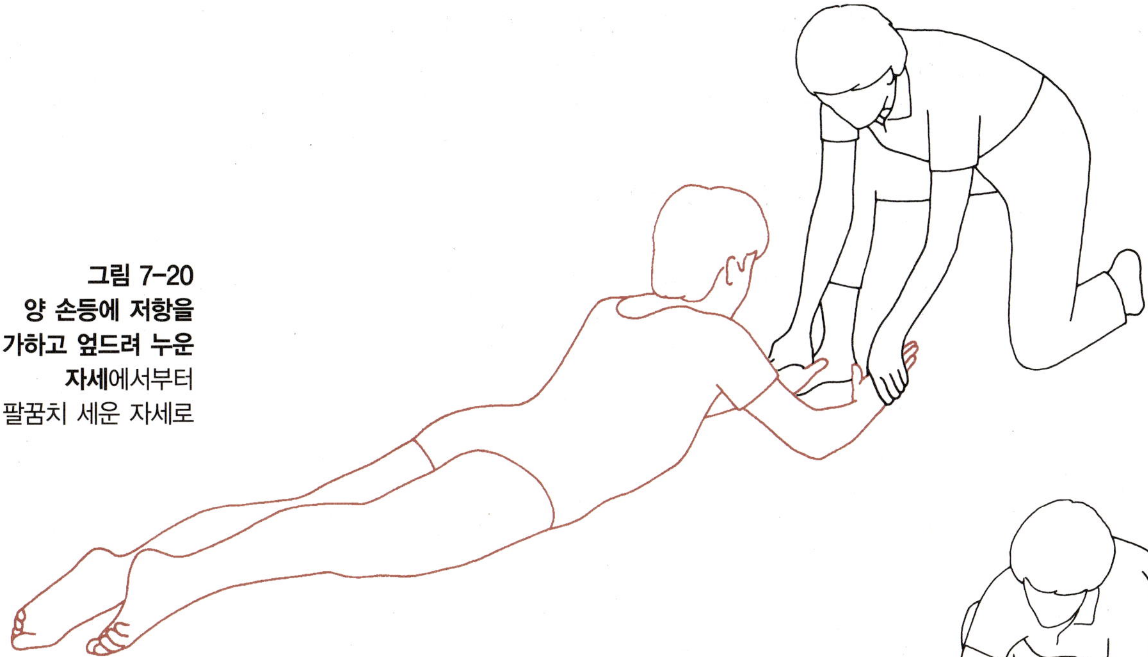

그림 7-20
양 손등에 저항을 가하고 엎드려 누운 자세에서부터 양 팔꿈치 세운 자세로

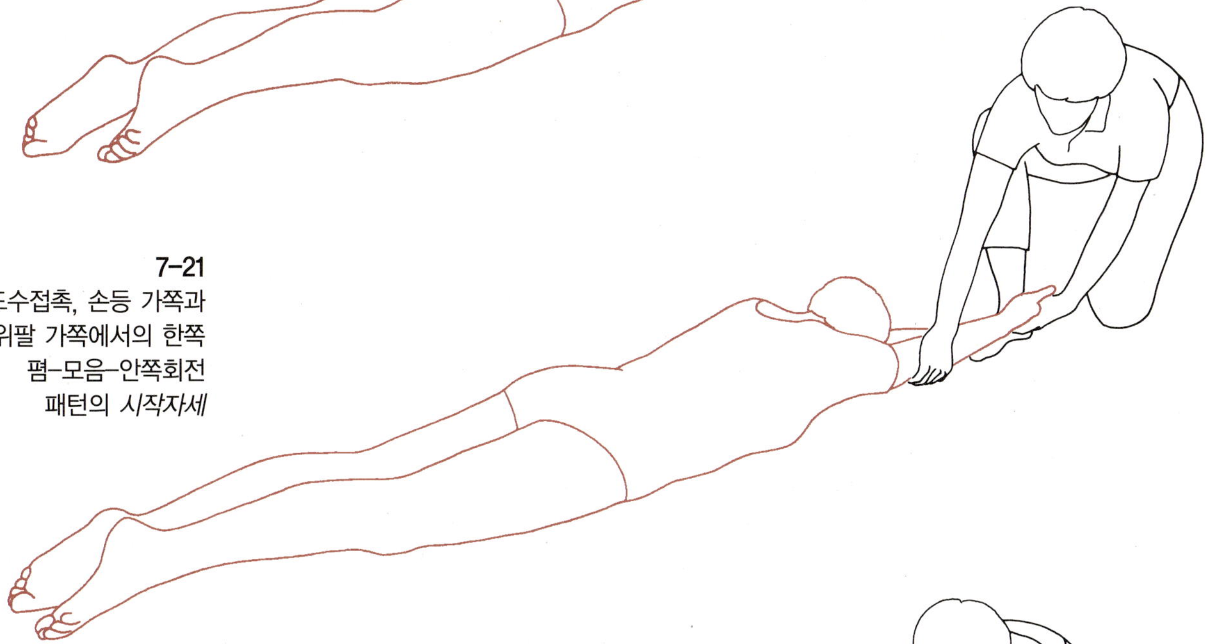

7-21
도수접촉, 손등 가쪽과 위팔 가쪽에서의 한쪽 폄-모음-안쪽회전 패턴의 *시작자세*

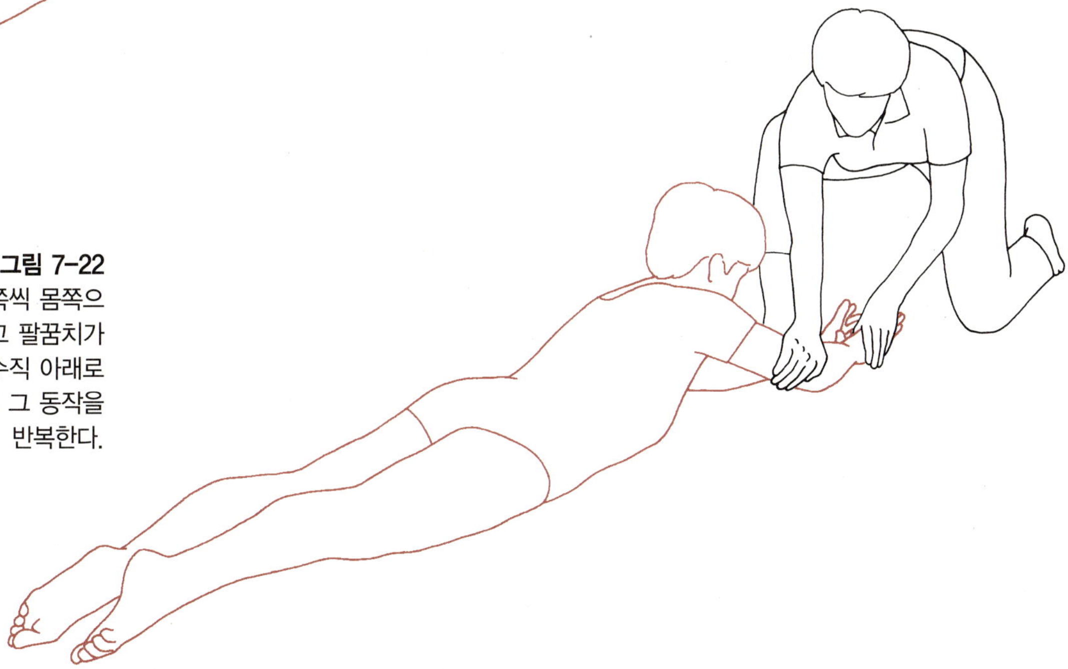

그림 7-22
양팔은 한쪽씩 몸쪽으로 당기고 팔꿈치가 어깨의 수직 아래로 올 때까지 그 동작을 반복한다.

- 그 후, **안정성을 유지한 채로 동적**인 훈련을 시행한다.
  예를 들면,
  - 머리 (또는) 팔의 운동
  - 한쪽의 어깨에 압축과 지지에 대한 저항을 가하고, 반대쪽의 어깨는 저항에 대항하여 움직인다. 안정성을 얻은 다음에 가동성을 끌어낸다.

- **체중이동**을 동반하는 훈련. 예를 들면, 아래팔에 체중을 가한 채로 몸을 앞뒤로 움직인다. 이것은 전진운동의 준비로서 시행할 수도 있다. 또는 팔다리의 어떤 일부분에 보다 많은 체중을 가하거나 손바닥 면으로 지지하는 다음의 단계의 훈련으로써 시행하는 것도 가능하다.

- **평형반응**

- 발, 골반, 어깨뼈에 가한 저항에 대항하면서 팔다리를 대각으로 앞, 뒤쪽으로 움직인다.
  팔꿈치 세운 자세에서 전진운동. 이 운동을 보행훈련의 사전준비로서 사용할 수도 있다.
  엎드려 누운 자세, 양 팔꿈치 세운 자세에서 이동에서는 양생류(urodele)모양의 반응을 이용한다. 골반을 올린 같은 쪽의 다리를 굽힘, 벌림, 가쪽회전을 한다.
  이 굽힘은 PNF의 운동패턴과 유사하다.
  이 움직임은 원시적인 운동이며 게다가 저항을 가하는 것도 가능하다.
  치료사는 저항을 가하는 환자의 어깨나 발을 관찰하면서 환자에게 아래팔을 앞으로 당기거나 또는 뒤쪽으로 밀도록 지시한다.

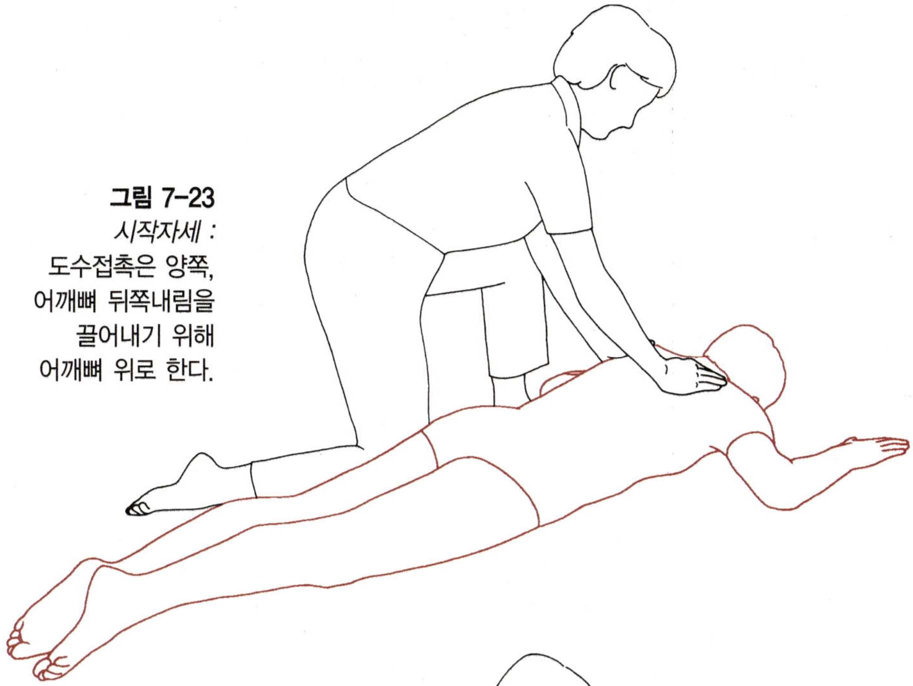

그림 7-23
시작자세 :
도수접촉은 양쪽,
어깨뼈 뒤쪽내림을
끌어내기 위해
어깨뼈 위로 한다.

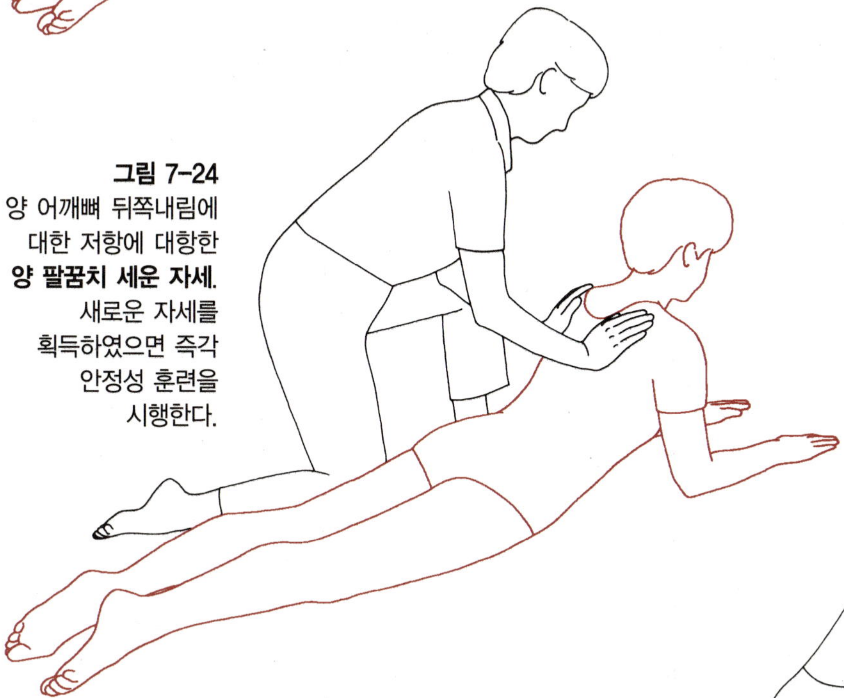

그림 7-24
양 어깨뼈 뒤쪽내림에
대한 저항에 대항한
양 팔꿈치 세운 자세.
새로운 자세를
획득하였으면 즉각
안정성 훈련을
시행한다.

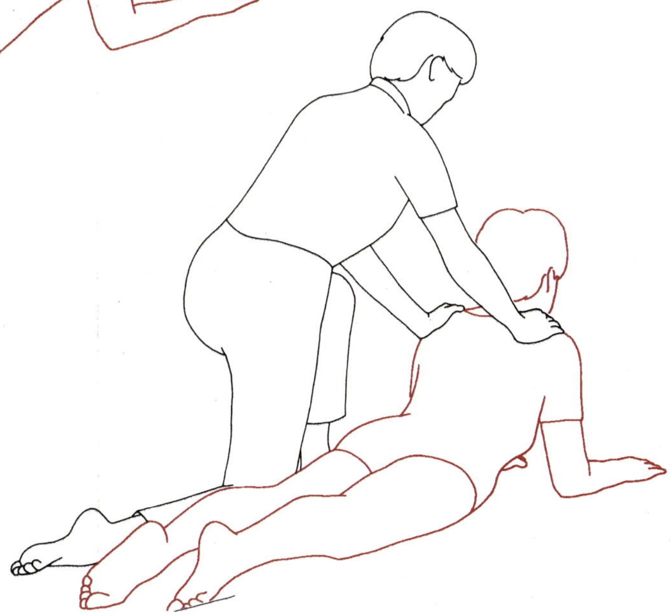

그림 7-25
어깨와 팔이음뼈
주변에 저항을 가한
안정성 훈련.

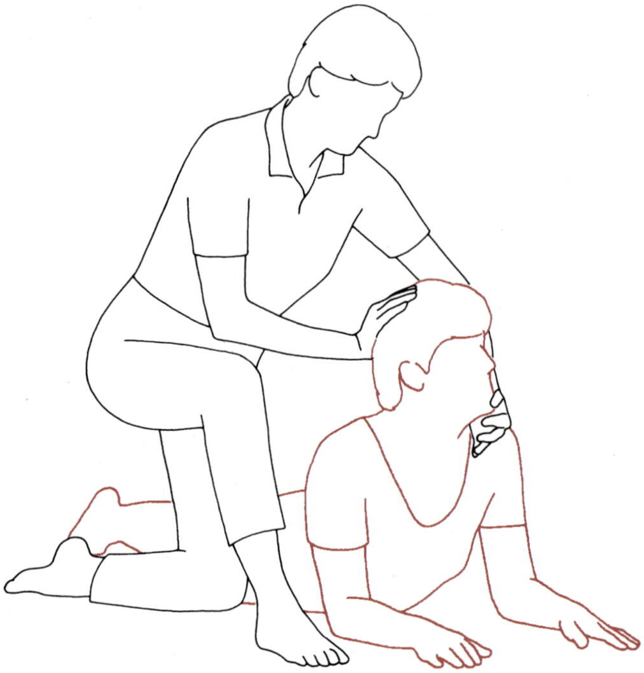

그림 7-26 안정성을 얻은 다음에 하는 운동. 도수접촉, 턱과 머리에 의한 목의 폄

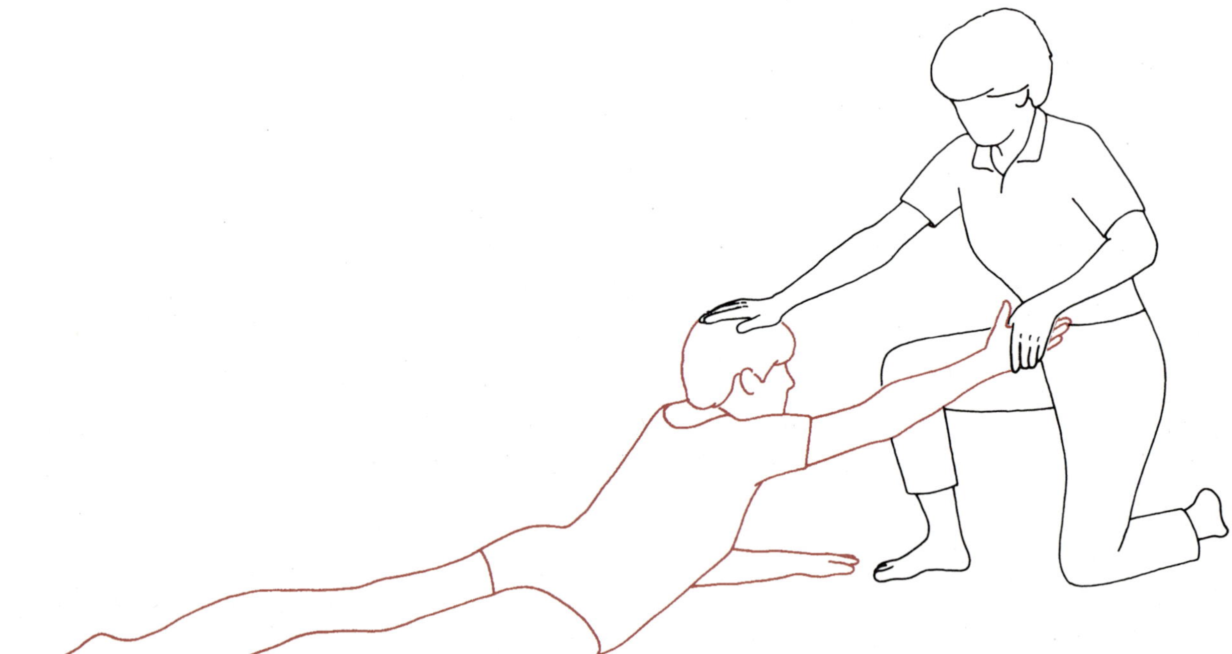

그림 7-27 체중이동을 동반하는 한쪽 팔꿈치 세운 자세. 한쪽 팔과 머리에 저항을 가하고 있다.

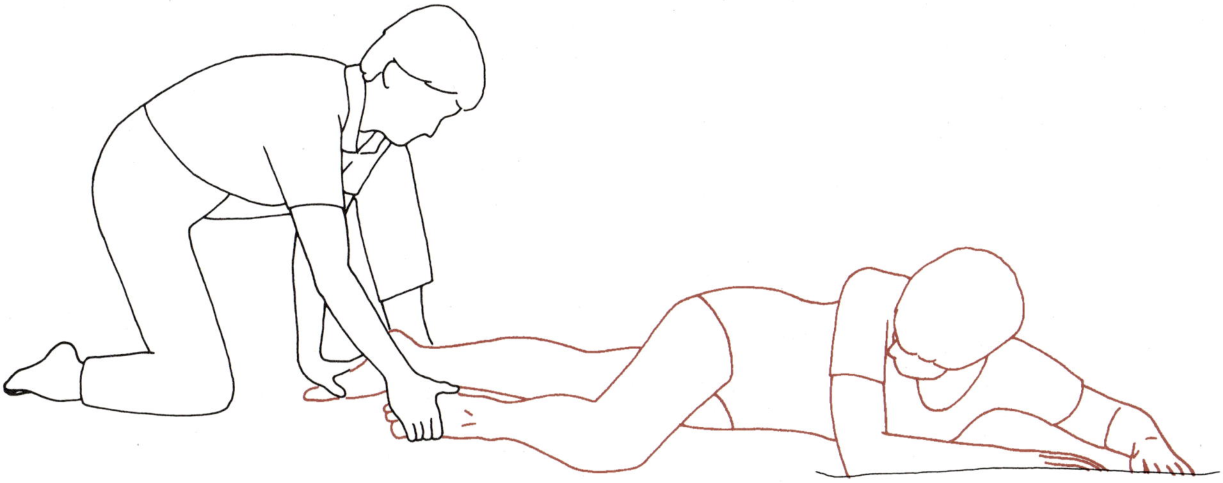

그림 7-28 다리의 굽힘에 대하여 발등/가쪽에 저항을 가한 엎드려 누운 자세에서의 전방이동. 반대쪽 다리에는 다리의 폄에 대해서 저항을 가하기 위해 도수접촉은 발바닥-가쪽으로 한다.

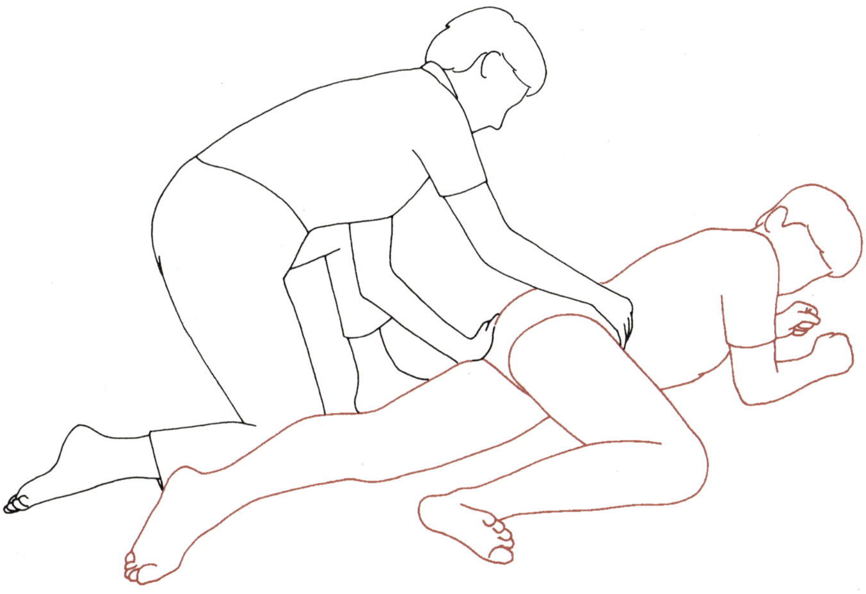

그림 7-29 보행훈련의 사전준비로서 도수접촉을 골반에 하는 것도 가능하다.

2. 양 팔꿈치 세운 자세→무릎 세운 자세

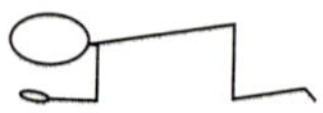

이 시작자세는 네발기기 자세의 하나의 전단계이며 양 손목에 부하를 가하지 않고 팔, 특히 몸쪽부분의 어깨에 부하를 가하고 싶은 환자에게 적합한 자세이다.

실시방법

- **자세변환** : 양 팔꿈치 세운 자세에 도달하였을 때 궁둥뼈결절 등의 저항을 유지하고 그 저항을 가하면서 팔꿈치 세운 자세에서부터 무릎을 세운다. 즉, 체중은 뒤쪽으로 이동한다. 이 운동의 흐름은 동적 원심성 수축에 의해서 시행하는 것도 가능하고, 그 때는 도수접촉은 골반 앞쪽이 된다. 이때는 운동의 조절을 더욱 필요로 한다.

그 이후, 이 시작자세에서 다음의 항 "네발기기 자세"에서 설명하는 것 같은 방법으로 안정성훈련, **안정성을 얻은 다음에 하는 동적 훈련, 체중이동, 평형반응과 전진운동** 등을 훈련한다.

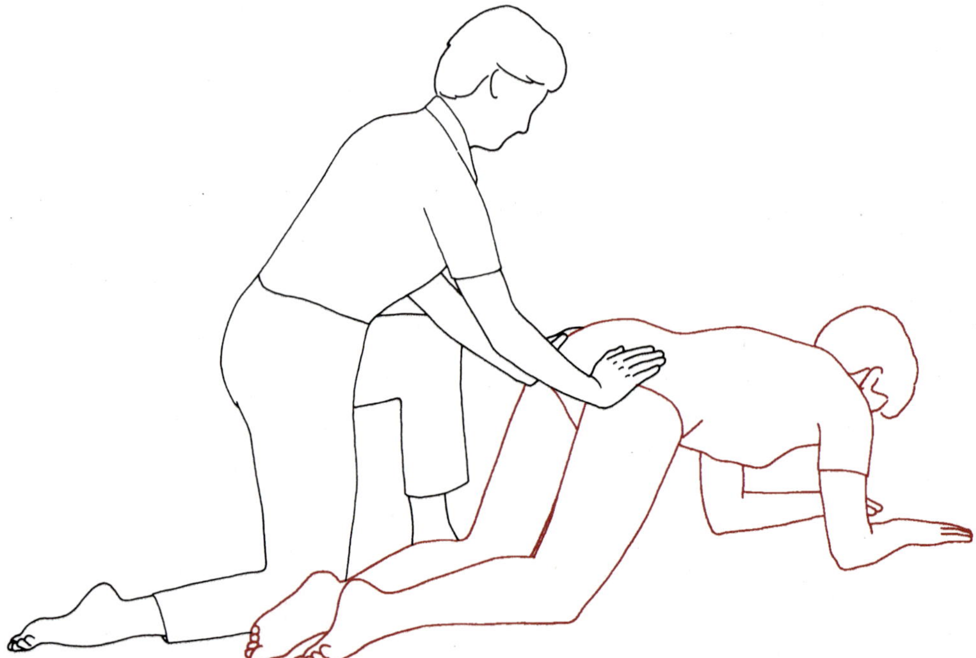

그림 7-30 궁둥뼈결절에 저항을 가한 자세변환

3. 네발기기 자세

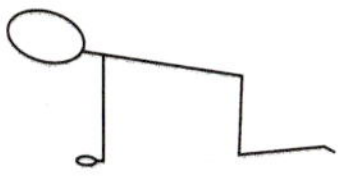

이 자세는 아직 선 자세/보행훈련을 할 수 없는 환자에게 가장 효율적인 자세이다. 그리고 양 다리에 대한 부분하중과 양팔에 대한 하중훈련이 가능하다.

그 다음에 안정성훈련과 (또는) 안정성이 있는 가운데에서의 가동성을 얻은 다음에 하는 (가동성) 훈련을 시행한다.

실시방법

- **자세변환** : 네발기기 자세는 양 팔꿈치 세운 자세에서부터 머리, 어깨, 골반 또는 각각을 조합하여 저항을 가하면서 무릎을 세워간다.
- 새로운 자세에서 압축과 저항을 가하고 **안정성훈련**을 시행한다.
- **안정성을 얻은 다음에 하는 운동** : 팔다리 또는 머리의 운동, 또는 골반이나 어깨뼈의 운동을 시행한다.
- 앞/뒤쪽과 옆쪽으로의 **체중이동**은 팔에 대한 좋은 부하훈련이 되고, 동시에 평형반응의 학습으로도 된다.
- **평형반응**
- **전방이동** : 네발기기자세에서 전방운동은 네발기기로 기는 것이다. 이것은 대각에 있는 팔다리의 앞 또는 뒤쪽으로 움직임의 훈련이 된다. 저항은 골반, 어깨, 다리 또는 발에 단독 또는 조합하여 가한다. 대각의 움직임을 획득하기 위해 환자는 오른쪽 또는 왼쪽, 앞 또는 뒤쪽으로만 기어서 이동한다.

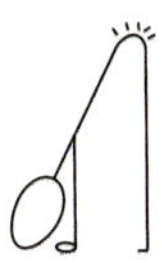

네발기기 자세에서부터 다음의 발달단계로서 한쪽무릎 서기, 또는 엉덩이를 높이 쳐들고 기어가기라 불리는 양손 양발을 사용하여 선 자세가 된다. 그러나 이 엉덩이를 높이 쳐들고 기어가기는 허리에 부담이 걸리고 이 자세에서는 거기서부터 발전된 훈련이 제한되는 매우 효율이 나쁜 자세이다. 이 자세 대신에 무릎을 꿇고 단정히 앉은 자세 또는 다리를 모아 옆으로 하고 앉은 자세→양 무릎을 세운 자세→한쪽무릎을 세운 자세→선 자세가 된다.

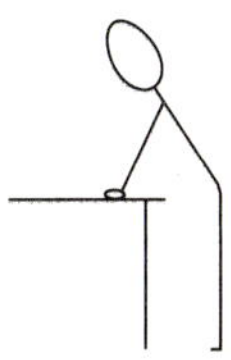

주의 "엉덩이를 높이 쳐들고 기어가기의 변화법"이라 불리는 자세는 양 다리에 대한 부하, 또는 직립한 선 자세/보행의 사전준비의 훈련으로써 이용된다.

▶

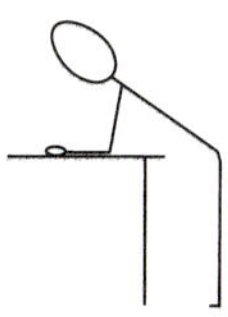

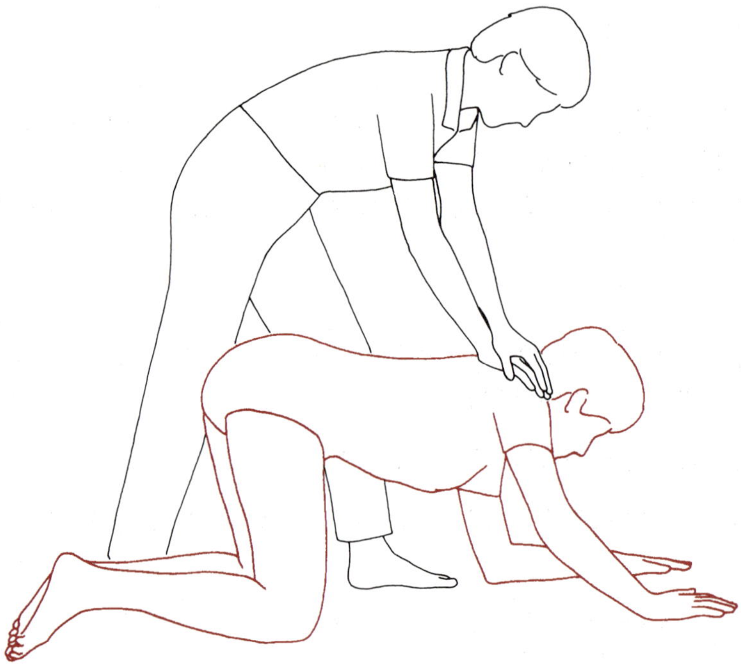

그림 7-31 오른쪽 팔의 폄에 대한 저항과 압축을 가한 **자세변환**. 체중은 반대쪽의 팔로 이동한다.

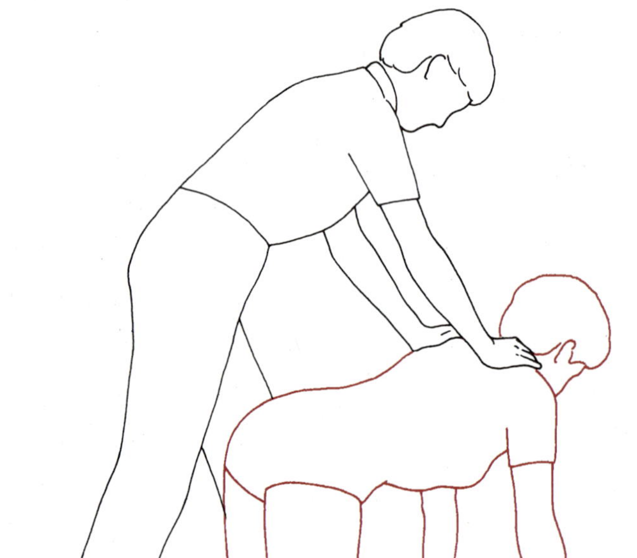

그림 7-32 양 어깨뼈 뒤쪽내림을 위해 어깨뼈에 도수접촉을 한 **안정성훈련**

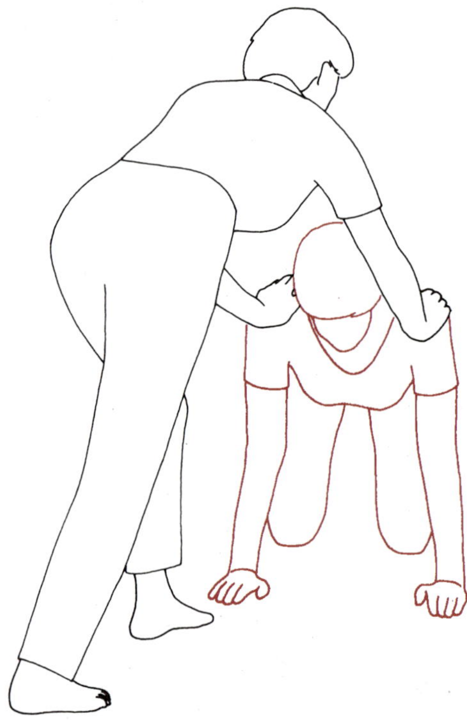

그림 7-33 어깨뼈 앞쪽올림을 위해 어깨뼈에 도수접촉을 한 안정성훈련

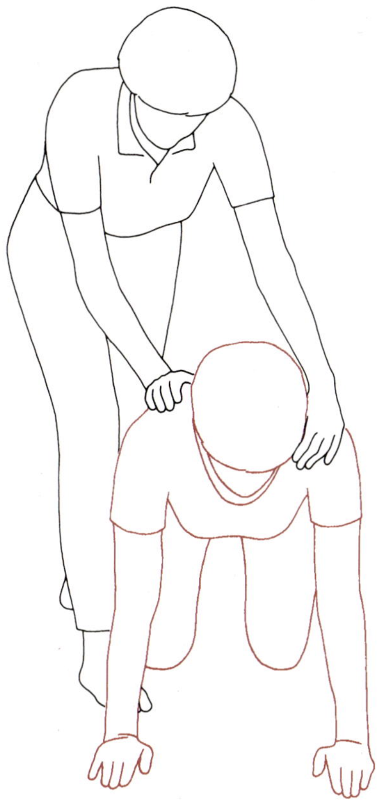

그림 7-34 어깨뼈 대각선을 위해 어깨뼈에 도수접촉을 한 안정성훈련

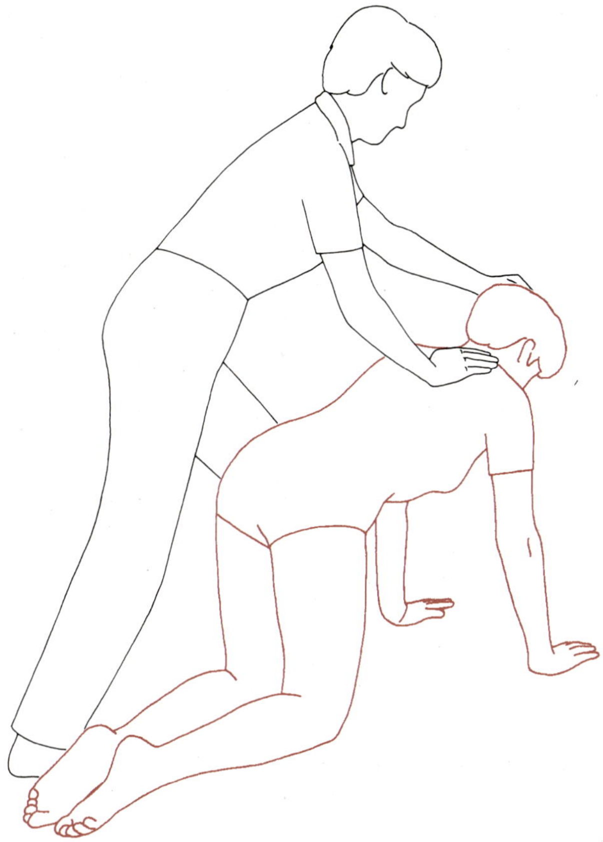

그림 7-35 어깨뼈 뒤쪽내림을 위해 어깨뼈와 목의 폄을 위해 머리에 도수접촉을 한 안정성훈련

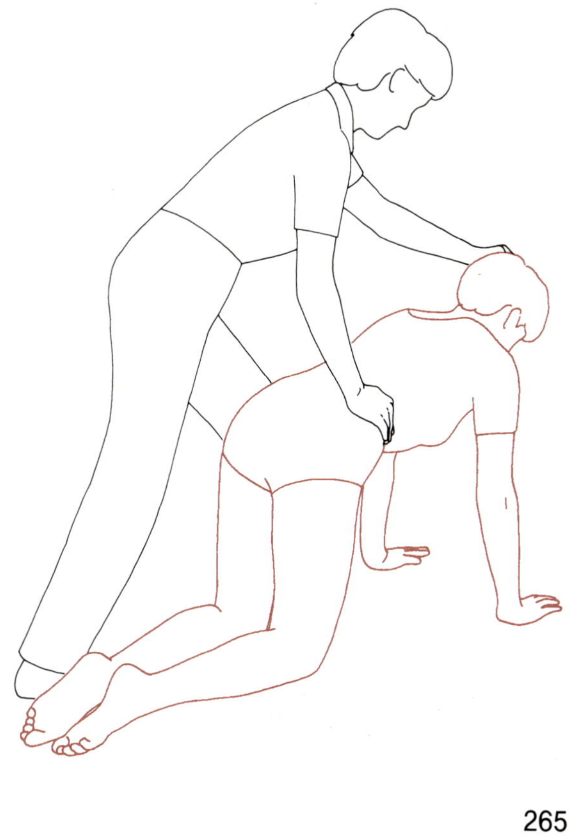

그림 7-36 머리-골반에 도수접촉을 한 안정성훈련

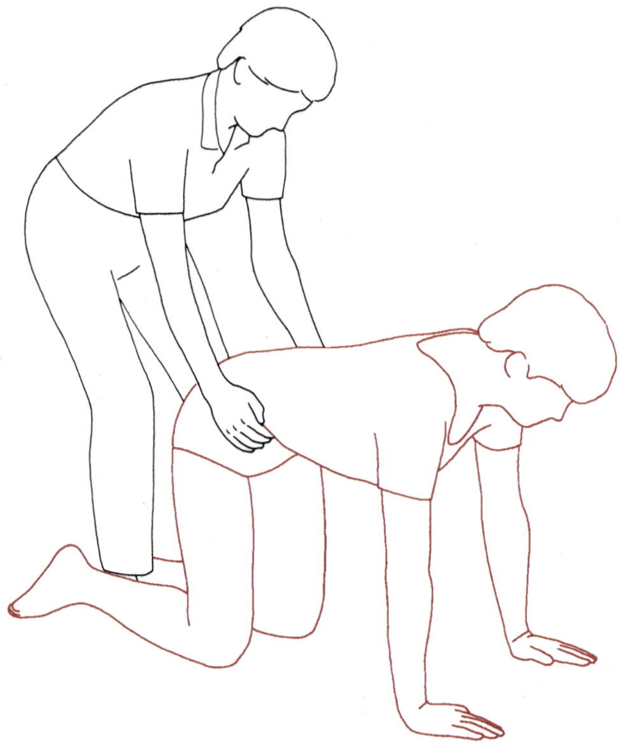

그림 7-37 뒤쪽내림에 저항을 가하기 위해 양쪽 골반에 도수접촉을 하여 안정성훈련
주의 : 치료사는 몸을 당기는 방향으로 힘을 넣는다.

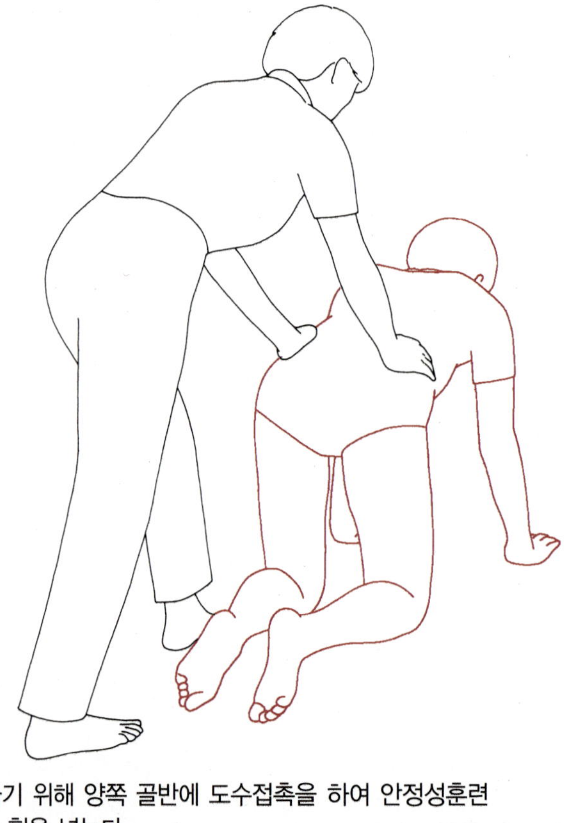

그림 7-38 앞쪽올림에 저항을 가하기 위해 양쪽 골반에 도수접촉을 하여 안정성훈련
주의 : 치료사는 몸을 미는 방향으로 힘을 넣는다.

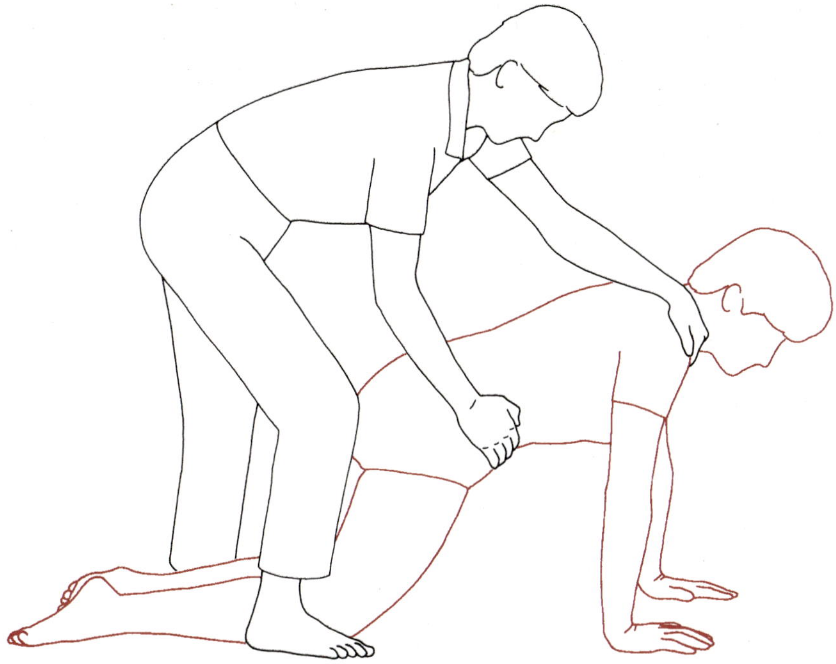

그림 7-39 체중이동을 동반하는 안정성 하에서의 훈련 : 동적 구심성에 대해서 저항을 가하고 이것에 대항하여 앞쪽으로 이동한다.

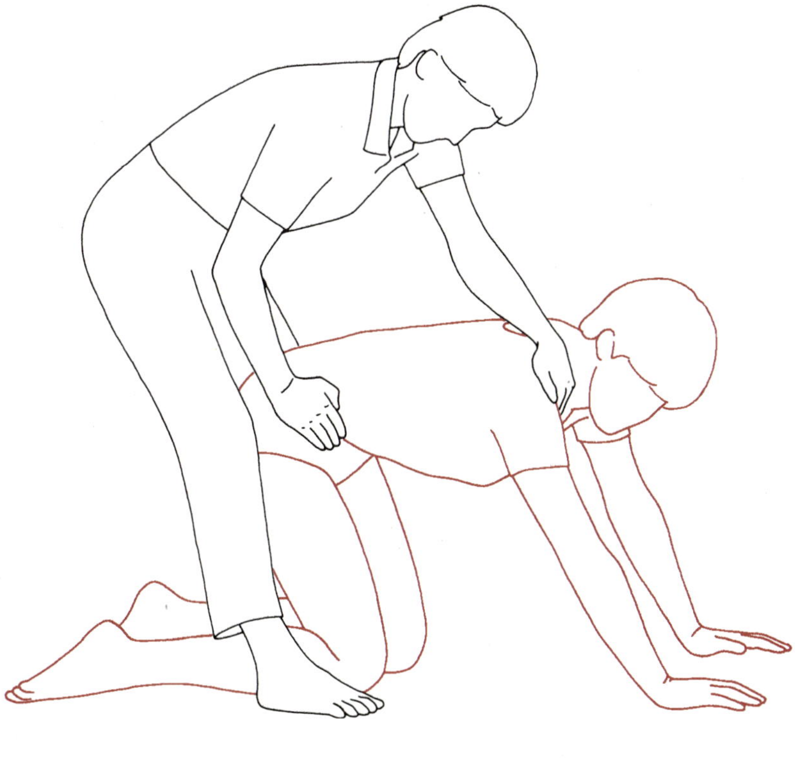

그림 7-40 체중이동을 동반하는 안정성 하에서의 훈련 : 동적 원심성에 대해서 저항을 가하고 이것에 대항하여 뒤쪽으로 이동한다.

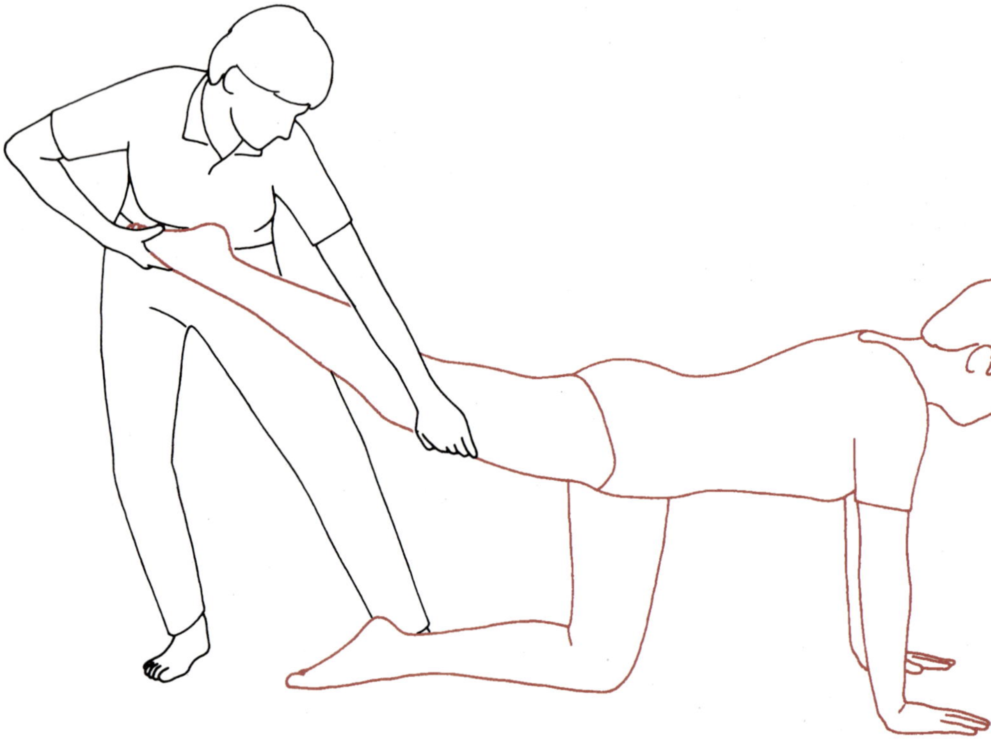

그림 7-41 체중이동을 동반하는 안정성을 얻은 다음에 하는 훈련 : 다리를 위한 시작자세. 무릎의 굽힘을 동반하는 다리의 굽힘-벌림-안쪽회전의 운동

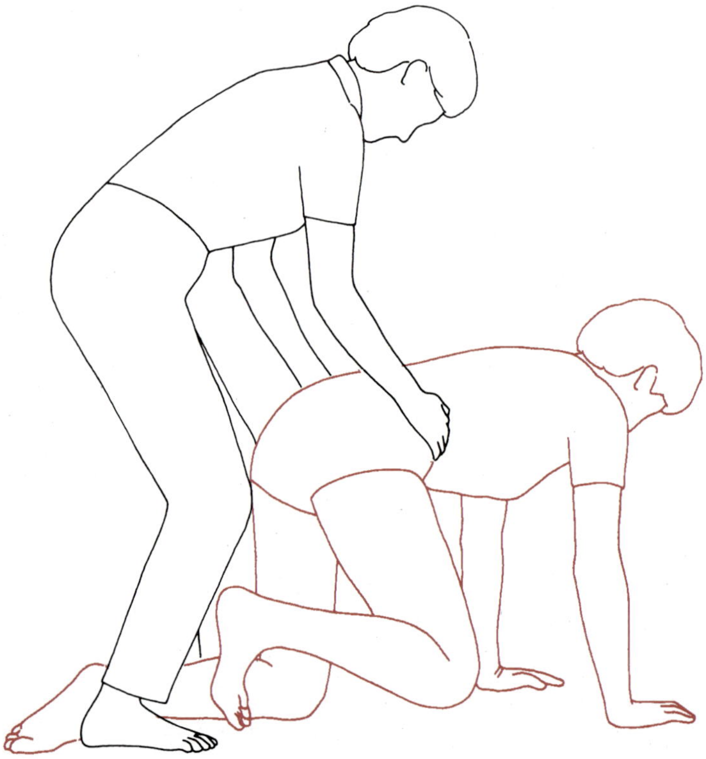

그림 7-42 네발기기에 의한 전진운동 : 앞쪽으로 이동. 저항은 골반.

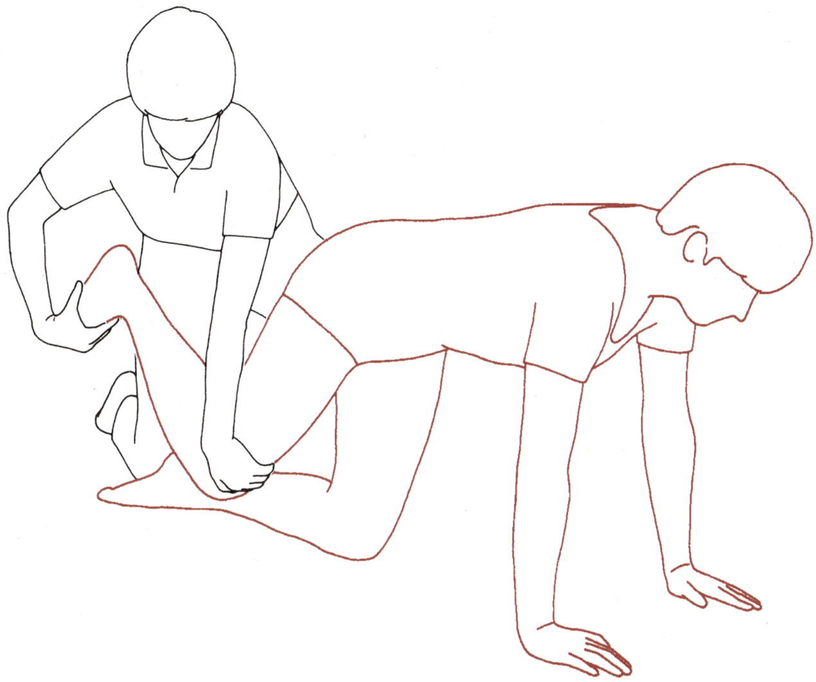

그림 7-43 도수접촉은 발등의 가쪽/먼쪽부분에, 발에 대한 저항과 운동준비를 위해 넓적다리 앞면의 쥐기를 동반하는 이동

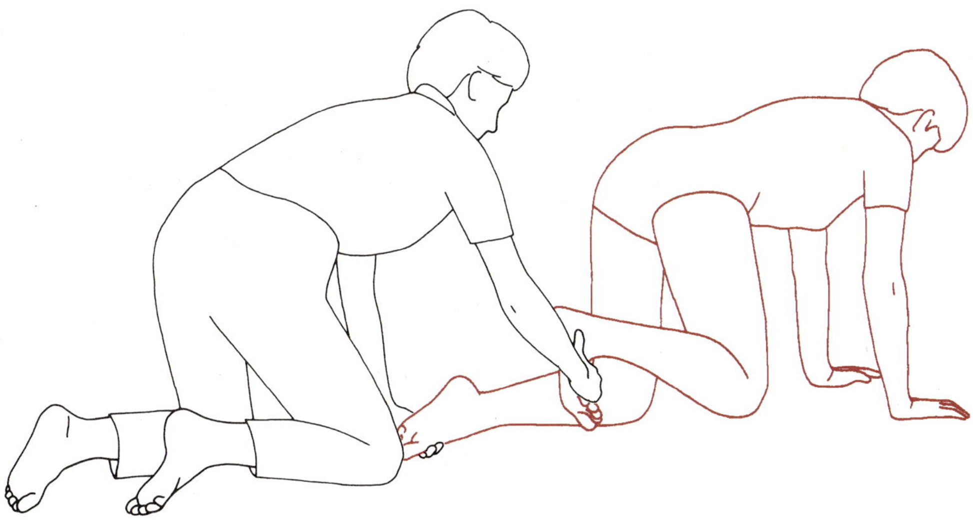

그림 7-44 오른쪽 먼쪽, 발등 쪽에 대한 저항을 동반하는 전방이동

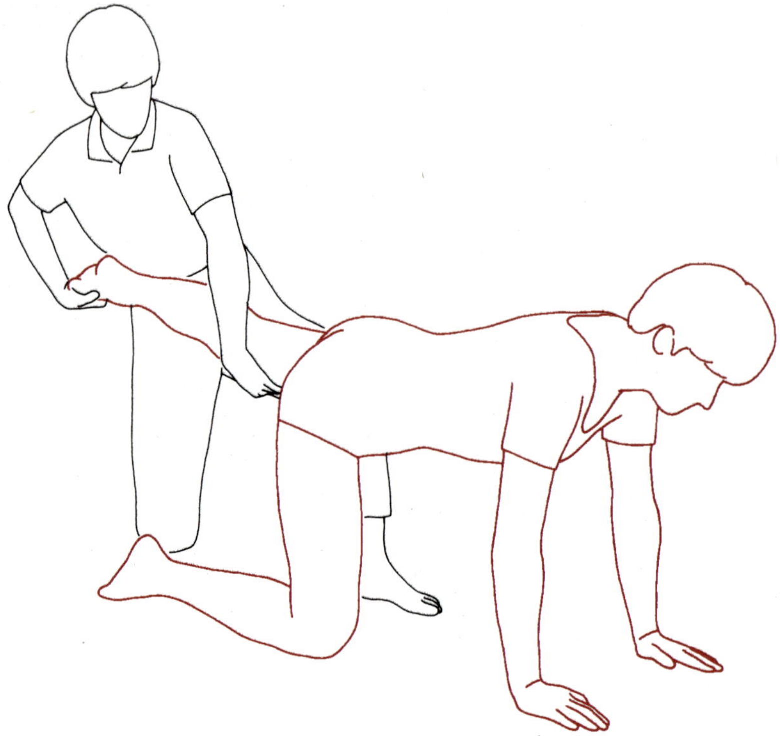

그림 7-45 반대쪽 다리의 무릎 폄을 동반하는 폄-벌림-안쪽회전방향으로 신장(elongation)

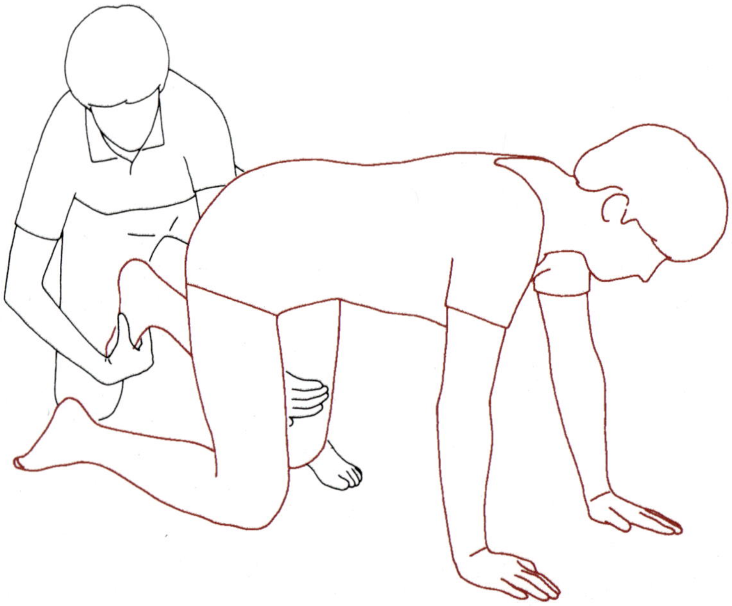

그림 7-46 기기 위한 왼쪽 무릎 굽힘과 오른쪽 굽힘-모음-가쪽회전 패턴

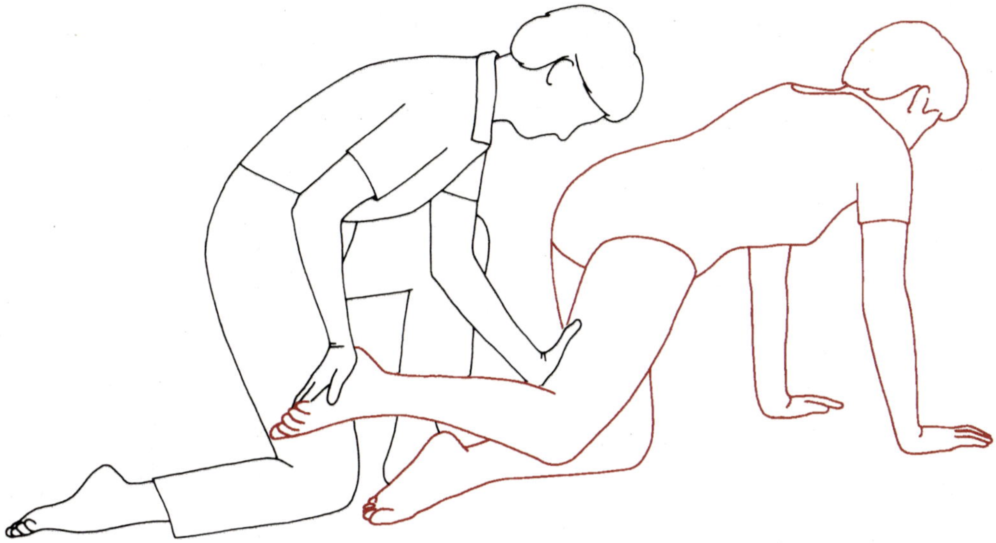

그림 7-47 왼쪽방향으로 뒤쪽이동. 오른쪽 무릎 폄을 동반하는 폄-모음-가쪽회전 패턴, 발바닥-안쪽-먼쪽부분과 넓적다리 뒷면-안쪽으로 접촉

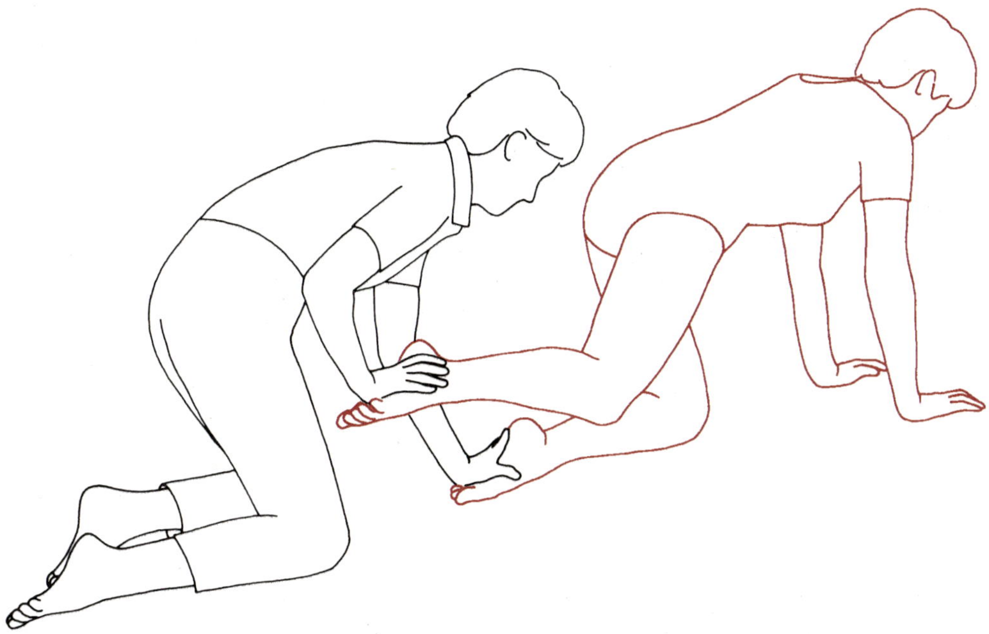

그림 7-48 뒤쪽으로 이동. 발바닥 먼쪽부분에 저항을 가한다.

4. 네발기기 자세→다리를 모아 옆으로 하고 앉은 자세

"엎드려 누운 자세"에서부터의 훈련방법으로써 네발기기 자세에서부터 다리를 모아 옆으로 하고 앉은 자세, 또는 무릎을 꿇고 단정히 앉은 자세로 옮겨가는 방법도 있다. 다리를 모아 옆으로 하고 앉은 자세/무릎을 꿇고 단정히 앉은 자세에서부터 무릎을 세운 자세→한쪽무릎 세운 자세→선 자세로 옮겨간다.

실시방법

- **자세변환** : 네발기기 자세에서부터 다리를 모아 옆으로 하고 앉은 자세로 옮겨갈 때는 골반 또는 어깨에 대해서 동적 구심성 수축 또는 원심성 수축을 촉진하는 저항을 가하여 시행한다.
- **안정성훈련, 안정성에 기초하는 동적 훈련, 체중이동, 평형반응과 전진운동** : "앉은 자세"를 참조

주의 다리를 모아 옆으로 하고 앉은 자세는 몸통회전/옆굽힘과 평형반응을 필요로 하기 때문에 곤란한 경우도 많다!

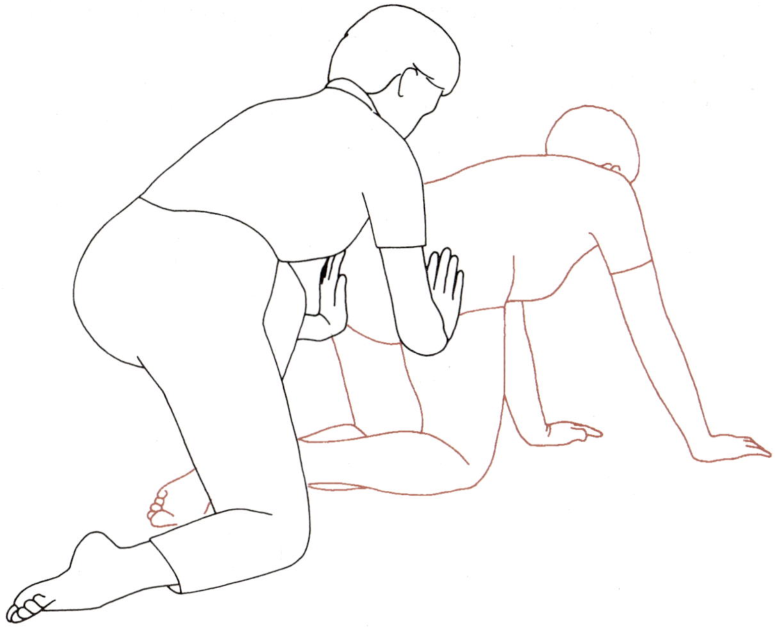

그림 7-49
자세변환.
골반 뒤쪽내림을 위해 궁둥뼈결절에 도수접촉이 되어 환자는 다리를 모아 옆으로 하고 앉은 자세가 된다.

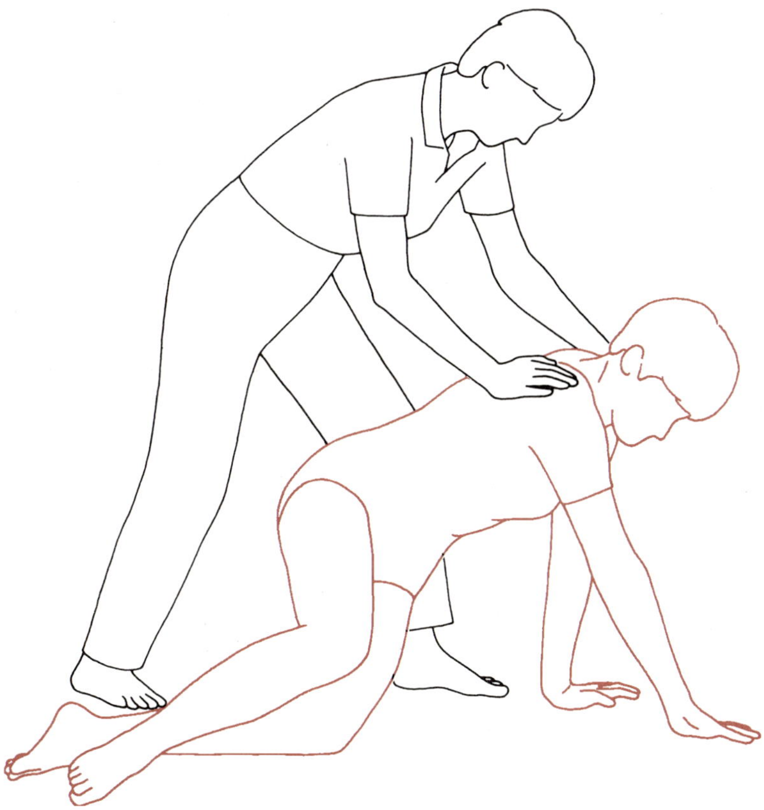

그림 7-50
네발기기 자세에서부터 다리를 모아 옆으로 하고, 옮겨감은 앉은 자세로 옮겨감은 양어깨에 대한 회전에 대해서 저항을 가하여 실시하는 것도 가능하다. 오른쪽은 뒤쪽내림을 동반하는 뒤쪽회전을 시행하고 왼쪽은 앞쪽올림을 동반하는 앞쪽회전을 시행하고 있다.

5. 다리를 모아 옆으로 하고 앉은 자세 → 다리를 길게 뻗고 앉은 자세

실시방법 • **자세변환** : 다리를 모아 옆으로 하고 앉은 자세에서부터 다리를 길게 뻗고 앉은 자세로 옮겨감은 필요에 따라서 몸통의 굽힘을 동반하여 실시한다.
도수접촉은 머리, 어깨뼈, 또는 골반이 가능하다.
회전을 동반하는 운동이 곤란한 경우는 보조하는 일도 있다.

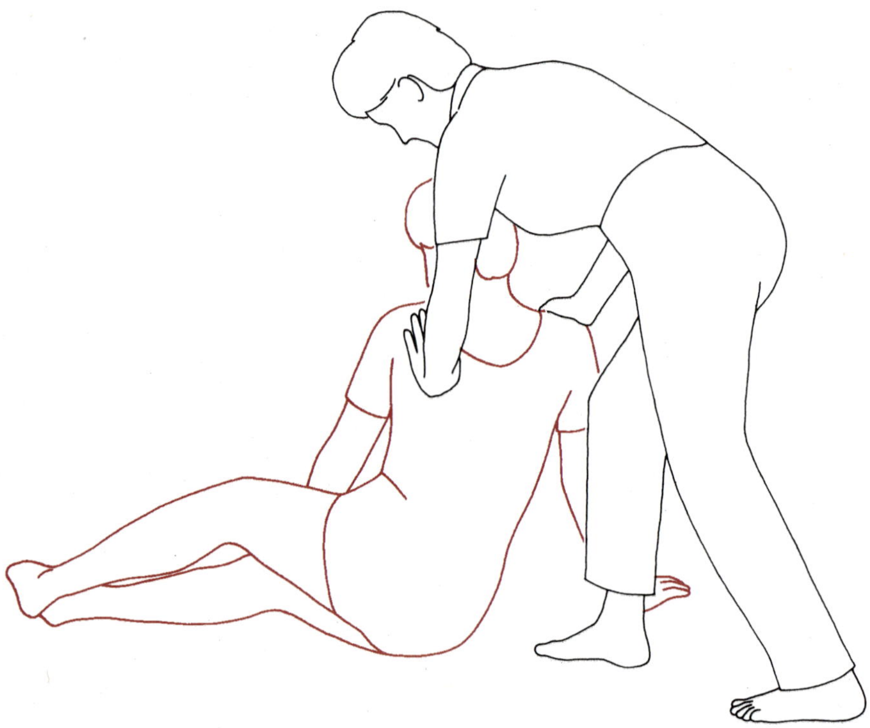

그림 7-51 도수접촉을 양 어깨에 실시하고 몸통의 굽힘을 동반한 다리를 모아 옆으로 하고 앉은 자세에서부터 다리를 길게 뻗고 앉은 자세로의 자세변환. 왼쪽 뒤쪽은 어깨뼈의 뒤쪽내림이고 오른쪽은 어깨뼈의 앞쪽올림

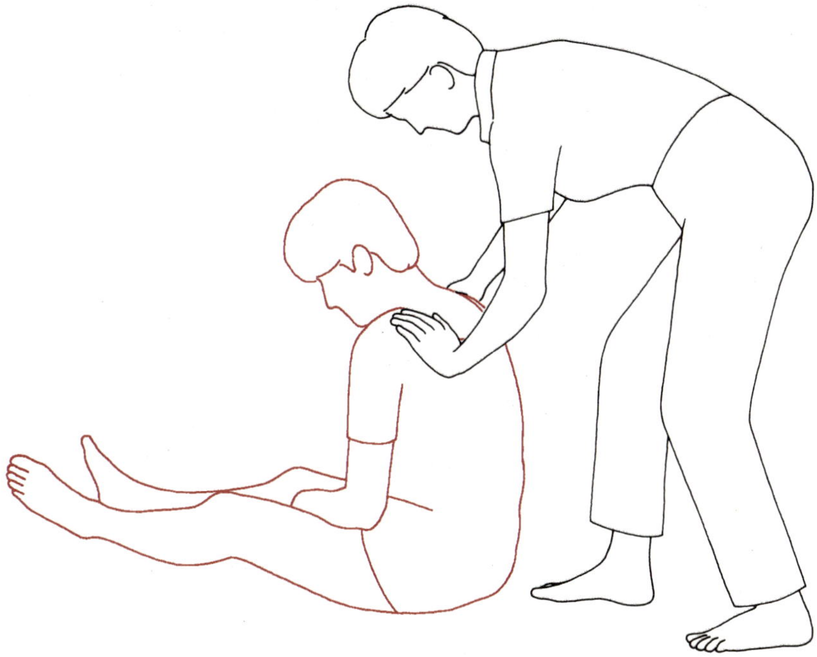

그림 7-52 양 어깨의 도수접촉을 유지하면서 몸통의 굽힘을 동반하여 다리를 길게 뻗고 앉은 자세로 옮겨가는 방법

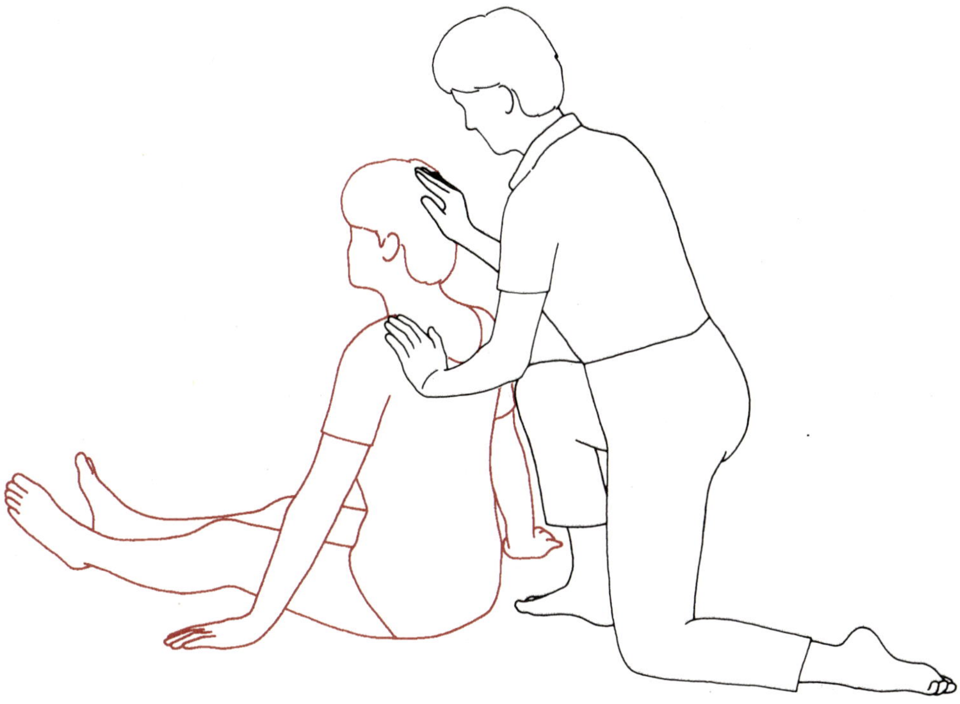

그림 7-53 도수접촉은 뒤통수와 어깨로 하고 다리를 길게 뻗고 앉은 자세에서 자세를 바르게 한 자세. 도수접촉은 유지한 채로 이 새로이 획득한 시작자세에서 바로 **안정성훈련**을 시행한다.

6. 엎드려 누운 자세→다리를 길게 뻗고 앉은 자세

실시방법 네발기기 자세에서부터의 운동의 흐름을 직접적으로 엎드려 누운 자세에서부터 다리를 길게 뻗고 앉은 자세로 옮겨가는 것도 가능하다. 이때는 몸통의 회전을 강조한다.

- **자세변환 :** 도수접촉은 머리, 어깨, 골반 또는 이들을 조합시켜 시행한다. 치료사는 회전 시에 함께 회전할 수 있도록 주의하면서 시행한다.

앉은 자세에서부터 선 자세로의 운동의 흐름은 엎드려 누운 자세, 경우에 따라서는 바로 누운 자세와 마찬가지이며 "바로 누운 자세에서부터 앉은 자세로" (280쪽)에서 설명한다.

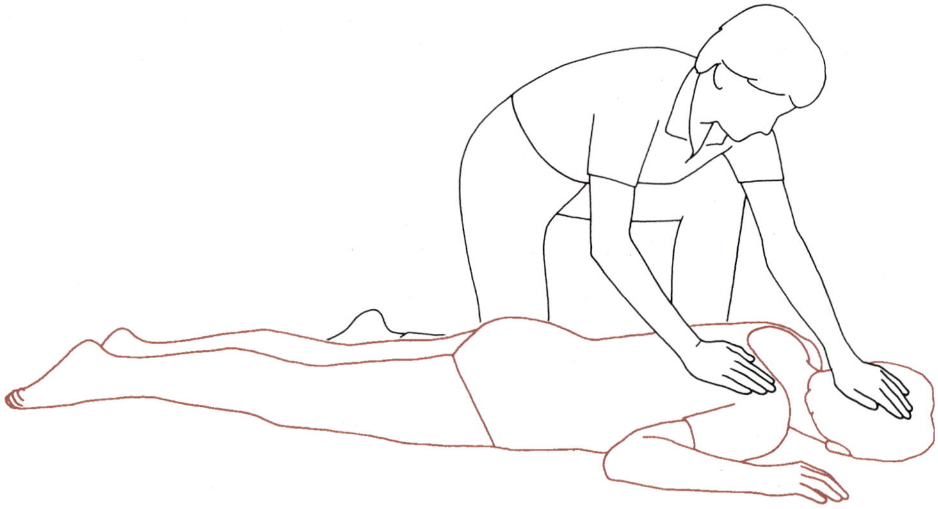

그림 7-54
자세변환. 도수접촉은 머리와 어깨로 한 엎드려 누운 자세에서의 *시작자세*

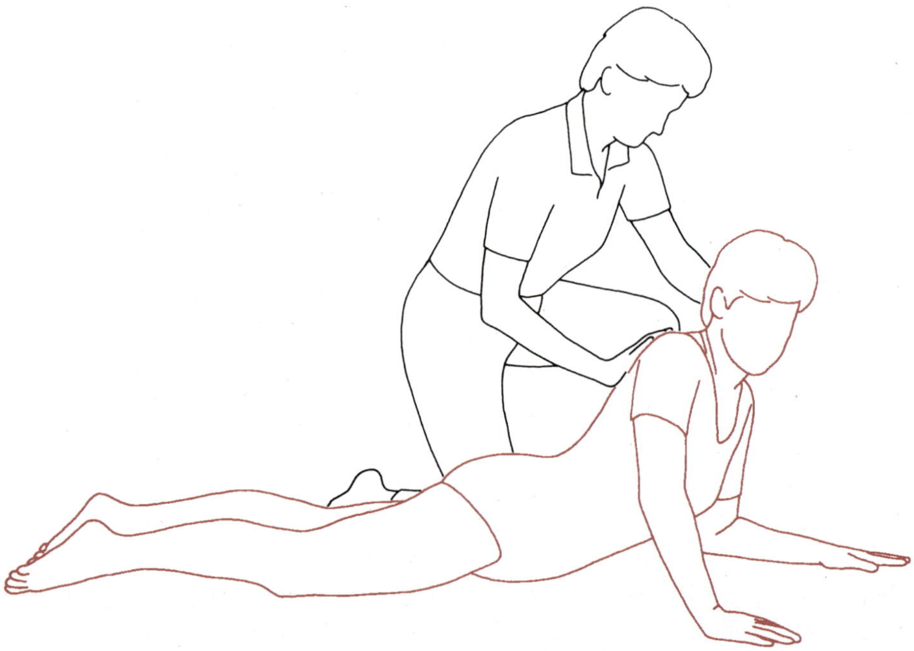

그림 7-55
환자는 머리를 오른쪽으로 회전하고 오른손으로 지지한다.

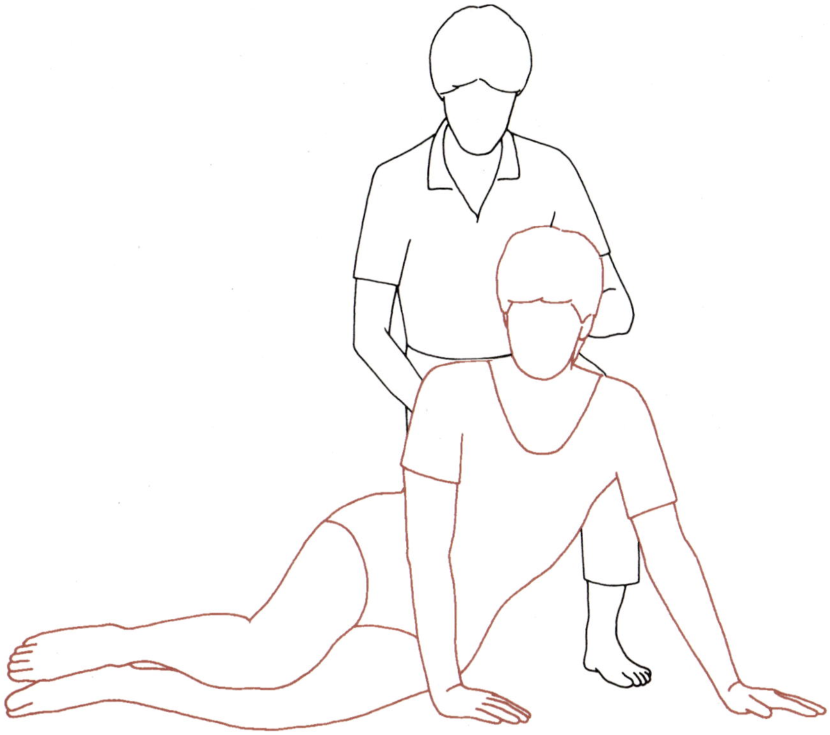

그림 7-56 환자는 왼쪽 팔을 폄, 무릎을 굽히고, 다리를 모아 옆으로 하고 앉은 자세로 옮겨간다.

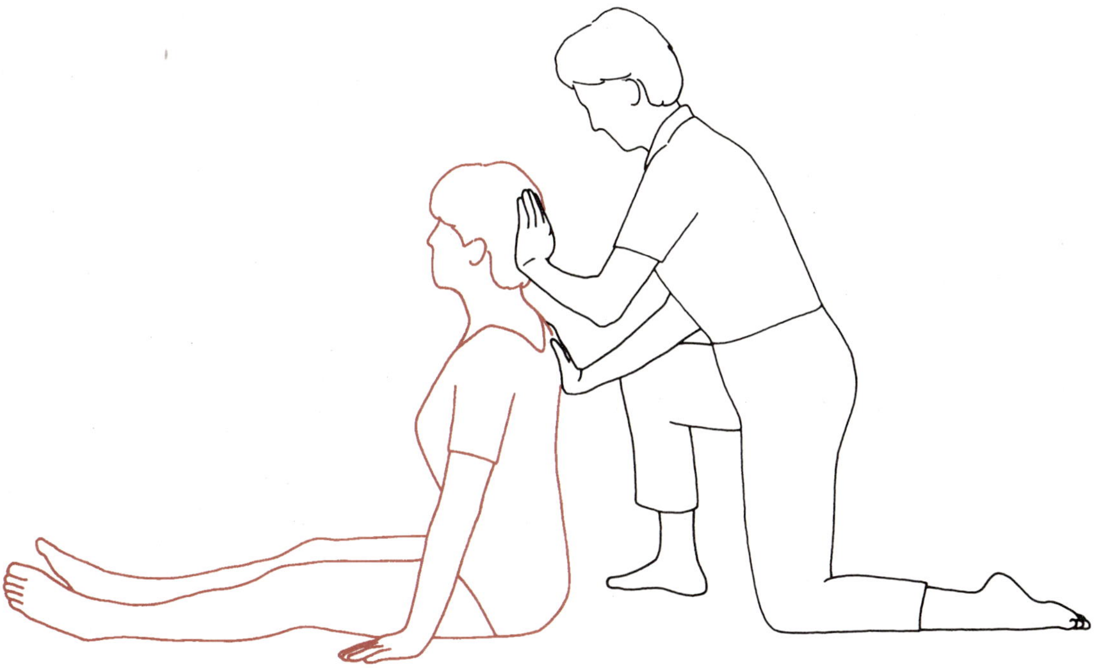

그림 7-57 환자는 양 다리를 펴고, 다리를 길게 뻗고 앉은 자세가 된다. 도수접촉은 유지한 채로 이 새로운 시작자세에서 바로 **안정성훈련**을 시행한다.

바로 누운 자세에서부터 앉은 자세로

"바로 누운 자세에서부터 앉은 자세로"의 훈련방법

1. 무릎을 세운 바로 누운 자세
2. 아래팔 지지를 동반하는 옆으로 누운 자세
3. 아래팔 지지를 동반하는 옆으로 누운 자세→다리를 모아 옆으로 하고 앉은 자세
4. 다리를 모아 옆으로 하고 앉은 자세→다리를 길게 뻗고 앉은 자세
5. 바로 누운 자세→다리를 길게 뻗고 앉은 자세

바로 누운 자세가 되기 위해 몸 구르기를 이용하는 것도 가능하다.("몸 구르기" (243쪽" 참조).

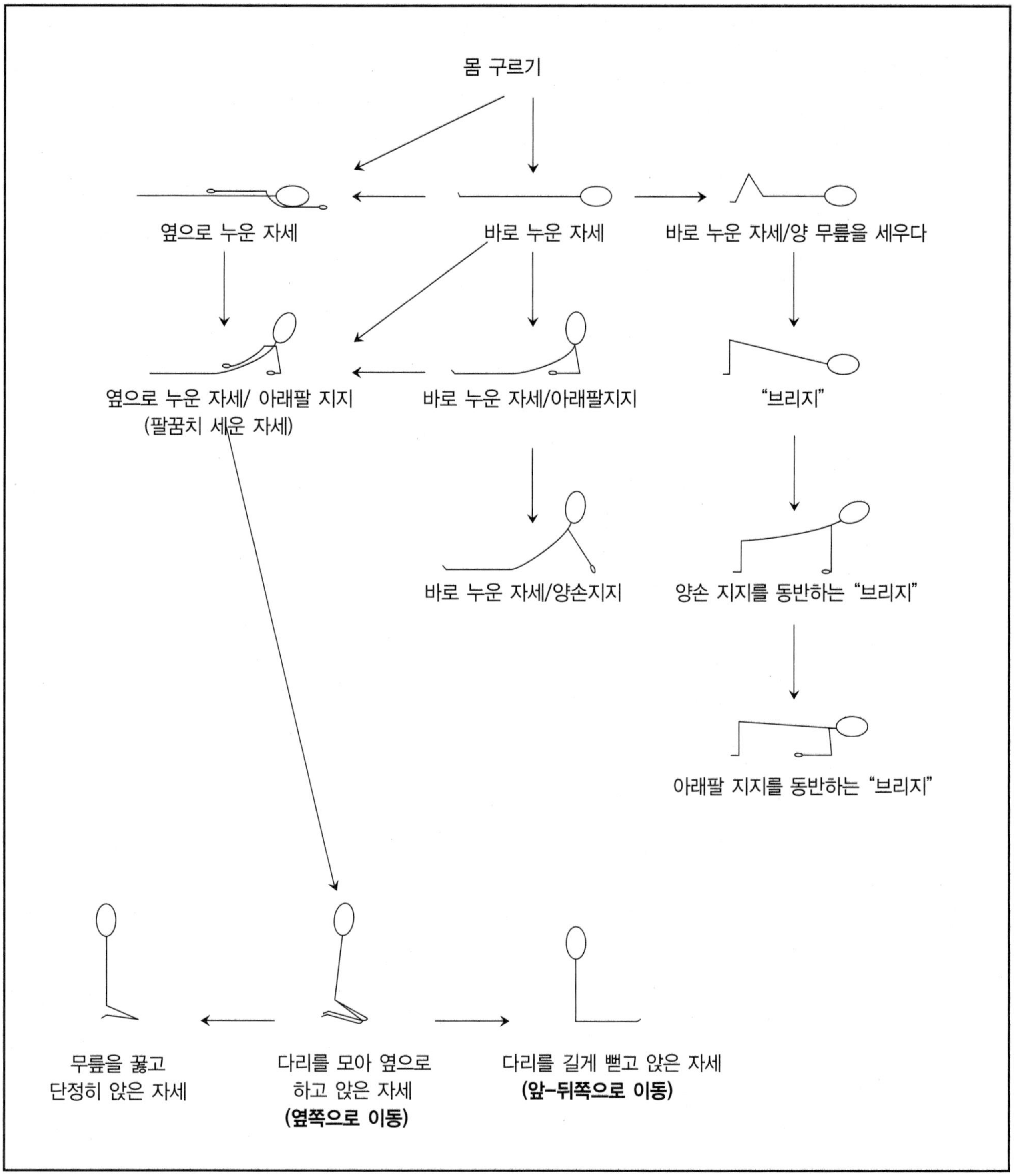

그림 7-58 "바로 누운 자세에서부터 앉은 자세"로의 훈련방법의 일람
전진운동은 ( ) 내에 굵은 문자로 기재하였다. 시작자세는 보통의 문자이다.

1. 무릎을 세운 바로 누운 자세

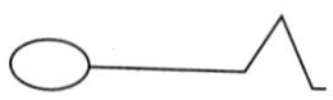

무릎을 세운 바로 누운 자세는 다리에 대한 부하의 초기단계이다.
이 시작자세에서 다양한 훈련을 시행할 수 있다. 예를 들면, "브리지"라 불리는 바로 누운 자세에서의 골반의 올림 등이다. 이것 이외에 발달의 관점에서 본 기능적인 훈련, 셀프케어/ADL이나 이동(transfer)동작에 입각한 훈련을 시행하는 것이 가능하다.
이 시작자세에서는 환자의 능력에 따라, 무릎의 굽힘 각도를 바꾸는 것이 가능하다.
다리를 펼수록 훈련의 난이도는 올라간다.

실시방법

- **자세변환 :** 다리와 발을 한쪽씩 세운다. 발과 넓적다리에 저항을 가하는 것도 가능하다.
- **안정성훈련 :** 이 자세에서 무릎에 대한 압축과 저항을 가하여 안정성훈련을 시행한다.
- **안정성을 동반하는 동적 훈련 :**
  - 도수접촉을 무릎에 하고 양 다리를 좌우로 넘어뜨리도록 움직인다. 몸통과 양 팔로 지지한다(그림 7-59와 7-60).
  - 골반운동/브리지

목적

- 몸통/골반의 조절의 개선
- 평형반응의 개선
- 엉덩관절 폄근군의 근력강화
- 셀프케어/ADL을 위한 기능적 훈련
  - 침대 위의 몸 구르기
  - 침대 위에서 착탈의 동작
  - 이동(transfer) 동작
  - 간병/침대 위에서 배설기구의 사용
- 무릎 굽힘을 동반하는 엉덩관절의 폄을 통해서 병적인 패턴의 억제/제지
- 엉덩관절 모음과 벌림근군의 동시수축을 통해서 안정성의 획득

시작자세 *환자 :* 무릎을 세운 바로 누운 자세

치료사 : 환자의 비스듬히 앞이나 뒤에 위치한다.

도수접촉 양손, 벌레근 쥐기로 골반모서리를 쥔다.

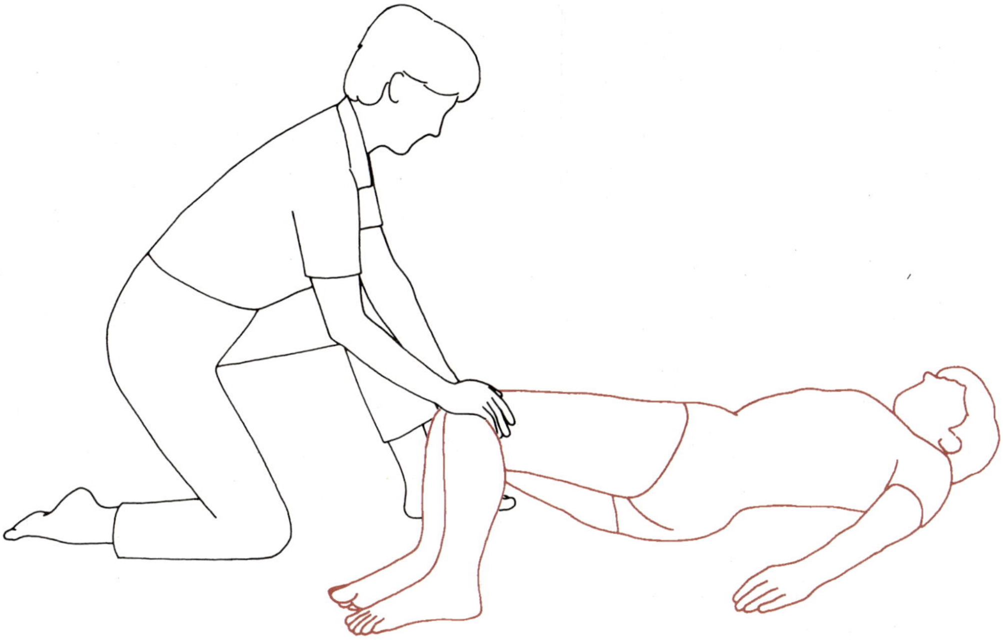

그림 7-59
안정성을 동반하는 동적 훈련. 양 무릎을 옆쪽으로, 도수접촉은 양 무릎의 시작자세.

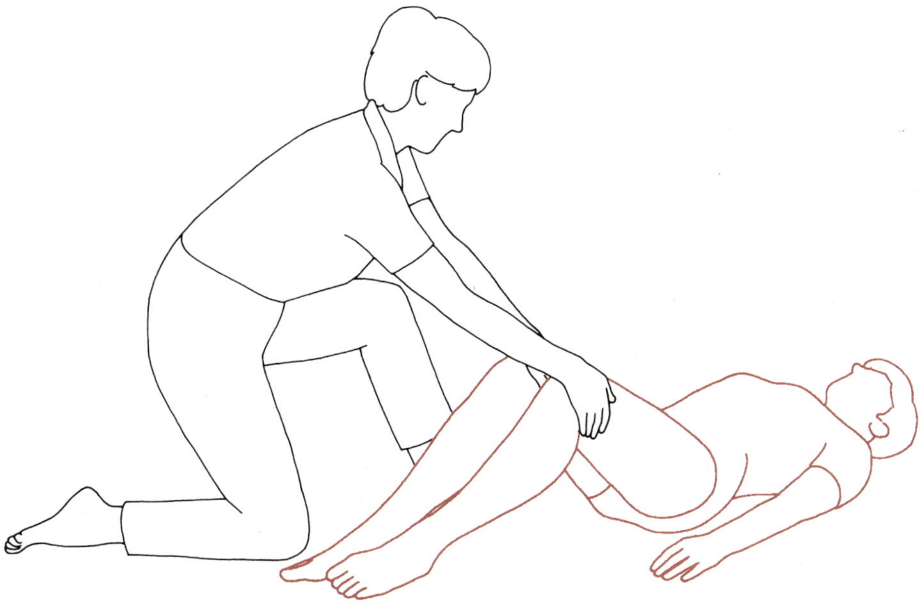

그림 7-60
양 무릎을 옆쪽으로 움직인다.

난이도를 높이는 방법

- 무릎을 세운 바로 누운 자세
- 무릎을 세운 양손 지지
- 무릎을 세운 아래팔 지지(그림 7-61에서부터 7-64까지)

- 환자는 한쪽의 골반을 우/좌상으로 올리도록 하여 강조한다. 이 경우, (예를 들면, ADL/침대 위의 몸 구르기의 준비로서) 골반 한쪽의 움직임을 중요점적으로 대각선의 움직임으로 하여 훈련한다. 강한 쪽부터 시작한다. 환자는 머리, 양손과 발로 바닥을 밀도록 하고 적당한 저항에 대항하여 골반을 위로 올린다.

(운동방향의 변화)
- 골반을 똑바로 올린다.
- 대각방향으로 골반을 올린다(비스듬히 오른쪽 또는 왼쪽 위)
- 회전을 동반하여 골반을 올린다(골반을 올린 상태에서 골반의 오른쪽/왼쪽을 번갈아 회전한다)

난이도의 향상을 동반하는 실시방법

- 무릎을 세운 바로 누운 자세
- 무릎을 세운 양손 지지
- 무릎을 세운 양팔 지지(그림 7-61에서부터 7-64까지)

- 환자는 한쪽의 골반을 우/좌상 방향으로 올리는 것을 강조한다. 이것은 한쪽 골반의 움직임에 중요점을 둔 대각선운동의 훈련이다. (예를 들면, ADL/침대 위 몸 구르기의 준비를 위함이다). 환자는 머리, 양손과 발로 치료테이블을 밀도록 하고 골반은 최적의 저항에 대항하여 위로 올린다.

(운동방향의 변화)
- 바로 위로 골반을 올린다.
- 대각선방향으로 골반을 들어올린다(비스듬히 오른쪽 또는 왼쪽 위 방향)
- 회전방향으로 골반을 들어올린다(골반을 올린 상태에서 한쪽을 다시 오른쪽/왼쪽을 번갈아 밀어 올려 회전한다)

바로 누운 자세에서의 골반의 밀어올리기 운동의 조합과 한쪽의 골반을 움직이는 것은 옆쪽이동 "이동(transfer)동작"이나 제9장(그림 9-1에서부터 9-4까지)에서 소개하는 침대 위 몸 구르기의 사전준비로서 중요한 기능적 훈련이다. 이때 골반은 대각방향, 폄근군의 수축과 함께 옆쪽으로 밀려 올라간다. 양쪽 모두 연습을 시행한다.

- **체중이동** : "브리지" 자세에서 앞과 뒤 방향으로 흔들림으로써 체중이동의 연습을 할 수 있다.
  훈련을 어렵게 하기 위한 시작자세 : 상기와 같은 양손, 또는 양 팔꿈치 지지자세로부터의 골반올림. 한발로 체중을 지지하는 것, 한발을 펴는 등이 있다.

- **평형반응** : 난이도를 올린다.
  - 골반을 올리지 않는다.
  - 골반을 올린다.
  - 골반을 올리고 한쪽 발의 무릎을 편다.

- **전진운동 :** 이 자세에서는 곤란하다.

엎드려 누운 자세 때와 마찬가지로 바로 누운 자세에서부터 옆으로 누운 자세를 경유하여 다리를 모아 옆으로 하고 앉은 자세가 되는 방법도 있다.
그 밖에 바로 누운 자세에서 직접 다리를 길게 뻗고 앉은 자세와 끝에 걸터앉은 자세가 되는 방법도 있으나, 여기서는 나눠서 설명하고 있다.

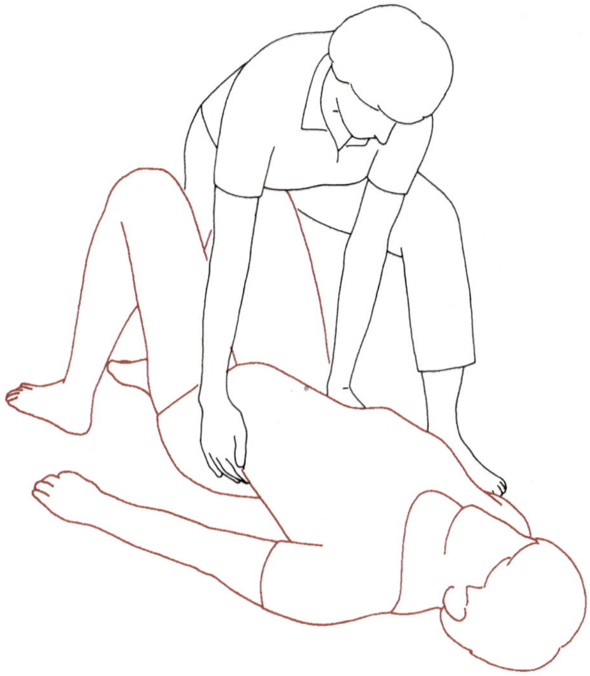

그림 7-61
안정성을 동반하는 동적 훈련.
골반의 올림.
골반올림을 위한 신장(elongation)을 동반하는 *시작자세.*
양쪽 도수접촉은 골반.

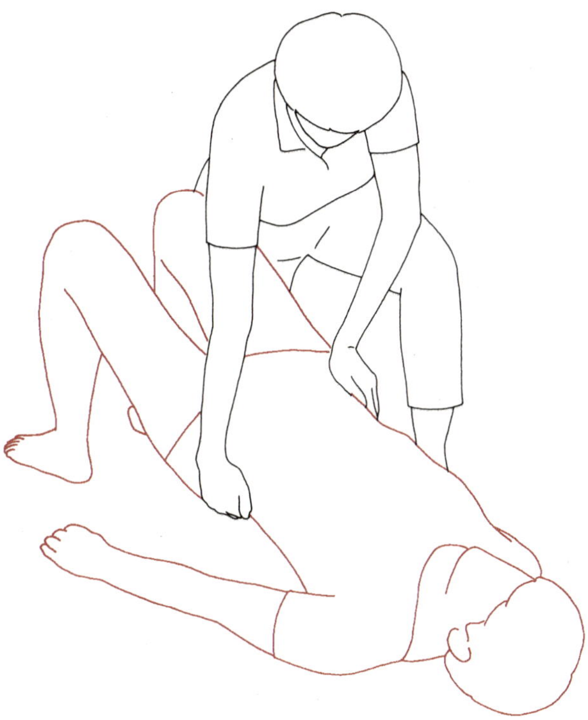

그림 7-62
안정성을 동반하는 동적 훈련(계속).
오른쪽을 신장(elongation)을 하고 대각선 방향으로 골반을 올리고 있다.

▶

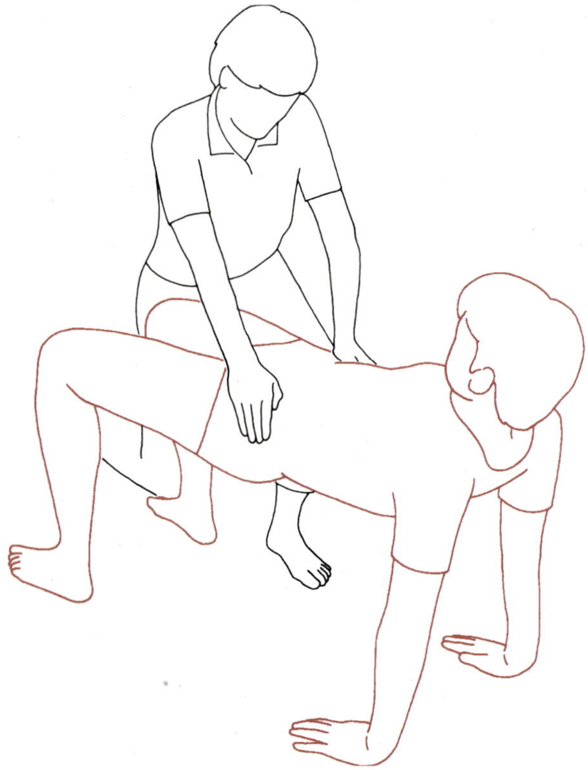

그림 7-63 난이도를 올리다 : 양손, 양발 지지로 골반을 올리다.

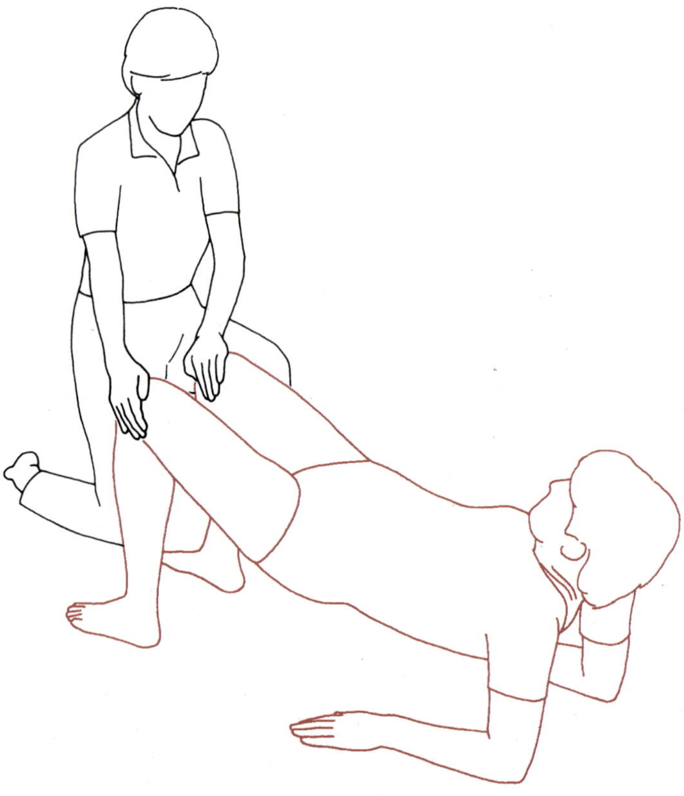

그림 7-64 난이도를 올리다 : 양 아래팔, 양발 지지

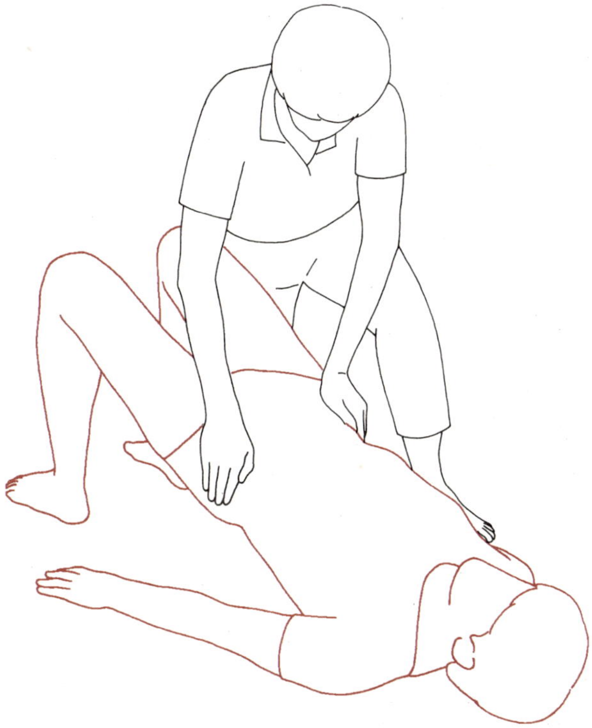

그림 7-65 *시작자세로 되돌아가고* 골반 앞쪽에 가해진 저항에 대항하고 폄근군의 수축을 사용하여 골반을 올리고 있다.

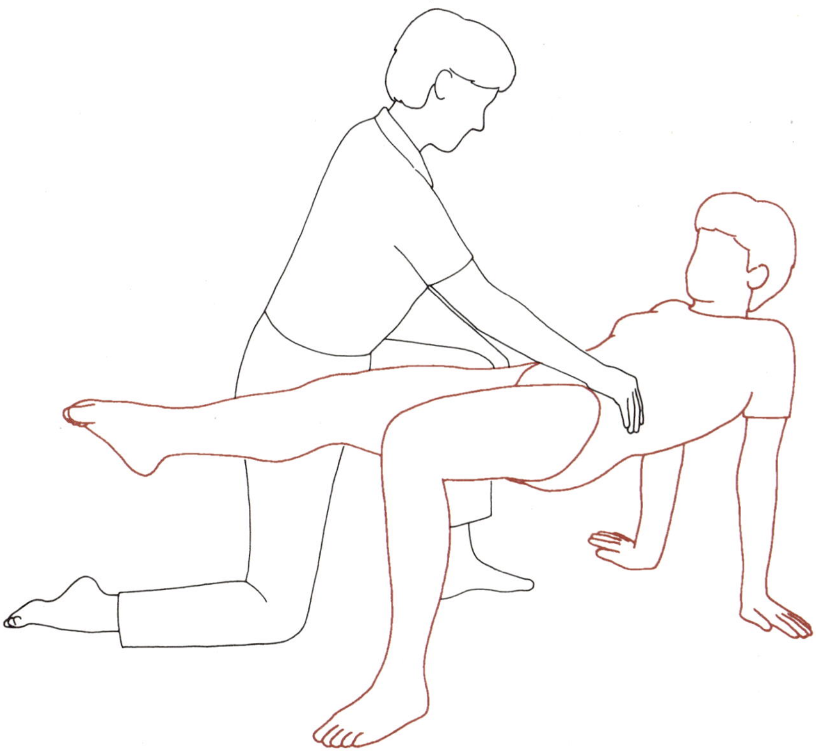

그림 7-66 골반의 올림을 동반하는 **체중이동**. 양손으로 지지를 하고 훈련을 어렵게 하기 위해 *한쪽무릎을 펴고 있다.*

2. 아래팔 지지를 동반하는 옆으로 누운 자세

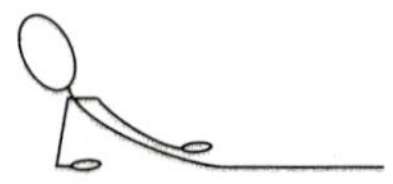

환자는 몸 구르기를 하여 바로 누운 자세에서부터 옆으로 누운 자세가 된다. 도수접촉은 몸 구르기 때 기술한 것처럼 환자의 근력, 능력에 상응한 방법으로 시행한다.
환자에 따라서는 분할하여 시행한다. 직접적으로 바로 누운 자세에서부터 아래팔 지지에 의한 옆으로 누운 자세가 되는 방법도 가능하다.

실시방법

- **자세변환 :** 바로 누운 자세에서부터 옆으로 누운 자세로 몸 구르기를 한다. 도수접촉은 예를 들면, 어깨뼈 앞쪽올림에 대해서 어깨에 저항을 가하는 등, 환자에게 적합한 저항을 가한다. 환자에 맞춰서 양 다리를 굽히고 팔을 당겨 팔꿈치로 지지하도록 한다.

  도수접촉의 변화
  - 손의 등쪽-먼쪽부분과 팔의 운동패턴, 팔꿈치의 굽힘을 동반하는 폄-벌림-안쪽회전에 대해서 저항을 가하기 위해 팔꿈치의 가쪽-몸쪽부분으로 하는 경우도 있다.
  - 팔의 운동패턴과 목의 운동패턴
  - 다리의 운동패턴

- **안정성훈련 :** 새로이 획득한 시작자세에서는 머리, 어깨 또는 골반이나 그 조합의 도수접촉을 유지하면서 안정성훈련을 시행한다.
- **안정성을 동반하는 동적 훈련, 체중이동, 평형반응과 팔로 지지한 옆으로 누운 자세에서의 전진운동**("다리를 모아 옆으로 하고 앉은 자세" 참조)

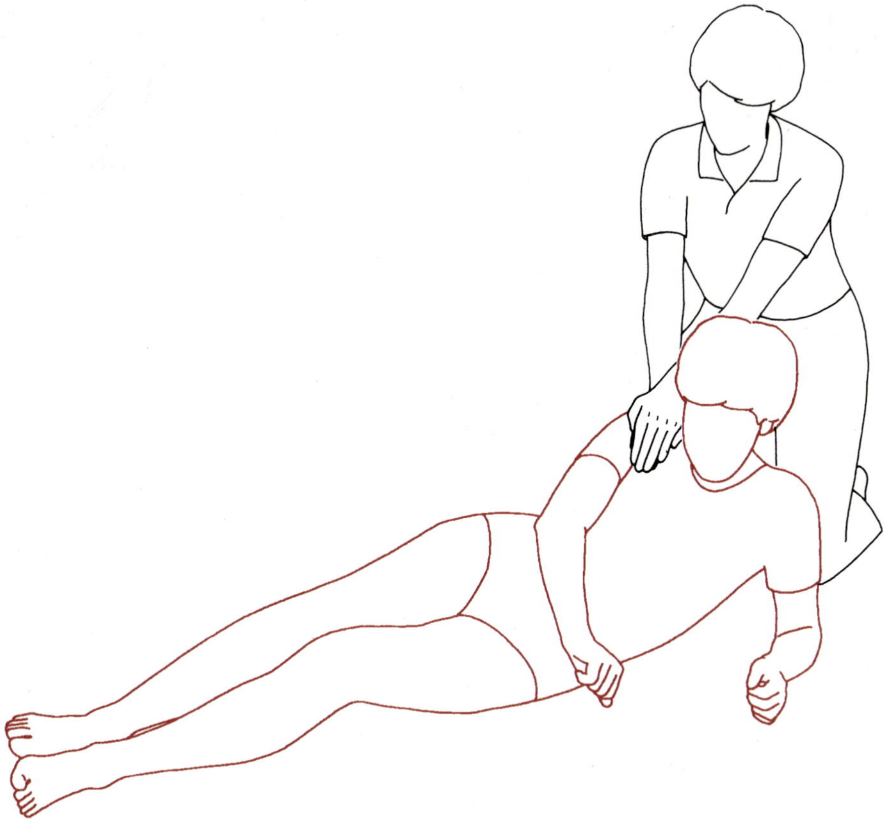

그림 7-67
자세변환.
어깨뼈 앞쪽올림에 대해서 어깨에 가해진 저항에 대항하면서 바로 누운 자세에서부터 한쪽 아래팔 지지에 의한 옆으로 누운 자세로.

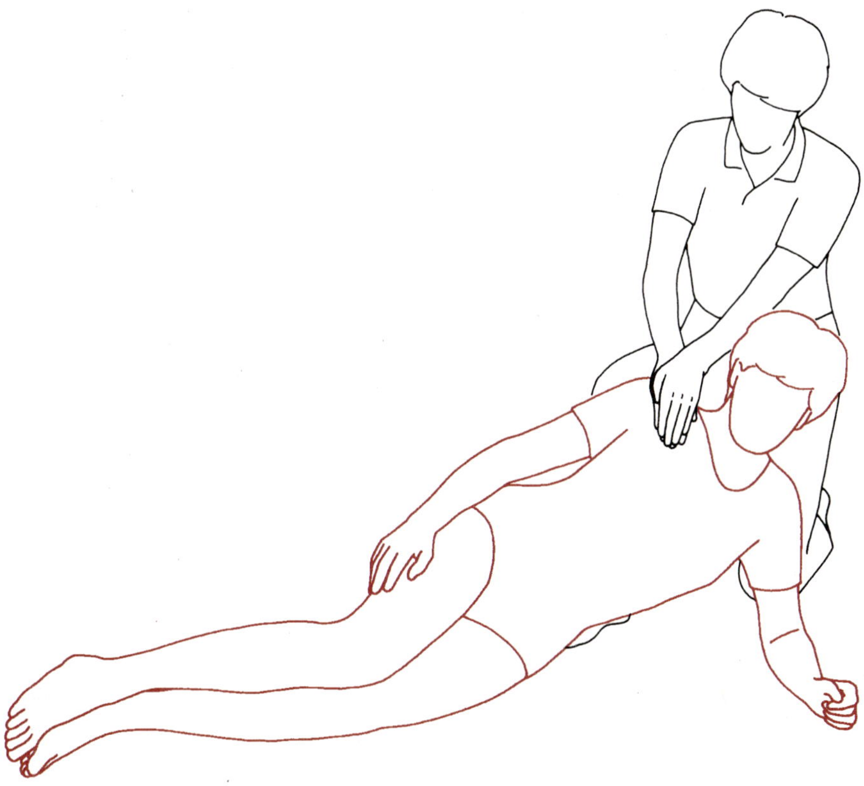

그림 7-68
어깨와 팔꿈치로 지지한 옆으로 누운 자세에서의 **안정성훈련**.
이 경우, 양쪽의 도수접촉은 *어깨* 앞쪽 그대로이다.

3. 아래팔 지지를 동반하는 옆으로 누운 자세 → 다리를 모아 옆으로 하고 앉은 자세

실시방법
- **자세변환** : 팔로 지지를 한 옆으로 누운 자세에서부터 환자는 다리를 모아 옆으로 하고 앉은 자세가 된다. 예를 들면, 한쪽은 앞, 한쪽은 뒤쪽으로 하고, 양 어깨에 몸통의 회전에 대해서 저항을 가하면서 몸을 회전하도록 한다.
- **안정성 훈련** : 새로운 시작자세에서 안정성훈련을 시행한다(그림 7-70).
- 이 훈련과 안정성을 동반하는 **동적 훈련, 체중이동, 평형반응과 전진운동** : "다리를 모아 옆으로 하고 누운 자세" (298쪽) 참조.

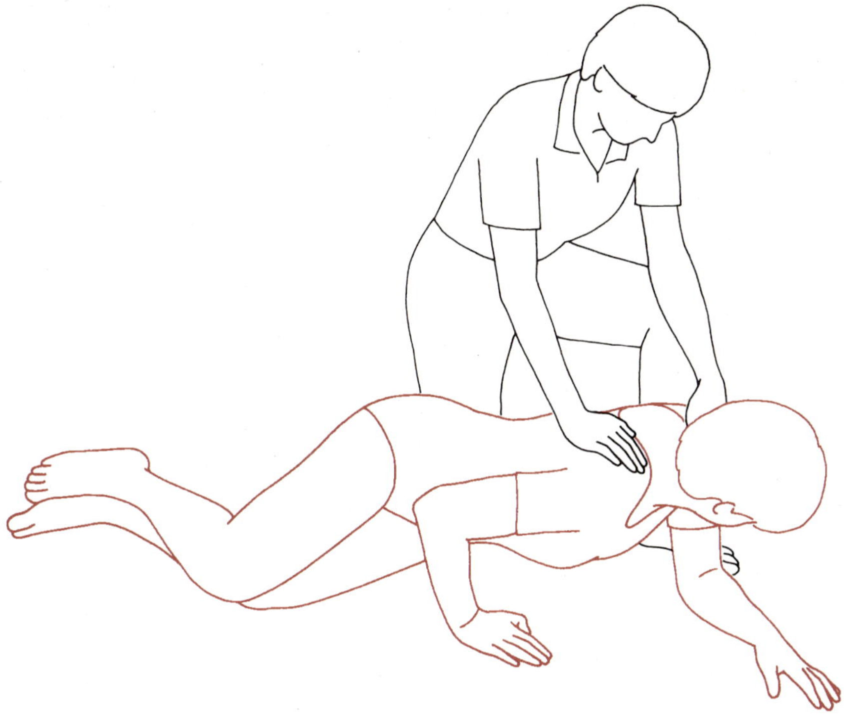

그림 7-69
옆으로 누운 자세에서부터 다리를 모아 옆으로 하고 앉은 자세로의 **자세변환**을 위해 운동요소 근육군이 신장(elongation)된 시작자세. 도수접촉은 양 어깨에서, 뒤쪽은 어깨뼈 뒤쪽내림, 앞쪽은 앞쪽내림을 조절한다.

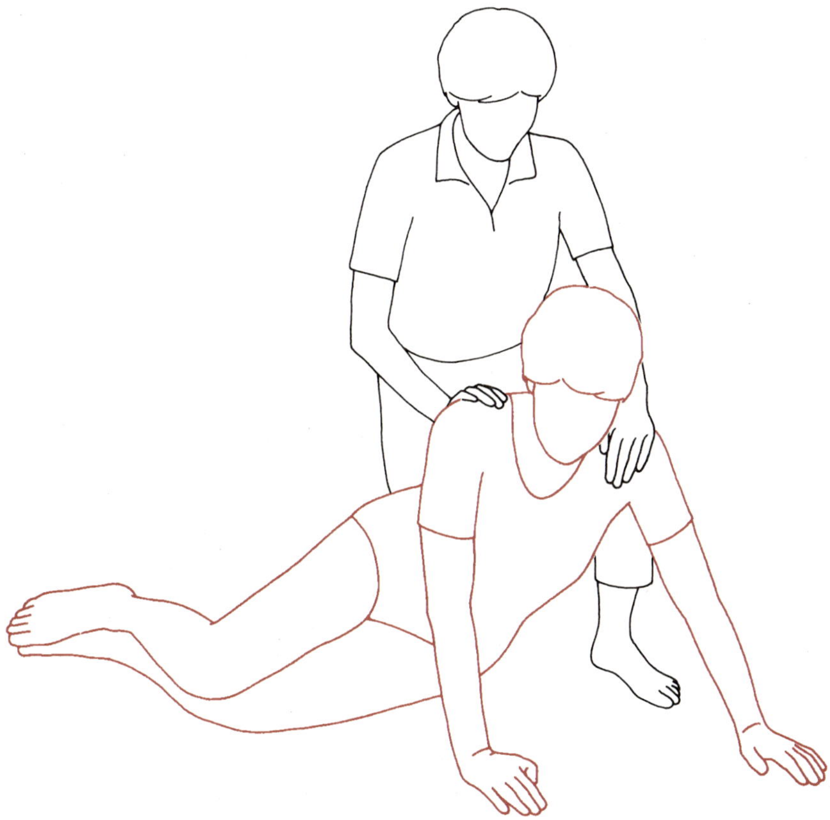

그림 7-70
다리를 모아 옆으로 하고 앉은 자세가 된 장면. 동작 중 아래팔은 펴둔다. **안정성훈련**은 도수접촉을 유지한 채로 바로 시작한다.

4. 다리를 모아 옆으로 하고 앉은 자세 → 다리를 길게 뻗고 앉은 자세

다리를 모아 옆으로 하고 앉은 자세에서부터 다리를 길게 뻗고 앉은 자세의 훈련은 양 어깨의 도수접촉을 유지한 채로 시행한다(엎드려 누운 자세에서부터의 훈련방법에 대해서도 본 항을 참조).

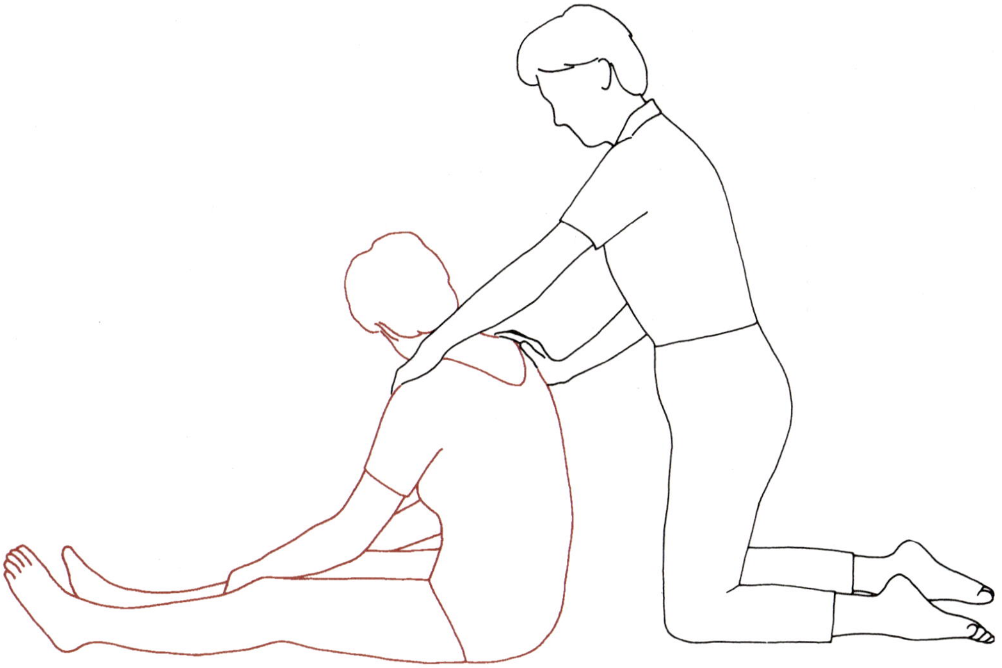

그림 7-71
다리를 모아 옆으로 하고 앉은 자세에서부터 다리를 길게 뻗고 앉은 자세로 **자세변환**.
그림 7-70의 계속이고, 환자는 다리를 길게 뻗고 앉은 자세가 되기 위해 다리를 편다.

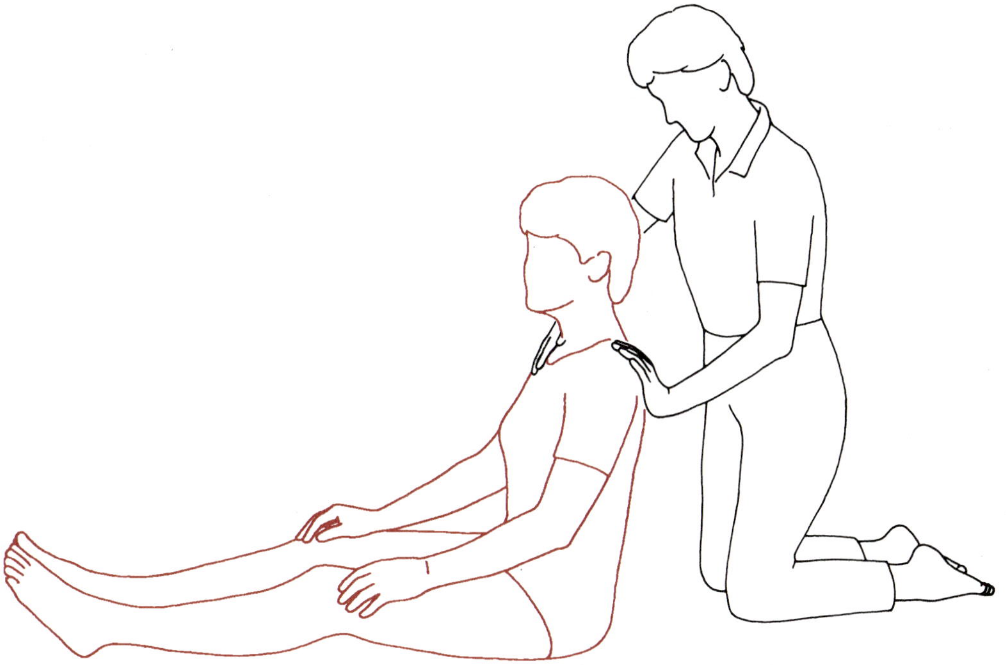

그림 7-72
자세변환(계속).
양 어깨의 도수접촉과 저항에 의해서 다리를 길게 뻗고 앉은 자세에서의 몸통의 폄을 촉진한다. 앞에 있었던 손을 뒤쪽내림을 위해 뒤쪽으로 바꾸고 뒤쪽에 있었던 손은 앞쪽내림을 위해 앞쪽으로 바꾼다.

5. 바로 누운 자세 → 다리를 길게 뻗고 앉은 자세

"엎드려 누운 자세에서부터 앉은 자세"로 옮겨가는 것과 같이 원활한 동작으로써 바로 누운 자세에서부터 다리를 길게 뻗고 앉은 자세가 되는 것도 가능하다. 이 동작에는 충분한 이해가 필요하고, 이제까지에 기재한 기초패턴에는 적혀있지 않다.

실시방법

- **자세변환** : 예를 들면, 운동의 흐름을 세분화하기 위해 "내려치기(chopping)"라 불리는 상부몸통, 팔의 양측성 비대칭성의 폄 패턴과, 머리–목–굽힘 패턴의 조합을 이용하는 것도 가능하다(제6장 6 "상부몸통 패턴"(216쪽) 참조).
  몸통의 적당한 폄을 동반하여 다리를 길게 뻗고 앉은 자세가 되기 위해 "들어올리기(lifting)"라 불리는 상부몸통과 목의 폄을 동반하는 팔의 양측성 비대칭성 굽힘 패턴의 조합을 이용하는 것이 가능하다(제6장 6 "상부몸통 패턴"(216쪽) 참조).

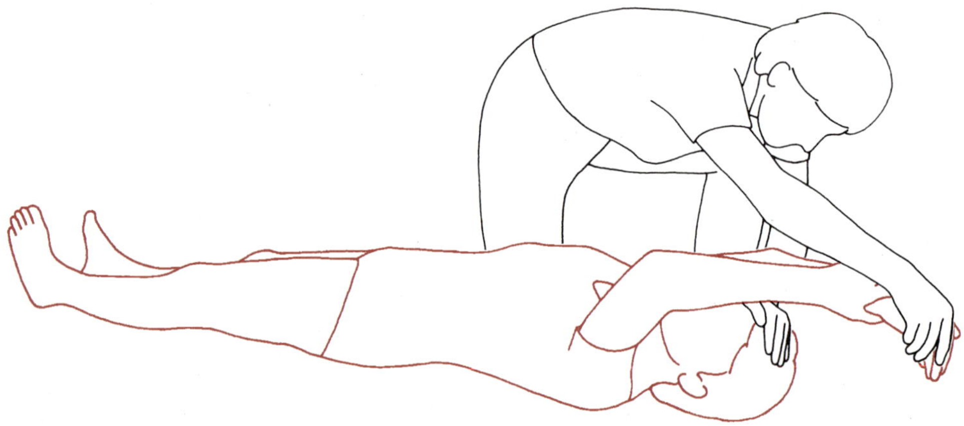

그림 7–73
자세변환. 바로 누운 자세에서의 *시작자세.* 도수접촉은 목의 굽힘을 위해 머리의 앞–가쪽과 손목관절 폄과 팔꿈치 폄 위치를 유지한 채로 유도하는 팔의 어깨관절 폄–벌림–안쪽회전을 위해 손의 등쪽–먼쪽 부분으로 하고 있다.

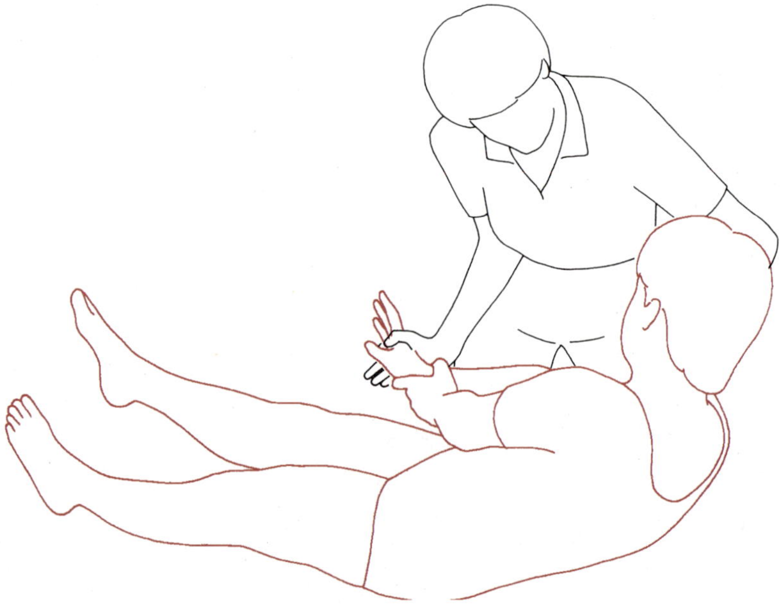

그림 7–74
이 때, 환자는 손가락을 펴고 턱을 당기고 머리를 오른쪽으로 회전하고 팔을 오른쪽–아래방향으로 움직여 앉은 자세가 된다 (내려치기).

그림 7-75 몸통의 폄을 동반하여 다리를 길게 뻗고 앉은 자세가 되는 운동

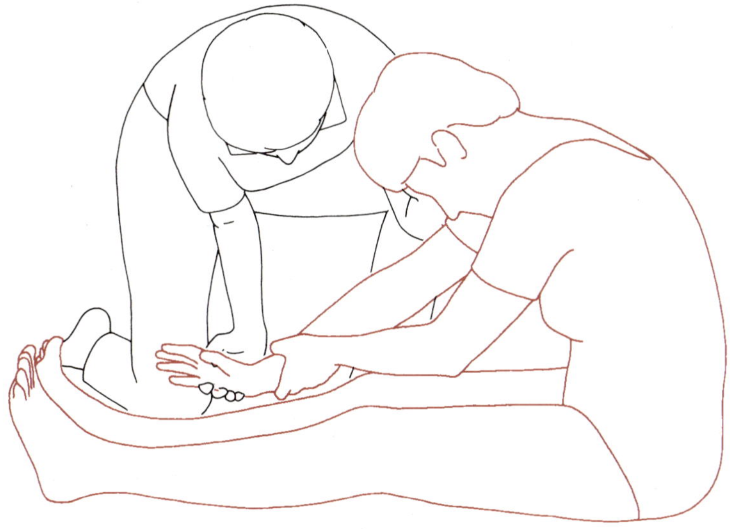

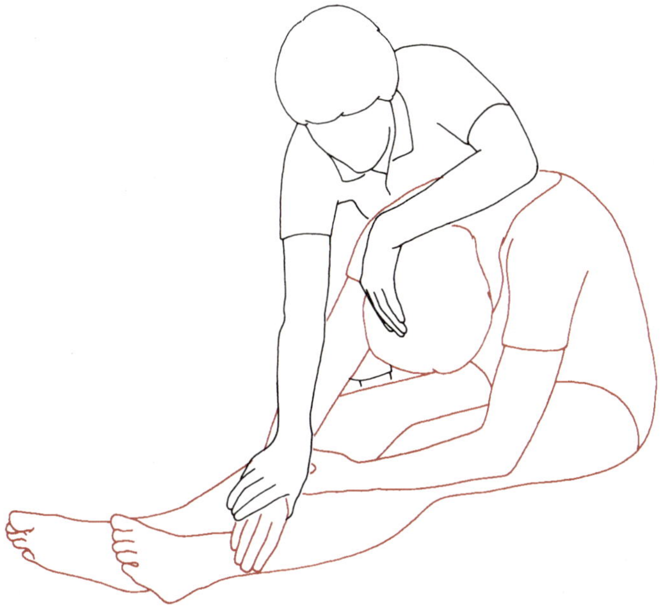

그림 7-76 자세변환. 몸통의 폄을 동반하여 다리를 길게 뻗고 앉은 자세가 되는 운동의 *시작자세.*
자세를 바르게 하기 위해 도수접촉은 목의 폄을 위해 머리의 옆 뒤쪽과 손의 등쪽굽힘을 동반하는 팔의 굽힘–벌림–가쪽회전을 위한 손의 등쪽–먼쪽 부분으로 한다("들어올리기").

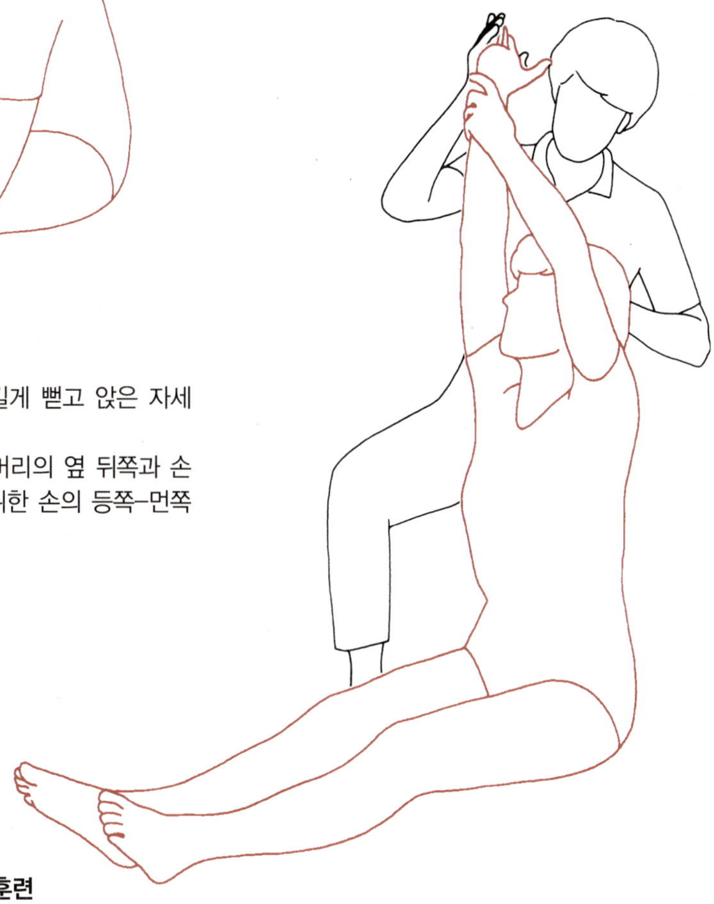

그림 7-77 *다리를 길게 뻗고 앉은 자세에서의* **안정성훈련**

앉은 자세에서부터 선 자세로

(엎드려 누운 자세 또는 바로 누운 자세에서부터 이어진다) **"앉은 자세에서부터 선 자세로"** 의 동작의 흐름은 앉은 자세까지의 흐름과 유사한 것이다. 엎드려 누운 자세와 바로 누운 자세에서부터의 동작은 앉은 자세에서부터 선 자세로의 동작의 훈련을 위해 사용되는 경우도 있다.

앉은 자세

앉은 자세에서는 양 팔의 지지가 있거나, 또는 없는 상태에서 몸통의 훈련을 실시하는 것이 가능하다.

목적
- 균형의 개선
- (양쪽 궁둥뼈결절에의) 체중부하
- 몸통 안정성
- 머리의 조절
- 몸통의 가동성
- 팔의 지지기능

앉은 자세의 변화
- 다리를 모아 옆으로 하고 앉은 자세
- 무릎을 꿇고 단정히 앉은 자세
- 다리를 길게 뻗고 앉은 자세

"앉은 자세에서부터 선 자세로의" 동작의 일람

1. 다리를 모아 옆으로 하고 앉은 자세
2. 무릎을 꿇고 단정히 앉은 자세
3. 다리를 길게 뻗고 앉은 자세
4. 무릎서기 자세
5. 한쪽무릎서기 자세
6. 선 자세

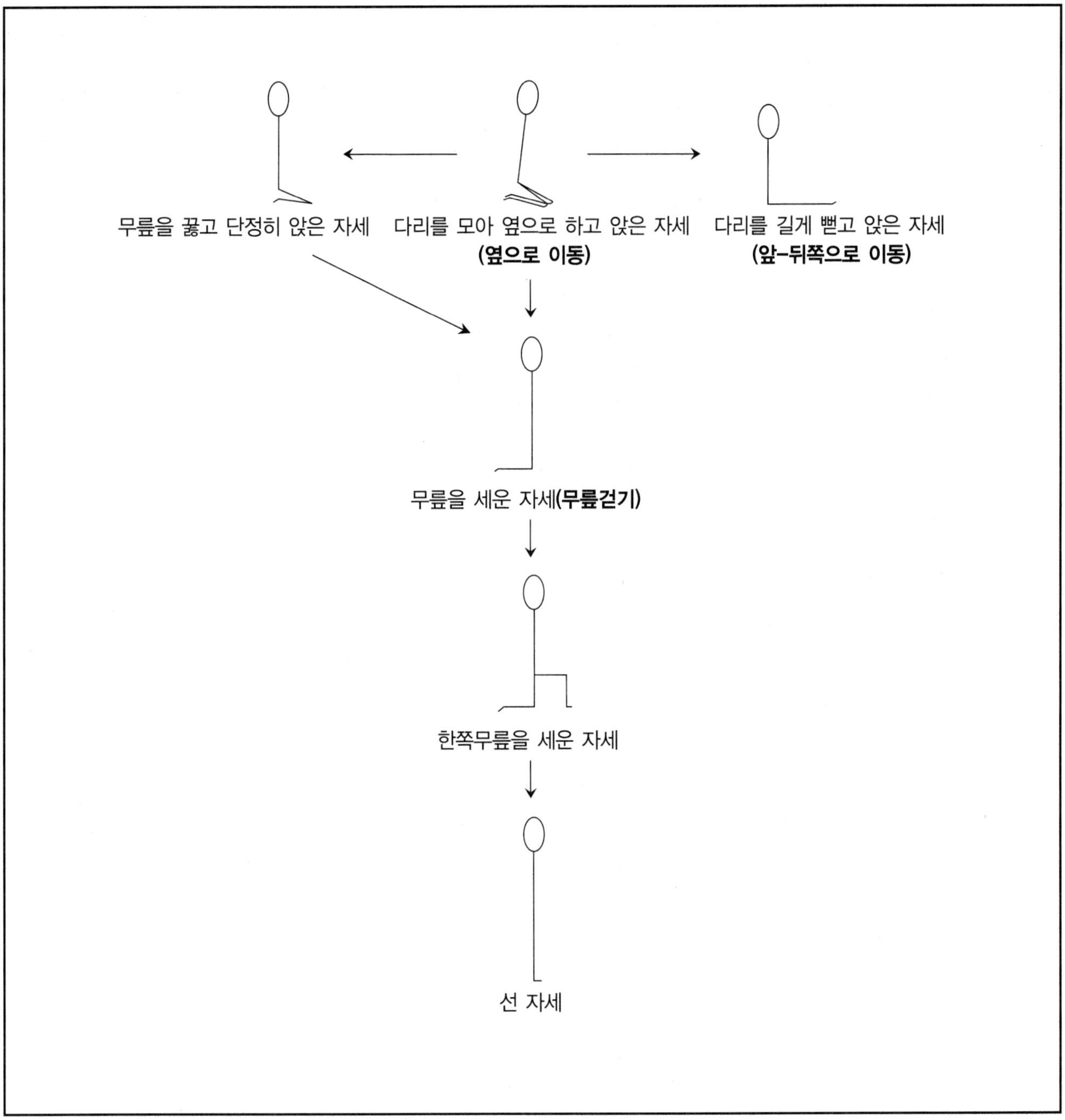

그림 7-78 "앉은 자세에서부터 선 자세"의 일람
전진운동은 (　) 내에 굵은 문자로 기재하였다. 시작자세는 보통의 문자이다.

1. 다리를 모아 옆으로 하고 앉은 자세

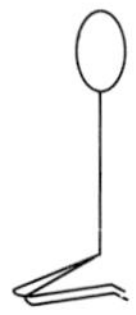

이 다리를 모아 옆으로 하고 앉은 자세는 "엎드려 누운 자세에서부터 앉은 자세로" (256쪽), "바로 누운 자세에서부터 앉은 자세로" (280쪽) 안에서 이미 간략하게 소개하고 있다. 여기서는 운동의 흐름을 간단히 요약하여 설명한다.

실시방법

- 자세변환 : "엎드려 누운 자세에서부터 앉은 자세로" 옮겨갈 때 환자는 다리를 모아 옆으로 하고 앉은 자세가 된다.
  - 네발기기 자세에서부터 (그림 7-49와 7-50)
  - 무릎을 꿇고 단정히 앉은 자세에서부터 (그림 7-81과 7-82)

  "바로 누운 자세에서부터 앉은 자세로" 옮겨갈 때 환자는 다리를 모아 옆으로 하고 앉은 자세가 된다.

  - 양손으로 지지한 바로 누운 자세에서부터 (그림 7-69와 7-70)

- **안정성훈련 :** 환자가 다리를 모아 옆으로 하고 앉은 자세가 되었으면, 새로이 획득한 자세에서 바로 안정성훈련을 시행한다.

- 안정성이 있는 가운데에서의 **동적 훈련, 체중이동과 평형반응**도 다리를 모아 옆으로 하고 앉은 자세에서 시행하는 것이 가능하다.

- **전진운동 :** 옆으로의 이동은 많은 환자에게 중요한 기능적 동작이다. 바닥에 넘어질 때 사전준비나 바닥에서부터의 일어나기의 준비로서 이용할 수 있다.

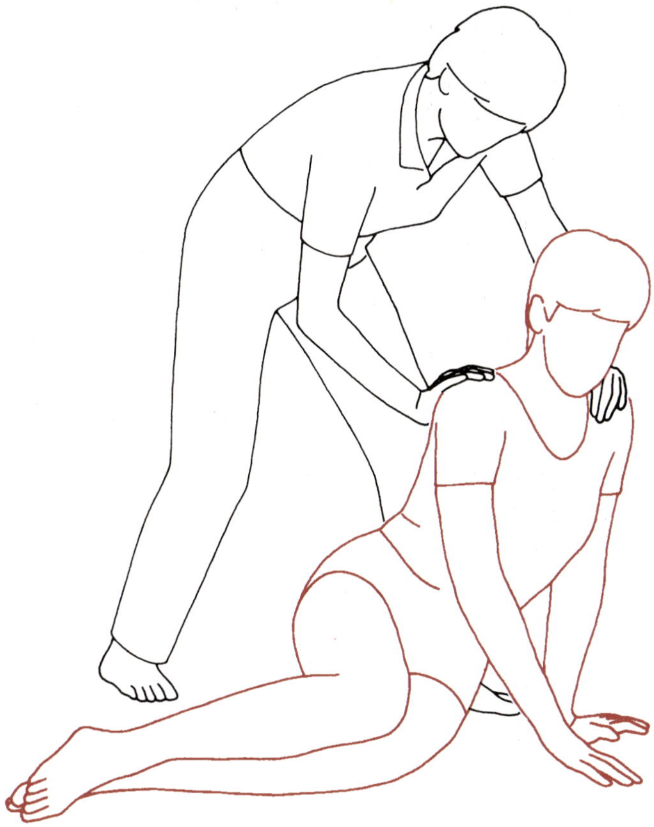

그림 7-79
다리를 모아 옆으로
하고 앉은 자세에서
어깨에 대한 압축과
저항을 동반하는
안정성훈련.

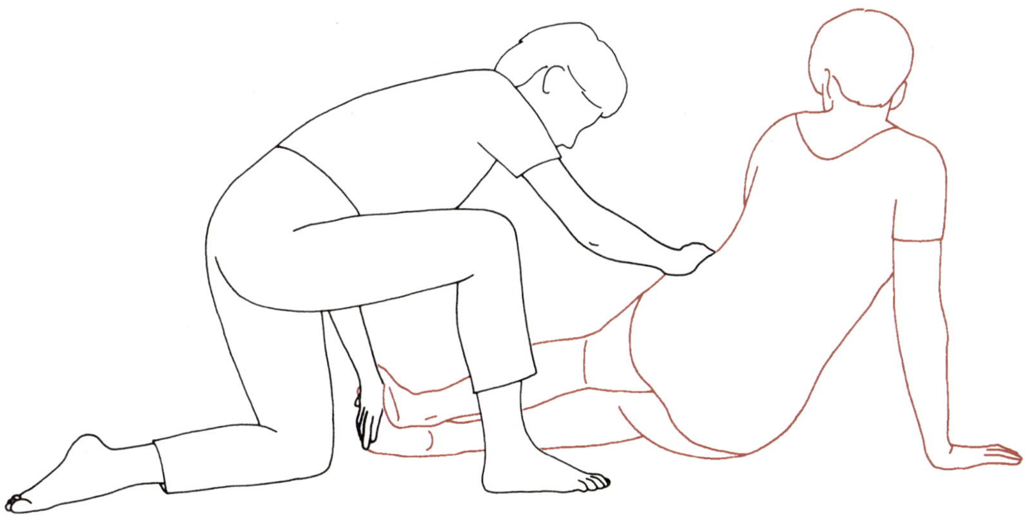

그림 7-80
다리를 모아 옆으로
하고 앉은 자세에서의
전진운동 : 발바닥을
고정하고 골반의
끌어올림에 대해서
골반의 앞쪽을 유지한
옆으로 이동.
이 옆으로 이동
후에, 다리의 굽힘을
위해 발등과 넙다리뼈
에 저항을 가한다.
이와 같이 하여 환자는
새로운 시작자세를
획득한다.

2. 무릎을 꿇고 단정히 앉은 자세

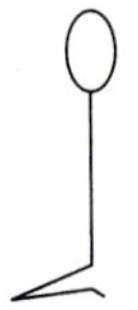

실시방법

- **자세변환** : 환자는 아래의 자세에서부터 무릎을 꿇고 단정히 앉은 자세가 된다.
  - 골반, 양 어깨, 머리와 팔 또는 "내려치기"라 불리는 팔과 머리를 조합시킨 도수접촉이나 저항을 동반하여 다리를 모아 옆으로 하고 앉은 자세에서부터 시작한다.
  - "엎드려 누운 자세에서부터 앉은 자세"로의 옮겨감과 같이 네발기기 자세에서부터 시행한다. 환자는 체중을 뒤쪽으로 이동시켜 뒤로 앉을 수 있도록 하여 무릎을 꿇고 단정히 앉은 자세가 된다.

    (도수접촉 : 그림 7-81에서부터 7-83까지를 참조. 이 동작은 원심성의 근육수축을 사용해서 실시하고 훈련하는 것도 가능하지만, 고도의 조절이 더 필요해진다!
- **안정성 훈련** : 자세를 바르게 한 무릎을 꿇고 단정히 앉은 자세에서는 새로운 시작자세로서 압축과 저항을 사용하여 지지성 훈련을 시행한다(그림 7-83 참조).
- **안정성을 동반하는 동적 훈련** : 팔, 머리/목 또는 어깨뼈의 운동패턴은 무릎을 꿇고 단정히 앉은 자세에서도 시행하는 것이 가능하다.
- **체중이동** : 지지기저면을 고정한 무릎을 꿇고 단정히 앉은 자세에서는 네발기기 자세의 방향이나 무릎을 세운 자세의 방향, 또는 한쪽의 궁둥뼈결절에 체중을 이동하여 한쪽무릎서기의 방향으로 체중이동이 가능해진다.
- 평형반응
- **전진운동** : 무릎을 꿇고 단정히 앉은 자세에서는 곤란하다.

주의

- 환자가 무릎을 꿇고 단정히 앉은 자세를 하였을 때 발등에 통증을 느끼는 경우는 발등의 아래에 쿠션을 넣는 것도 가능하다.
- 무릎 굽힘의 가동범위가 충분하지 않은 경우에는 볼기부분과 종아리 사이에 쿠션을 넣는 것도 가능하다.

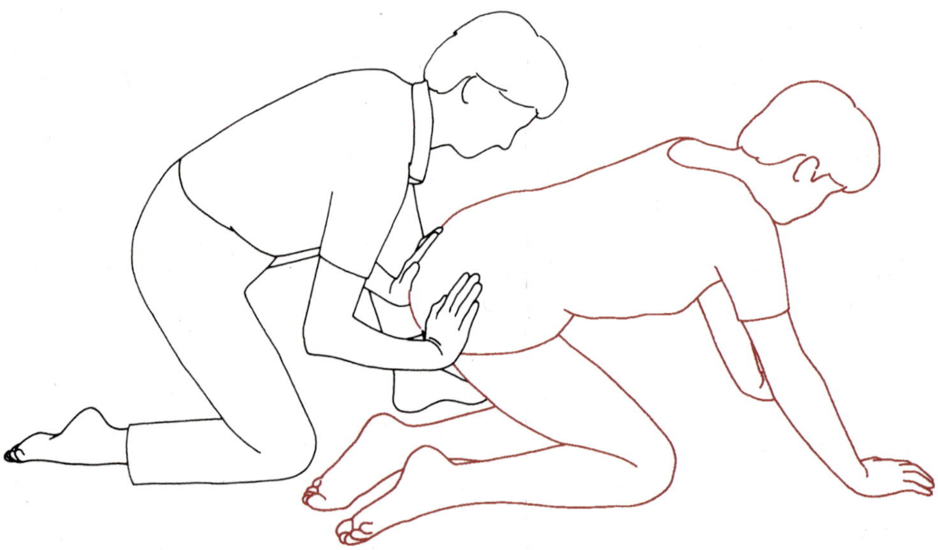

그림 7-81
골반 뒤쪽내림을 위해 궁둥뼈결절에 도수접촉을 한 네발기기 자세에서부터 무릎을 꿇고 단정히 앉은 자세로 자세변환.

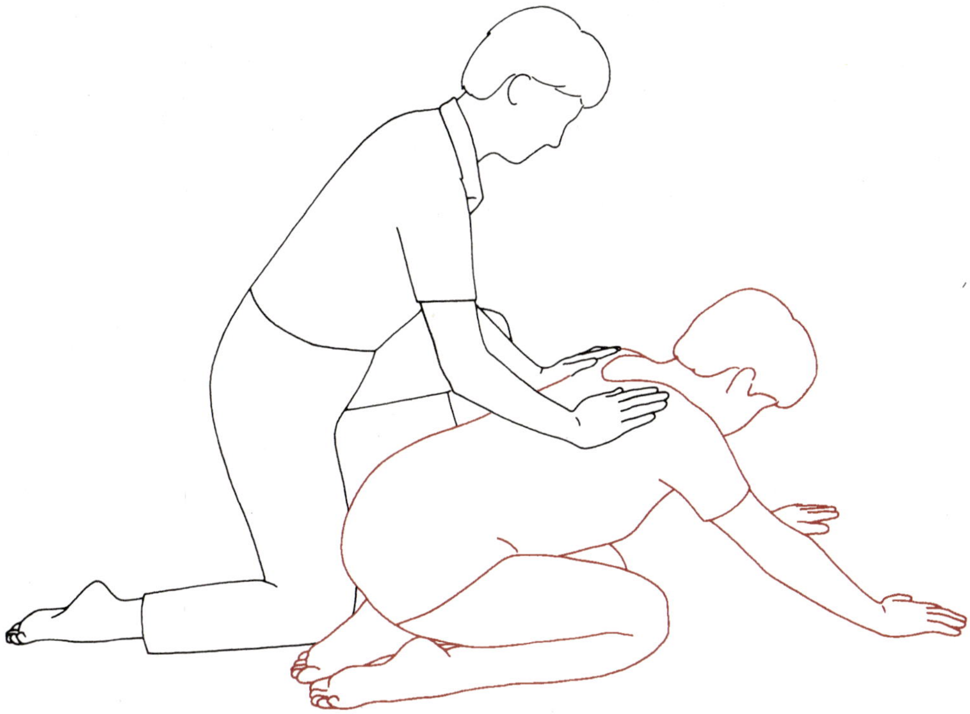

그림 7-82
어깨뼈 뒤쪽내림을 위해 도수접촉을 양 어깨뼈에 한 방법에 의한 네발기기 자세에서부터 무릎을 꿇고 단정히 앉은 자세로 자세변환.

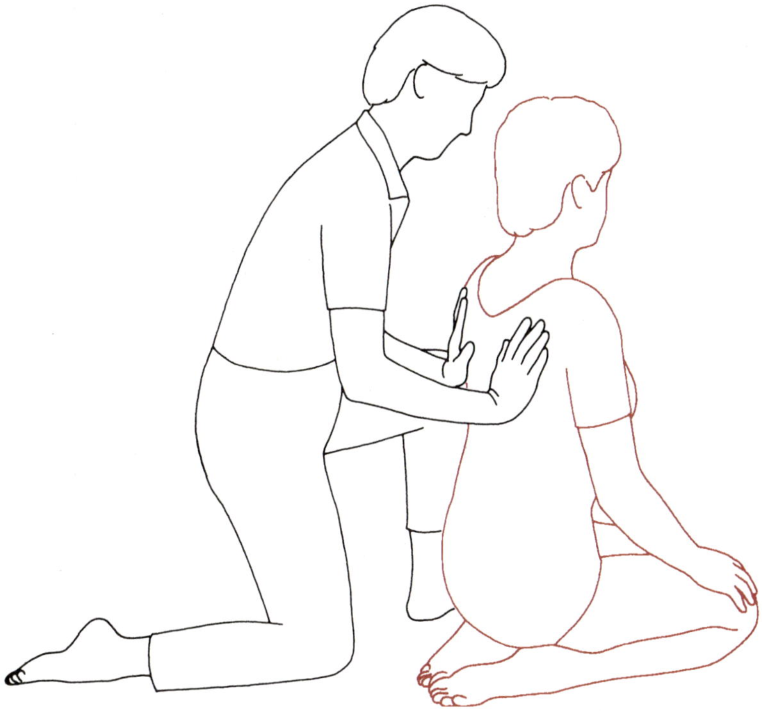

그림 7-83
무릎을 꿇고 단정히 앉은 자세에서 안정성 훈련을 시행하고, 몸통의 정렬을 갖춘다. 도수접촉은 어깨뼈 뒤쪽내림을 위해 양 어깨뼈 뒷면으로 한다.

3. 다리를 길게 뻗고 앉은 자세

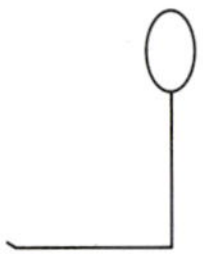

다리를 길게 뻗고 앉은 자세에서는 궁둥뼈결절에 대한 하중, 좌우에 체중이동, 볼기부분이나 등근육의 신장이 가능하다. 이것 이외에 보행에 대한 준비를 위한 좋은 시작자세가 된다. 이 경우, 골반의 운동을 강조한다.

실시방법

- **자세변환/안정성 훈련 :** 안정성 훈련을 동반하는 동작의 흐름은 이미 엎드려 누운 자세/바로 누운 자세에서부터 다리를 모아 옆으로 하고 앉은 자세를 거쳐 다리를 길게 뻗고 앉은 자세로의 옮겨감에서 설명하고 있다(그림 7-51에서부터 7-57까지와 7-69에서부터 7-77까지).
- **안정성을 동반하는 동적 훈련 :** 팔, 목, 어깨뼈나 골반의 운동패턴 이외에 몸통의 훈련과 난이도를 높이는 것도 가능하다. 예를 들면 :
  - 팔굽혀펴기(push-up) 받침대를 사용한 양손에 의한 "팔굽혀펴기" : 지지기능의 개선과 지팡이보행의 준비나 이동(transfer)동작을 위하여(그림 7-84에서부터 7-89까지를 참조)
  - 양측성 다리운동패턴이나 상반성 양측성 다리의 굽힘-폄 패턴을 사용하여 하부몸통 굽힘근과 폄근군의 근력강화.
- **체중이동 :** 전진운동의 준비로서 좌우 궁둥뼈결절에의 체중이동.

주의 : 궁둥뼈결절에의 하중이 불충분하다. 한쪽/양쪽 다리절단 환자나 편마비환자에게는 좋은 훈련이 된다.

- **평형반응**
- **앞 또는 뒤쪽 이동 :** 도수접촉을 골반, 발 또는 양 어깨로 하고 앞 또는 뒤쪽으로 이동한다.

다리를 길게 뻗고 앉은 자세에서부터 다리를 모아 옆으로 하고 앉은 자세로 옮겨감은 적합한 저항을 골반, 어깨, 머리 또는 "내려치기"라 불리는 목의 굽힘을 동반하는 양측성 비대칭성 팔의 운동패턴으로 시행하는 것이 가능하다.

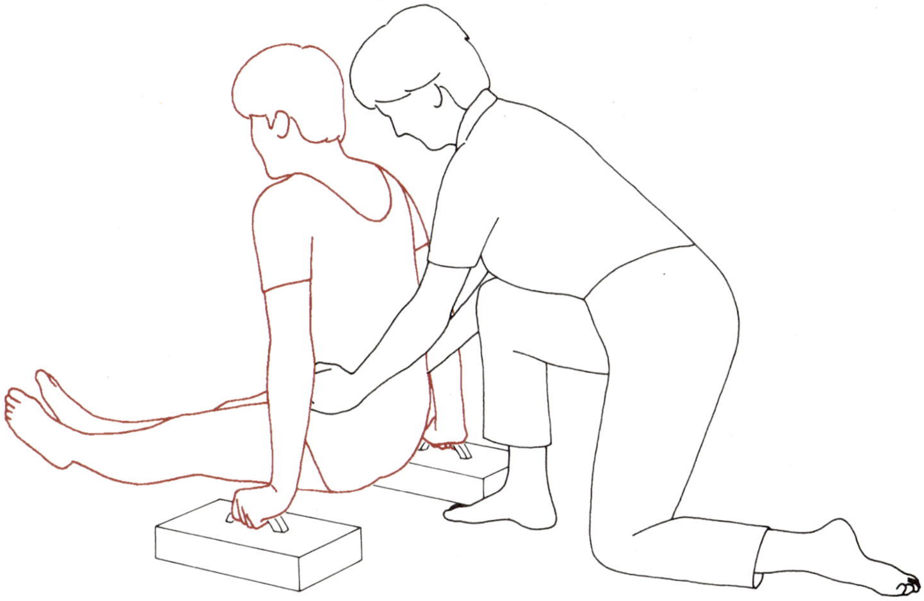

그림 7-84 안정성을 동반하는 동적 훈련 : 팔굽혀펴기 받침대를 이용한 *"팔굽혀펴기"*
도수접촉은 양쪽 골반

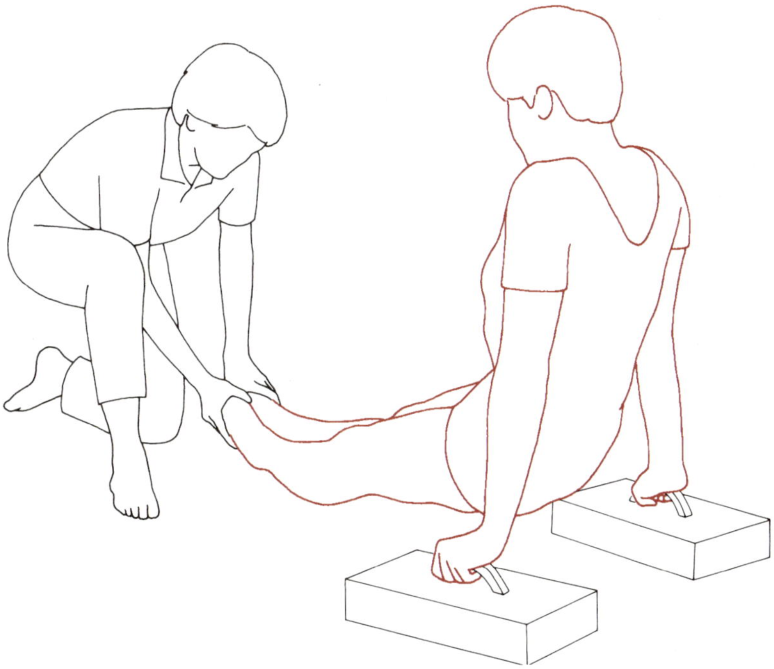

그림 7-85 안정성을 동반하는 동적 훈련(계속) : 양측성 비대칭성의 다리운동패턴을 사용한 하부몸통 굽힘근군의 근력강화.
도수접촉은 발등 쪽-먼쪽부분.

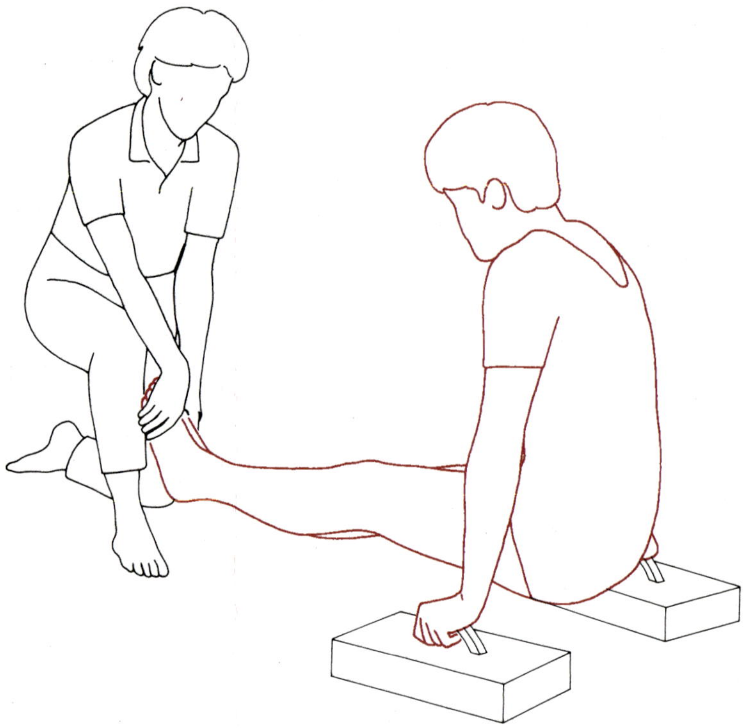

그림 7-86 안정성을 동반하는 동적 훈련(계속) : 양측성 비대칭성의 다리운동패턴을 사용한 하부몸통 굽힘근군의 근력강화.

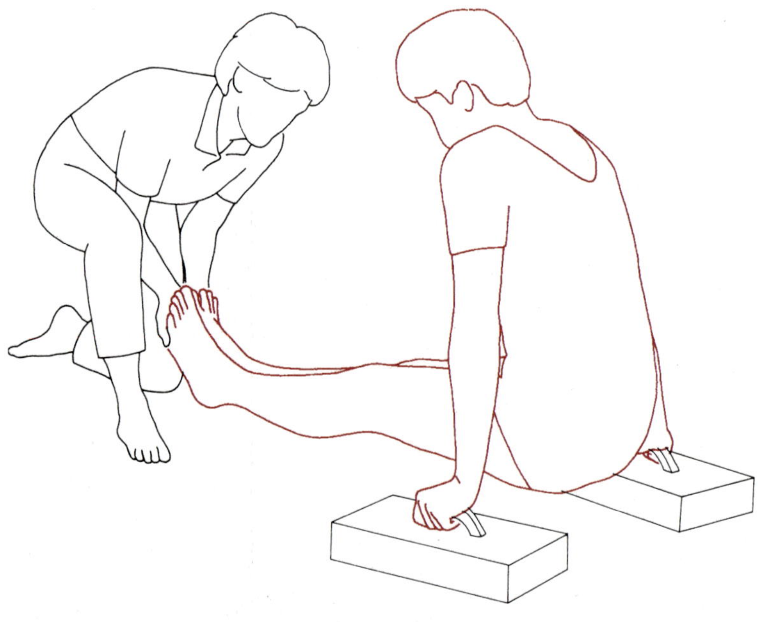

그림 7-87 양측성 비대칭성의 다리 폄 운동패턴을 사용한 하부몸통 폄근군의 *근력강화의 시작자세.*
도수접촉은 발바닥쪽-먼쪽부분.

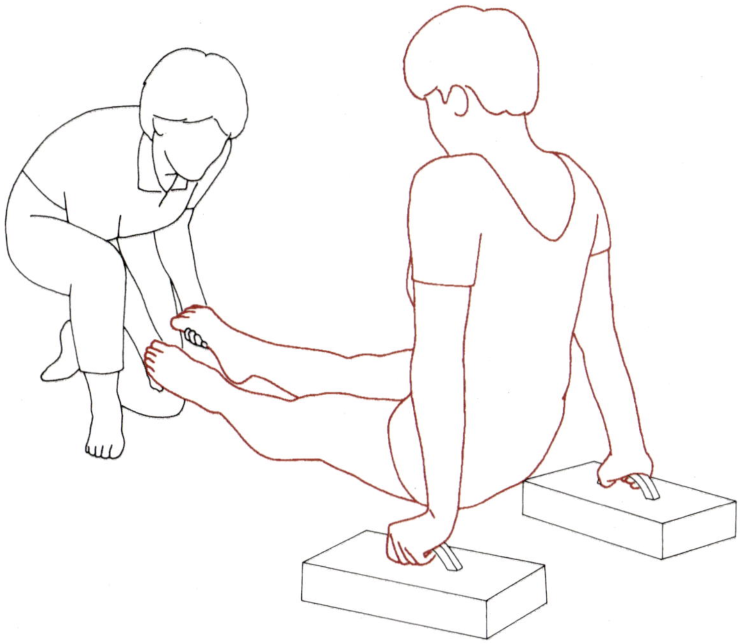

그림 7-88 안정성을 동반하는 동적 훈련(계속) : 양측성 비대칭성의 다리운동패턴을 사용한 하부몸통 폄근군의 근력강화.

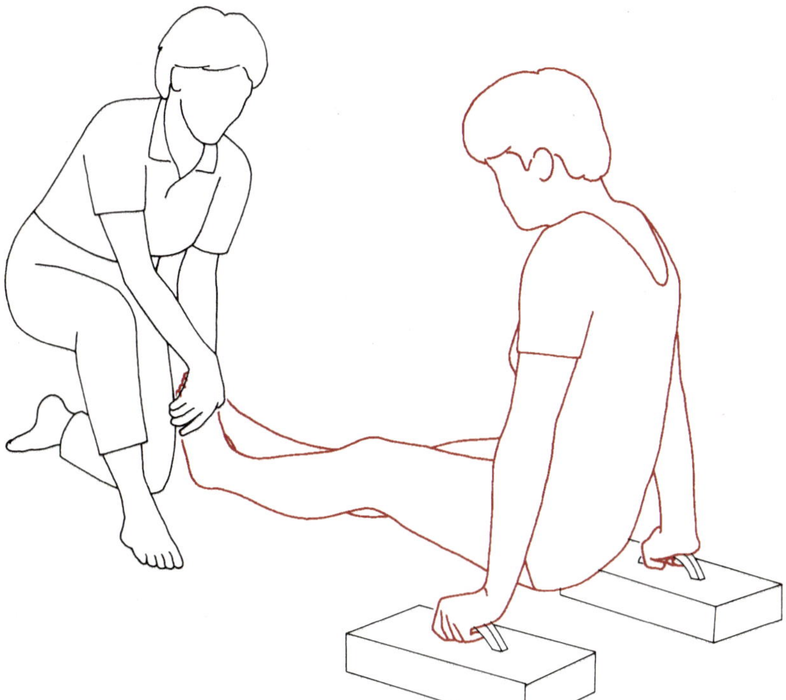

그림 7-89 안정성을 동반하는 동적 훈련(계속) : 상반적인 보행의 준비로서 양측성 상반성 다리운동패턴을 사용한 하부몸통 근육군의 근력강화.

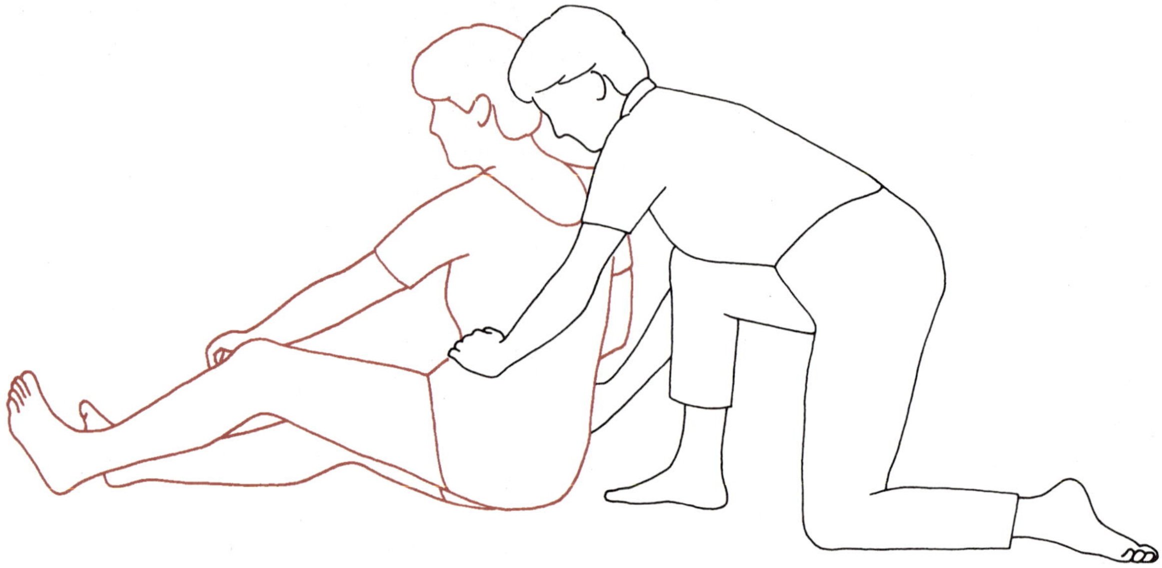

그림 7-90 앞-뒤쪽으로 이동을 통해서 궁둥뼈결절부분에서 체중이동에 의한 **전진운동**.
도수접촉은 골반올림에 대해서 저항을 가하기 위해 양쪽 골반.

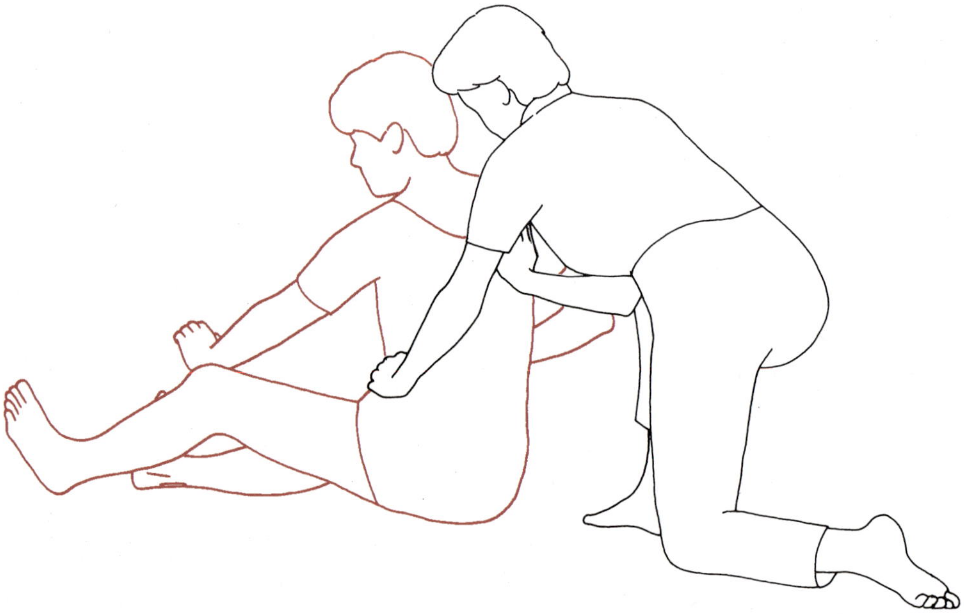

그림 7-91 다리를 길게 뻗고 앉은 자세에서의 **전진운동**. 앞-뒤쪽으로 이동.
도수접촉은 몸통의 정렬을 유지하고, 거듭 골반 앞쪽올림을 위해 골반과 어깨뼈 뒤쪽올림을 위해 반대쪽 어깨 뒷면으로 한다.

4. 무릎서기 자세

무릎서기 자세는 다리에 대한 어느 정도의 하중에 의해서 가능하다. 직립자세에서의 체중부하, 균형에 의해서 골반, 엉덩관절의 조절을 무릎서기 자세에서 촉진한다.

실시방법

- **자세변환 :** 환자는 아래의 자세에서부터 무릎서기 자세가 된다.
  - 골반, 어깨, 팔 또는 머리의 도수접촉을 사용해서 다리를 모아 옆으로 하고 앉은 자세에서부터 무릎서기까지, 그리고 이 자세에서 안정성을 얻는 훈련. (그림 7-92에서부터 7-94까지 참조).
  - 다리를 모아 옆으로 하고 앉은 자세 때와 마찬가지의 도수접촉을 이용해서 무릎을 꿇고 단정히 앉은 자세에서부터 무릎서기 자세까지의 동작(그림 7-95에서부터 7-97까지 참조).
- **안정성 훈련 :** 골반, 어깨, 머리의 압축과 도수접촉을 이용하여 무릎서기 자세에서 안정성을 높인다(그림 7-97 참조).
- **안정성을 동반하는 동적 훈련 :** 아래의 방법이 가능하다. 골반, 어깨뼈, 팔과 머리를 움직인다. 이 때, 환자는 벽이나 하이매트를 이용하고 몸을 안정시킨 가운데 시행해도 된다.
- **체중이동 :** 예를 들면 앞뒤로 흔들리는 것이나 보행 시의 유각기나 입각기의 훈련을 위해 지지기저면을 축소함이 없이, 또는 축소를 하여 체중이동/부하의 훈련을 한다.
- **평형반응**
- **전방이동 :** 보행훈련의 사전준비로서 골반에 도수접촉을 한 무릎걷기가 가능하다.
  이 동작은 보행 시의 유각과 입각기와 유사하며, 제8장 "보행훈련"에서 소개하고 있다. 여기서는 개요 설명하였다.
  환자는 전진운동 때, 자기의 손을 치료사의 어깨 위에 놓고 지지하는 것이 가능하다.
  난이도를 높이는 경우는 잡지 않고 훈련한다.
  도수접촉의 변화 : 양 어깨

▶

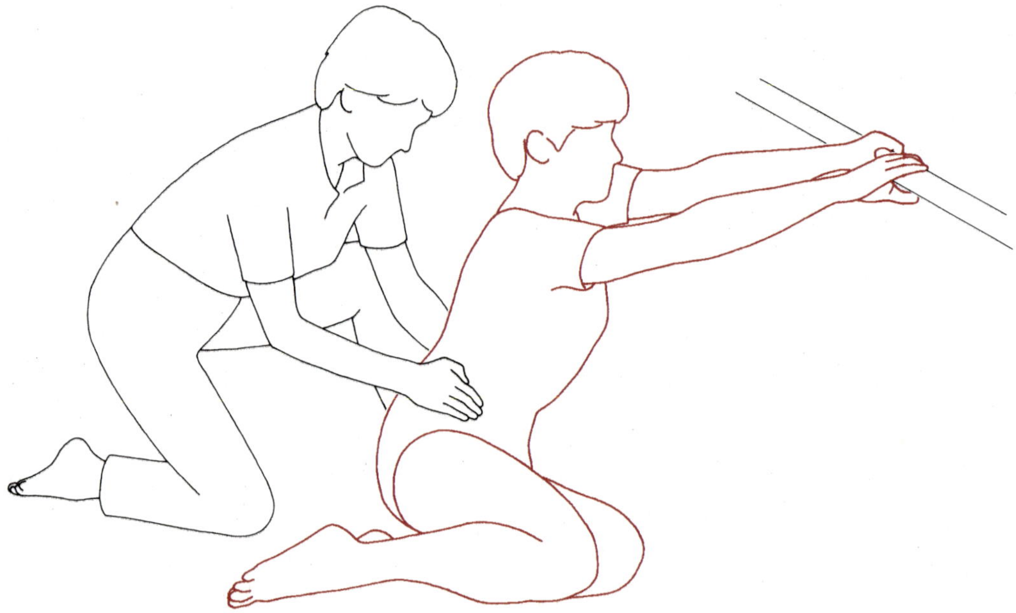

그림 7-92 다리를 모아 옆으로 하고 앉은 자세에서부터 무릎서기 자세로 자세변환. 도수접촉을 양쪽 골반에 한 *시작자세*

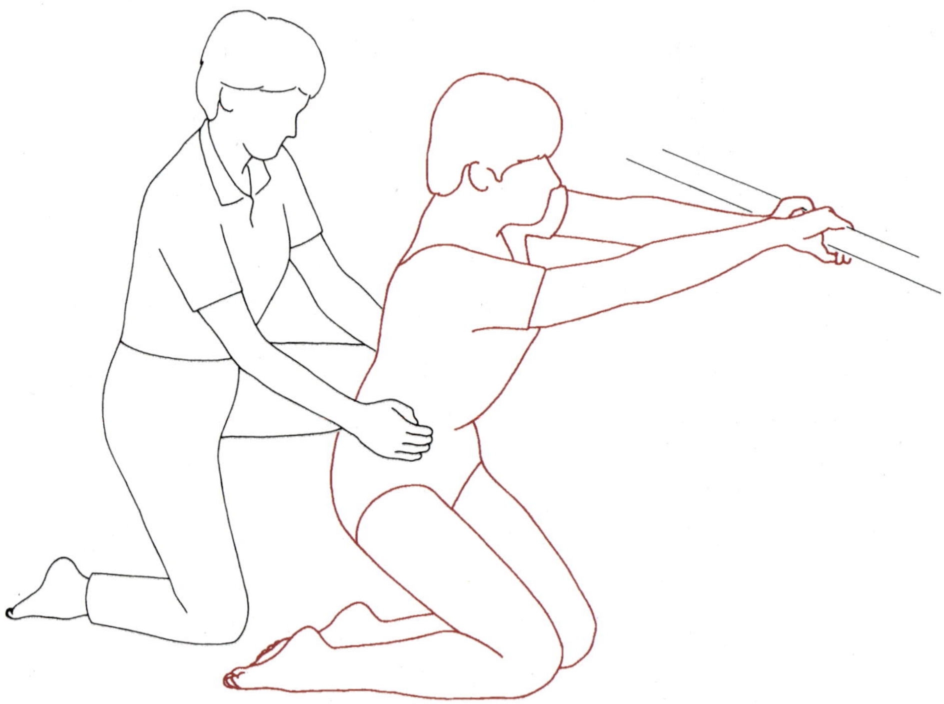

그림 7-93 다리를 모아 옆으로 하고 앉은 자세에서부터 무릎서기 자세로 자세변환.
도수접촉을 양쪽 골반에 하고 최적의 저항을 가하고 있다.

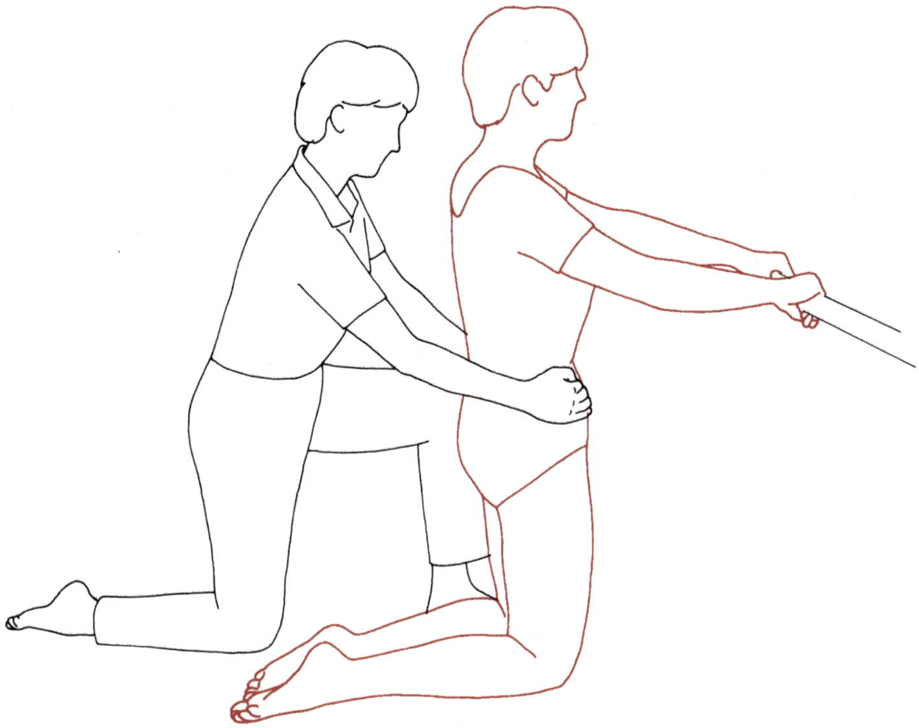

그림 7-94 다리를 모아 옆으로 하고 앉은 자세에서부터 무릎서기 자세로 자세변환. 도수접촉을 양쪽 골반에 한 시작자세. 새로이 획득한 시작자세에서 골반에 대한 압축과 저항을 가하여 **안정성 훈련**을 시행한다.

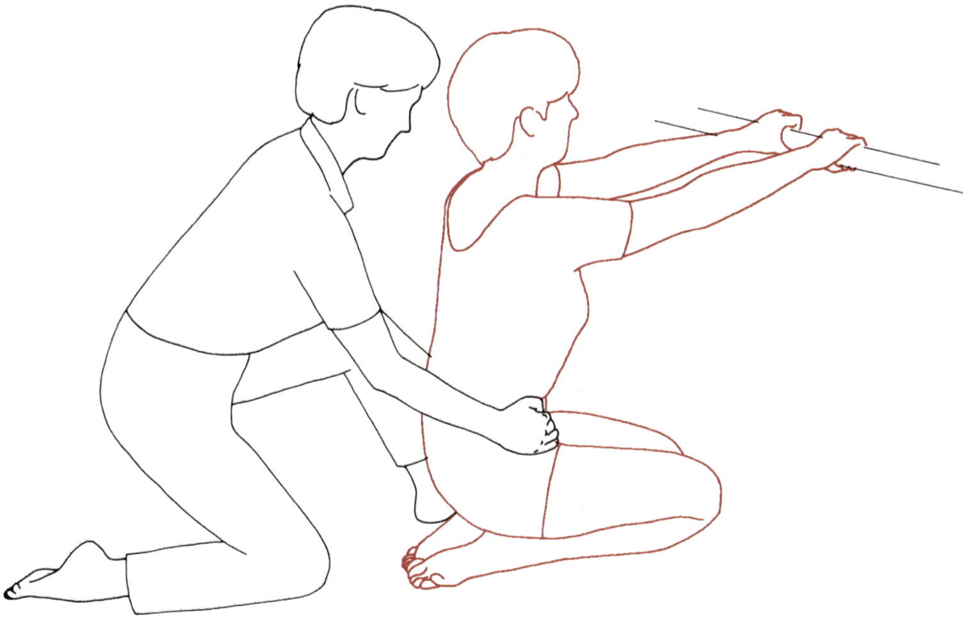

그림 7-95 무릎을 꿇고 단정히 앉은 자세에서부터 무릎서기 자세로 자세변환. 도수접촉을 양쪽 골반에 한 무릎을 꿇고 단정히 앉은 자세에서 *시작자세.*

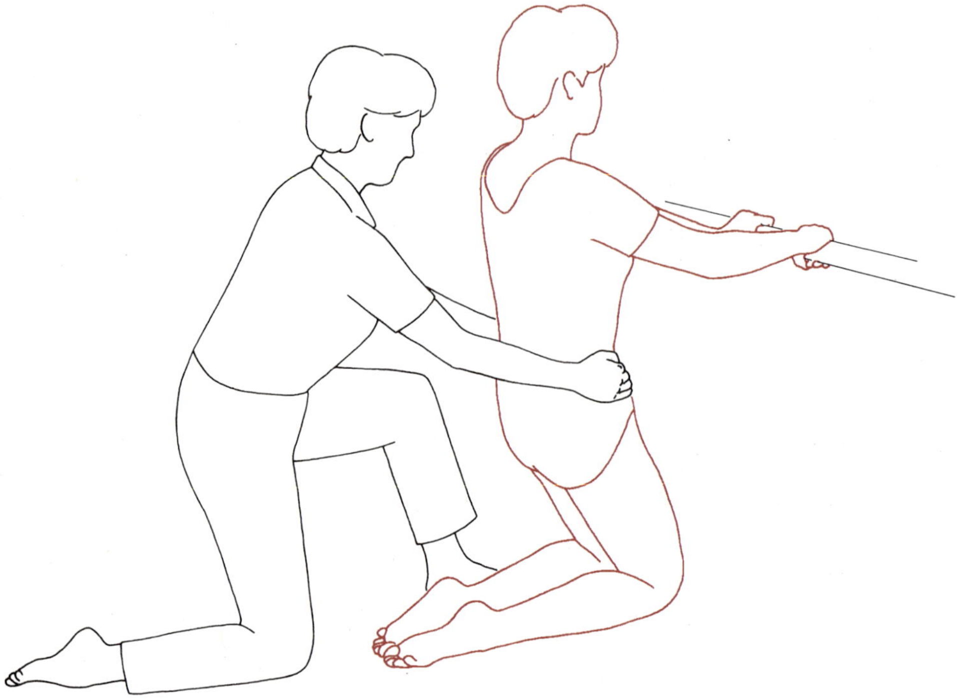

그림 7-96 무릎을 꿇고 단정히 앉은 자세에서부터 무릎서기 자세로 자세변환. 도수접촉을 양쪽 골반에 하고 최적의 저항을 가하고 있다.

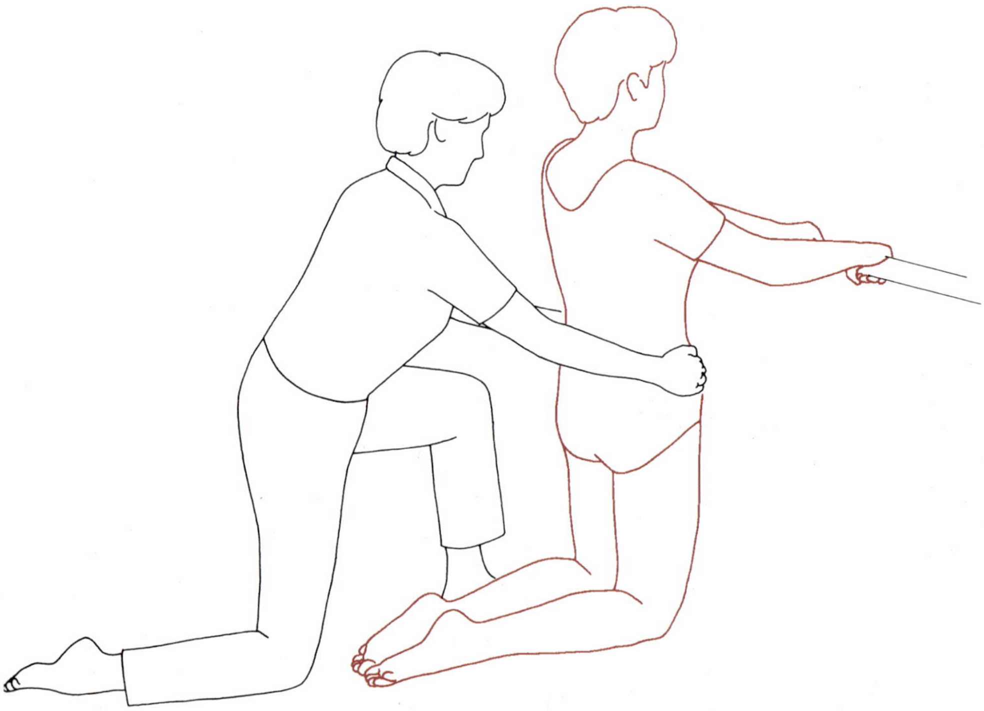

그림 7-97 무릎을 꿇고 단정히 앉은 자세에서부터 무릎서기 자세로의 자세변환. 골반에 압축과 저항을 가하고 무릎서기 자세에서 **안정성훈련**을 시행하고 있다.

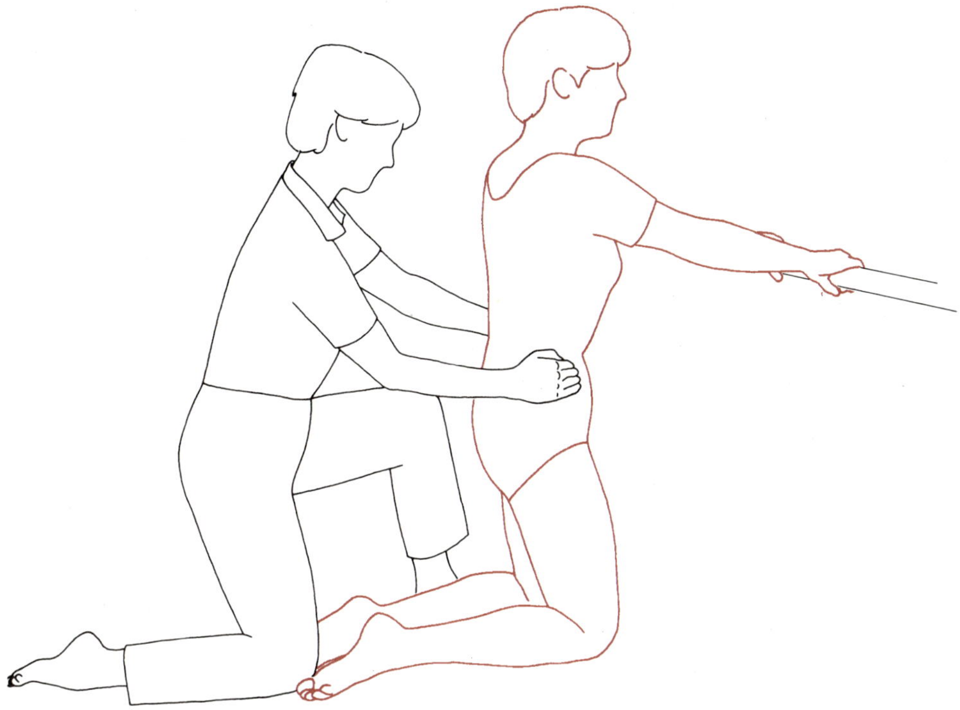

그림 7-98 체중이동을 시행하고 안정성을 얻은 다음에 하는 동적 훈련 : 보행훈련의 준비, 유각기 그리고 골반의 앞쪽올림을 위한 신장(elongation), 뒤쪽내림을 위한 신장자극(stretch)과 동시에 반대쪽 골반에 대한 체중이동과 압축을 가한 시작자세.

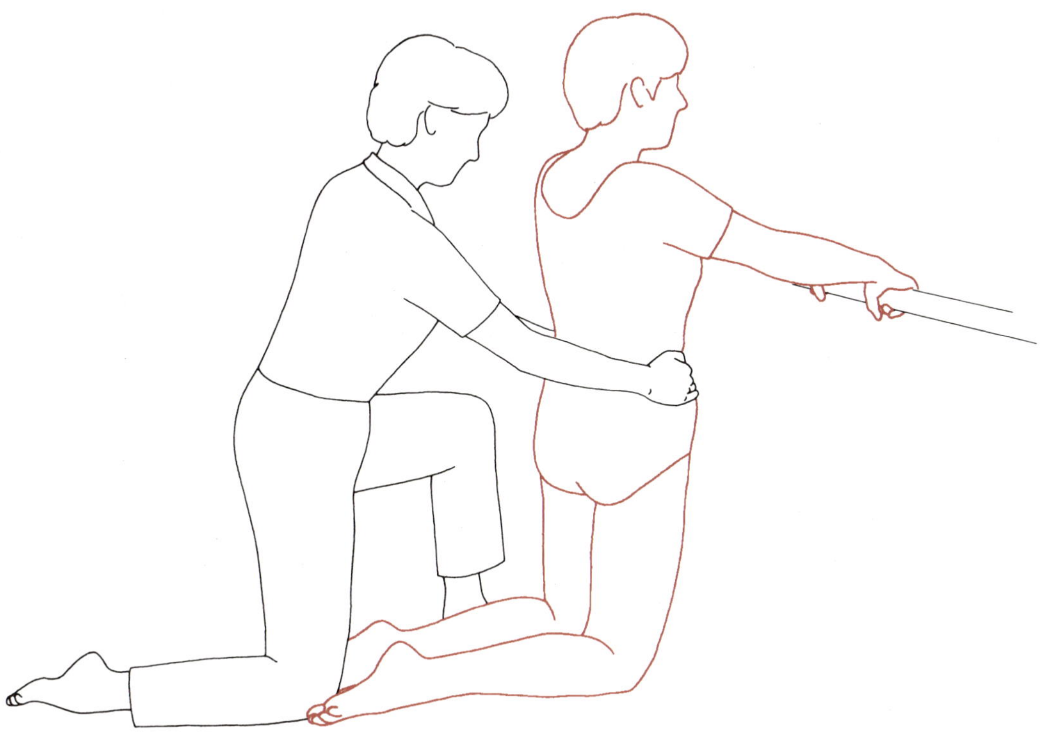

그림 7-99 체중이동을 시행하고 안정성을 얻은 다음에 하는 동적 훈련 : 보행훈련의 준비, 유각기 그리고 우측 골반의 앞쪽 올림과 동시에 반대쪽 골반에 대한 체중이동과 압축을 가한 상태.

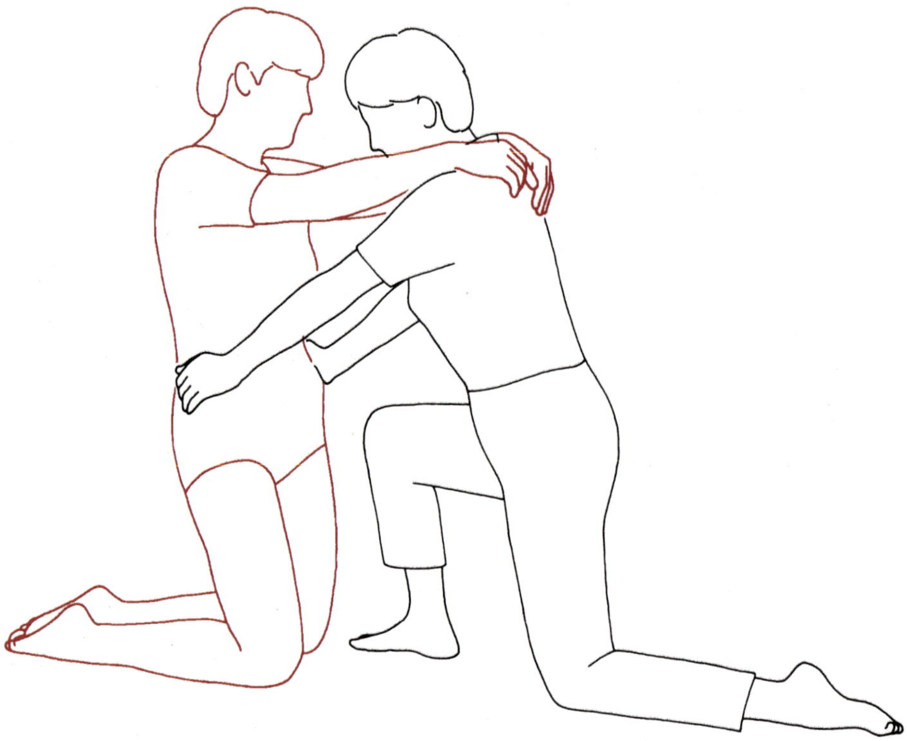

그림 7-100 무릎서기 자세에서의 **전진운동** : *무릎걷기, 시작자세,* 왼쪽의 압축과 정적인 저항에 의한 지지성과 같은 쪽 다리에 체중이동. 오른쪽 엉덩관절은 골반 뒤쪽내림의 방향으로 신장(elongation)과 필요에 따라서 신장자극(stretch)을 사용하여 수동적으로 유각 다리의 준비를 한다.

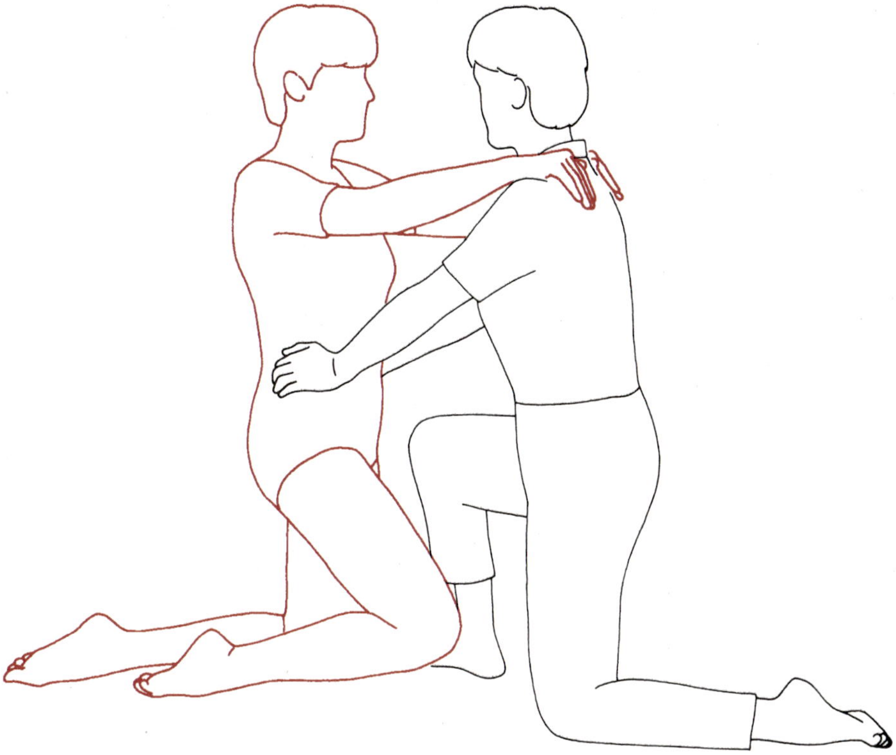

그림 7-101
무릎서기 자세에서 전진운동 : *무릎걷기*, 신장자극(stretch) 후, 환자는 오른쪽 골반을 앞쪽올림 방향으로 움직이고 한걸음 앞으로 내딛는다.

그림 7-102
무릎서기 자세에서 전방이동 : *무릎걷기*. 무릎이 바닥과 접촉할 때 같은 쪽에 빠른 압축을 가한다. 폄을 유지하기 위해, 골반에 대한 저항을 가한다(압축의 유지). 환자는 압축과 저항에 대항하여 더욱 앞으로 가도록 체중을 밀어낸다. 이 때, 입각중기와 같이 부하는 다리에 대해서 수직으로 가해지도록 한다. 동시에 새로이 압축을 가한다. 골반의 반대쪽은 그림 7-98에 보여준 것처럼 유각기의 준비를 한다.

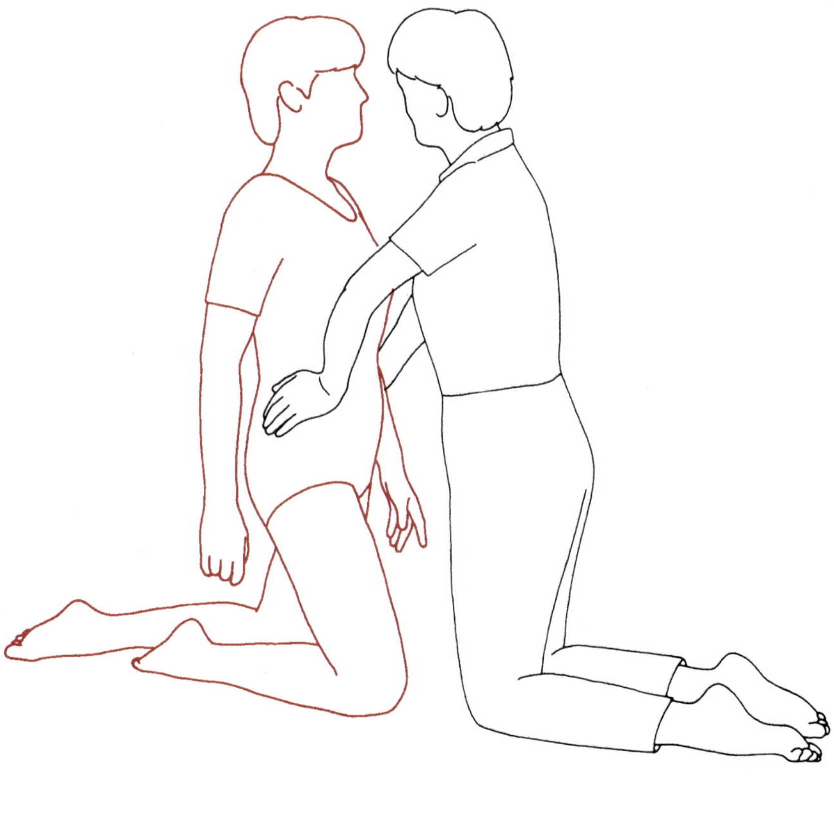

5. 한쪽무릎 서기자세

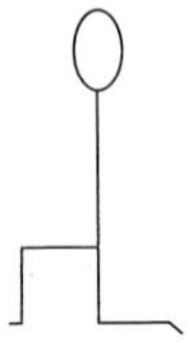

이 자세는 선 자세와 보행의 준비로서 사용되는 경우가 많다.
질환에 따라 부분적 하중밖에 허용되지 않는 환자의 경우, 그러한 것을 고려한 자세를 취한다.
균형을 유지하기 위해 벽, 의자 또는 하이매트 등을 이용한다.

실시방법

- 자세변환 : 양쪽무릎서기자세에서부터 체중을 지지하는 쪽의 압축과 정적인 저항을 통해서 지지성을 유지하고 지지기저면을 축소하면서 체중을 한쪽으로 이동한다. 환자는 지지다리만으로 체중을 지지하고 반대쪽은 앞쪽으로 이동한다.

  도수접촉
  - 이것에 적합한 다리운동패턴 때와 같은 방법(발등 – 먼쪽부분과 넓적다리의 앞–가쪽 또는 안쪽)으로 운동을 촉진. 보조와 저항을 가하는 것이 가능하다(그림 7–103).
  - 체중이동을 보조하기 위해 도수접촉을 지지다리 쪽의 골반, 어깨뼈에 하고 동시에 유각쪽의 골반의 앞쪽올림을 보조하는 것도 가능하다(그림 7–104). (제8장 "보행의 유각기"(326쪽) 참조).
- **안정성 훈련** : 새로운 자세를 획득하였으면 압축과 저항을 가하여 안정성 훈련을 시행한다. 도수접촉은 머리, 어깨, 골반과 다리의 단독과 조합이 가능하다. 훈련의 난이도를 높이는 경우, 양손의 지지 없이 시행한다.
- **안정성을 동반하는 동적 훈련** : "무릎서기 자세"(307쪽) 참조.
- **체중이동**(그림 7–104 참조) : 앞뒤나 옆쪽으로 몸을 흔드는 것이나 체중이동은 한쪽무릎서기 자세에서도 가능하다.
- **평형반응**
- **전방이동** : 이 자세에서는 곤란하다.

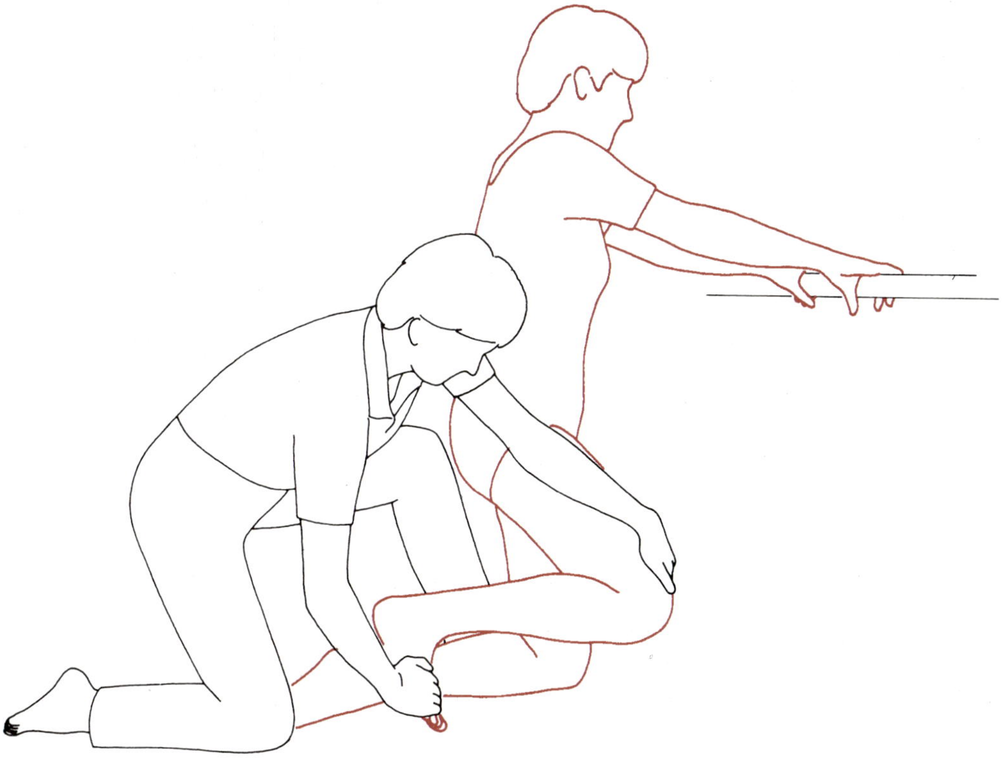

그림 7-103
양쪽무릎서기 자세에서부터 한쪽무릎서기 자세로 자세변환. "유각다리"의 앞쪽으로 이동(무릎과 엉덩관절의 굽힘)에 대해서 저항을 가한다. 지지기저면은 축소된다. 도수접촉은 다리운동패턴, 무릎의 굽힘을 동반하는 굽힘-모음-가쪽회전을 위해 발등의 안쪽-먼쪽부분과 넓적다리부분의 앞안쪽으로 한다.

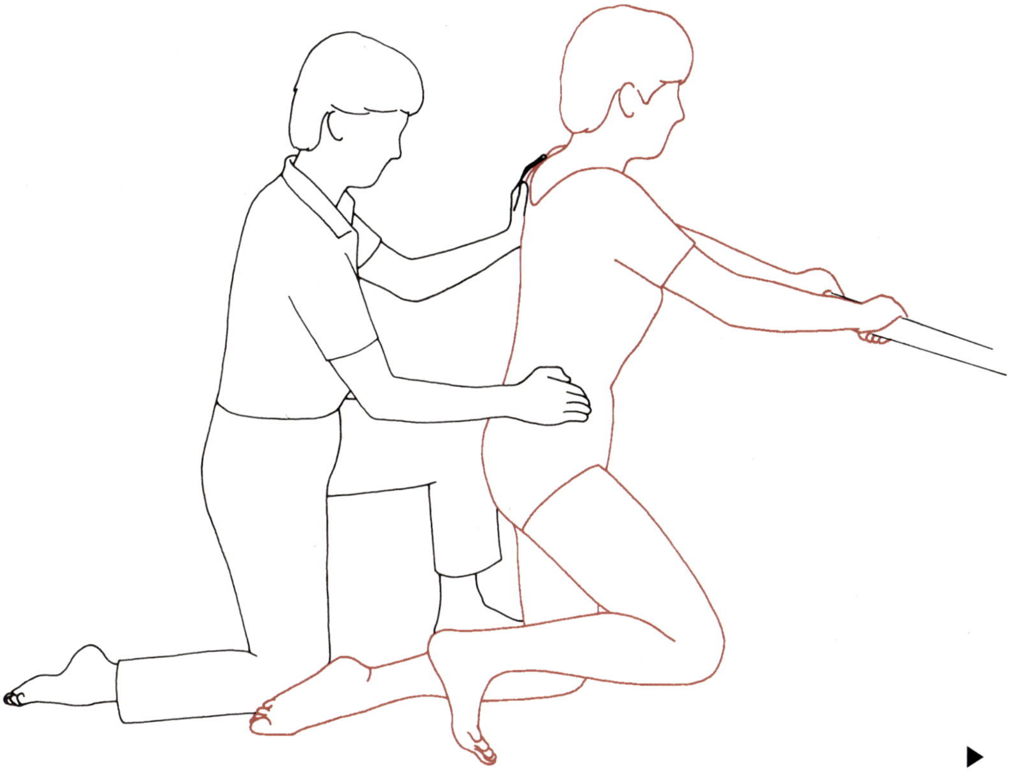

그림 7-104
양쪽무릎서기 자세에서부터 한쪽무릎서기 자세로 자세변환. 입각다리에 체중이동을 촉진하도록 도수접촉은 어깨뼈 뒤쪽내림을 위해 어깨뼈로 한다. "유각다리"의 앞쪽이동의 실시를 위해 골반의 앞쪽올림에 대해서 도수접촉과 저항을 가하기 위해 골반에 손을 놓는다.

▶

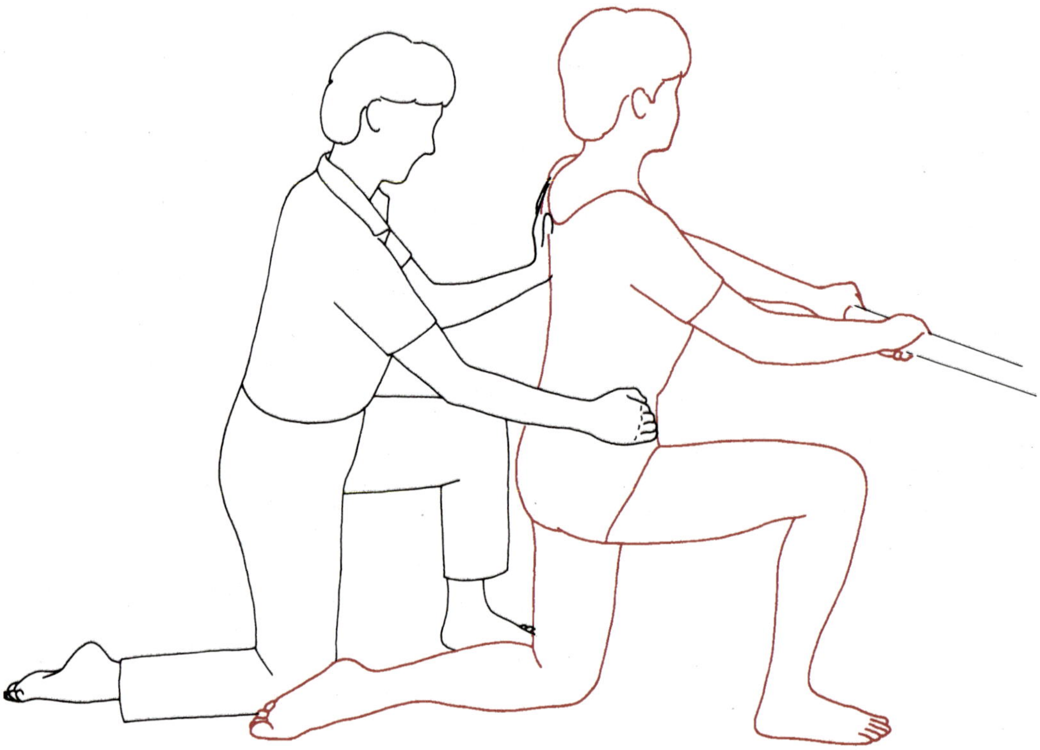

그림 7-105 한쪽무릎서기 자세에서 **안정성 훈련**. 환자는 무언가를 잡아 자기 자신을 지지한다. 도수접촉은 "지지다리" 쪽의 어깨뼈와 "유각다리" 쪽의 골반이다.

6. 선 자세

선 자세에 도달함으로써 환자는 "앉은 자세에서부터 선 자세"로 옮겨가는 가운데 가장 고도의 단계에 도달하였다고 할 수 있다. 양다리에는 전체체중이 걸리고, 고도의 균형이 요구된다.

실시방법

- **자세변환** : 한쪽무릎서기 자세에서부터 골반, 어깨 또는 머리에 대한 최적의 저항을 단독 또는 조합하여 가하고 환자는 그것에 대항하여 위로 올라가 선 자세가 된다. 이 동작은 머리-목과 몸통의 굽힘으로 시작되고 폄으로 옮겨간다. 환자는 벽 등의 도움을 빌리고 자기 자신을 가까이 끌어당기는 것처럼 위로 올라가고, 발을 세우는 것도 가능하다.
- **안정성훈련** : 새로이 획득한 자세에서 바로 지지성 훈련을 시행한다. "제8장 보행훈련"에서 소개한다.
- **안정성을 동반하는 동적 훈련** : 선 자세에서 머리, 팔, 다리 또는 몸통을 움직이는 것이 가능하다.
- **체중이동** : 다른 발의 위치에서 훈련하는 것이 가능하다. 예를 들면, 발의 폭을 넓힌 자세 훈련은 아래의 것이 가능하다.

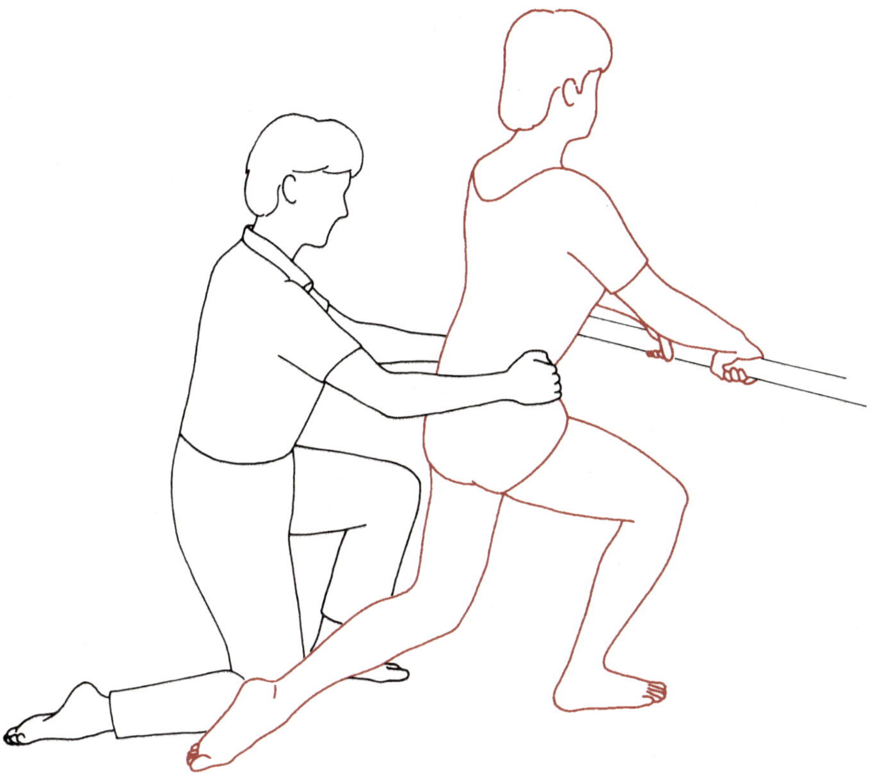

그림 7-106 한쪽무릎서기 자세에서부터 선 자세로 자세변환. 도수접촉은 골반 양쪽으로 하고 위로 올라가는 것에 대해서 저항을 가하고 있다. 환자는 벽의 난간을 잡고 있다.

▶

– 발을 앞뒤, 좌우로 움직임이 없이 체중이동을 하는 것. 압축과 저항을 동반하는 안정성 훈련.

– 다리를 앞뒤, 좌우로 움직이고 체중이동을 하는 것. 압축과 저항을 동반하는 안정성 훈련.

환자는 지지다리에 하중을 가하는 것과 유각다리의 전방이동을 학습할 수 있기 때문에 이 두 가지 훈련은 전진운동의 준비에 적합하다.

- **평형반응**

- **전진운동** : 한걸음 앞으로 내디딘 자세 또는 보행간격을 넓힌 상태에서 체중을 이동한 후 환자는 지지다리를 유지한 채로 한다. 새로운 자세에서 압축과 저항을 가하고 지지성 훈련을 시행한다. 동작에 대한 구두지시 : "선 자세를 유지하시오!"

  유각기 : 유각다리 쪽의 골반은 뒤쪽내림 방향으로 신장(elongation)하고 경우에 따라서는 신장자극(stretch)을 가하고 환자는 그것을 좇아서 골반을 앞-위쪽과 다리를 앞쪽으로 움직인다. 동작에 대한 구두지시는 "앞으로 한걸음 내디디시오!". 골반과 다리의 앞쪽이동에 대해서 최적의 저항을 가한다.

  입각기 : 입각다리의 발꿈치 접지 후 바로 압축을 가한다. 이 압력을 유지한 채로, 입각중기에 도달할 때까지 지지다리의 운동에 대해서 저항을 가한다. 그 후, 바로 압축을 가한다. 이 흐름을 반복함으로써 전진운동이 된다.

주의 **안정성훈련**, **체중이동**과 앞쪽이동의 상세는 제8장 **"보행훈련"**에서 소개한다.

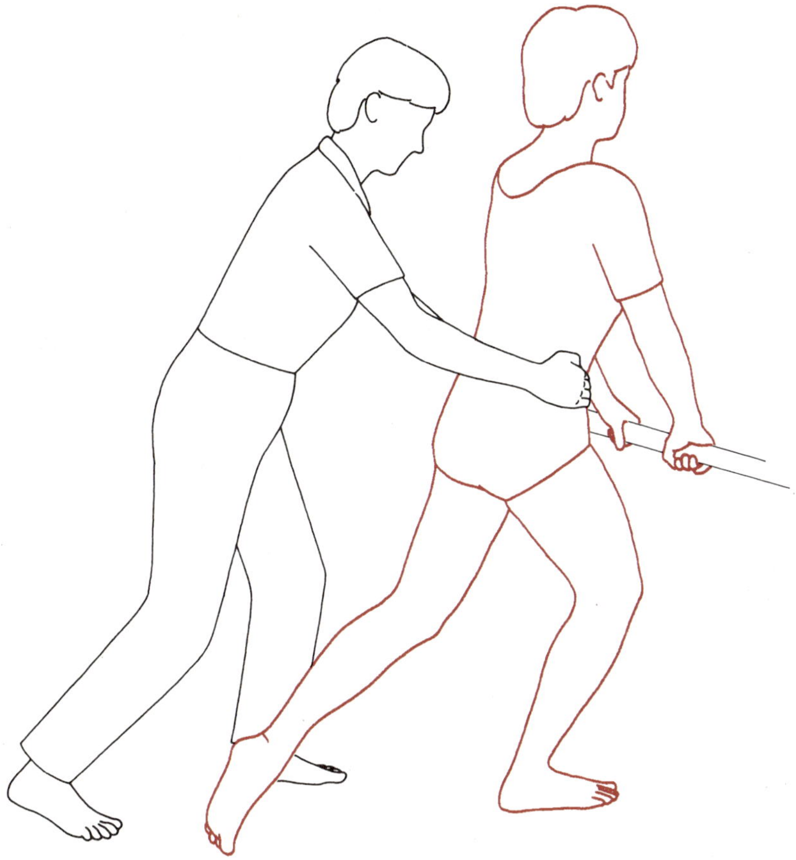

그림 7-107
한쪽무릎서기 자세에서 부터 선 자세로 자세변환(계속). 선 자세방향으로 자세의 옮겨감.

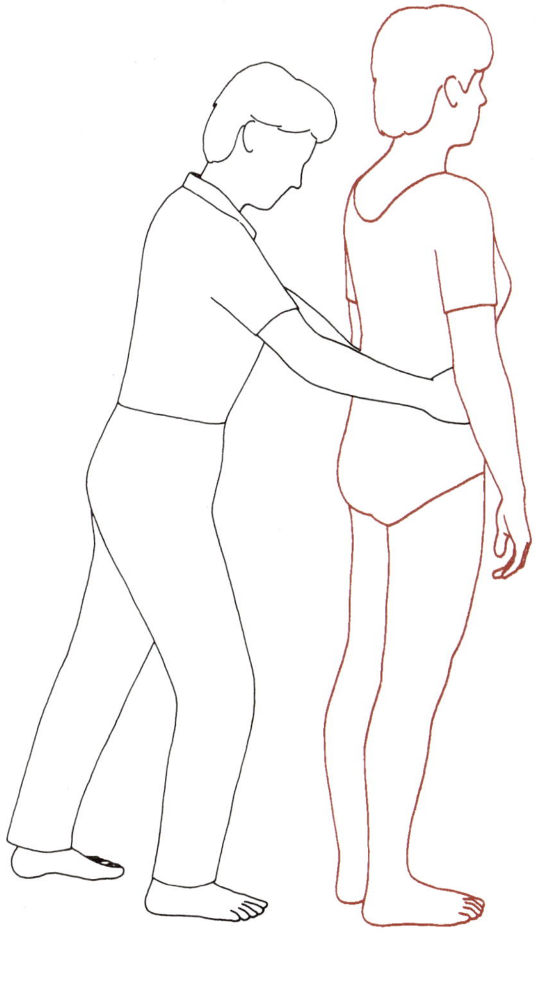

그림 7-108
한쪽무릎서기 자세에서부터 선 자세로 자세변환(계속) : 새로이 획득한 자세에서 바로 압축과 저항을 가하고 **안정성훈련**을 시행한다. 여기서는 골반에 대한 도수접촉을 유지하고 있다.

▶

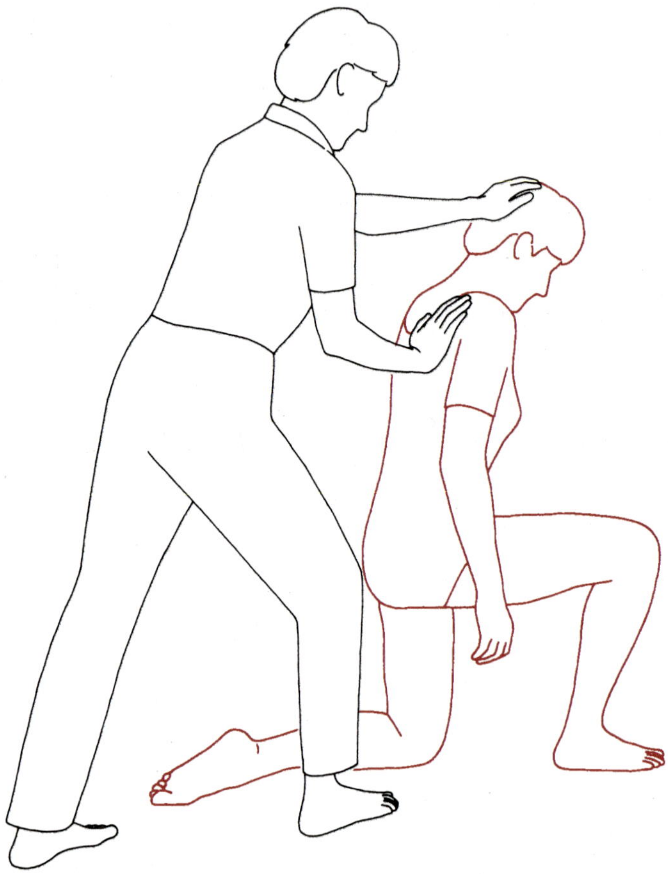

그림 7-109 한쪽무릎서기 자세에서부터 선 자세로 자세변환의 변화. 도수접촉은 유지하지 않는 상태에서 머리와 *어깨뼈*로 하고 있다. 도수접촉을 앞쪽에서부터 시행함으로써 목의 굽힘을 강조하는 것이 가능하다. 모음위치에서 도수접촉을 머리 등쪽으로 이동시키고 저항을 가하면 폄을 강조하는 것이 가능하다.

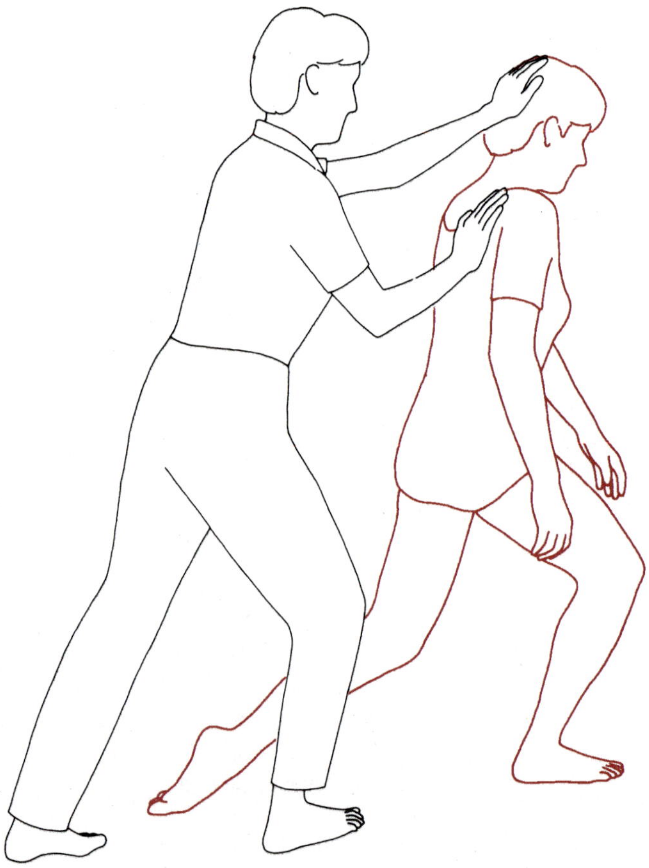

그림 7-110 한쪽무릎서기 자세에서부터 선 자세로 자세변환(계속). 선 자세방향으로 동작을 계속하고 체중을 앞쪽으로 이동한다.

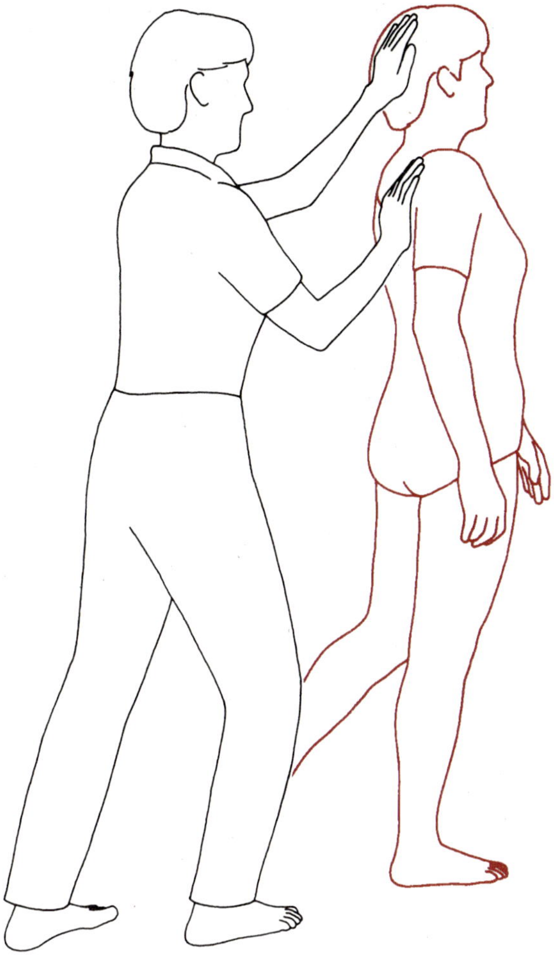

그림 7-111 한쪽무릎서기 자세에서부터 선 자세로 자세변환(계속). 선 자세방향으로 더 한층의 이동.

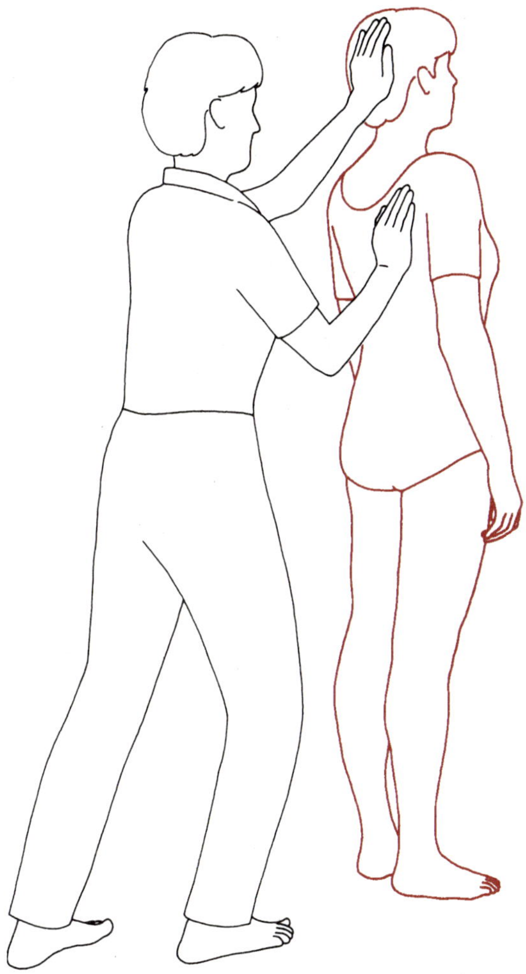

그림 7-112 한쪽무릎서기 자세에서부터 선 자세로 자세변환(계속). 선 자세에 도달하면 머리, 어깨뼈의 도수접촉을 유지한 채로 바로 **안정성훈련**을 시행한다.

제 8 장
보행훈련

8.1 보행 – 정상보행의 이론

보행주기

60%	40%
입각기	유각기

보행은 율동적이고 주기적인 운동에 의해서 시행되고 일련의 움직임을 보행주기로서 표현한다. 1보행주기는 발꿈치 접지에서부터 시작되고 그 발꿈치가 다시 접지할 때까지를 말한다.
1보행주기는 **입각기**와 **유각기**의 2개의 단계로 분류된다. 한쪽 다리에 하중하고 있는 것을 입각기 또는 "입각"이라 한다. 자유로이 되어 있는 다리를 전방으로 이동시키는 것을 유각기 또는 "유각"이라 한다. 정상적인 보행주기에서는 60%가 입각기이고 40%가 유각기이다. 이 큰 보행의 2개의 단계는 다시 분류된다. 문헌에 따라서 다른 명칭과 분류를 보게 되는 일이 있으나, 미국 캘리포니아주 Downey에 있는 Rancho Los Amigos의 보행분석연구소의 편찬과 오랜 세월의 경험에 의해서 아래와 같이 분류하여 소개되어 있다.
Rancho Los Amigos의 Dr. Jaqueline Perry에 의한 생체 역학(biomechanism) 장치에 의한 보행분석과 운동학에 기초한 오랜 세월의 조사와 경험에 의해서 "관찰보행분석"이 확립되었다. 이것은 다양한 보행분석의 방법을 통일하여 완전한 것이 되도록 보행 시의 각각의 관절운동요소를 시스템화하여 분석이 가능하도록 발전시킨 것이다.
이것에 의해서 정상보행에 대한 이해의 지표가 되는 대략적인 구성이나 파악이 가능해졌다.

보행단계의 분류

입각기

이 단계는 다섯 가지로 분류된다.

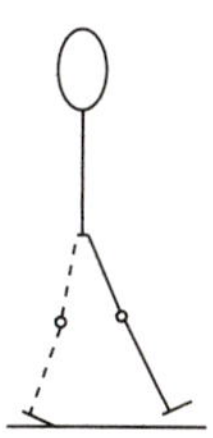

초기접지
(initial contact)

초기접지(initial contact) :
발이 접지하는 순간이다. – 정상적인 경우 발꿈치부터 접지한다. 이것은 양 다리 지지기 (= 양 발이 접지하고 있다)이다.
많은 문헌에서는 이 단계를 "발꿈치 접지(heel strike)"라 하고 있다. "초기접지(initial contact)"는 발이 바닥에 접촉하는 순간을 표현하고 있고 발의 어느 부분이 접지하는지는 특별히 구애되지 않기 때문에 병적인 보행의 경우에도 적합하다.

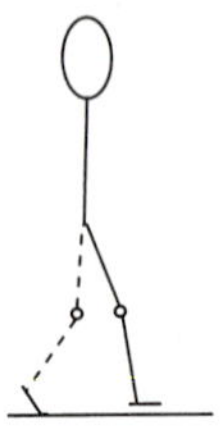

하중반응기 (loading response)

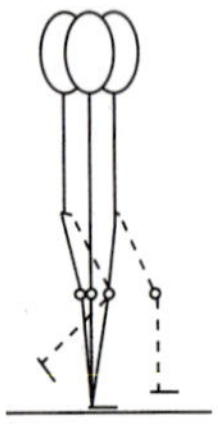

입각말기 (mid-stance)

하중반응기(loading response) :
이 단계에서는 체중을 하중하고 발꿈치로부터의 충격을 발과 무릎관절에서 흡수한다. 양다리 지지기이다.

입각말기(mid-stance) :
발바닥이 전면 접지하여 있고 체중이 전방으로 이동하여 발의 위에 걸려 있는 상태이다. 이 시기는 한쪽다리 지지기이다(=한쪽 발이 바닥에접지하고 있다)

입각종기(terminal stance) = "roll off" :
체중은 고정된 앞발부분으로 이동한다. 이것은 반대쪽의 보폭에 따라서 결정된다. 발꿈치는 들어 올려지고 발은 중간위치를 유지하여 정강뼈(경골)를 고정한 채로 체중을 앞발부분으로 이동한다.
이 시기는 한쪽다리 지지기이다. 문헌에 따라서는 이 시기를 "이지(박차고 나가기)(push off)"라부르는 경우도 많다. 이 호칭방법에는 능동적 바닥쪽굽힘에 의한 발꿈치 이지도 포함된다. 생체역학의 연구에 의해서 발목관절의 바닥쪽굽힘은 상부 발목관절에 의해서 지지되고 있다는 것이 판명되었다. 이 때문에 "박차고 나가기(이지)"가 아니라 **"roll off"**라는 표현으로 하였다!

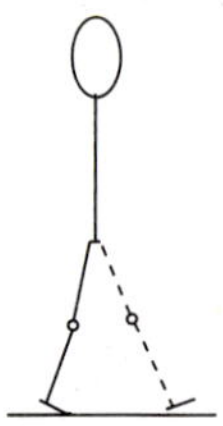

"roll off"

roll off 운동의 요소 :
- 중간위치에서의 발목관절의 지지성
- 발꿈치를 올리는 것
- 체중을 앞발부분으로 이동하는 것.

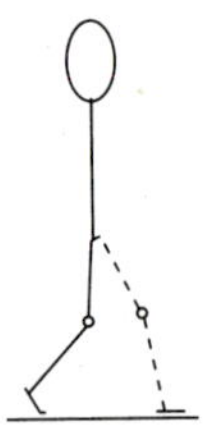

"유각전기(preswing)"

유각전기(preswing) :
이 단계에서는 무릎관절을 굽히고 유각의 준비를 한다. 이 운동은 체중이 앞발의 위로 이동하는 것에 의해서 일어난다. 동시에 체중은 반대쪽 다리로 지지하고 입각다리에 대한 부하와 유각다리의 무릎 굽힘이 된다. 이때는 양 다리의 지지기이다.

입각의 기능
- 신체를 수직자세로 유지하기 위해 한쪽다리로 지지한다.
- 지지하고 있는 발 위에 몸을 전방이동을 한다.
- 유각다리의 준비.

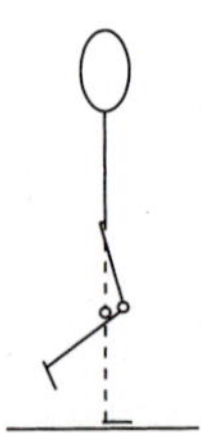

유각초기 (initial swing)

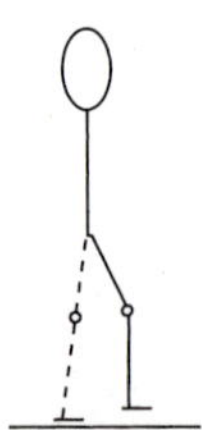

유각중기 (mid-swing)

유각기

이 단계는 세 단계로 분류된다.

제 1단계 : 유각초기(initial swing) :
발은 바닥에서부터 떠나고 넓적다리가 앞쪽으로 이동하는 것에 의해서 시작된다.

유각중기(mid-swing)
유각다리는 종아리(정강뼈)가 바닥에 대해서 수직위치가 될 때가지 앞으로 흔들어 내민다.

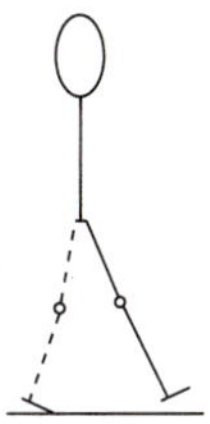

"유각말기"

유각말기(terminal swing) :

종아리를 무릎관절 완전 폄 또는 완전 폄 위치가 될 때까지 앞으로 흔들어 내민다.
이것에 의해서 1보의 길이가 결정된다.
이 단계에서는 다음의 체중부하에 대한 준비가 시행되고 있다.
- 넓적다리의 전방이동은 억제된다.
- 발은 몸의 전방에서 중간위치를 취하고 바닥에 접지하기 위한 최적의 자세가 된다.

유각의 기능
- 다리를 앞으로 이동시키고 발을 바닥에 접지시킨다.
- 무릎관절의 폄에 의해서 1보의 길이를 획득한다.
- 몸을 전방으로 이동시킨다.
- 입각다리의 준비.

PNF의 보행훈련에서는 외수용기와 고유수용기의 자극입력과 촉진을 위해 유각초기의 바닥에서부터 이지와 입각말기를 처음으로 시행한다.

보행 시의 각 신체부위의 주된 움직임

머리 중간선상, **중간위치**를 유지한다.

몸통 몸통은 어깨뼈나 골반의 반대방향으로 회전을 통해서 현상으로써 **수직중간위치**를 유지하는 것이 가능해져 있다. 이러한 것은 보행주기 전체를 통해서 시행된다.

골반 **회전**
"골반회전"이라 불리는 운동은 엉덩관절에서 시행되고 유각 쪽의 골반이 그것을 쫓아가고 있다. 외견상, 골반의 움직임처럼 보이기 때문에 골반의 전방회전이나 후방회전이라 불리고 있다.

골반의 전방회전 = 같은 쪽 엉덩관절의 가쪽회전. 반대쪽의 안쪽회전.

골반의 후방회전 = 같은 쪽 엉덩관절의 안쪽회전. 반대쪽의 가쪽회전.

입각기 처음에는 골반회전은 전방회전을 유지한다. 입각말기에 중간위치에 도달하고 그 후, 골반은 후방회전을 한다.

유각기 처음에는 골반은 후방회전위치이다. 유각 중기에 중간위치에 도달하고 그 후, 골반은 전방회전을 한다.

엉덩관절 **굽힘 – 폄**

입각기 처음에는 굽히고 입각말기는 중간위치가 된다.

유각기 굽힘

그것 이외의 움직임
- 입각기의 모음
- 유각기의 벌림
  (위에 운동은 운동범위가 매우 작기 때문에 별로 고려되지 않는다).
- 회전, 골반의 칸을 참조.
- 발의 roll off 때의 과다폄(젖힘). 골반의 기울기와 허리뼈의 전만의 상태에 의해서 출현한다. 이것은 골반, 엉덩관절과 허리뼈의 전방이동이다. 엉덩관절의 각도는 중간위치를 유지한다.

무릎관절 **굽힘 – 폄**

입각기 폄으로 시작하고 바닥에 접지하였기 때문에 굽힘이 일어난다. 그 후, 입각말기에 다시 펴고 유각전기 때 (국부의) roll off에 동반하여 굽힌다.

유각기 처음은 굽히고 최종적으로는 “완전한” 폄 위치가 된다.

발목관절 **바닥쪽굽힘 –등쪽굽힘**

입각기 처음은 중간위치이고 바닥 접지시작 때 바닥쪽굽힘을 한다. 입각말기에 등쪽굽힘을 하고 체중을 전방으로 이동한다. roll off 때는 중간위치를 유지하고 체중이 발가락 위에 가해지면 발은 바닥쪽굽힘을 한다.

유각기 처음은 바닥쪽굽힘이고 그 후, 발목관절 중간위치가 된다.

발가락 **폄**
발가락은 roll off기와 유각전기에 도달할 때까지 보행주기 전체를 통해서 중간위치이다.

근육 보행 시에 근육은 중요한 역할을 수행한다. 운동은 근육의 구심성과 원심성의 동적 활동과 정적인 근육수축에 의한 안정성을 유지하면서 유도, 촉진, 억제를 하고 있다.

운동에너지 다리의 전방으로 흔들어 내밀기, 흔들어 내밀기의 억제와 체중이동(유각기)에 의해서 유지된다. 접지 시는 반대쪽 유각다리가 앞으로 나옴으로써 체중을 부하하는 다리로 연결하는 것이 가능해진다(입각기).

정상보행 시 중요한 요소

이제까지 기재한 것 이외에 다음의 것이 정상보행을 시행하는 데 중요하다.

- **정상적인 에너지의 공급**(근육 내의 대사, 정상적인 호흡, 순환기)
- **정상적인 신경근육 시스템**(운동기능, 근육, 근육긴장, 감각, 협응성, 평형반응과 자세조절)
  자세조절이란 "중력에 대항하여 자세를 유지하기 위해, 또한 어떠한 자세에서도 자세를 안정시키기 위한 능동적인 판단/근육긴장의 변화"를 말한다.
- **정상적인 관절** (뼈, 연골, 관절주머니와 인대)
- **중추 운동프로그램** (특히 보행 프로그램)

정상보행이란 :
개별적으로 최적의 경제적인(에너지효율이 좋은) 보행이다. 그 반대는 정상에서부터 일탈한 병적인 보행이고, 매우 많은 에너지를 필요로 하는 보행이다.

8.2 보행훈련 : 이론적인 해석

보행훈련, 도수에 의한 저항을 가한 보행을 미국에서는 "저항을 가한 보행(resistive gait)"이라 부르고 있다. 환자를 기능적 문제에 따라서 5개의 그룹으로 분류할 수 있다.

- **한쪽에 장애가 있는 환자** (예 : 절단, 고관절증, 편마비)
- **양쪽에 장애가 있는 환자** (예 : 양쪽절단, 양다리골절, 양측마비)
- **강직이 있는 환자** (예 : 강직, 고령자, 파킨슨병)
- **실조가 있는 환자**
- **(보행 시에) 통증이 있는 환자** (예 : 관절염, 요통, 무릎 · 엉덩관절 수술 후)

임상에의 응용. PNF의 보행훈련에서는 훈련 중의 관절의 지지성을 유지하기 위해 필요에 따라서 다양한 보조기를 사용하는 경우도 있다. 보조기나 자조기구 등을 사용해서 보행할 수 있는 것은 환자에게 긍정적인 인상을 주고, 치료의 경과에 따라서 가능하다면 보조기를 벗기는 것도 필요하다.

- **보행 자조기구**(보행기, 지팡이)
- **보조기**
- **발꿈치와 발바닥의 높이 보정**

보행훈련의 목적 아래의 것을 개선하고 환자로서 최적이고 안전하고 기능적인 보행을 재획득한다.

- 안정성
- 평형반응
- 근력
- 지구력
- 협응성
- 반응능력

보행훈련에서도 PNF의 **기본원리**는 사용된다. 특히,

- *도수접촉*
- *시각과 청력자극*
- *신장(elongation)과 신장자극(stretch)*
- *최적의 저항*
- *압축*

운동의 흐름을 반복함으로써 기능적이고 정상적인 생리적 보행을 획득하는 것이 가능하다.

압축

- 방법
- 목적
- 언제?
- 어디에?
- 어떻게?

방법 보행훈련에서 사용되는 압축
- 반사를 일으키기 위한 빠른 압축(quick approximation)
- 자세/위치/자세의 반응을 유지하기 위한 압축(지속적 압축)을 시행하고 저항과 조합시킨다.

목적 압축에 의한 촉진
- 자세반사(수직위치를 유지하기 위한 반사)
- 엉덩관절과 무릎관절의 폄
- 안정성과 평형반응

언제 압축을 사용하는가?
- 입각기의 어느 단계에서 시행하는가. 폄과 안정성의 개선이 요망될 때. 특히 보행훈련을 시작할 때 등
- 최적인 것은 아래의 시기이다
- 초기접지 때/ "initial contact"
- 입각말기/ "mid-stance"

어디에 압축을 가하는가?
- 골반 엉덩뼈능선의 가능 높은 부분
- 무릎과 엉덩관절 폄을 촉진하기 위해 골반을 수직위치로 한 상태(입각기)

어떻게 압축을 가하는가?
- 벌레근 쥐기로 손목에서부터 압축을 가하도록 한다(손가락 끝은 수직위치의 방향을 가리키고 유지한다).
- 방향은 대각선의 아래-뒤쪽이고 환자를 앉히는 것 같은 방향으로 한다.

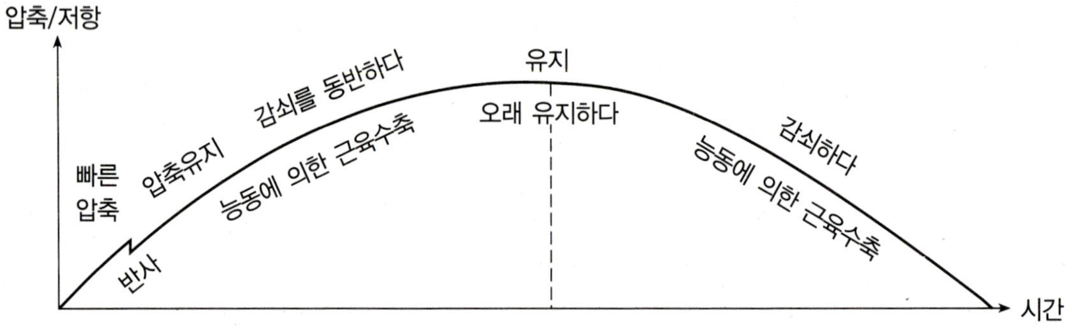

그림 8-1 압축의 방법
저항을 바로 없앤 경우 : 평형반응을 유발한다.
주의 : 안정성훈련 시 등, 저항을 유지한 채로 무너뜨리지 않는 경우도 있으며, 그대로, 유지하거나, 전방운동의 학습을 위해 강화하는 경우도 있다.

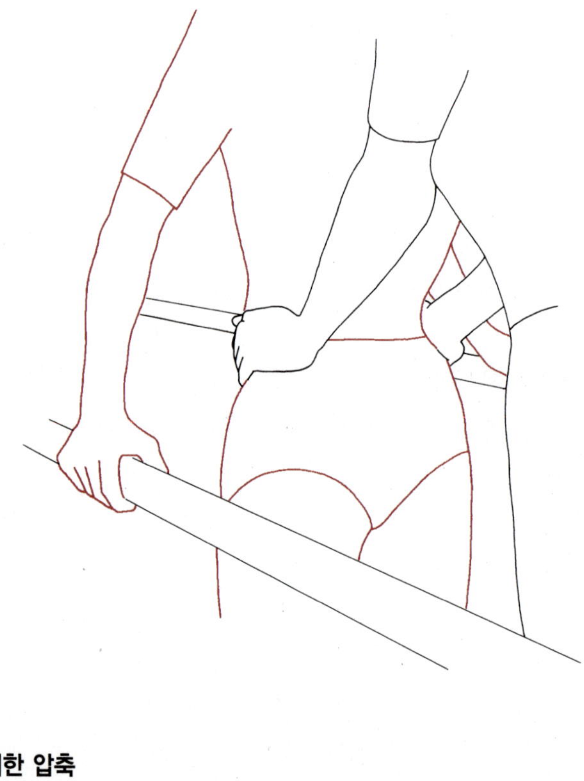

그림 8-2 골반에 대한 압축

골반 = 조절 점

Margaret Knott는 골반은 정상보행의 "조절 점(control point)"이라 말하였다. 이것은 보행의 요점이며 보행훈련에서 강조해야 한다.

왜? 유각 초기에 뒤쪽회전을 하고 있던 골반은 유각이 끝날 때까지에 중간위치를 거쳐 앞쪽회전을 한다. 입각기에 골반은 중간위치를 거쳐 뒤쪽회전을 한다. 이 회전이 매우 중요하다!
이 골반의 움직임은 정상보행 시의 생리학적인 엉덩관절, 무릎관절, 발목관절의 운동의 전제조건이다!
예를 들면, 편마비의 환자는 보행 시에 골반을 생리학적으로 움직일 수 없다. 골반은 고정된 것처럼 뒤쪽에 머무르고 "휘돌림 보행(circumduction gait)"이 되어버린다. 또한 엉덩관절증이 있는 환자도 "휘돌림"이라 불리는 엉덩관절 굽힘, 가쪽회전과 모음을 시행한다. 이것도 정상보행은 아니다.

과장된 보행

보행훈련에서는 "과장된 보행"을 이용한다. 생리학적인 보행의 운동패턴을 훈련할 때는 과장한다. 그 후, 과장된 운동을 서서히 감소시켜간다.

아래의 운동이 강조된다.
- **골반의 운동**
- **스텝(높이)**

골반의 운동

– **회전.** 골반의 움직임 중에서는 가장 중요하다.

그러나 보행훈련에서는 그 밖의 움직임도 강조된다.

– 입각다리의 **뒤쪽내림**
– 앞쪽보행 시 유각다리의 **앞쪽올림**
– 뒤쪽보행 시 유각다리의 **뒤쪽올림**
– 앞쪽보행 시에 필요한 **수직자세**
입각다리 : 엉덩관절, 무릎관절 폄의 촉진
유각다리 : 다리를 흔들어 내밀기의 촉진
– 뒤쪽보행 시작 시의 **뒤쪽경사**(신장, elongation)

스텝(높이)

스텝의 높이는 마비 쪽으로 부하와 안정성을 훈련하기 위해 강조한다. 그 때는 비마비 쪽의 스텝을 높게 한다.
스텝의 높이를 강조함으로써 유각다리를 훈련하는 것도 가능하다.
앞쪽이동에의 충분한 에너지를 낼 수 없는 경우, 스텝의 높이를 양쪽 번갈아 강조하는 것도 필요하다.

긍정적 접근법

보행훈련 시에도 긍정적 접근법을 이용해야 한다. 효과적인 "피드백"을 주기 위해, 또는 마비 쪽에 "방산"을 일으키기 위해 환자의 신체기능이 좋은 쪽이나 부위를 사용해서 훈련을 시작한다. 그 후, 마비 쪽에 대해서 훈련을 시행한다.

방산

더 강한 부분이 작용하고 있는 경우, 반대쪽의 마비 쪽에 방산의 활동이 일어난다.
이것을 사용해서 마비 쪽의 활성화를 도모한다.

주의 방산에 의해서 환자에게 비정상적인 근육긴장이 강화되지 않도록 한다.

8.3 보행훈련 : 임상에서 실행

관찰

기능분석

보행의 기능적 장애가 있는 경우에는 그 보행의 치료 전에 기능장애의 종류, 장소, 중증정도 등을 밝히고 분석하여 기재해두는 것이 중요하다. 보행훈련 후 관찰과 분석에 의해서 치료 후 보행의 변화, 치료효과를 판단할 수 있다.
분석할 때는 환자는 맨발이고 자조기구도 가급적 적게 한다.

보행훈련을 위한 준비

보행훈련을 위해 침대 또는 매트 위의 훈련을 하여 준비를 한다(제6장 "몸통의 패턴", 제7장 "매트훈련" 참조). 이 경우, 몸통, 특히 골반이나 어깨뼈를 중요점적으로 훈련한다. 이때는 다양한 기법이나 운동패턴을 이용할 수 있도록(제3장 "기법과 치료방법" 참조) 다른 시작자세에서 전방운동을 하는 것이 가능하다(그림 8-3 참조). 예를 들면, 전방으로 체중이동에 문제가 있는 환자의 치료결과가 기대한대로 되지 않은 경우, 보행훈련의 방법을 환자에게 맞춰 변화시키는 것도 가능하다.
필요에 따라서 환자에게 가장 적절한 보행훈련이나 매트훈련을 시키는 것은 중요하다.

안정성 – 가동성

매트 위 등에서의 훈련 중에 수직 자세를 취하고 있는 경우, 새로운 자세를 획득하면 바로 안정성훈련을 시행한다. 몸통의 중간점을 찾아내고 안정성을 유지할 수 있게 되면, 가동성 훈련을 시작하는 것이 가능하다.

매트훈련의 시행방법

엎드려 누운 자세에서부터 선 자세 :

자세	전방이동 (의 방법)
(옆으로 누운 자세/엎드려 누운 자세로 몸 구르기)	
* 엎드려 누운 자세	
↓	
양 팔꿈치/손의 지지에 의한 엎드려 누운 자세	앞/뒤쪽으로 이동**(기어가다)**
↓	
양 팔꿈치 지지에 의한 무릎을 세운 자세	앞/뒤쪽
↓	
네발기기 자세	앞/뒤쪽
↓ (선 자세까지의 네발기기 자세)	
다리를 모아 옆으로 하고 앉은 자세	옆쪽
↓	
다리를 길게 뻗고 앉은 자세	앞/뒤쪽
↓	
다리를 모아 옆으로 하고 앉은 자세	
↓	
무릎을 꿇고 단정히 앉은 자세	
↓	
무릎을 세운 자세	앞/뒤/옆쪽 **(무릎걷기)**
↓	
한쪽무릎을 세운 자세	
↓	
선 자세	앞/뒤/옆쪽 **(보행)**

주의:

1. 자세변환
2. 안정성 훈련 (지지성)
3. 안정성이 있은 다음에 하는 동적 훈련(안정성이 있는 다음에 하는 가동성. 예 : 골반과 어깨뼈)
   난이도를 높인다 : – 체중이동 없음
   – 체중이동 있음
4. 체중이동(안정성이 있은 다음에 하는 가동성)
   난이도를 높인다 : – 지지기저면의 축소 없음
   – 지지기저면의 축소 있음
5. 평형반응
6. 전방운동

* 긴 화살표는 도중의 단계를 경유하지 않고 직접적인 자세변환의 가능성을 나타내고 있다.

바로 누운 자세에서부터 선 자세로

자세	**전방이동**
(옆으로 누운 자세/엎드려 누운 자세로의 몸 구르기)	
바로 누운 자세	
↓	
양 팔꿈치/ 손의 지지에 의한 바로 누운 자세	
↓	
무릎을 세운 손1)/팔꿈치 지지에 의한 바로 누운 자세2) (난이도를 높이기 위해 골반을 올린다)	
↓	
옆으로 누운 자세	
↓	
아래팔3)/손의 지지에 의한 옆으로 누운 자세4)	옆쪽이동
↓	
다리를 모아 옆으로 하고 앉은 자세3)	옆쪽이동
↓	
다리를 길게 뻗고 앉은 자세4)	전방/후방 옆쪽이동
↓	
다리를 모아 옆으로 하고 앉은 자세	옆쪽이동
↓	
무릎을 꿇고 단정히 앉은 자세	
↓	
무릎을 세운 자세	앞/뒤/옆쪽 **(무릎걷기)**
↓	
한쪽무릎을 세운 자세	
↓	
선 자세	앞/뒤/옆쪽 **(보행)**

주의: 순서는 앞에서 언급하고 있다.

* 긴 화살표는 도중의 단계를 경유하지 않고 직접적인 자세변환의 방법을 나타내고 있다.

그림 8-3 "pre-gait"라 불리는 **보행훈련**의 일람

1)
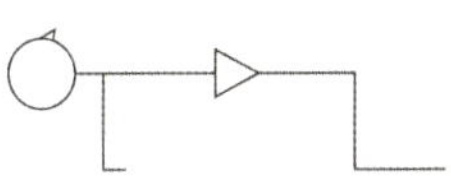

2)
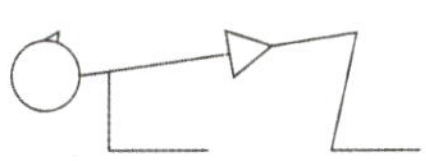

3)
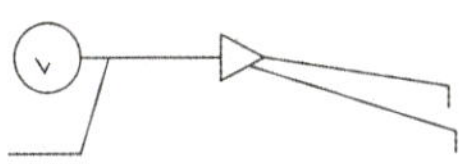

4)
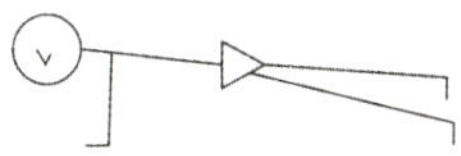

보행훈련 시 기법과 치료방법

목적	기법과 치료방법 (제3장)
- 안정성 (하나의 자세에서 운동시작 전에 시행한다)	- 안정성훈련 - 안정적 반전 - 율동적 안정화
- 활성화 (보조나 신장자극("stretch")을 가하고 목적으로 하는 신체부위에 활동을 촉진한다)	- 율동적 개시 - 반복신장 a) 가동범위의 시작에서부터 반복신장 b) 가동범위를 통한 반복신장
- 근력강화/반복 (근력강화를 위해 운동에 저항을 가한다) (운동조절, 속도, 협응성, 지구력, 원활성과 안전성을 획득하고 "운동프로그래밍"을 재획득하기 위해 운동을 반복한다)	- 등장성의 조합 - 동적 반전 - 반복신장 a) 가동범위의 시작에서부터 반복신장 b) 가동범위를 통한 반복신장 - 강조의 타이밍 - 율동적 안정화(정적 반전)
- 이완 (근육긴장이 높은 근육의 신장과 이완을 위해 근육수축 후의 이완을 시행한다)	- 수축-이완 - 유지-이완

실행

여기서의 임상적인 훈련의 예는 한쪽에 문제가 있는 환자그룹을 중심으로 기술하고 있다. 한쪽에 마비가 있고 반대쪽이 "건강한 쪽"이다. 기타의 질환, 정형, 중추질환에도 원칙을 응용하여 사용하는 것은 가능하다. 이 경우는 금기사항에 유의한다.
이 단원의 후반에서 기타의 환자그룹에 대해서도 설명한다.

훈련방법

- **앉은 자세**
- **선 자세에서 준비**
- **일어서기**
- **선 자세**
- **보행**

치료방법 중에 운동패턴이나 기능적 훈련이 이용된다. 이를 위해 치료사는 자신의 신체역학(body mechanism)이나 운동방향에 주의한다. 이 기능적인 자세나 운동은 치료기법이나 방법에도 마찬가지로 성립한다. 이것에 의해서 환자에 있어서 최적의 자극, 기능적 훈련이 된다.

목적 다음의 항 이후에 설명하는 정적인 훈련방법은 아래의 목적을 위해 동적 훈련으로써 시행하는 것도 가능하다.

- 몸통의 가동성 개선
  주의력과 인식, 위치변화와 수정 능력의 개선(안정성과 평형반응)

각각의 방법(자세와 운동) 모두 개별적으로 실시하고 훈련함과 동시에 보행으로 연결되도록 훈련해가는 것이 중요하다.
일반적으로는 훈련은 건강한 쪽부터 시작한다.
치료사의 자세유지 : 자신의 체중을 이용하기 위해 양 팔은 가급적 폄 위치를 유지한다.

앉은 자세에서 훈련방법

1. **몸통의 자세를 바르게 한다.**(동적)
2. **안정성**(정적)
3. **휠체어에서 활동**

환자의 대부분이 휠체어를 사용하고 있고 여기서 일어서기를 위해 몸통을 준비하는 것은 앉은 자세에서 이미 보행훈련이 시작되고 있다고 할 수 있다. 처음에 환자의 앉은 자세를 관찰하고 필요에 따라서 수정한다. 예를 들면, 환자가 한쪽으로 치우쳐 있는 경우는 처음에 중간위치까지 되돌리고, 그 (중간) 자세를 유지하는 것을 학습해야 한다. 이 자세에서부터 휠체어에서의 활동을 시작한다.

주의 휠체어의 브레이크가 잘 듣는 경우에는 전륜(앞바퀴)을 정면으로 향하게 한다. 브레이크의 효능이 약한 경우에는 전륜을 옆으로 향하게 함으로써 대응할 수 있다. 이 경우, 회전의 저항에 의해서 휠체어가 회전하는 일이 있기 때문에 주의한다.
그림 안에서는 환자와 치료사의 발이 보이기 쉽도록 휠체어의 전륜을 옆으로 향하게 하고 있는 일이 많다.

시작자세 1과 2 *환자 :* 등받이에 기댄 휠체어 앉은 자세 또는 의자에 앉은 자세

치료사 : 환자의 앞에 선다.
(변화법 : 환자의 뒤에 선다)

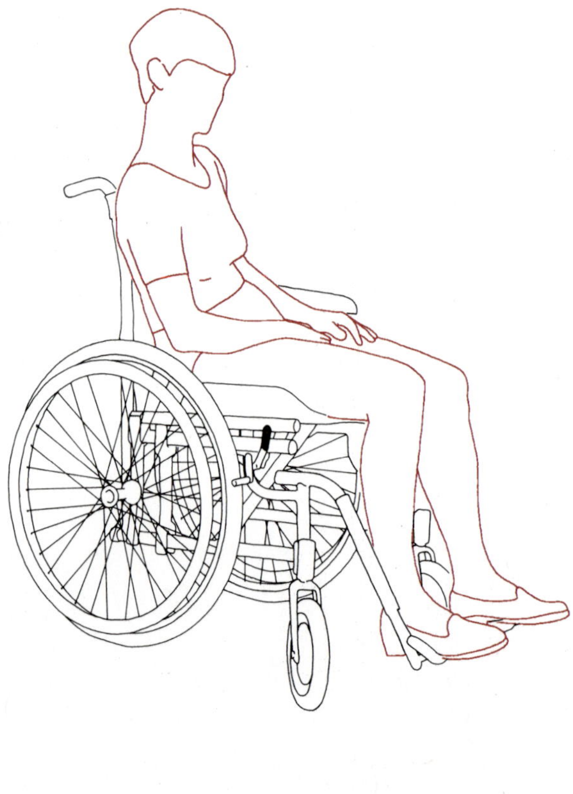

그림 8-4
치료 전의 **앉은 자세** 의 한 예.

1. 몸통의 자세를 바르게 하다(동적)

도수접촉 벌레근 쥐기로
- 양어깨
- 한쪽의 어깨와 머리
- 머리

실시방법 자세를 바르게 하는 것에 대해서 전방 또는 후방으로부터 대각선의 앞쪽 또는 뒤쪽방향으로 압력을 강조하여 저항을 가한다.

준비에 대한 구두지시 예 : "똑바로 앉읍시다. 등근육을 폅시다."

동작에 대한 구두지시 예. "똑바로 앉으시오! 등근육을 펴시오!"

2. 그 자세를 유지하다/안정성(정적)*

도수접촉 벌레근 쥐기로
- 양어깨
- 한쪽의 어깨와 머리
- 골반 양쪽
- 한쪽골반과 머리
- 머리

실시방법 경우에 따라서는 빠른 압축이나 지속적 압축, 저항 없이, 자세를 바르게 한 상태를 유지한다. 대각선의 앞 방향, 뒤 방향 또는 회전을 강조한다.

주의 – 머리에 단독으로 회전방향의 저항을 가하지 않는다! (제3장 "안정화" (58쪽) 참조).
– 머리에 대한 빠른 압축은 가하지 않는다! 그러나 지속적 압축이라면 가능하다.

준비에 대한 구두지시 "자세를 유지하시오!"

동작에 대한 구두지시 "유지하시오!" "그 대로!"

주의 훈련 1과 2는 몸통의 중간자세가 무너졌을 때나 새로이 활동을 시작하는 경우, 등에 반복해서 시행하는 것이 가능하다.

▶

* 제6장 "앉은 자세에서 몸통의 활동" (196쪽) 참조

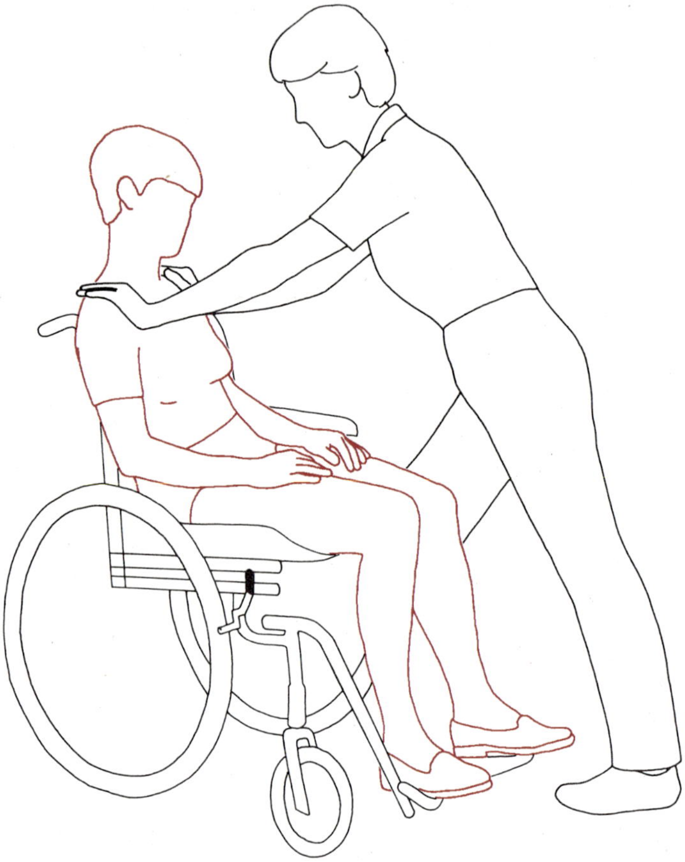

그림 8-5 자세를 바르게 하기 위한 활동 도수접촉을 양 어깨에 한 동적 훈련을 위한 *시작자세*

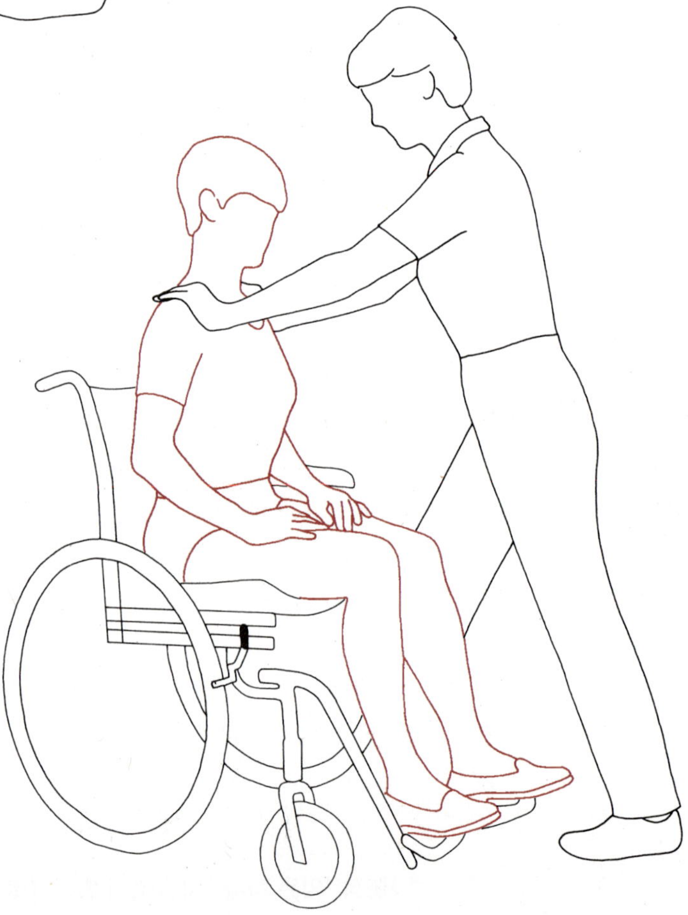

그림 8-6 자세의 유지
중간위치에서 **안정성**을 동반하는 동적 훈련의 *종료자세.* 도수접촉은 양 어깨.

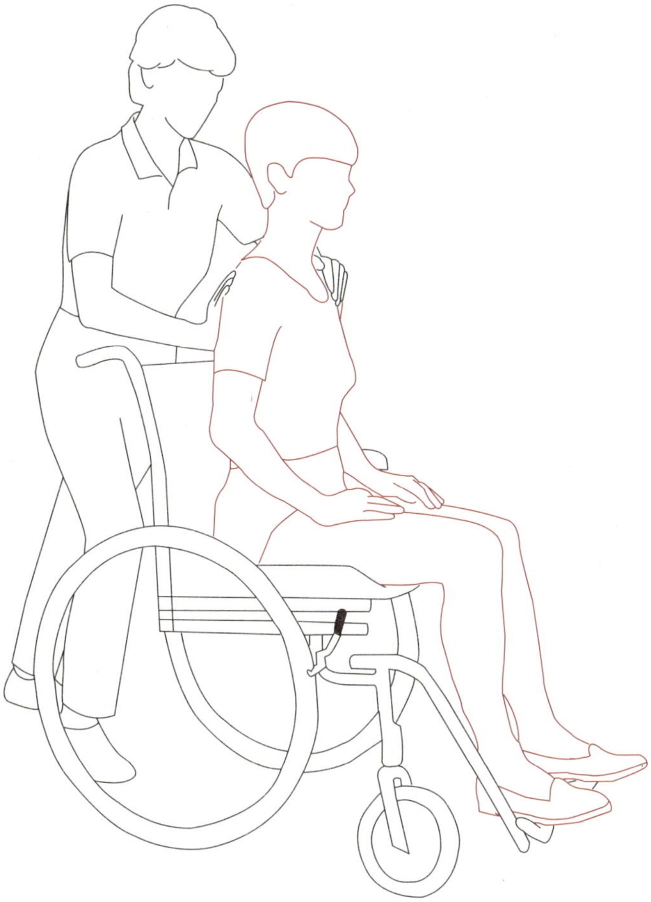

그림 8-7 자세의 유지(계속)
중간위치에서 안정성. 도수접촉은 양 어깨에서 앞뒤로부터 대각선의 회전방향으로 저항을 가하고 있다.
(치료사의 위치는 변화법으로 환자의 뒤쪽).

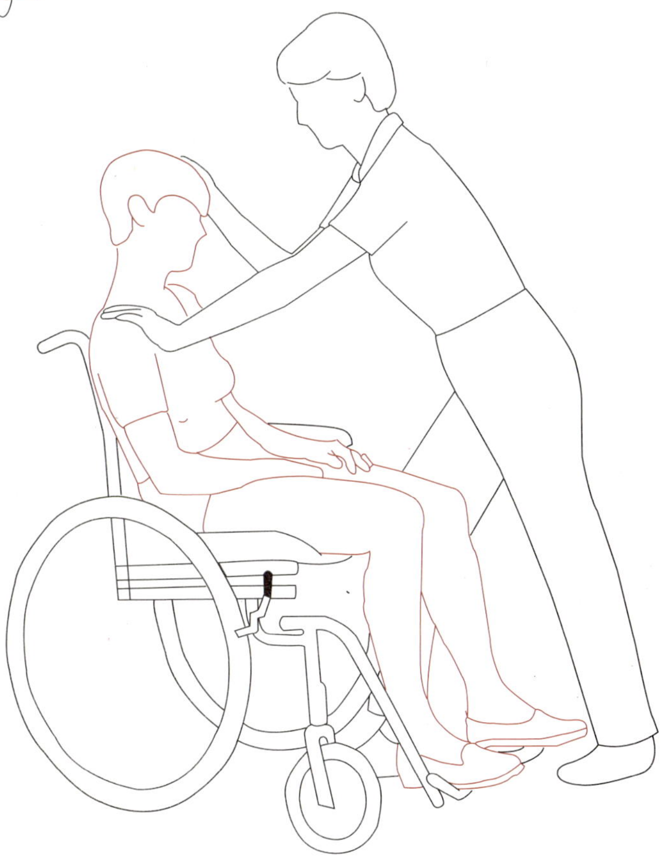

그림 8-8 자세를 바르게 하기 위한 활동
도수접촉을 한쪽을 어깨, 다른 쪽을 머리에 한 동적 훈련을 위한 시작자세.

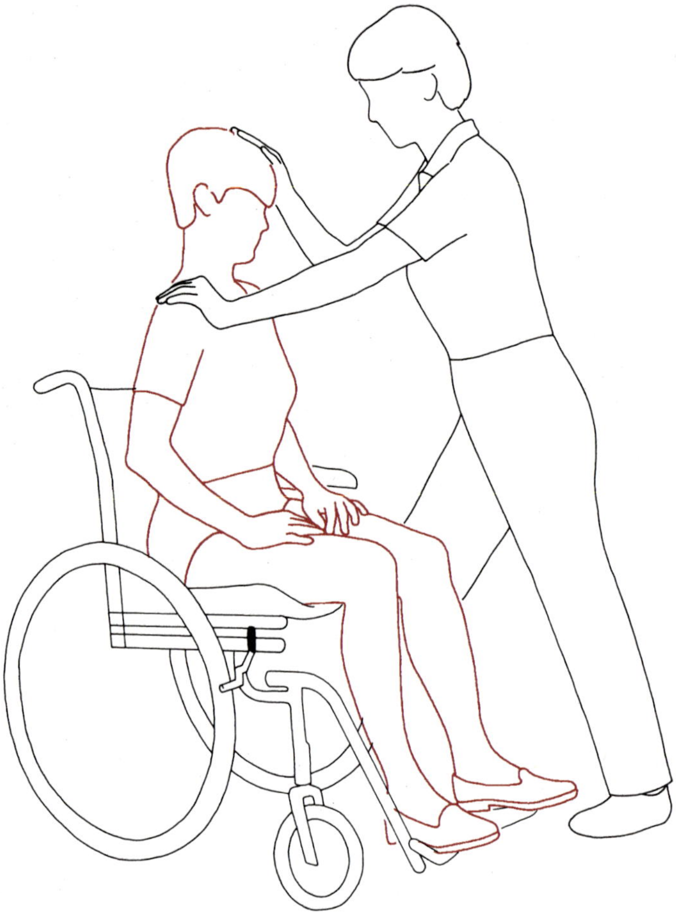

그림 8-9 자세의 유지
중간위치에서 **안정성**을 동반하는 동적 훈련의 *종료자세*. 도수접촉은 어깨와 머리.

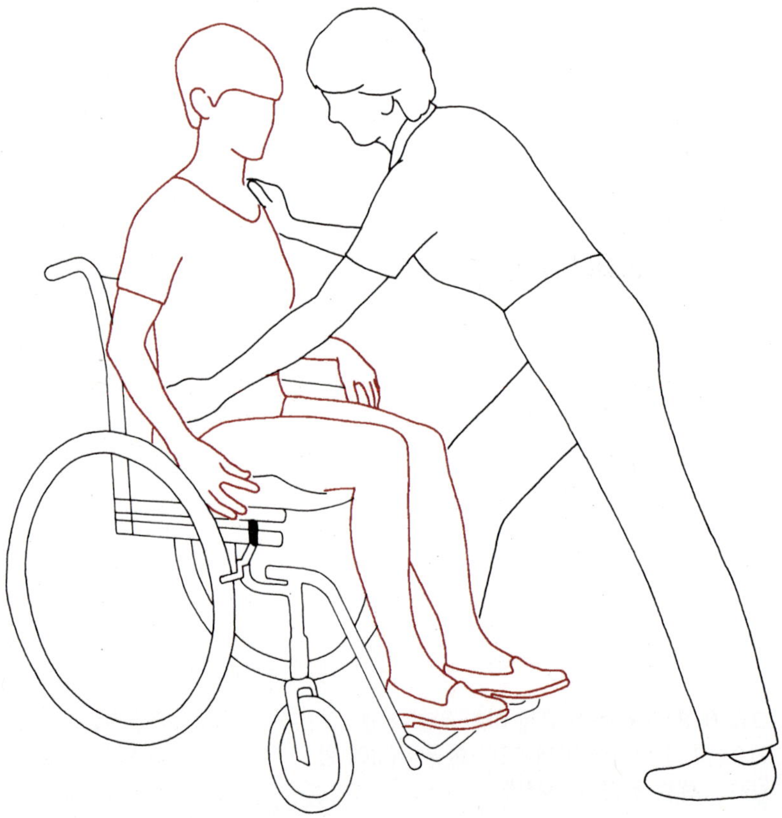

그림 8-10 자세의 유지(계속)
중간위치에서 안정성. 도수접촉은 변화법으로 한쪽의 어깨를 앞에서부터 및 다른 쪽은 골반.

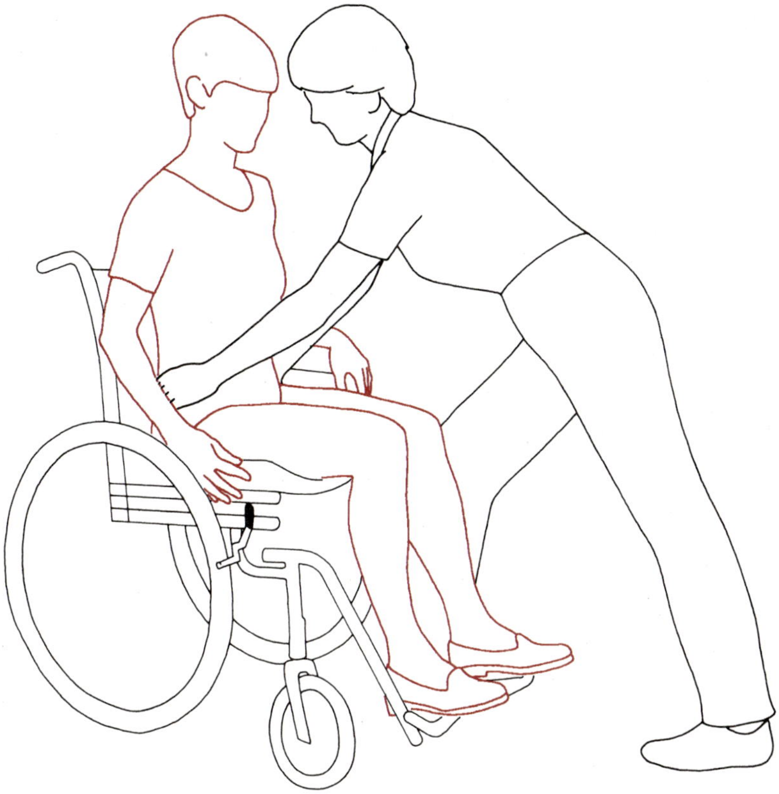

그림 8-11 자세의 유지(계속)
중간위치에서의 안정성. 도수접촉은 변화법으로. 양쪽 골반.

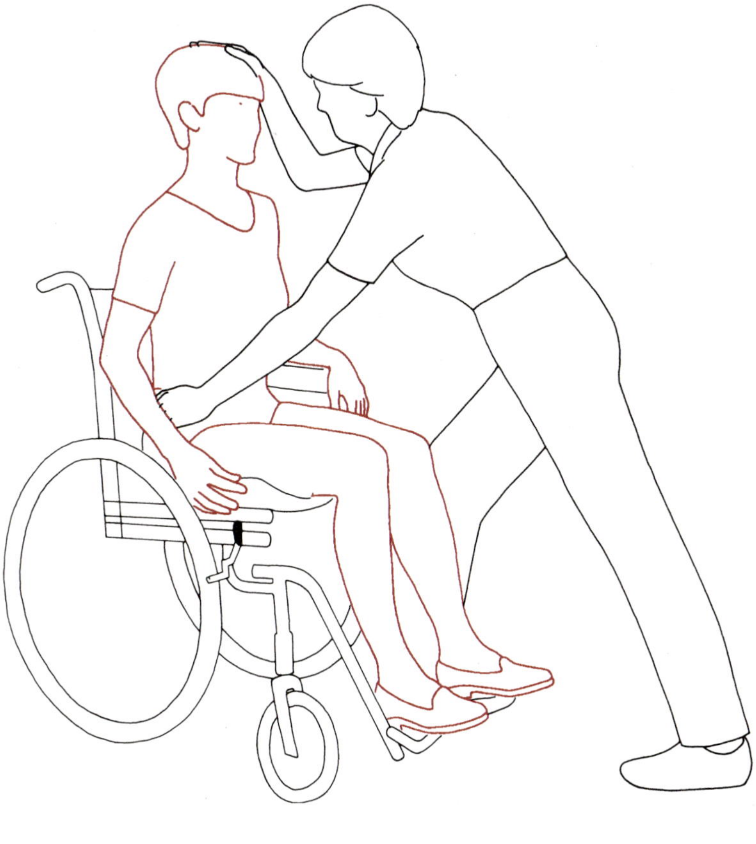

그림 8-12 자세의 유지(계속)
중간위치에서 안정성. 도수접촉은 변화법으로 한쪽의 골반을 앞에서부터 및 다른 쪽은 머리.

3. 휠체어에서 활동

a) 브레이크
b) 발로 지지하다
c) 휠체어의 차륜을 앞뒤로 구동하여 회전한다.

환자가 휠체어로 치료차 내원한 경우, 안전하고 자립한 활동을 할 수 있도록 휠체어의 훈련을 시행한다. 이것은 셀프케어(ADL)의 훈련이기도 하다.

a) 브레이크를 풀다, 걸다

시작자세 *환자 :* 휠체어 앉은 자세에서 중간위치를 취한다.

치료사 : 환자의 앞이나 뒤에 선다.

도수접촉 벌레근 쥐기로, 어깨의 앞과 자뼈 먼쪽부분과 아래팔의 노쪽을 쥔다.
(변화법 : 브레이크의 시각에 의한 확인을 강조하기 위해 자뼈의 먼쪽부분과 머리를 쥐는 경우도 있다)

실시방법 환자는 브레이크에 손을 뻗히고 쥐고, 브레이크를 걸다 또는 풀다.

준비에 대한 구두지시
- 손을 뻗히고 브레이크를 쥐시오!
- 브레이크를 푸시오!
- 브레이크를 거시오!

동작에 대한 구두지시
- 손을 뻗히고 브레이크를 쥐시오!
- (브레이크를) 푸시오!
- (브레이크를) 거시오!

주의
- 비마비 쪽에서부터 시작한다. 마비 쪽의 브레이크를 잊어버리는 경우는 그 후, 마비 쪽의 훈련도 시행한다.
- 환자는 브레이크를 눈으로 확인한다.
- 브레이크를 쥘 때 환자가 잘 쥘 수 있도록 손가락과 엄지손가락에 저항을 가하도록 하면 좋다.

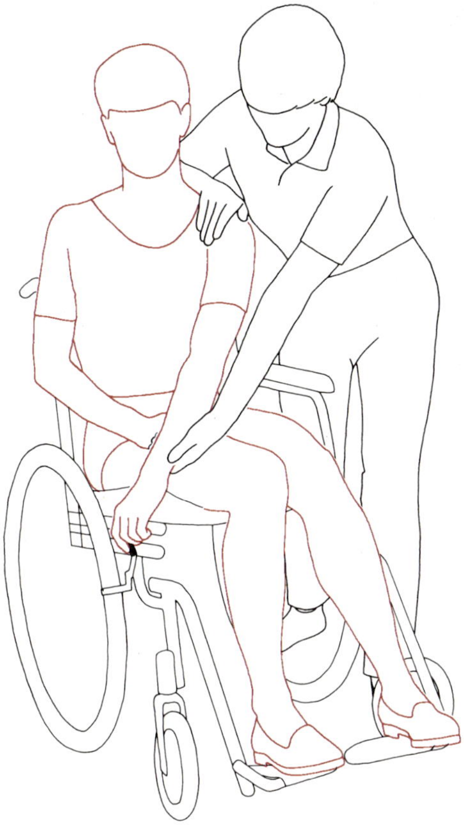

그림 8-13

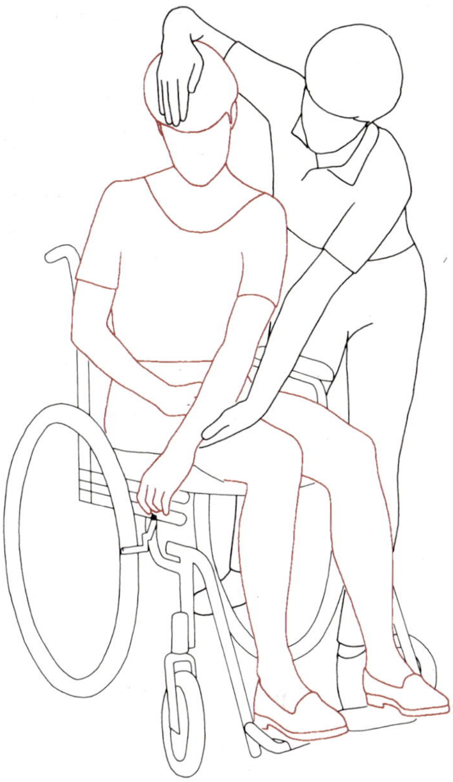

그림 8-14

그림 8-13 브레이크를 걸다.
도수접촉은 어깨를 앞쪽에서부터와 아래팔의 먼쪽부분

그림 8-14 브레이크를 걸다(계속).
시선 맞추기(eye contact)를 강조하기 위해 도수접촉은 변화법으로 아래팔 먼쪽부분과 머리이다.

그림 8-15 같은 쪽의 쥐기 기능을 위한 훈련

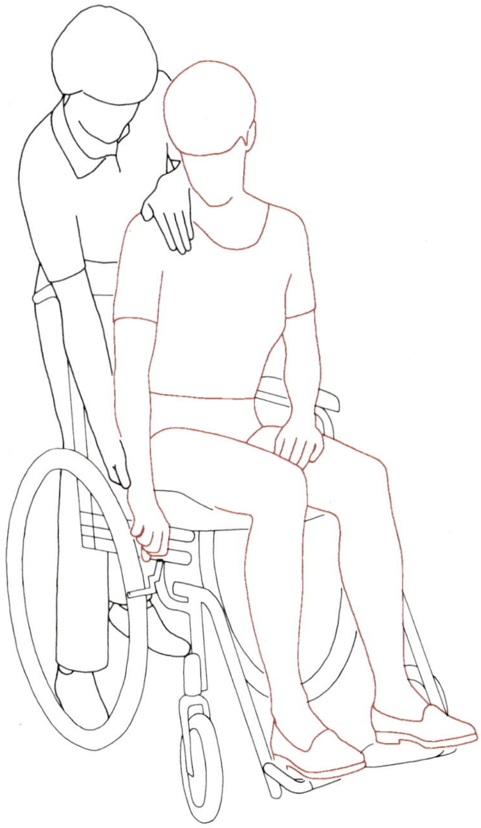

그림 8-15

b) 발판(foot rest)의 당겨 올리기와 밀어내리기를 하다

마비 쪽을 아래의 방법으로 발판에서부터 내린다.

- 능동운동에 저항을 동반하여 또는 저항 없이.
- 능동보조 또는 수동적으로 손, 아래팔이나 반대쪽의 발에 의한 보조를 동반하면서 그 후, 발판을 밀어 올리는 것을 연습한다.

시작자세 *환자 :* 휠체어 위, 중간위치의 자세를 취하고 마비 쪽 발은 바닥에 붙이며 반대쪽을 발판의 위에 있는 상태로 한다.

치료사 : 환자의 앞에 서거나, 경우에 따라서는 한쪽무릎서기가 된다.

도수접촉
- 마비 쪽의 발판(footrest)을 올릴 때는 비마비 쪽의 앞발부분 안쪽과 넓적다리부분
- 비마비 쪽의 발판을 올릴 때는 같은 쪽의 앞발부분 안쪽과 넓적다리부분
- 마비 쪽을 시행할 때도 마찬가지의 것이 가능하다.

실시방법 발판은 발을 사용해서 대각선방향으로 저항을 가하면서 위로 올린다.

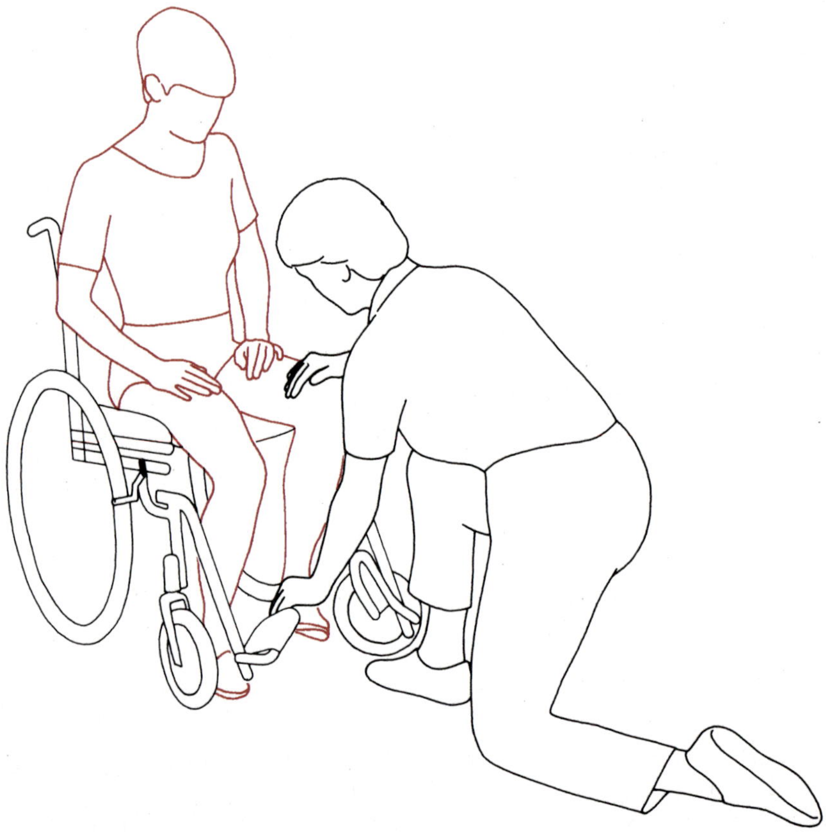

그림 8-16
강한 발에 의한 발판의 당겨 올리기

준비에 대한 구두지시 "발판을 발로 당겨 올리시오!"

동작에 대한 구두지시 "발판을 올리시오!"

주의 발판은 손으로 당겨 올리는 것도 가능하다.
손가락이 말려드는 것에 주의한다!

c) 휠체어의 앞뒤에의 구동과 방향전환

저항은 그 방향에 따라서 손 또는 타이어에 대해서 가한다. 환자 중에는 발을 사용해서 휠체어를 구동하는 경우도 있다. 이 경우에는 손을 사용한 타이어의 방향전환을 한다. 저항을 바닥에 있는 발에 대해서 가하고, 앞뒤운동을 편안하게 시행할 수 있도록 훈련한다.

앉은 자세균형과 양호한 자세유지를 위해 필요에 따라서 몸통의 안정성을 재확인하고 안정성훈련을 재차 시행하는 것도 필요하다.

일어서기에 대한 준비

1. 의자 위에서 볼기부분을 번갈아 사용하여 전방이동을 한다(스쿠팅 scooting).
2. 난간을 쥐다.
3. 체중을 앞으로 이동하다.

일어서기의 준비를 위해 환자의 상태에 따라 위에 [1-3]의 순서를 바꾸는 것도 가능하다.

시작자세 *환자 :* 앉은 자세

치료사 : 발을 한걸음 앞으로 내민 상태에서 환자의 앞에 선다.

1. 의자 위에서 볼기부분을 번갈아 사용하여 전방이동을 한다 (스쿠팅 scooting)

도수접촉 벌레근 쥐기로 골반의 양쪽을 잡는다.
(변화법 : 운동이 능동보조 또는 수동으로 시행되는 경우는 한쪽 또는 양쪽성 궁둥뼈결절을 쥔다)

실시방법
- 신장(elongation) 또는 필요에 따라서 하는 신장자극(stretch)의 방향은 한쪽 골반의 뒤쪽내림이다.
- 환자는 골반을 앞-위 방향(앞쪽올림)으로 움직이고, 체중을 반대쪽으로 이동하여 앞으로 이동한다. 이때 적절한 저항을 가하는 것이 필요하다.
- 마찬가지의 것을 반대쪽에서도 시행한다. 환자가 목적으로 하고 있는 위치에 도달할 때까지 반복한다.

준비에 대한 구두지시 "엉덩이를 한쪽씩 의자의 앞쪽까지 이동하시오!"

동작에 대한 구두지시 예 : "오른쪽, 앞!" "왼쪽, 앞!"

주의 의자 위에서 후방으로 이동도 시행할 수 있다. 이때는 골반의 뒤쪽을 쥔다. 골반을 위-뒤쪽(뒤쪽올림) 방향으로 움직인다.

앉은 자세균형과 양호한 자세 유지를 위해 필요에 따라서 몸통의 안정성을 재확인하고 안정성훈련을 재차 시행하는 것도 필요하다.

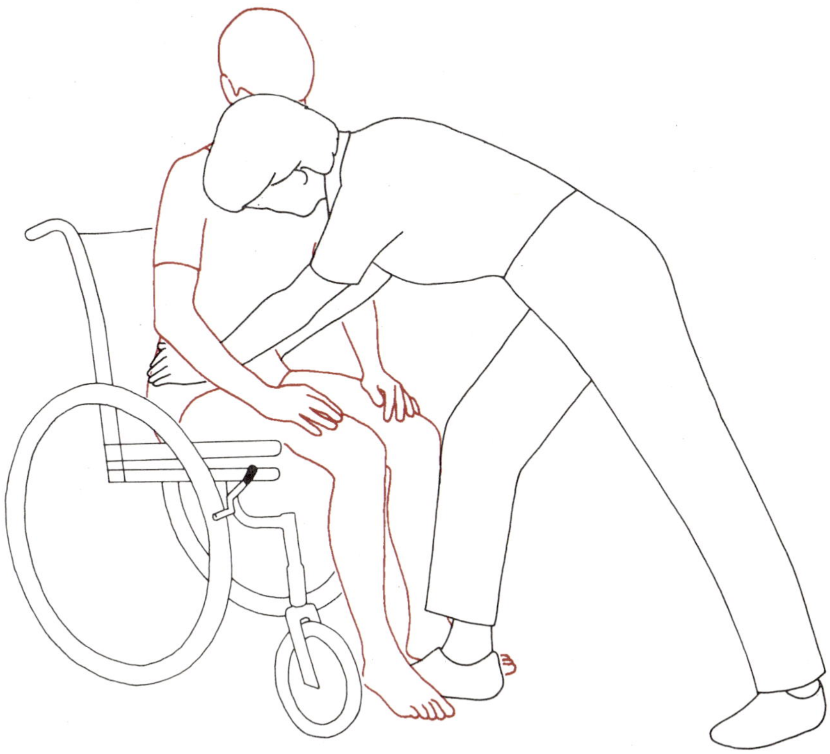

그림 8-17 앉은 자세에서 스쿠팅(볼기부분을 사용해서 하는 전방이동)
뒤쪽내림 방향으로 신장(elongation)을 동반하는 시작자세.

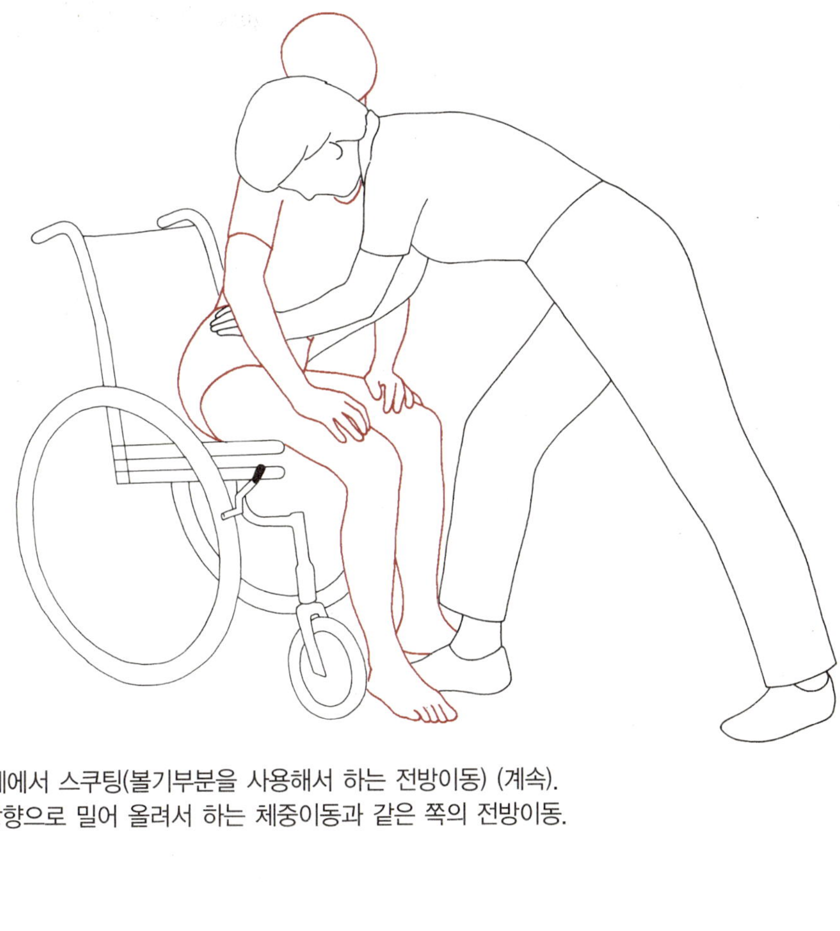

그림 8-18 앉은 자세에서 스쿠팅(볼기부분을 사용해서 하는 전방이동) (계속).
한쪽 골반을 앞-위 방향으로 밀어 올려서 하는 체중이동과 같은 쪽의 전방이동.

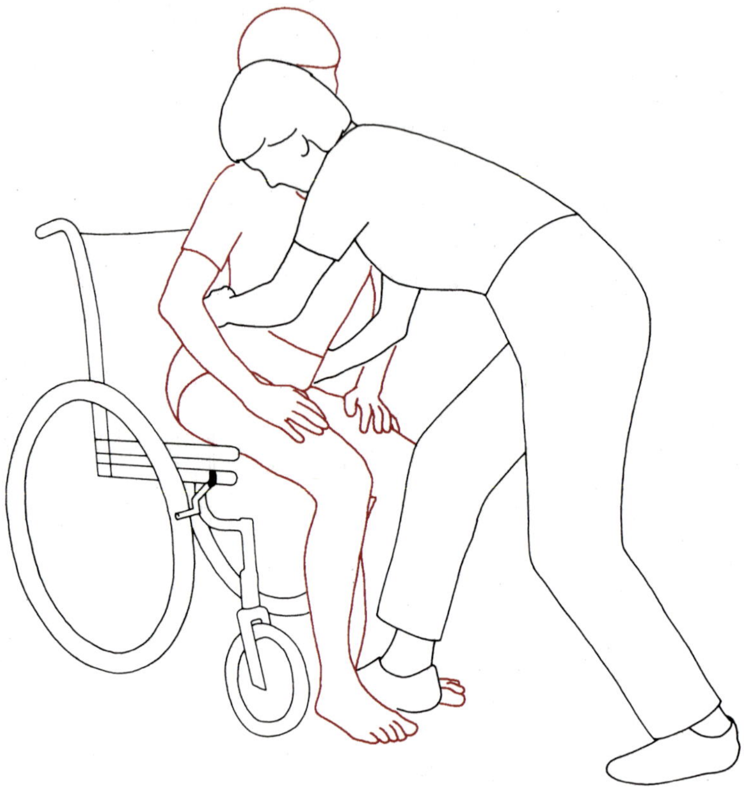

그림 8-19 앉은 자세에서 뒤쪽으로 스쿠팅
골반의 뒤쪽올림. 경우에 따라서는 앞쪽내림 방향으로 신장(elongation)을 가한다.

2. 난간을 쥐다

도수접촉 벌레근 쥐기로 어깨관절의 앞쪽과 아래팔의 자쪽 또는 노쪽을 쥔다.

실시방법 환자는 가볍게 앞으로 기울여(앞경사) 난간을 잡는다. 이 운동에 대해서 대각선방향의 저항을 가하지만, 어깨가 지나치게 앞으로 오지 않도록 주의한다.

준비에 대한 구두지시 "손으로 난간을 잡으시오!"

동작에 대한 구두지시 "난간을 잡으시오!"

주의
- 마비 쪽으로도 난간을 잡을 수 있는 경우는 마비 쪽으로도 마찬가지의 것을 시행한다. 이것 이외의 경우에는 마비 쪽 팔을 무릎 위나, 팔걸이(arm rest)에 놓는다.
- 난간을 유지하는 것에 의해서 쥐기의 안정성훈련이 가능하다.

앉은 자세균형과 양호한 자세 유지를 위해 필요에 따라서 몸통의 안정성을 재확인하고 안정성훈련을 재차 시행하는 것도 필요하다.

3. 체중을 앞으로 이동하다.

도수접촉 양 어깨 앞쪽.
(변화법 : 한쪽은 어깨관절 앞쪽으로, 만일 2나 3, 즉, "난간을 잡는", "체중을 앞으로 이동하는" 경우에는 먼쪽부분은 아래팔의 자쪽 또는 노쪽을 쥔다).

실시방법 몸통에 대각선방향의 저항을 가하고 앞으로 이동한다.

준비에 대한 구두지시 "몸을 앞으로 이동하시오!"

동작에 대한 구두지시 "앞으로 오시오!"

앉은 자세균형과 양호한 자세 유지를 위해 필요에 따라서 몸통의 안정성을 재확인하고 안정성훈련을 재차 시행하는 것도 필요하다.

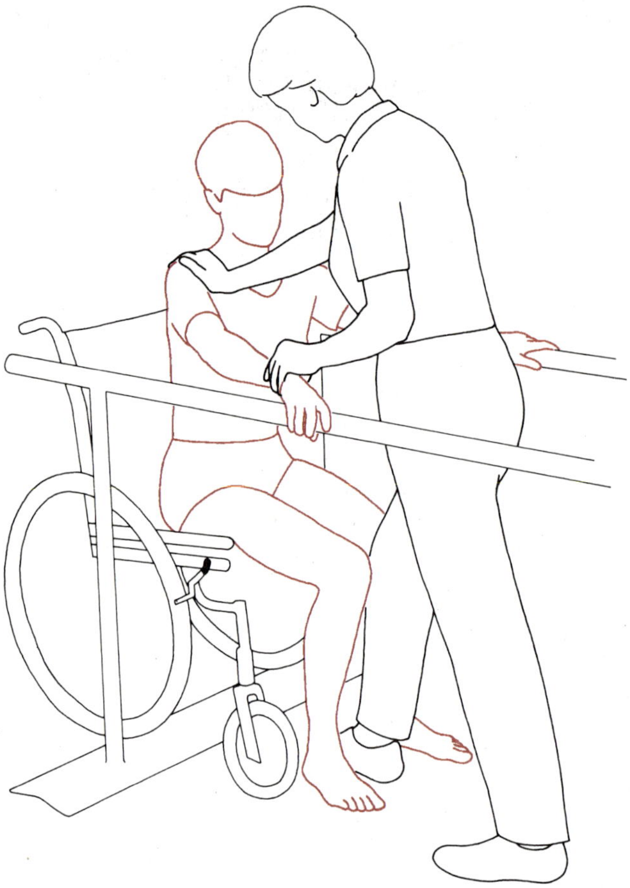

그림 8-20 난간을 쥐다

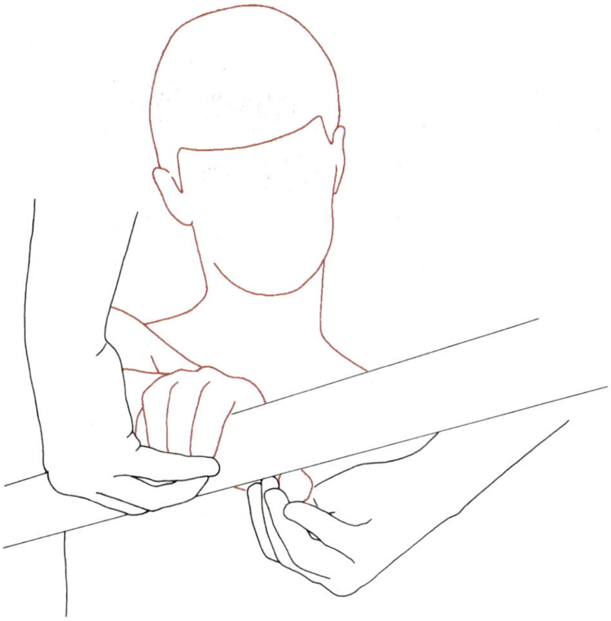

그림 8-21 쥐기의 지지성. *손과 손가락의 쥐기를 확인한다.*

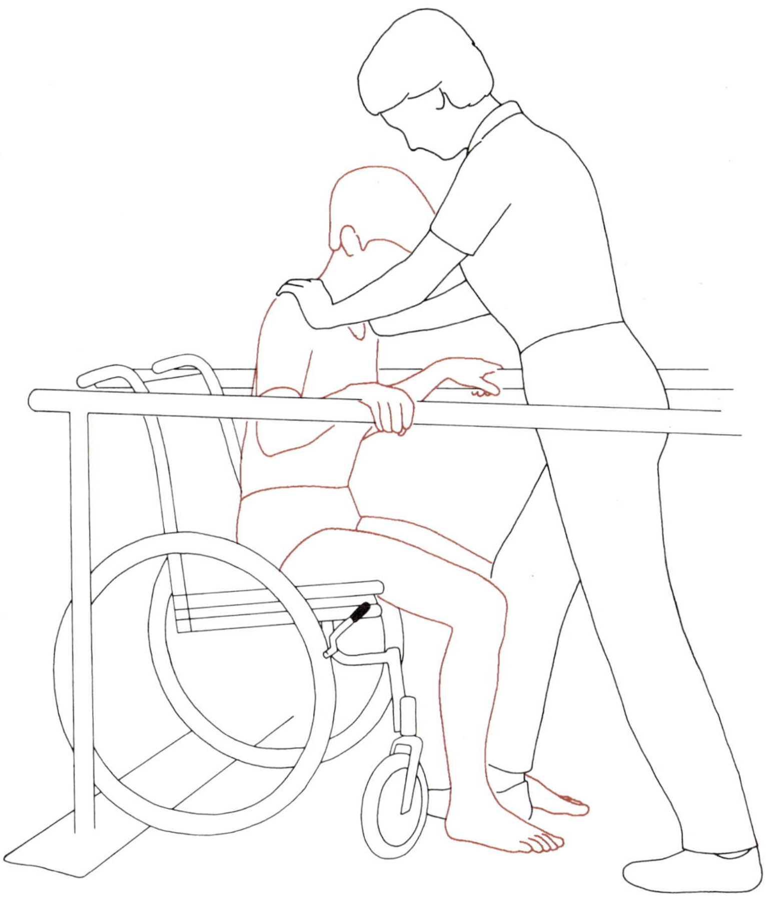

그림 8-22 몸통의 전방이동

앉은 자세에서부터 선 자세로

1. **골반의 앞경사와 정렬을 갖춘 자세**("골반의 앞뒤경사")
2. **선 자세에서 일어서기(와 앉은 때까지의 동작)**

환자가 일어서기 쉽도록 비마비 쪽 다리를 약간 뒤에 둔다. 마비 쪽은 무릎이 발목관절의 바로 위에 오도록 약간 앞에 둔다.

환자가 이 자세를 취할 수 없는 경우 등은, 무릎을 펼 때 치료사가 지지성을 보완한다. 치료사의 발은 환자의 발의 옆에 두고 치료사의 무릎을 사용해서 환자의 무릎의 지지성을 유지한다. 이러한 "블로킹"의 방법을 "크로스 블로킹"이라 부르고 있다(그림 8-23 참조)

시작자세 *환자 :* 상반신의 중력중심을 지지기저면상에서 앞으로 기울인(앞경사). 앉은 자세. (양) 손으로 난간을 잡는다.

치료사 : 발을 한걸음 앞으로 내민 상태에서 환자의 앞에 선다.

1. 골반의 앞경사와 정렬을 갖춘 자세

도수접촉 골반의 양쪽

실시방법
- 골반은 신장(elongation)과 신장자극(stretch)을 위해 치료사에 의해서 수동적으로 일으키도록 한다.
- 환자는 이것에 따르고 골반을 저항에 대항하여 앞으로 기울인다.
- 골반의 위치를 학습하기 위해 앞경상와 중간위치를 각각 사전에 연습한다 [신장(elongation), 신장자극(stretch)과 저항].

준비에 대한 구두지시 "골반을 내가 미는 힘에 밀리지 않도록 앞으로 넘어뜨리시오!"(앞경사)

동작에 대한 구두지시 "골반을 앞으로!"

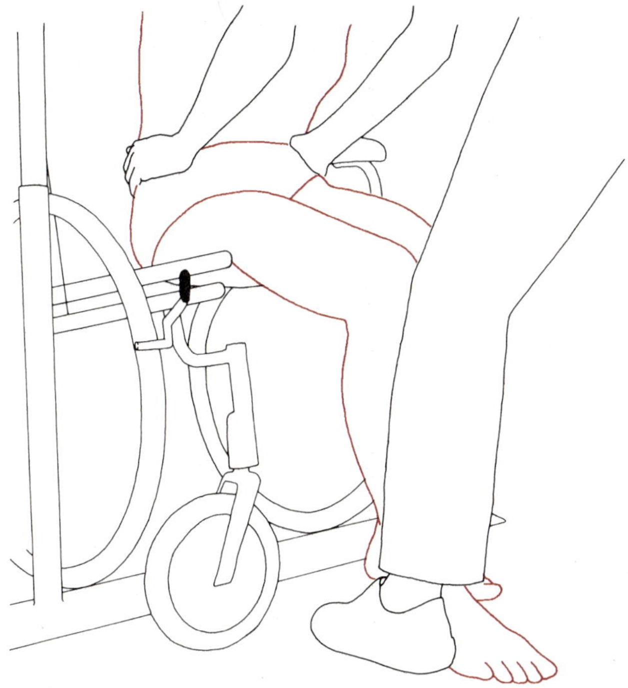

그림 8-23 골반 앞경사 보조방법. 골반을 일으킨 상태에서의 *시작자세.* 다리의 블로킹을 *"크로스 블로킹"*이라 부르고, 일어서기 준비를 하고 있다.

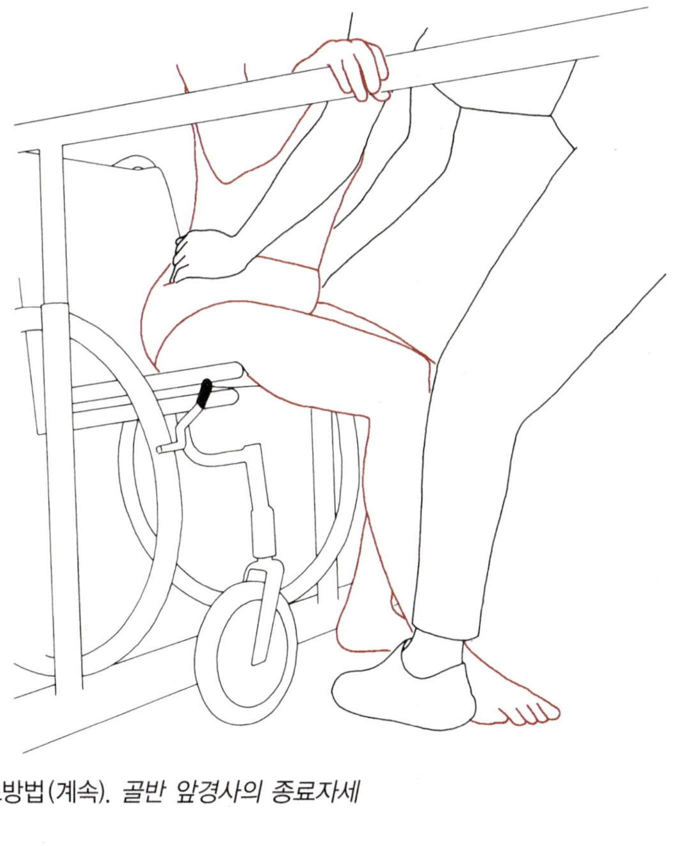

그림 8-24 골반 앞경사 보조방법(계속). *골반 앞경사의 종료자세*

2. 선 자세에 일어서기(및 앉을 때까지 동작)

도수접촉 골반 양쪽

실시방법 환자와 함께 상반신을 앞으로 기울이고 뒤쪽에 있는 다리를 사용해서 일어선다.

준비에 대한 구두지시 "상반신을 앞으로, 뒤의 발을 사용해서 일어서시오!"

동작에 대한 구두지시 "일어서시오!" (앉은 자세에서부터 선 자세로)

주의 일어서기에 저항은 방법에 변화가 있고 운동을 원활하게 시행할 수 있도록 한다.

실시방법 (계속) 골반이 앞으로 기울고 체중이 수직으로 입각다리에 실릴 때까지 앞경사운동을 하고 선 자세에서도 계속한다. 그 후, 이 자세에서 양쪽에서부터 압축을 가하고 안정성을 만들어낸다 ("안정성훈련" "안정적 반전"). 압축은 입각다리의 안정성을 강조하는 것이 가능하다.

동작에 대한 구두지시 "더 앞으로, 발의 바로 위에 몸이 오도록 서 있으시오!"

준비에 대한 구두지시
- 더 앞으로! (입각다리 위로)
- "선 자세를 유지하시오!" (압축/안정성훈련 시)

주의 환자가 조절하면서 앉을 수 있는 것도 중요하다(원심성 근육수축). 이때 도수접촉은 골반 위를 유지한다.

준비에 대한 구두지시 "나의 손으로부터 떨어지지 않도록, 천천히 의자에 앉으시오!"
(변화법 : "내가 빨리 되밀지 않도록 하시오!" (운동에 브레이크를 걸다))

동작에 대한 구두지시 "천천히 앉으시오!"

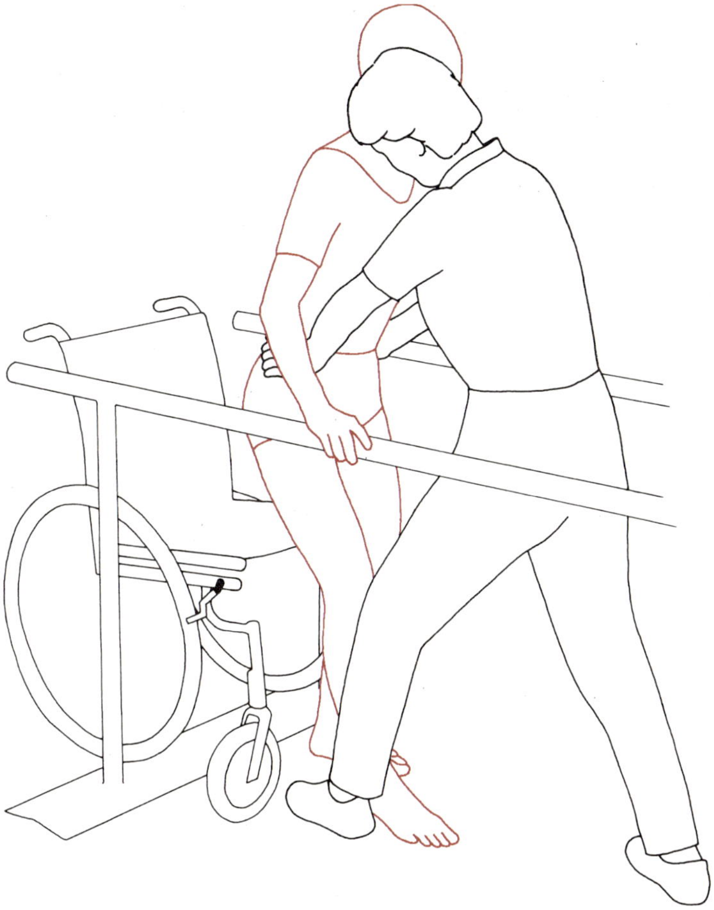

그림 8-25 다리의 블로킹을 **동반하는 일어서기**

그림 8-26 선 자세. 입각다리에 대한 압축

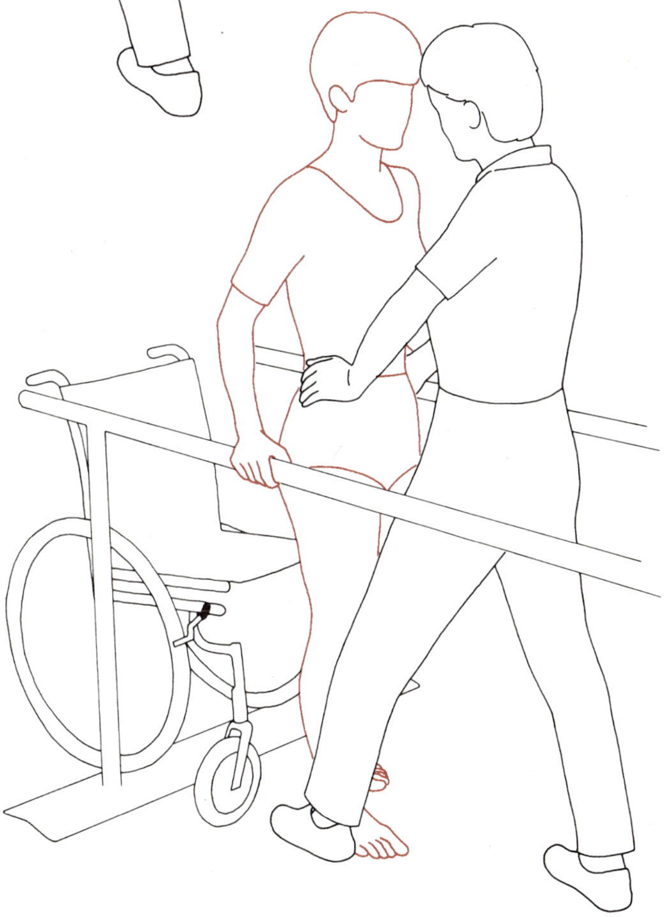

▶

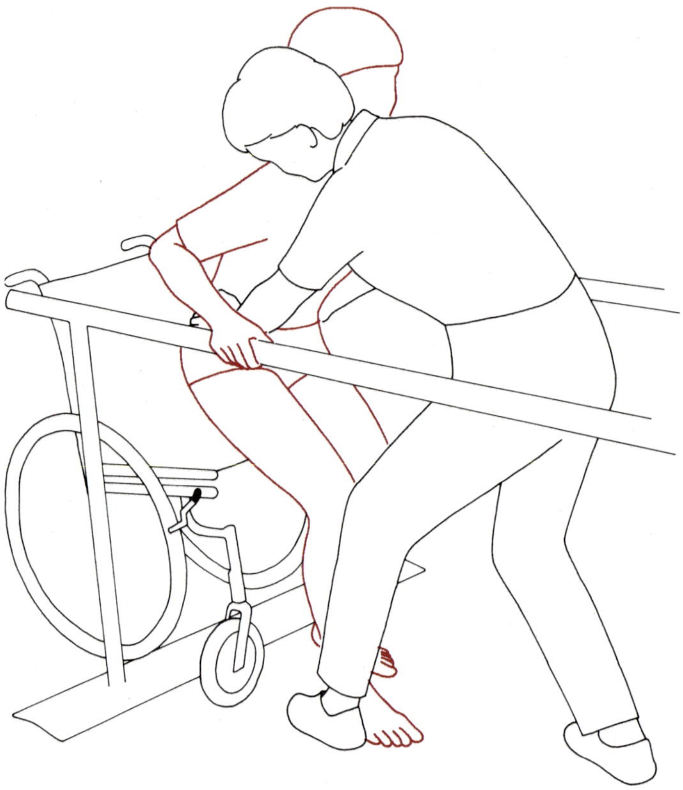

그림 8-27 앉기. 원심성 수축을 사용한 의자에 앉은 자세로 되돌아감

1과 2의 조합 : 골반 앞경사와 일어서기

환자에게 운동을 가르치기 위해 기법(율동적 개시)을 사용하는 것이 가능하다.

실시방법 우선 먼저 골반의 중간위치와 앞경사 위치를 수동적으로 반복한다. 그 후, 능동으로 골반 앞경사를 시행하고 서서히 저항을 가한다.

준비에 대한 구두지시 (율동적 개시)
- "골반을 내가 움직입니다!"
- "조금 거들어주시오!"
- "조금 더 거들어주고 앞으로 미시오!"

동작에 대한 구두지시 [신장(elongation)을 하고 경우에 따라서는 신장자극(스트레칭)과 저항]
- "1-2-3-앞으로!"

("1-2-3"이라고 말하고 있는 동안에 신장(elongation)을 한다(중간 위치에는 보조로, 앞경사는 능동운동으로 반복한다). "앞으로"라 말할 때 능동운동으로 앞으로 기울인다).

앞경사운동을 연습하였으면 다음으로 일어서기를 시행한다.
일어서기 : 신장(elongation)-신장자극(스트레칭)-저항과 일어서기

실시방법 (계속) 골반은 수동적으로 중간 위치로 되돌리고 앞경사는 능동운동으로 시행하고 서서히 저항을 가한다. 일어서기를 촉진하기 위해 1-2-3이라 숫자를 센다(1-2-3이라 세고 있는 동안에 신장(elongation)을 가하고 골반을 능동운동으로 앞으로 기울인다. 3의 후, "위로"라 덧붙이고 환자는 일어선다).

훈련의 난이도를 높이다 일어서기 때는 입각말기의 상태가 될 때까지 앞으로 이동을 시행한다. 체중은 수직으로 입각다리에 걸리도록 한다.

준비에 대한 구두지시 "나의 손의 힘에 밀리지 않도록 골반을 앞으로 밀고, 3이라 말하면 상반신을 앞으로 넘어뜨리고 뒤의 발을 사용해서 일어서시오!"선 자세에서 훈련방법

동작에 대한 구두지시
- "1-2-3" (수동적으로 중간위치로 되돌아가고 능동운동으로 앞으로 기울인다).
- "위로!" "서시오!" (앉은 자세에서부터 선 자세로)
- "다시 앞으로!" (입각다리 위로)
- "그대로 서 있으시오!" (압축/안정성훈련)

선 자세에서 훈련방법

1. **몸통 안정성훈련**
2. **유각다리의 준비**(선 자세에서 골반의 움직임의 촉진)
3. **(유각과) 입각다리의 준비**(안정성훈련과 한쪽다리 서기에서 골반운동의 촉진)

1. 선 자세 또는 일보 전에 내민 상태에서의 안정성훈련

시작자세 *환자 :* 평행봉 내에 서서 평행봉을 쥔다.

치료사 : 환자 앞에서 한걸음 앞으로 내디딘 상태에서 대각선 위에 선다.
(변화법 : 환자가 큰 경우는 환자의 뒤에 선다).

도수접촉 벌레근 쥐기로 골반 양쪽을 쥔다.
(변화법 :
- 한쪽 골반, 어깨관절
- 양쪽 어깨관절
- 한쪽 어깨관절, 머리
- 머리)

실시방법 기법이나 치료방법에 의해서 저항의 양에 주의를 기울이면서 빠른 압축을 양쪽에 가한다.

압축의 방향 : 뒤쪽내림 방향, 비스듬히 뒤쪽-아래
저항의 방향 : 대각선 방향으로, 앞쪽에서부터 뒤쪽, 뒤쪽에서부터 앞쪽과 대각선 방향으로 회전

준비에 대한 구두지시 예 : "똑바로 서시오!"

동작에 대한 구두지시 예 : "멈추시오!" "그대로!"

훈련의 난이도를 높이다
- 다리 폭을 넓힌 선 자세에서 양쪽에 마찬가지로 하중을 가하여 실시한다.
- 보행의 준비로서 다리 폭을 넓힌 선 자세에서 체중부하를 좌우 번갈아 증가시켜간다. 또는 일보 앞으로 내민 상태에서 뒤의 발에서부터 앞의 발로 체중을 이동한다. 이 경우, 마비 쪽이나 비마비 쪽의 다리를 교대하는 것이 가능하다.
- 예를 들면, 환자가 오른쪽으로 체중부하를 한 선 자세를 취한다. 이 자세에서 안정성훈련을 시행하고 저항에 대항하면서 체중을 왼쪽으로 이동시킨다. 그 후, 왼쪽다리 위에서의 지지성과 체중이동/부하훈련을 실시한다. 이때 몸통의 지지성은 유지되어 있어야 한다.

주의 – *머리에 대한 빠른 압축을 가하지 않는다!* 머리 중간위치에서 신중히 압력을 가한다.
– 저항을 증가시킬 때는 시간을 들여서 서서히 시행하는 것이 중요하다.
– 난이도를 높이기 위해 압축 없이 시행하고 환자는 그 자세를 자기가 유지하도록 한다.

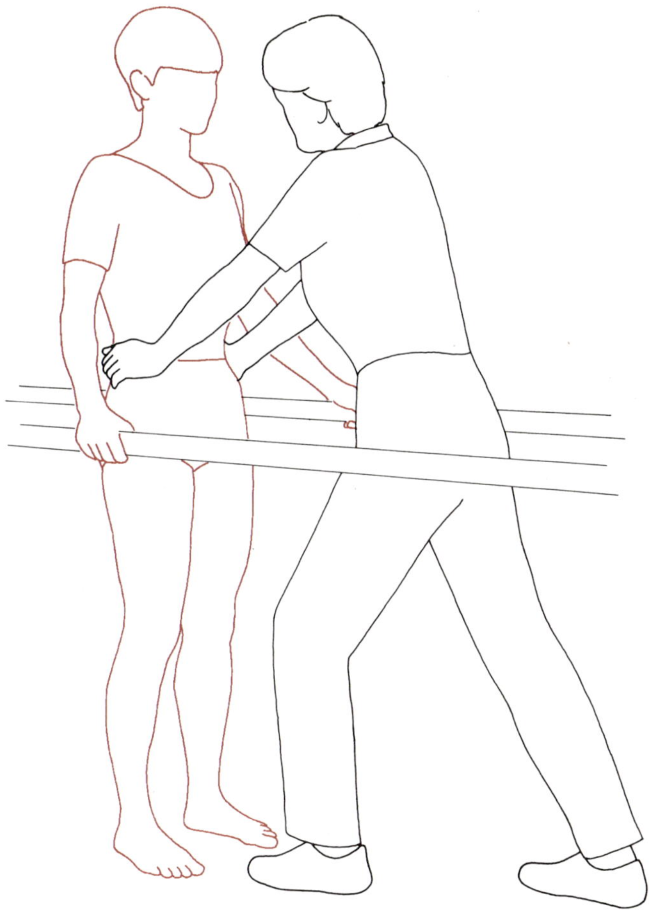

그림 8–28 도수접촉이 양쪽 골반인 상태에서 폭을 넓힌 선 자세에서 **안정성훈련**.
저항방향은 대각 왼쪽 앞에서부터 → 오른쪽 뒤쪽으로

▶

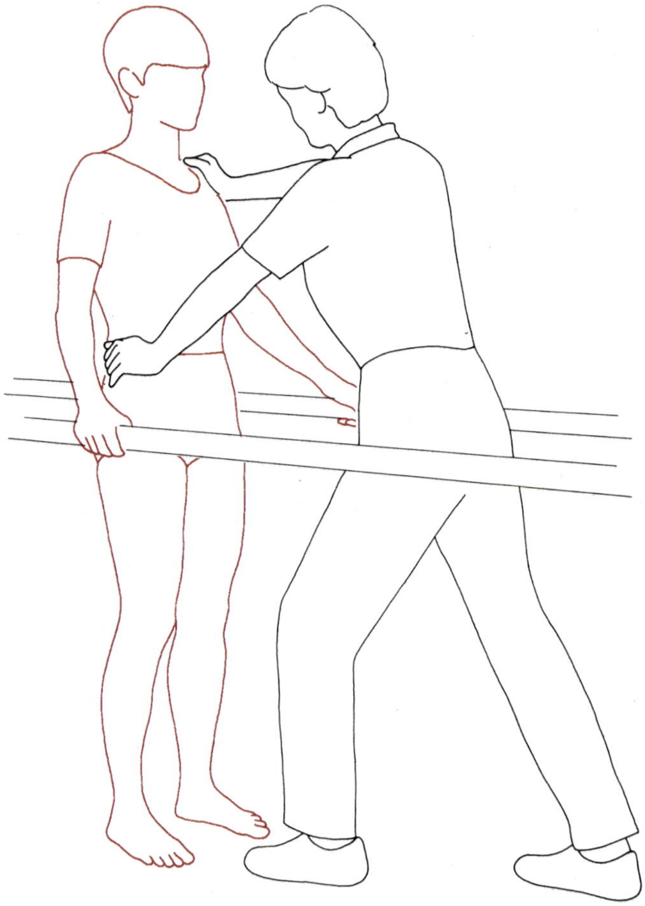

그림 8-29 도수접촉이 한쪽 골반, 어깨관절에 댄 폭을 넓힌 선 자세에서 안정성훈련(계속).
저항방향은 대각 왼쪽 *앞→오른쪽 뒤쪽으로*

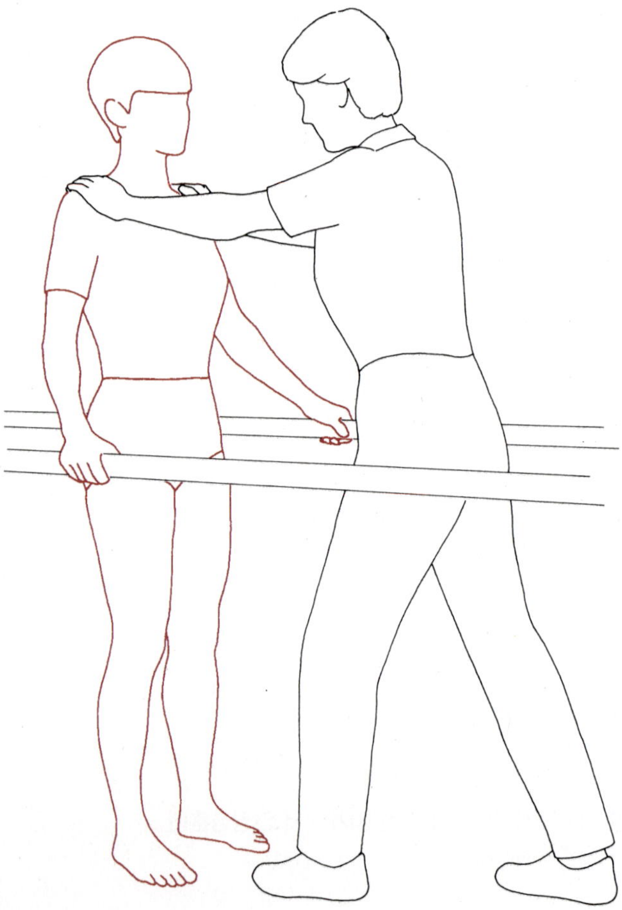

그림 8-30 도수접촉이 양쪽 어깨관절인 상태에서 폭을 넓힌 선 자세에서 안정성훈련(계속).
저항방향은 대각 *앞에서부터 뒤쪽으로*

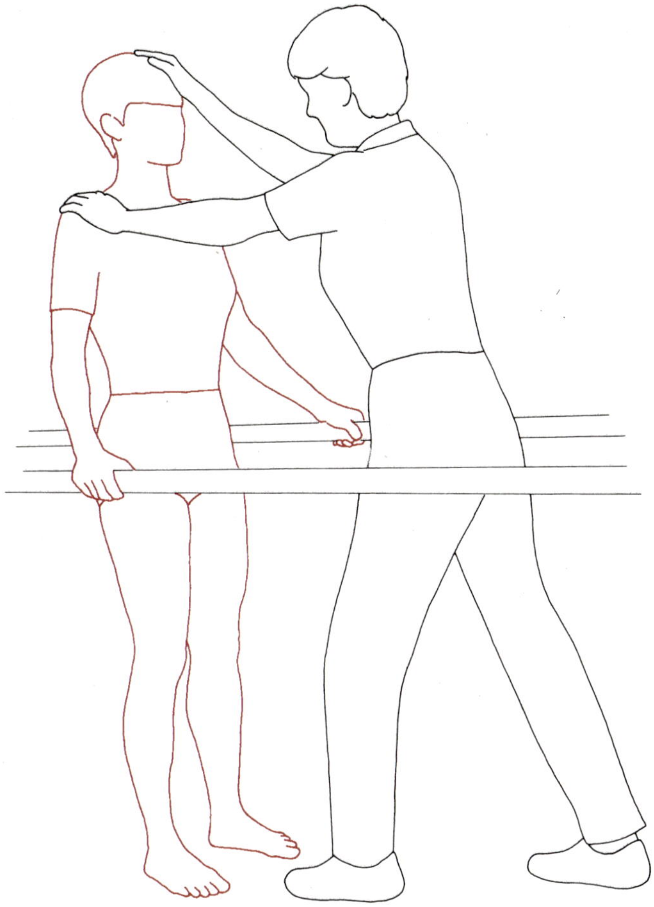

그림 8-31 도수접촉이 한쪽 어깨관절, 머리 부위에 대고 폭을 넓힌 선 자세에서 안정성훈련(계속).
저항방향은 대각 *앞에서부터 뒤쪽으로*

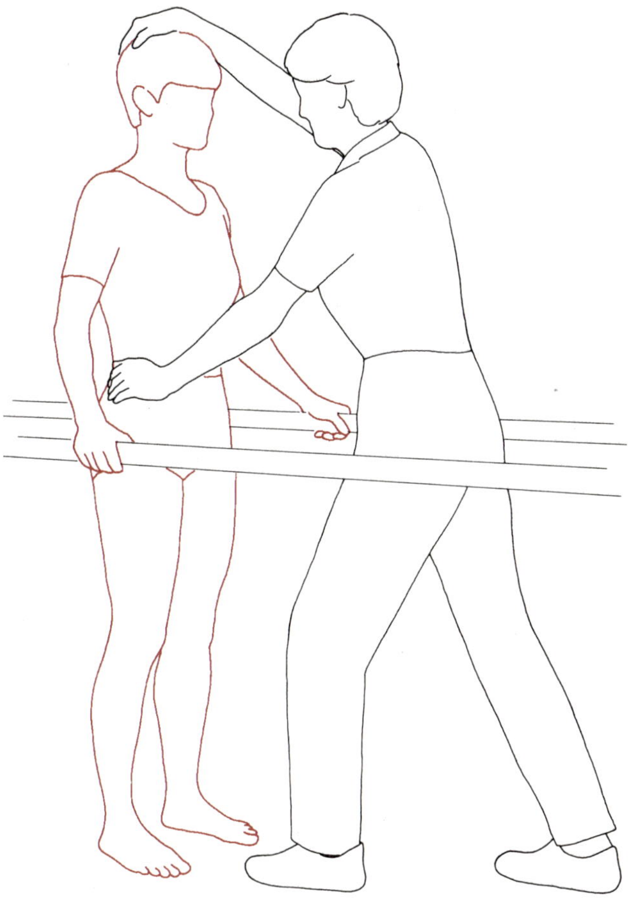

그림 8-32 도수접촉이 머리와 골반에 댄 상태에서 폭을 넓힌 선 자세에서 안정성훈련(계속).
저항방향, 머리는 대각 *왼쪽 뒤쪽→오른쪽 앞*, 골반은 오른쪽 앞→왼쪽 뒤쪽. 이 방법으로 몸통을 중간 위치로 유지할 수 있다.

▶

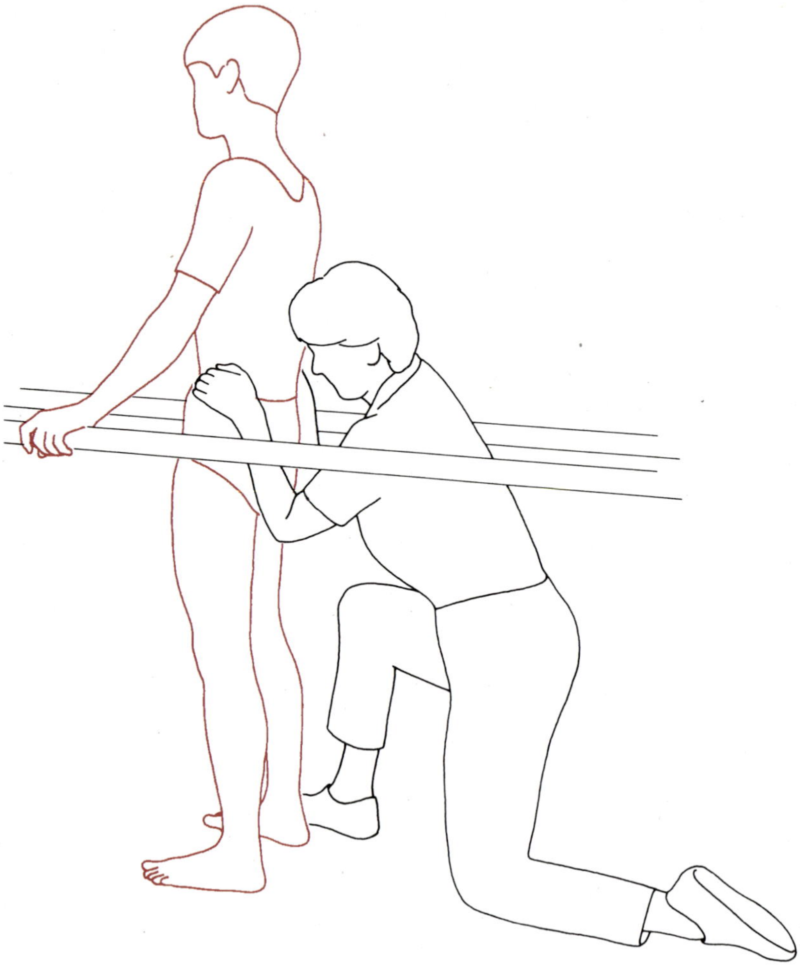

그림 8-33 도수접촉은 양쪽골반을 뒤쪽에서부터 쥐고, 폭을 넓힌 선 자세에서 안정성훈련(계속).
골반은 치료사의 아래팔을 사용하여 중간 위치로 하고 유지한다. 치료사는 의자 등에 앉아서 시행하는 것도 가능하다.

2. 유각에 대한 준비(선 자세에서의 골반운동의 촉진)

유각은 골반운동의 촉진을 통해서 준비한다. 이때 골반의 운동패턴, 앞쪽올림-뒤쪽내림을 이용한다. 그 후, 골반 양쪽에 압축을 주고 입각다리를 강조한다. 유각쪽 골반은 뒤쪽내림 방향으로 신장(elongation)을 하고 같은 방향으로 신장자극(스트레칭)을 가한다.
입각다리에 대한 압축은 유지하고, 환자는 저항에 대항하여 골반을 앞쪽올림을 한다.

시작자세 *환자 :* 선 자세 또는 다리를 한걸음 앞으로 내디딘 상태

치료사 : 다리를 한걸음 앞으로 내디딘 상태에서 환자의 앞 대각선상에 선다.
(변화법 : 환자의 뒤쪽에 선다).

도수접촉 벌레근 쥐기로 양쪽 골반을 쥔다.

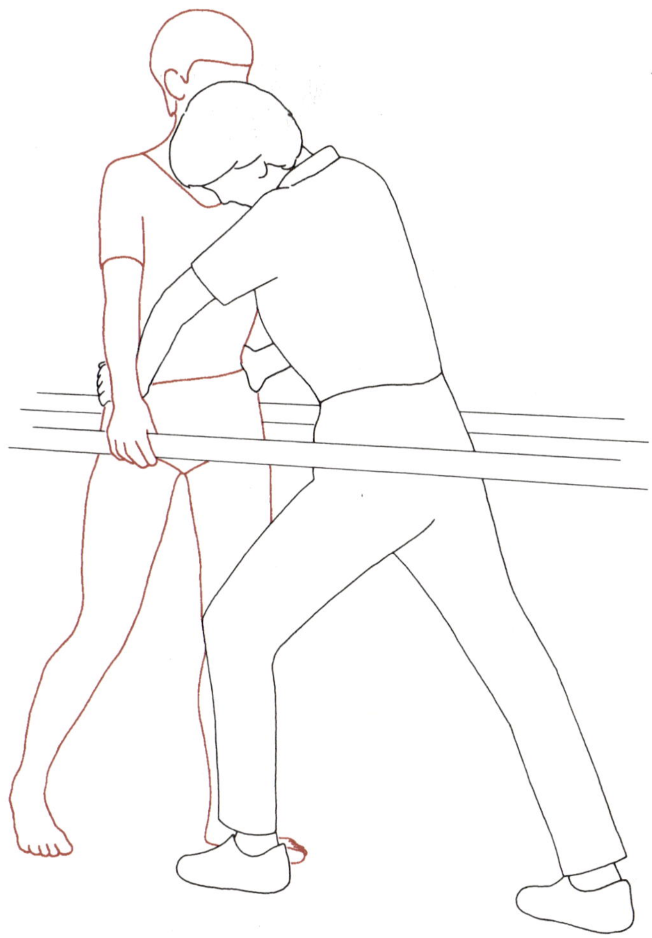

그림 8-34 한걸음 앞으로 내디딘 상태에서 체중을 앞발로 이동한다. 입각에 대한 안정성훈련. 유각에 대한 신장자극(stretch).

▶

실시방법 좌우, 앞뒤에 체중이동을 동반하는 또는 동반하지 않는 안정성훈련을 시행한다. 압축은 입각다리를 강조하고, 반대쪽의 체중을 입각 쪽으로 이동한다.

동작에 대한 구두지시 "멈추시오!" "그대로 움직이지 마시오!"

실시방법 (계속) 유각 쪽 골반은 신장(elongation), 경우에 따라서는 신장자극(stretch)을 위해 수동적으로 뒤쪽-아래(뒤쪽내림)로 이동시킨다. 환자는 골반을 저항에 대항하여 앞-위 방향(앞쪽올림)으로 움직인다.

준비에 대한 구두지시
- "골반을 앞, 위로 움직이시오!"(stretch에 이어서)
- 경우에 따라서는 "반대쪽의 발로 선 채로 그대로 있으시오!"

동작에 대한 구두지시 예 : "앞으로 미시오!"(stretch에 이어서)

주의
- 입각다리에 대한 압축과 저항은 신장자극을 가하고 있는 동안에도 계속하고 있을 것!
- 유각다리에 대한 신장자극 후 바로 저항을 준다!
- 반대쪽으로 옮기기 전에 같은 다리에 의한 훈련을 몇 번인가 시행한다.
- 이 훈련은 다양한 상태에서 시행하는 것이 가능하다.

3. 입각(과 유각)에 대한 준비 (한쪽다리 서기에서 골반운동의 안정성훈련과 촉진)

입각다리 입각과 유각의 목적은 아래와 같다.

- 엉덩관절과 무릎관절의 폄
- 마비 쪽으로 부하
- 지지성
- 근력강화
- 평형반응의 학습
- 입각다리에 대한 하중부하
- 젖힌무릎(genu recurvatum, 반장슬)의 조절 개선

젖힌무릎 쪽의 무릎을 "크로스 블로킹"하여 훈련한다. 환자는 치료사의 무릎을 밀도록 한다. 이 운동을 통해서 뒤넙다리근(hamstrings)이 수축하고, 무릎관절은 약간 굽혀지고, 그 무릎관절 주위근육군의 수축을 크게 하여 그것을 유지한다. 중요한 것은 무릎의 젖힘(과신전)을 피하는 것이다.

유각다리 - 엉덩관절 굽힘근군의 강화를 통해서 엉덩관절 굽힘의 개선
- 입각다리 벌림을 강화하고 골반 안정성의 개선. 이것은 유각 쪽의 올림을 통해서 훈련한다.
- 근력강화
- 하부몸통의 이완과 "정상적인 자세"로 되돌아가는 것. 예 : 허리네모근(요방형근)의 근육긴장 항진 때 등.

근육긴장이 높은 근육에는 기법 "유지-이완(hold-relax)"이나 "수축-이완(contract-relax)"을 사용한다. 환자는 골반을 정적("유지(hold)") 또는 동적("수축(contract)")으로 옆쪽올림, 유지 또는 뒤쪽올림이나 앞쪽올림 방향으로 끌어올린다.
어떤 근육을 이완시키는가에 따라서 골반을 능동 또는 수동으로 목적에 따라서 앞쪽올림 또는 뒤쪽내림을 한다.

시작자세 *환자 :* 아래의 자세에 의한 한쪽다리 서기
a) 비마비 쪽을 약 90도 엉덩관절 굽힘을 하고 골반을 중간위치로 유지한다.
b) 마비 쪽을 약 90도 엉덩관절 굽힘을 하고 골반을 중간위치로 유지한다.

주의 환자가 능동운동으로 굽힘위치를 유지할 수 없는 경우, 잘못된 폄으로 자극이 들어갈 가능성이 있기 때문에 평행봉에 다리를 걸치거나 의자 위에 놓지 말고 치료사가 보조한다.

치료사 : 환자 앞에서 다리를 한걸음 내디딘 상태로 선다. 경우에 따라서는 마비 쪽(약한 쪽)의 다리를 "크로스 블로킹"을 한다.

도수접촉 벌레근 쥐기로 입각 쪽의 골반을 쥔다. 반대의 손은 무릎관절의 앞 안쪽/가쪽을 쥔다(경우에 따라서는 이 손으로 마비 쪽을 보조한다).
(변화법 : 환자가 유각다리를 자기 힘으로 유지할 수 있는 경우나, 치료사의 넓적다리부분을 사용해서 보조할 수 있는 경우는 양쪽에서 골반을 쥔다. 그림 8-35 참조).

실시방법 a) 압축을 가한 안정성훈련과 약한 입각 쪽 골반에 저항을 가하고 "유각" 무릎관절의 근력강화. 무릎관절에는 넙다리뼈 장축방향으로 압축을 가하고 아래-가쪽, 경우에 따라서는 안쪽으로 저항을 가한다. 이 훈련은 폄 반응을 강화하기 위해 이용하고 있다(같은 쪽의 굽힘이 반대쪽의 폄을 촉진한다)

동작에 대한 구두지시 "멈추시오!" "선 채로 있으시오!"

▶

굽힘위치에서 다리를 유지할 수 있는 경우는 도수접촉을 양쪽 골반, 어깨관절 또는 머리의 조합이 있고, 또는 조합이 없이 시행하는 것이 가능하다.

안정성훈련 때는 환자의 평가로서 앉은 자세나 선 자세에서 다른 조합의 도수접촉을 주고 결과를 기재하도록 한다.

신장(elongation), 경우에 따라서는 신장자극(stretch)을 동반하는 유각 쪽 골반의 앞쪽올림 방향으로 동적 훈련은 양 다리로 선 자세에서 기재한 방법으로 이 시작자세에서 훈련하는 것이 가능하다.

실시방법 b) a)에서 기재한 마찬가지의 훈련

비마비 쪽(강한 쪽)의 다리에 의한 선 자세.

치료사는 마비 쪽(또는 약한 쪽)을 보조하는 것도 가능하다.

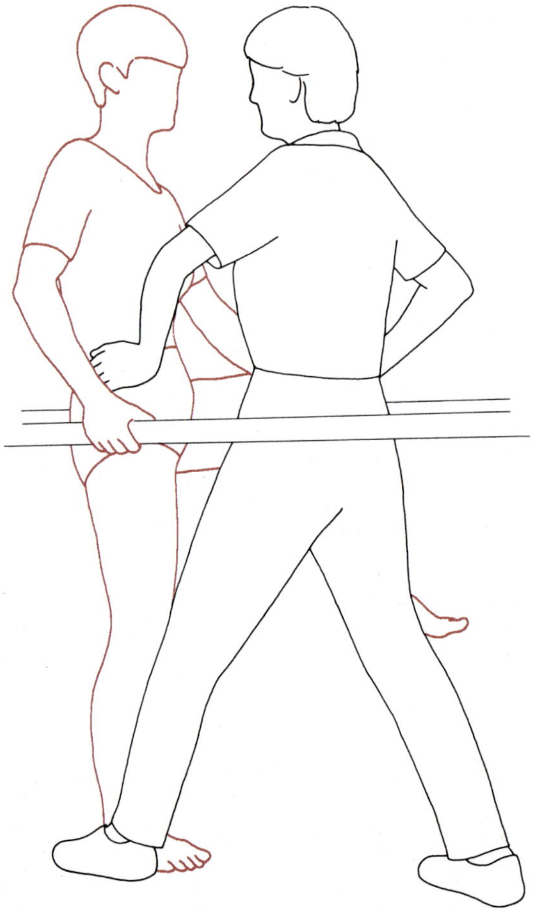

그림 8-35 한쪽다리 서기. "크로스 블로킹"을 한 약한 쪽에 의한 선 자세. 비마비 쪽에 대해서는 엉덩관절 굽힘에 대해서 무릎관절 몸쪽부분에서부터 저항을 가한다.

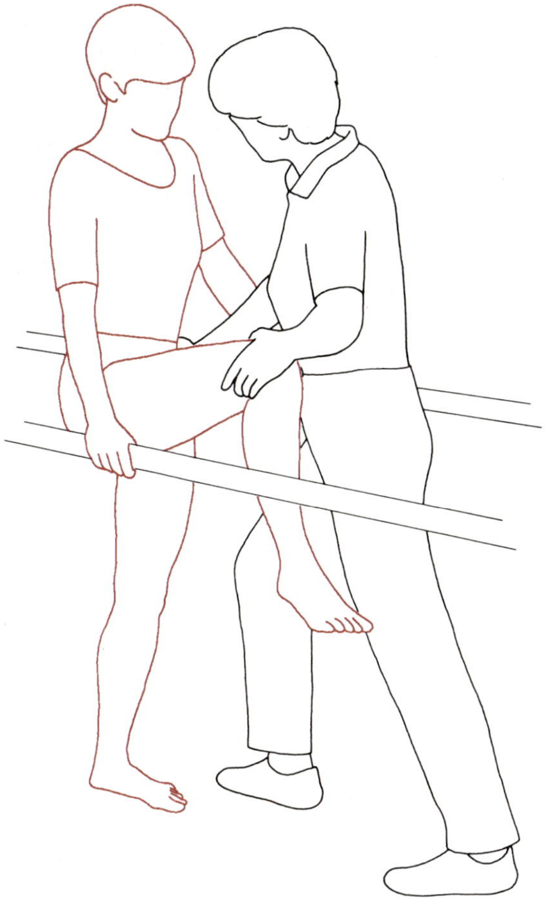

그림 8-36 한쪽다리 서기(계속).
강한 쪽의 다리로 서고 약한 쪽 다리는 보조한다.
보조하고 있는 손으로 동시에 굽힘에 대한 저항을 가할 수 있다. 입각 쪽 골반의 안정성을 필요로 한다.

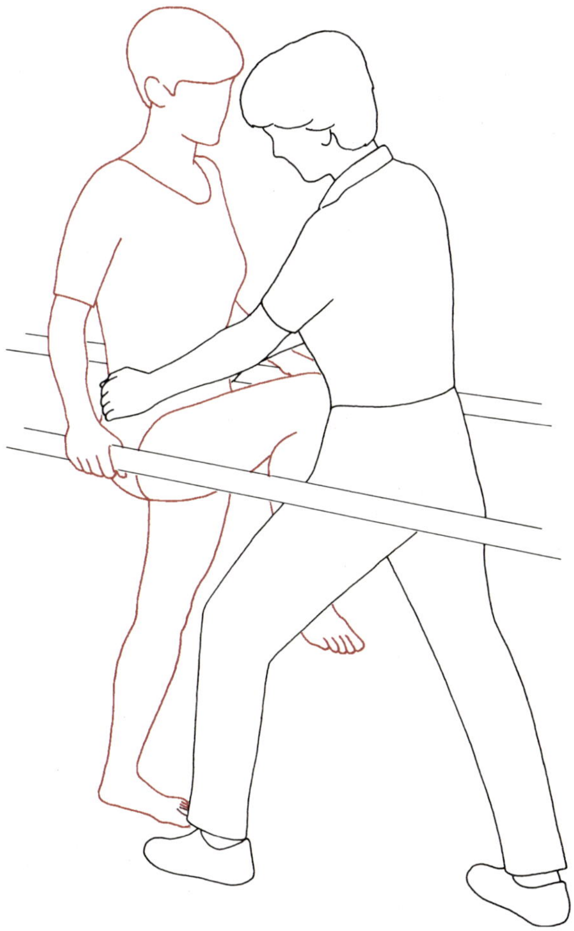

그림 8-37 한쪽다리 서기(계속).
치료사의 넓적다리부분을 사용해서 약한 쪽의 다리를 보조하고 있다. 몸을 사용해서 환자가 다리를 앞으로 밀어내는 것에 대해서 저항을 가할 수 있다.
골반에도 저항을 가할 수 있다.
- 유각 쪽의 앞쪽올림의 촉진을 위해
- 허리네모근이나 반대쪽의 벌림의 촉진을 위한 옆쪽올림(골반의 한쪽을 옆쪽으로 끌어 올리는 것)

보행 시 훈련방법

1. 앞으로 걷기
2. 뒤로 걷기
3. 옆으로 걷기
4. 지팡이 보행
5. 계단 오르내리기

1. 앞으로 걷기

선 자세나 다리를 한걸음 앞으로 내디딘 상태에서 입각다리의 안정성과 유각다리의 골반운동을 한쪽씩 준비하고 그 후, 양쪽을 함께 시행할 수 있도록 한다.
이때는 아래의 것을 교대하면서 조합시킨다 : 한걸음씩 번갈아 내딛고 보행에 연계되도록 유각 쪽–"신장(stretching)"과 입각 쪽에 대한 압축–저항–압축

시작자세 *환자 :* 다리를 한걸음 앞으로 내디딘 상태에서 서고 평행봉을 쥔다.

치료사 : 한걸음 앞으로 내디딘 상태에서 대각선의 연장선장, 환자의 앞에 선다.
(변화법 : 큰 환자의 경우에는 뒤쪽에 선다).

도수접촉 벌레근 쥐기로 양쪽 골반을 쥔다.

실시방법
- 환자가 한쪽다리 서기가 될 수 있는 것 같은 전방으로 체중이동
- 입각다리 : 입각 쪽의 지지성 훈련. 환자는 입각다리가 수직이 되도록 선다. 양쪽에 처음에는 정적이 빠른 저항으로, 그 후 그 압축을 유지하도록 옮겨가는 압축을 가한다. 압축은 입각 쪽을 강조한다.

준비에 대한 구두지시 "선 채로 있으시오!"

동작에 대한 구두지시 예 : "멈추시오!" "그대로!"

유각기 – 유각 쪽 골반은 신장(elongation)과 신장자극(stretch)을 위해 수동적으로 뒤쪽내림 방향으로 이동시킨다.
– 신장자극(stretch)

준비에 대한 구두지시 "골반을 앞으로, 한걸음 앞으로!"

동작에 대한 구두지시 "한걸음 앞으로!"

입각기 – 발꿈치가 바닥에 닿을 때까지 골반에 저항을 가한 상태에서 다리를 앞으로 이동한다. 유지하고 있었던 저항을 동반하는 압축에 더하여 빠른 압축을 가한다.

준비에 대한 구두지시 "발꿈치를 붙이시오!"

동작에 대한 구두지시 "더욱 더 앞으로!"
– 입각말기에 도달할 때까지 체중과 골반을 더욱 더 앞쪽이동을 한다. 이를 위해 골반에 대한 저항을 가한다.

준비에 대한 구두지시 "골반이 발의 위로 올 때까지, 앞으로!"

동작에 대한 구두지시 "더욱 더 앞으로!"

– 체중이 수직으로 다리에 가해지도록 되었으면, 새로이 압축을 가한다(반대쪽의 다리가 유각을 위해 신장(elongation)이 되어 준비가 갖춰진 직후).
– 입각다리는 유지하고 있었던 저항을 동반하는 압축을 종료하고, 새로운 유각으로써 준비된다.

주의 – 치료사가 다른 압축을 위한 협응성의 문제를 갖고 있는 경우, 발꿈치 접지 때의 압축을 제외하고 입각말기만 주도록 한다.
– 발꿈치 접지, 또는 입각말기에 압축을 가하는 것이 이상적이지만, 자세반사나 폄 또는 등근육을 편 자세를 재획득하고 싶은 경우, 입각기의 어느 단계에서도 압축을 가할 수 있다.
– 유각기에서는 높이 올려 과장하거나 높이 올려 유각기의 시간을 연장할 수 있고, "과장된 한걸음"이라 부르고 있다. 압축이 효과적이라면 그 때, 환자는 직접 입각말기에 도달한다.
– 골반이 그 움직임을 시행한다. 이것을 통해서 유각다리의 신장(elongation)과 전방이동 전에. 입각말기에서의 체중이동훈련을 할 수 있다. 정상적인 생리적인 보행에서는 이들의 단계는 원활하게 시행된다.

이상의 훈련방법은 각 단계로 분류하여 반복하고, 난이도를 높여가는 것이 가능하다.
예를 들면 :

▶

- 바닥 접지까지의 유각기에서의 "신장(stretching)"과 저항, 그리고 빠른 압축을 가한다 (한걸음의 길이를 바꾸는 것이 가능하다).
- 입각말기까지의 유각기와 더 한층의 압축
- 원활한 전진보행

상기와 같이 각 단계로 분할하여 훈련을 시행할 때도 준비에 대한 구두지시를 이용하는 것이 가능하다. 동작에 대한 구두지시는 거의 모두를 사용하는 것이 가능하다.
기법 **"율동적 개시"**는 일련의 흐름을 원활하게 하기 위해 전진보행훈련으로 사용할 수 있다.

유각기의 유도 : 골반을 수동적으로 뒤쪽내림의 위치에서부터 앞쪽올림 방향으로 이동한다. 그 후, 능동운동을 보조하여 서서히 저항을 가하고 앞쪽올림을 훈련한다(골반의 기울기/정중위치로 하면서 하는 일어서기를 훈련하는 요령으로).

준비에 대한 구두지시 (율동적 개시 때의)

- "골반을 내가 움직입니다!"
- "조금 거들어주시오!"
- "조금 더 거들고 앞으로 미시오!"
- "한걸음 앞으로"

동작에 대한 구두지시 [신장(elongation), 경우에 따라서는 신장자극(stretch)과 저항을 가한다]

"1-2-3-앞으로!"
(1-2-3일 때 뒤쪽내림 방향으로 신장(elongation)과 저항을 가한 능동운동에 의한 앞쪽올림을 반복한다.
"앞으로!"라 말할 때, 신장자극, 능동운동에 의한 앞쪽올림, 한걸음 앞으로 내딛고 저항을 가한다).

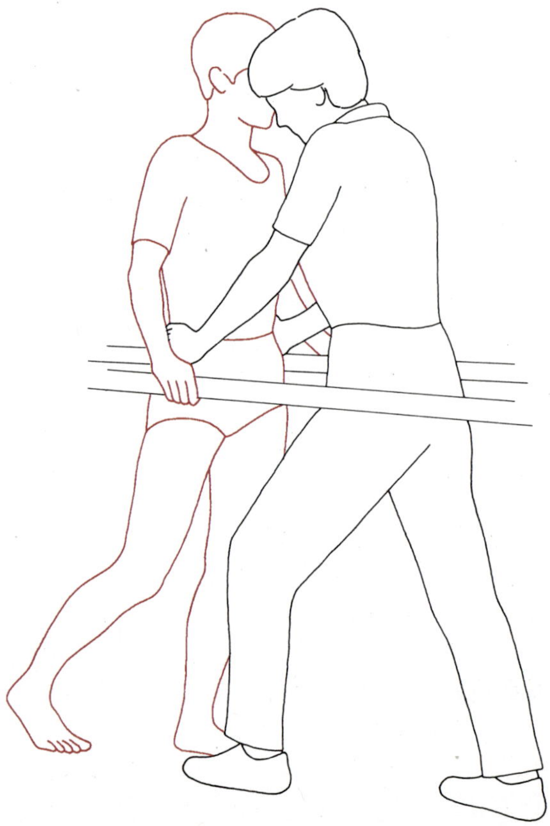

그림 8-38
유각의 유도와 촉진을 위한 골반에서부터의 *"신장(stretch)"*. 동시에 입각에 압축을 가하고 있다. 치료사의 자세와 앞발에 체중이동에 주의한다.

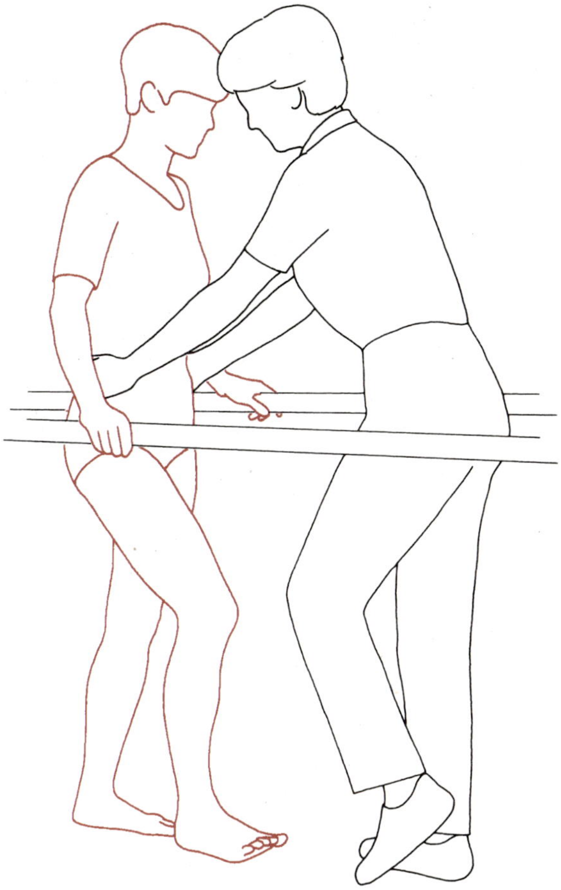

그림 8-39 골반에 저항을 가한 **유각중기**. 치료사의 자세에 주의한다.

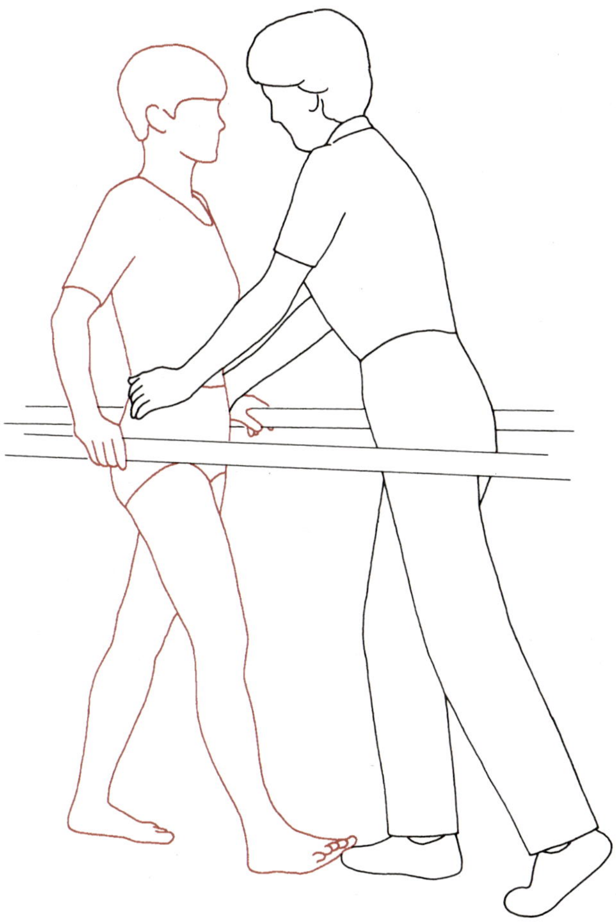

그림 8-40 바닥 접지 때 압축.

▶

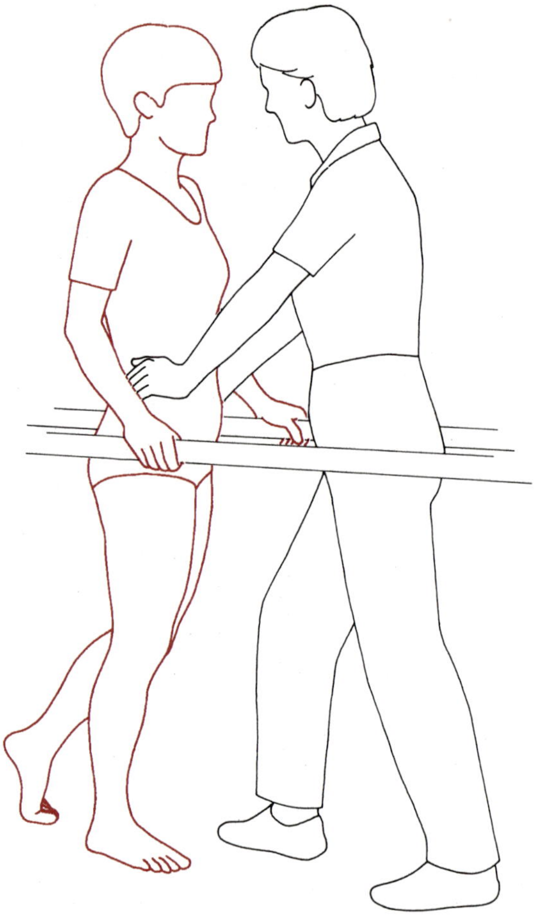

그림 8-41 **입각말기**의 압축

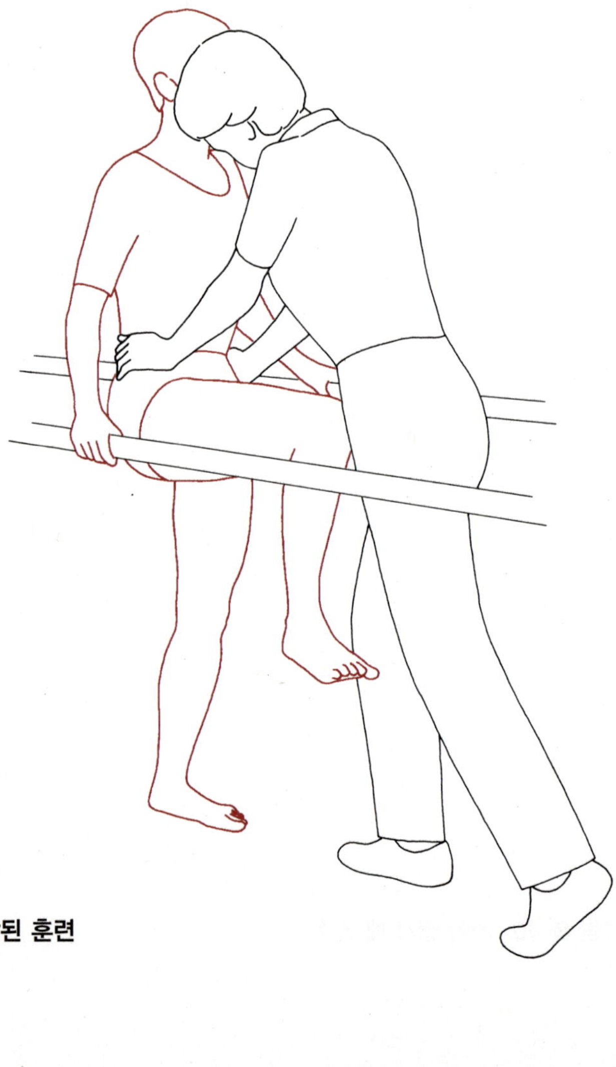

그림 8-42 유각기의 실제 보다 과장된 훈련

2. 뒤로 걷기

한걸음의 폭이 큰 경우, 뒤로 걷기에서는 엉덩관절의 폄을 촉진할 수 있다. 뒤로 걷기는 셀프케어나 "ADL"훈련의 일부로서 의자나 변기에 앉기의 준비를 위해 시행하는 것이 가능하다.

목적
- 특정의 근육군 특히, 엉덩관절 폄근군의 기능적 훈련
- 병적 패턴의 억제/감소
- 셀프케어/ "ADL"

뒤로 걷기 훈련 때는 아래의 것을 강조한다.
- 골반의 뒤쪽내림
- 엉덩관절의 폄
- 엉덩관절의 젖힘(과신전) (뒤쪽으로 한걸음이 클 때)

시작자세 *환자 :* 한걸음 앞으로 내디딘 상태에서 평행봉을 쥔다.

치료사 : 한걸음 앞으로 내디딘 상태에서 환자의 뒤에 선다.

도수접촉 벌레근 쥐기로 골반의 뒤쪽부분을 접촉한다.

(변화법 :
- 한쪽 골반, 한쪽은 반대쪽의 어깨뼈로 하고, 어깨뼈의 뒤쪽내림을 사용하여 자세가 앞으로 기울지 않도록 한다.
- 한쪽골반, 한쪽은 머리로 한다.)

실시방법
- 입각의 지지성과 체중이동을 시행하기 위해 입각을 강조하면서도 양쪽에 압축을 가하여 시작한다.

동작에 대한 구두지시 예 : "멈추시오!" "서 있으시오!" "그대로!"

실시방법 (계속)
- 신장(elongation)과 경우에 따라서는 신장자극(stretch)을 유각 쪽 골반에 앞쪽내림 방향에서 가한다. 입각다리의 압축은 유지한다.
- 환자는 골반을 뒤쪽-위쪽(뒤쪽올림) 방향으로 움직이고 적절한 저항에 대항한 상태에서 한걸음 뒤로 (크게) 내딛는다.

동작에 대한 구두지시 "한걸음 (뒤로) 내디디시오!"

실시방법 (계속)
- 입각은 발가락의 바닥 접지부터 시작된다. 적절한 저항은 유지한 채로 발꿈치가 바닥에 접지하면 바로 빠른 압축(quick approximation)을 가한다.

▶

동작에 대한 구두지시 "더욱 더 (뒤로) !"

주의
- 앞으로 걷기 때처럼 뒤로 걷기도 각각의 상세한 단계로 나눌 수 있다. 이때는 위에 구두지시를 이용할 수 있다.
- 엉덩관절 폄과 무릎관절 굽힘을 조합한 뒤로 걷기는 병적인 근육긴장의 항진의 어떤 패턴의 치료에서 특히 중요하다.

  중증인 환자에게는 지나치게 강조하지 않도록 주의한다.

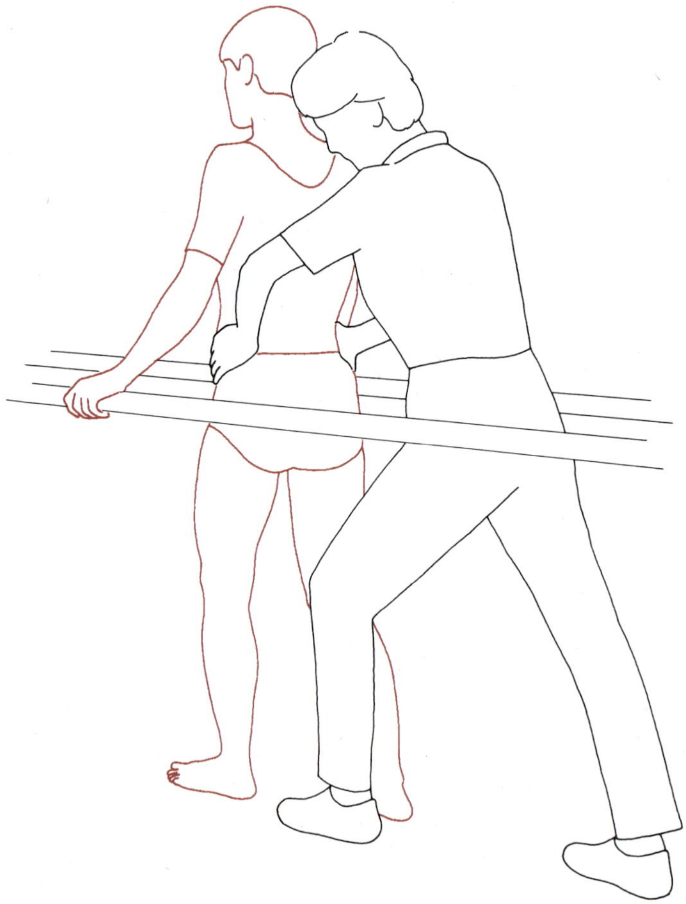

그림 8-43 뒤로 걷기 때의 유각 쪽 골반에 대한 *"신장(stretch)"*. 반대쪽 다리에 대한 압축은 유지한다.

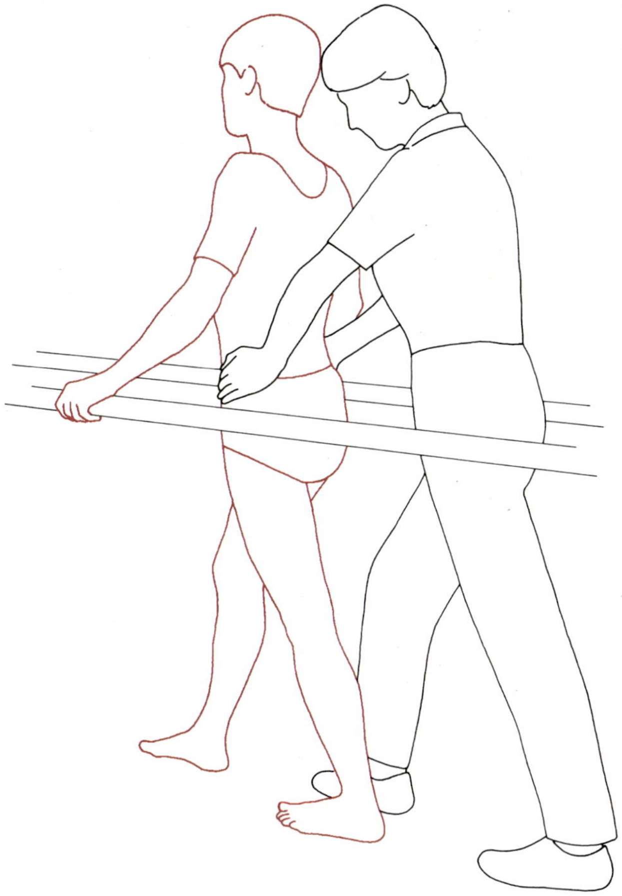

그림 8-44 뒤로 걷기(계속). 발꿈치 접지 후 압축

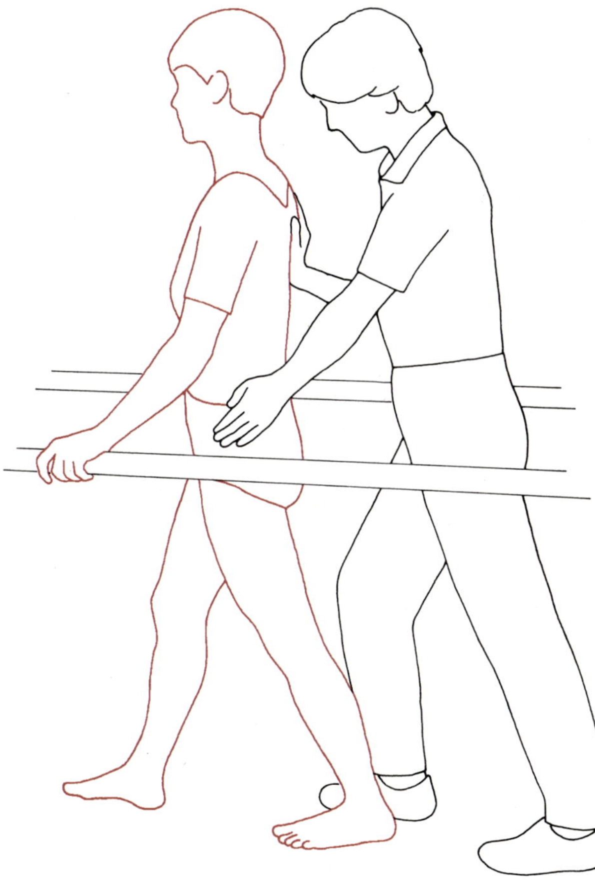

그림 8-45 뒤로 걷기(계속).
도수접촉의 변화법이고 몸통의 조절을 위해 몸통에 접촉하고 있다.

3. 옆으로 걷기

옆으로 걷기는 침대를 가지런히 하는 등 일상생활에서의 기능적인 동작을 위해 훈련한다.

목적
- 특정 근육군의 기능적 훈련. 예: 엉덩관절 벌림/모음근육군, 넙다리근막긴장근, 허리네모근 등.
- 평형반응의 촉진
- 체중이동
- 병적 패턴의 수정
- 셀프케어(ADL)

옆으로 걷기의 방법
- **발을 가지런히 하는 옆으로 걷기**(주된 입각과 유각근육군)
- **발을 앞 또는 뒤로 교차시킨 옆으로 걷기**("교차보행")

발을 가지런히 하는 옆으로 걷기

a) **옆으로 발을 내밀다**
유각다리의 허리네모근과 벌림근군, 입각다리의 벌림/모음근군의 훈련을 위하여

b) **발을 비스듬히 앞으로 내밀다**
유각다리의 엉덩관절 굽힘을 동반하여 넙다리근막긴장근과 입각다리의 볼기근육군의 훈련을 위하여

c) **발을 비스듬히 뒤로 내밀다**
엉덩관절의 폄을 동반하여 유각다리의 중간 · 작은 · 큰볼기근과 입각다리의 넙다리근막긴장근의 훈련을 위하여

시작자세 *환자 :* 막대(bar)를 쥐고 옆으로 향해서 선다.
굽힘이나 폄을 더 강조하여 훈련하고 싶은 경우는 그에 상응하여 막대에 대해서 적절한 각도로 선다.

치료사 : 환자의 a) 대각선 옆으로 선다. b) 앞 c) 뒤.

도수접촉 벌레근 쥐기로
a) 골반 위모서리의 앞, 또는 뒤
b) a)와 같은 형태이거나, 골반 위모서리를 옆쪽에서부터와 엉덩관절 굽힘을 위해 넓적다리의 가쪽 앞쪽
c) a)와 같은 형태이거나, 골반 위모서리를 옆쪽에서부터와 엉덩관절 폄을 위해 넓적다리의 가쪽 뒷면
(변화법 : 한쪽 손을 골반 위모서리로 하고 몸통의 조절을 위해 한쪽 손을 어깨관절 가쪽에 둔다.)

실시방법 신장(elongation)과 경우에 따라서는 신장자극(stretch)을 이하의 방향으로 가한다.

a) 중간내림. 즉, 골반을 몸의 중간위치에서 아래쪽으로 내린다(옆쪽올림, 골반을 위로 끌어올리기 위해)

b) 뒤쪽내림(앞쪽올림을 위해)

d) 앞쪽내림(뒤쪽올림을 위해)

옆으로 한걸음 이하의 것을 계속해서 시행한다.

a) 적절한 저항에 대항하여 골반의 옆쪽올림(골반을 위로 당겨 올린다). 엉덩관절의 벌림과 옆으로 한걸음

동작에 대한 구두지시 "옆으로 한걸음 내디디시오!"

b) 적절한 저항에 대항하여 골반의 앞쪽올림, 엉덩관절의 굽힘을 동반하는 벌림

동작에 대한 구두지시 "비스듬히 앞으로 한걸음 내디디시오!"

c) 적절한 저항에 대항하여 골반의 뒤쪽올림, 엉덩관절의 폄을 동반하는 벌림

동작에 대한 구두지시 "비스듬히 뒤로 한걸음 내디디시오!"

압축 발이 닿았을 때 빠른 압축을 가하고, 그 후는 압축을 유지한다.

동작에 대한 구두지시 "(그대로) 서 있으시오!"

반대쪽 다리에 대한 활동 입각의 반대쪽에서 시행한다. 입각에 압축을 가하고 경우에 따라서는 신장자극(stretch)을 모음을 하는 다리에 가한다.

동작에 대한 구두지시 "발을 접근시키시오!"

주의
- 몸통은 중간위치
- 앞으로 걷기나 뒤로 걷기 때와 같이 작게 분할하여 훈련을 시행할 수 있고, 그때는 준비에 대한 구두지시는 그대로 이용할 수 있다.
- 옆으로 걷기 때 순수한 벌림을 희망하고 있는 경우는, 골반의 올림이나 당겨 올리기는 일어나지 않도록 한다!

▶

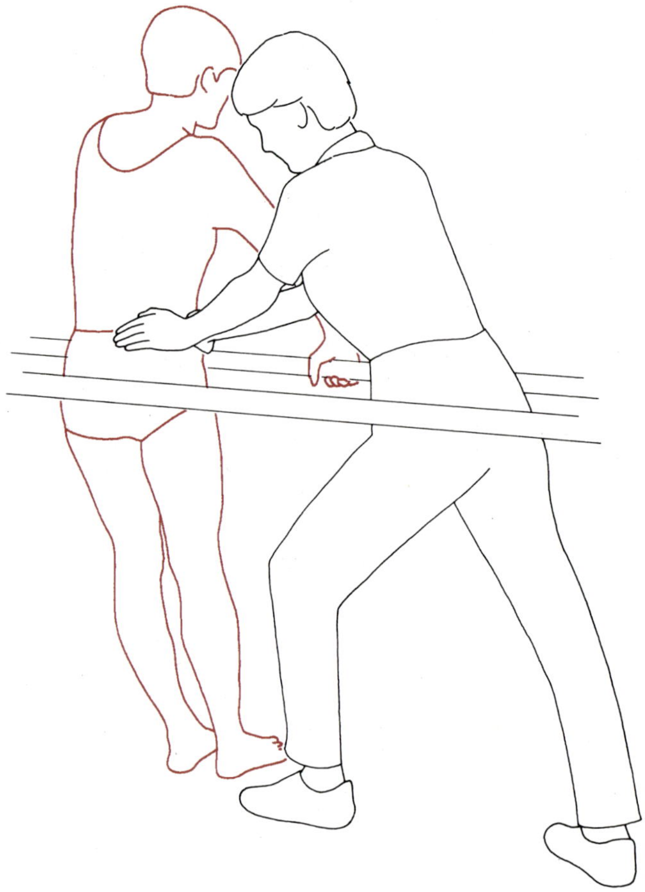

그림 8-46 다리를 가지런히 한 형태로부터의 옆으로 걷기. 한걸음을 위한 *"stretch"*

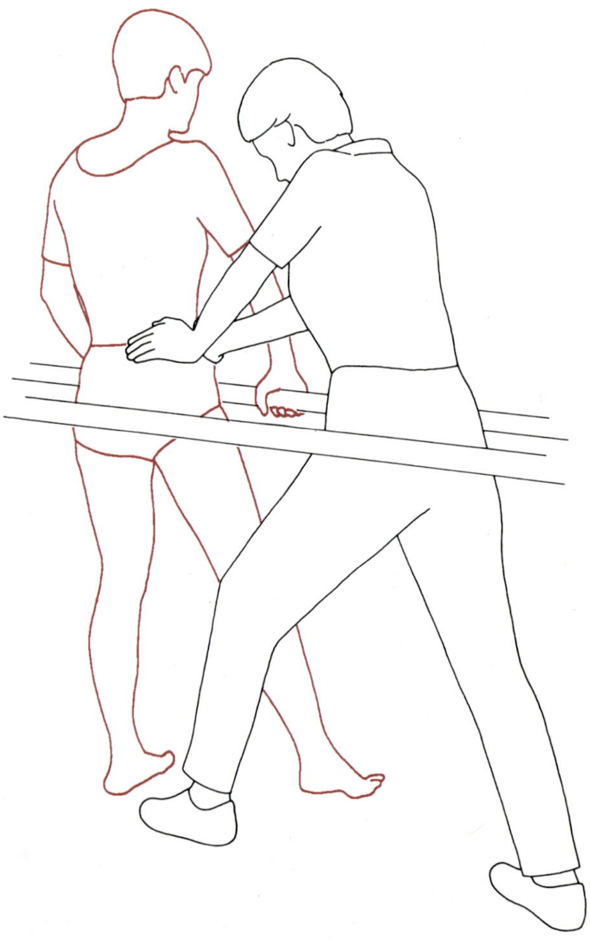

그림 8-47 다리를 가지런히 한 형태로부터의 옆으로 걷기(계속). *유각다리의 벌림*

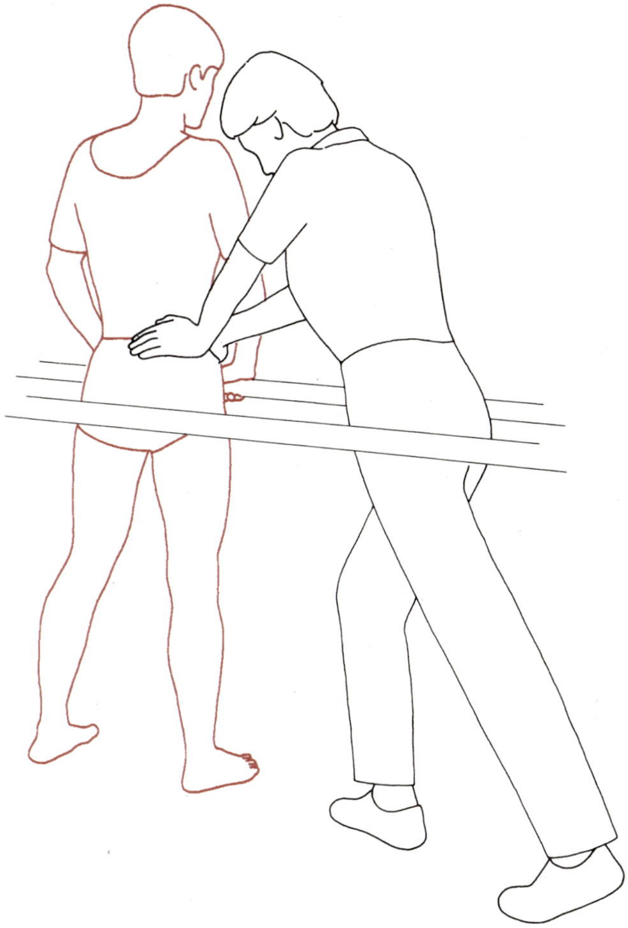

그림 8-48 다리를 가지런히 한 형태로부터의 옆으로 걷기(계속). *양 다리를 선 자세와 새로운 입각에 대한 체중이동*

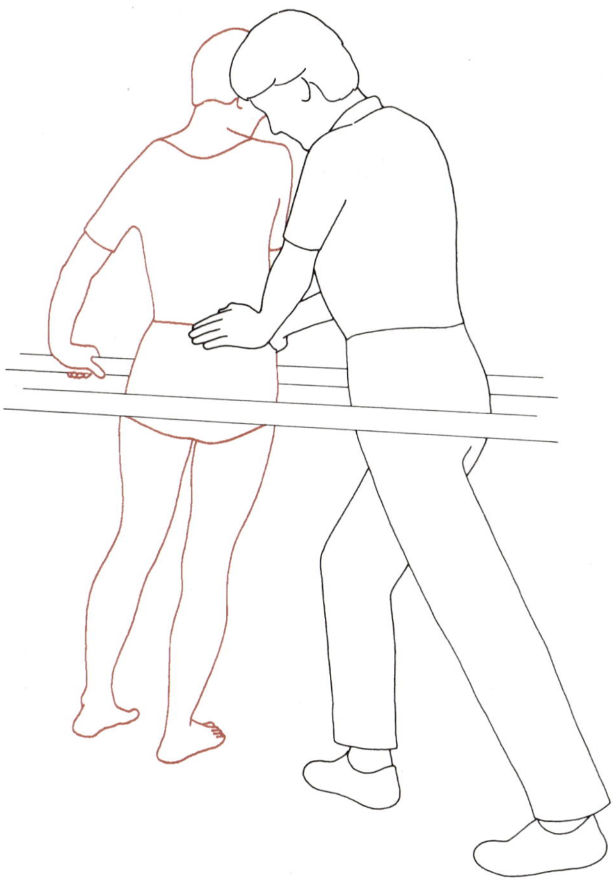

그림 8-49 다리를 가지런히 한 형태로부터의 옆으로 걷기(계속). *일자보행, 유각다리의 모음*

▶

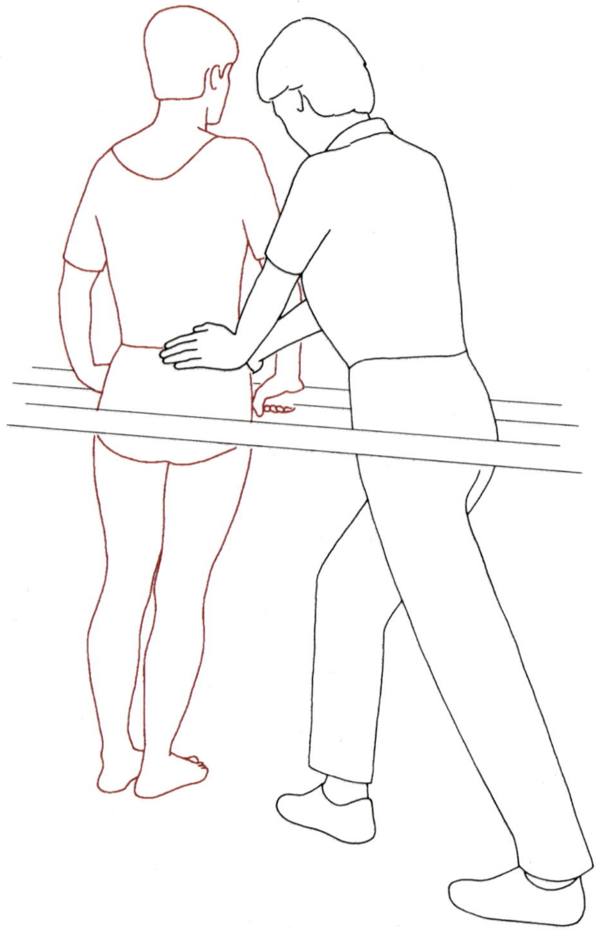

그림 8-50 다리를 가지런히 한 형태로부터 옆으로 걷기(계속). *양 다리에 의한 선 자세.* 압축을 동반하는 지지성과 저항

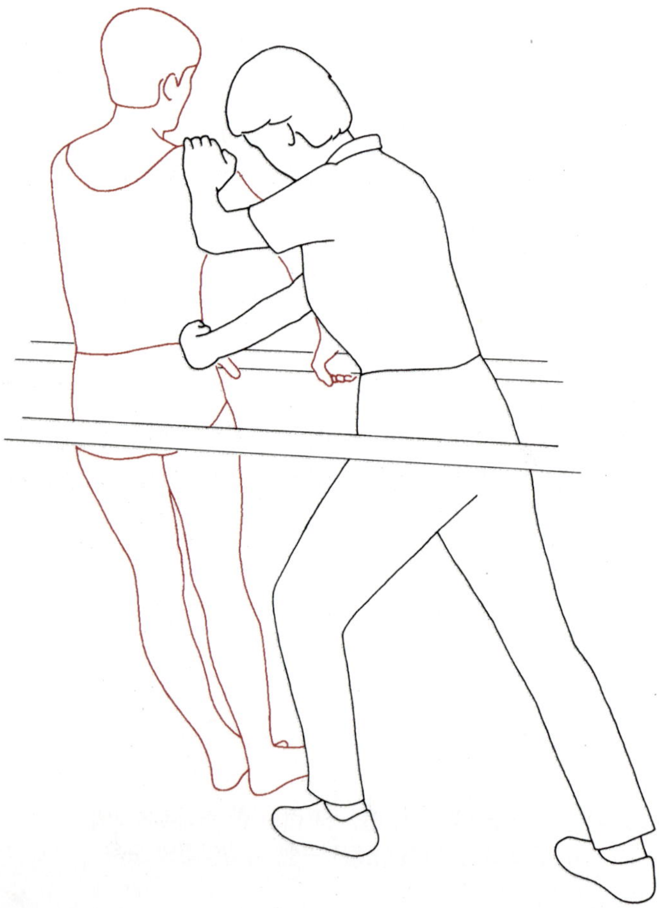

그림 8-51 다리를 가지런히 한 형태로부터 옆으로 걷기(계속). 도수접촉은 골반과 몸통의 조절을 위해 어깨를 만지고, 신장(elongation)하고 있는 시작자세.

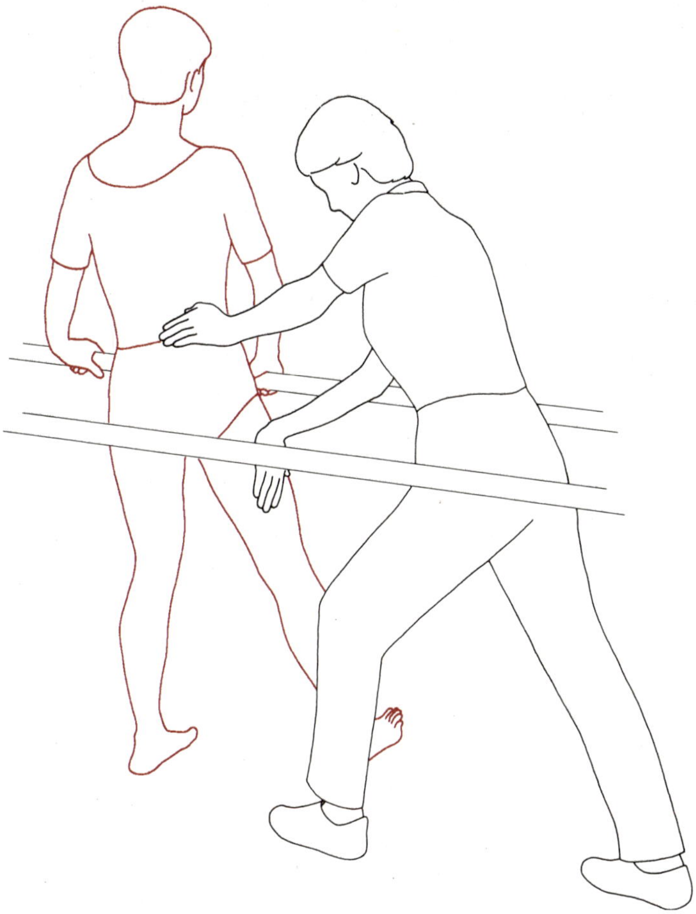

그림 8-52 옆으로 걷기. 도수접촉은 골반과 넓적다리의 옆쪽

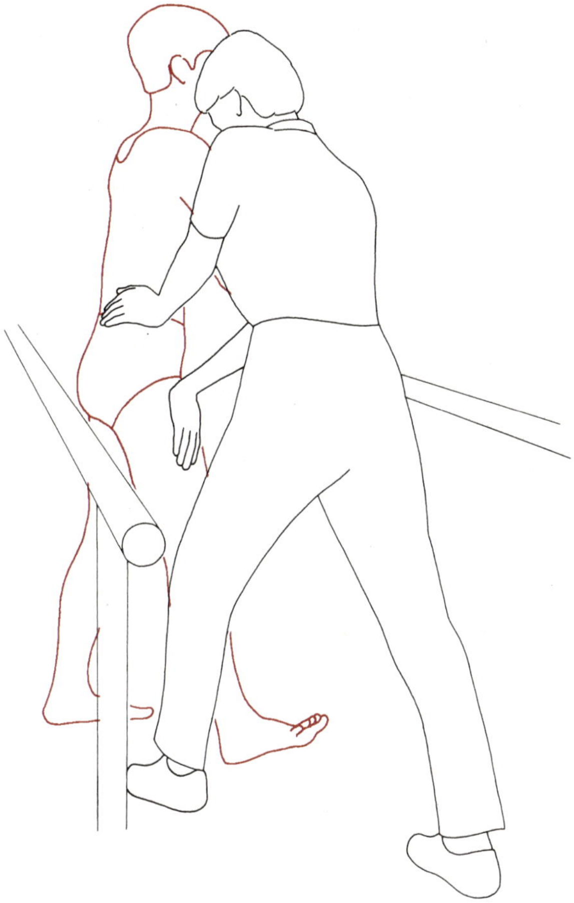

그림 8-53 비스듬히 앞으로 옆으로 걷기. 도수접촉은 골반과 넓적다리의 앞쪽.

▶

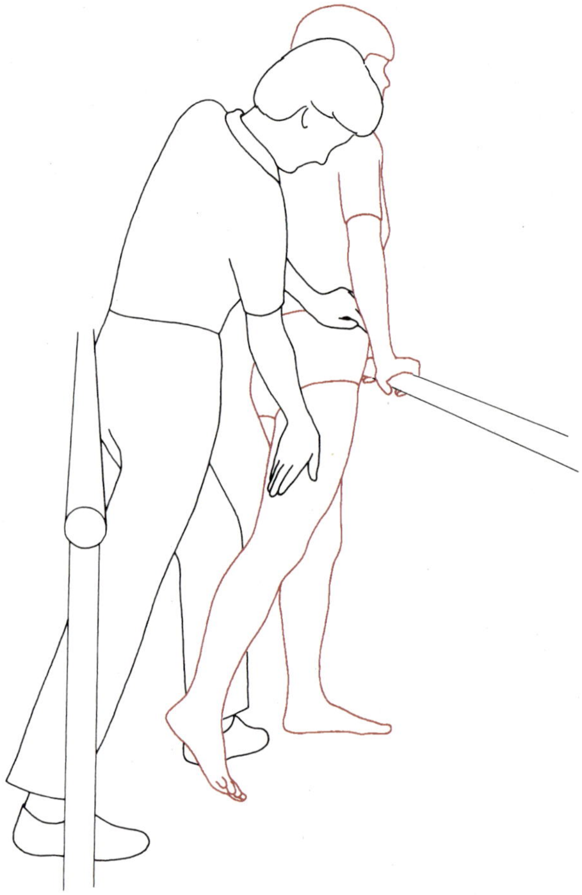

그림 8-54
비스듬히 뒤로 옆으로 걷기.
도수접촉은 골반과 넓적다리의 뒤쪽.

앞 또는 뒤로 발을 교차시킨 옆으로 걷기(교차성 보행)

교차보행에서는 앞 또는 뒤로 양 다리의 움직임을 조합시켜서 훈련할 수 있다.

목적 반대쪽 다리에 대한 활동을 목적으로 한 보행처럼 시행하지만, 유각다리는 교차하여 중간선을 넘어서 접지한다. 이때 하부몸통 회전의 훈련도 시행할 수 있다.

시작자세 *환자 :* 평행봉 내에서 옆으로 향하여 서고, 앞쪽 또는 뒤쪽의 막대를 쥔다.

치료사 : 환자의 대각선 위 비스듬히 앞 또는 뒤로 번갈아 선다.

도수접촉 벌레근 쥐기로 골반의 옆쪽 앞과 뒤를 쥔다.

실시방법 – 신장(elongation)과 필요에 따라서 신장자극(stretch)을 뒤쪽내림 방향으로 가한다 (왼쪽 다리).

동작에 대한 구두지시 "발을 비스듬히 앞으로!"

실시방법 (계속)
- 환자는 적절한 저항에 대항하면서 옆쪽 비스듬히 앞으로 한걸음 내딛는다(왼쪽다리).
- 반대쪽은 신장(elongation)과 경우에 따라서는 뒤쪽내림 방향으로 신장자극(stretch)을 가하고 다음의 한걸음으로 준비를 한다. 그 후, 적절한 저항을 가하고 옆쪽으로 한걸음 내딛는다(오른쪽 다리).

동작에 대한 구두지시 "옆으로 한걸음 내디디시오!"

실시방법 (계속) 왼쪽 다리는 앞쪽내림 방향으로 신장(elongation)되고, 뒤-옆쪽으로 한걸음의 준비를 한다. 그 후, 적절한 저항에 대항하여 한걸음 뒤로 내딛는다.

동작에 대한 구두지시 "뒤로 한걸음 내디디시오!"

실시방법 (계속)
- 오른쪽 다리는 다시 한 번 앞쪽내림 방향으로 신장(elongation)되고, 저항에 대항하여 뒤로 한걸음 내딛는다.

동작에 대한 구두지시 "옆으로 한걸음 내디디시오!"

실시방법 (계속)
- 일련의 동작을 계속하여 원활하게 시행할 수 있도록 한다.

주의
- 몸통은 중간위치!
- 치료사는 환자의 비스듬히 앞과 뒤쪽으로 번갈아 선다.

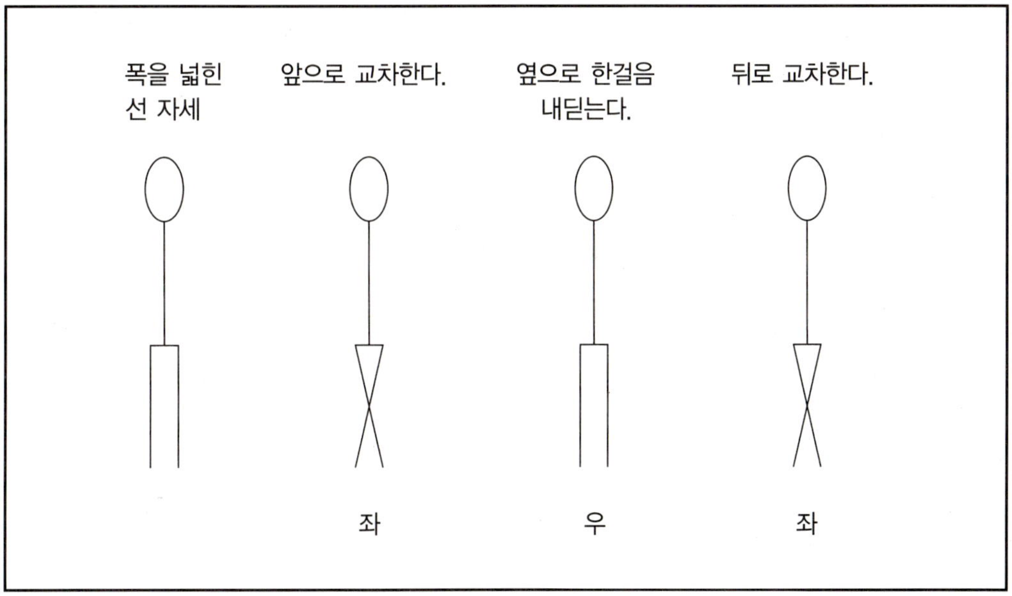

그림 8-55 교차보행

4. 자조기구(지팡이)를 사용한 보행

목적 - 자조기구, 지팡이를 사용하여 하중의 개선
- 지팡이를 사용한 상태에서의 보행패턴의 훈련

처음에는 평행봉 내에서 훈련하며 몸통의 안정성을 유지할 수 있다면, 난이도를 높이기 위해 평행봉 밖에서 훈련을 시행한다. 한쪽에 장애가 있는 경우는 실제의 지팡이의 사용방법을 훈련한다.

시작자세 *환자 :* 평행봉 내에 서서 한손으로 막대를 잡는다. 반대쪽으로 지팡이를 든다.

치료사 : 한걸음 앞으로 내디딘 상태에서 환자의 앞에 선다.
(변화법 : 환자가 큰 경우는 환자의 뒤쪽에 선다)

도수접촉 한쪽은 골반 위모서리로, 한쪽은 지팡이를 쥔다.

실시방법 - 선 자세에서 지팡이를 쥔 상태에서 안정성훈련을 시행한다.
- 골반에 대한 신장자극(stretch)을 동반하여 유각다리의 준비를 한다.
동시에 지팡이를 들고 있는 쪽은 지지성을 유지한다.
- 지팡이를 들고 하는 전방보행. 처음에 저항에 대항하여 지팡이를 앞으로 이동하는 것을 학습한다.

동작에 대한 구두지시 "지팡이를 앞으로!"

실시방법 (계속) - 마비 쪽 골반에는 뒤-아래 방향으로 신장(elongation)과 경우에 따라서는 신장자극(stretch)을 실시한다. 그 후, 그 다리는 저항에 대항하여 앞으로 이동한다.

동작에 대한 구두지시 "앞으로 한걸음 내디디시오!"

실시방법 (계속) - 처음의 바닥 접지 시에 빠른 압축과 마비 쪽 골반에 저항을 가한다. 이 강조는 비마비 쪽 다리가 전진운동을 시행하고 있는 동안, 유지하여 둔다. 이 앞으로 이동을 통해서 방산(irradiation)이 촉진된다.

동작에 대한 구두지시 - "서 있으시오!" (입각다리에 대한 압축)
- "더 앞으로!" (입각다리가 중간위치가 될 때까지 압축을 유지한다).
- "반대쪽의 발을 내디디시오!" (반대쪽의 유각기)

주의 환자가 지팡이에 몸을 의지하고 있는 것 같은 경우, 마비 쪽으로 하중을 강조하여 개선한다.

보행양식 보행양식은 아래와 같이 난이도에 맞춰서 실시한다.

- **3점 보행**

– 지팡이를 앞으로
– 마비 쪽 다리를 앞으로
– 비마비 쪽 다리를 앞으로

- **4점 보행**

– 지팡이를 앞으로
– 반대쪽의 다리를 앞으로
– 반대쪽의 지팡이를 앞으로
– 또 한쪽의 발을 앞으로

- **2점 보행**

변화(variation) a) 1. 양쪽의 지팡이를 앞으로
2. 양다리를 뛰어오르는 것처럼 앞으로 흔들어 내딛는다.
변화 b) 1. 한쪽의 지팡이와 한쪽의 다리를 앞으로
2. 반대쪽의 지팡이와 다리를 동시에 앞으로

훈련의 난이도를 높이는/다른 환경 하에서 보행훈련 평행봉 내에서의 보행훈련 후는 평행봉의 밖에서 훈련을 시행한다. 아래의 방법이 가능하다.

– 평행봉 밖, 고른 땅 보행
– 고르지 못한 땅(예를 들면, 계단, 문지방, 잔디밭, 자갈밭 등)
– 경사
– 연석(curb)과 언덕
– 자연 속에서

주의 평행봉 밖에서 훈련할 때는 환자가 균형을 상실하지 않도록 하기 위한, 도수자극은 최소한으로 해야 한다. 이상의 이유로부터 신장자극(stretch)과 저항은 매우 적게 가한다. 압축은 빠른 압축 또는 지속적 압축을 조합하여 많이 사용된다.

▶

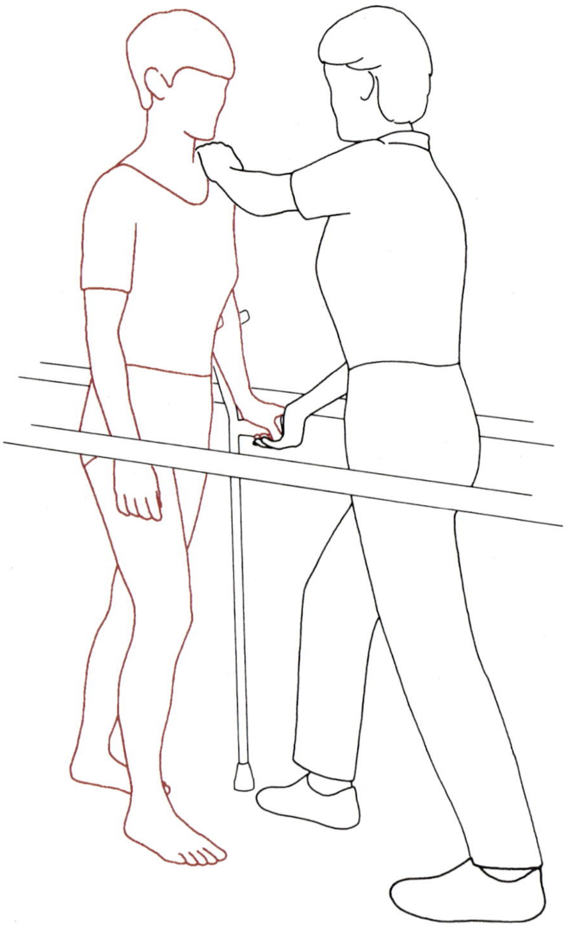

그림 8-56 지팡이보행. 안정성훈련.
도수접촉은 지팡이와 어깨

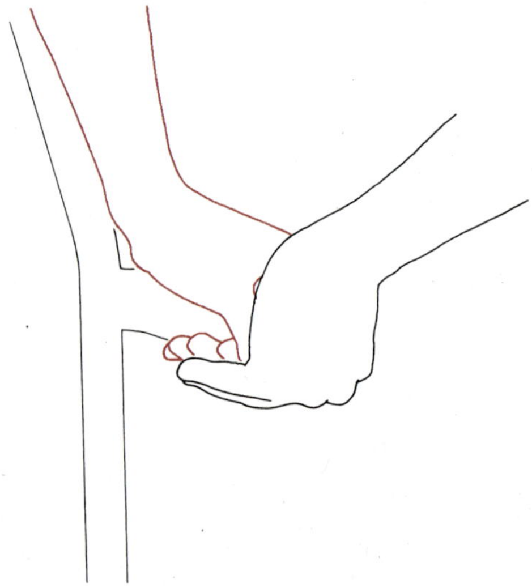

그림 8-57 지팡이보행(계속).
지팡이에 대한 안정성훈련 시 쥐기의 상세.

그림 8-58 지팡이보행(계속).
골반에 압축을 가한 상태에서 마비 쪽 다리에 체중이동.

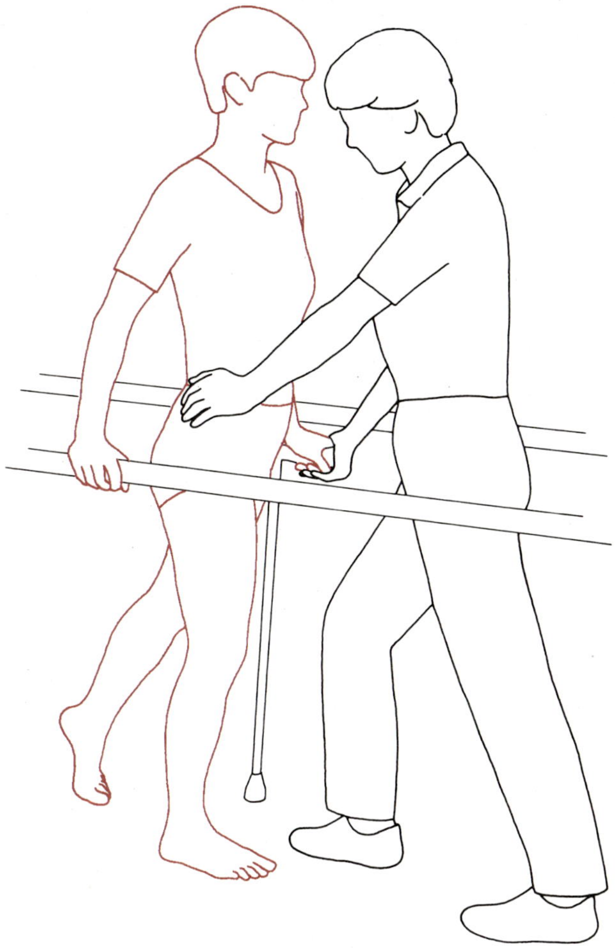

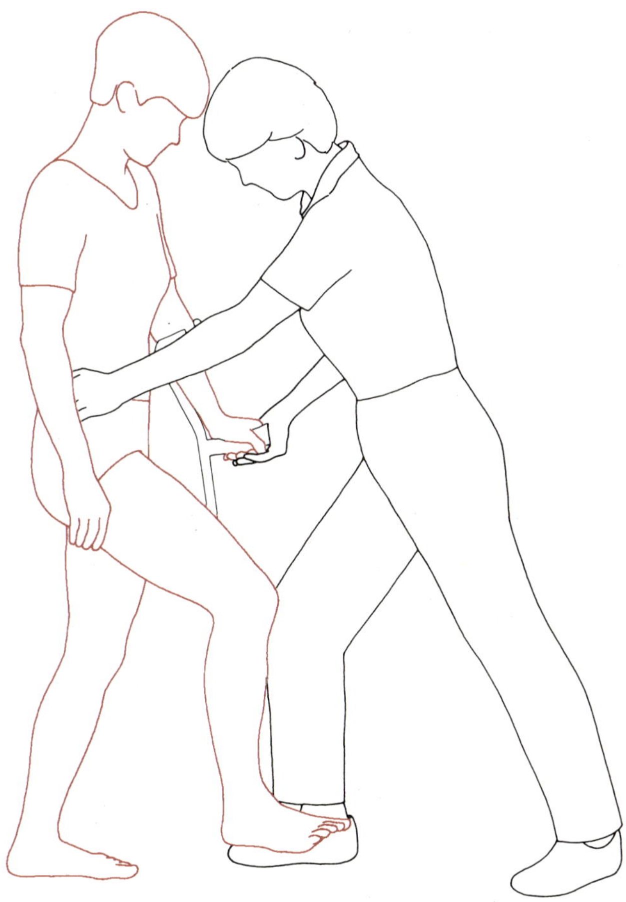

그림 8-59 지팡이보행(계속). *지팡이 하나에 의한 평행봉 밖 보행.*

5. 계단 오르내리기

계단 오르내리기는 지팡이를 들고 그리고 지팡이 없이 하는 것이 가능하다.

시작자세 *환자 :* 계단 앞의 바닥 위에 서서 한쪽 손으로 난간을 쥔다. 경우에 따라서는 반대쪽의 손으로 지팡이를 쥔다.

치료사 : 발을 한걸음 앞으로 내디딘 상태에서 대각선의 연장선상, 환자의 뒤쪽에 선다.
(변화법 : 환자에게 더 안정감을 주고 싶은 경우, 환자의 앞에 선다.)

도수접촉 양쪽 골반 위모서리

실시방법 다양한 발의 위치에서의 안정성과 균형훈련
발의 폭을 넓힌 선 자세. 한걸음 앞으로 내디디어 계단 위에 발을 놓은 상태.
마비 쪽과 비마비 쪽을 교대로 시행한다.

동작에 대한 구두지시 "멈추시오!" "선 채로 있으시오!"

실시방법 (계속) **계단 오르기**
처음에는 지팡이는 바닥에 짚은 채로 한다. 신장(elongation), 경우에 따라서는 신장자극(stretch)을 위해 비마비 쪽 다리의 골반을 수동적으로 뒤쪽내림을 한다.
환자는 적합한 저항에 대항하여 골반을 앞-위쪽(앞쪽올림)으로 움직이고, 다리를 올려 발을 계단 위에 올려놓는다. 바닥 접지 후, 바로 골반에 압축을 가한다. 지팡이는 그 후, 적합한 저항에 대항하여 들어 올려 계단 위를 짚는다.
마비 쪽 골반은 동시에 신장(elongation), 경우에 따라서는 신장자극(stretch)을 위해 뒤쪽내림을 시킨다. 환자는 적합한 저항에 대항하고, 골반을 앞-위쪽(앞쪽올림)으로 움직이고, 다리를 올려 발을 계단의 같은 층계 위에 올려놓고, 바닥 접지 후 바로 골반에 압축을 가한다.

계단 내려오기
지팡이는 처음에 한 단 아래의 층계에 짚고 마비 쪽의 다리를 올려 아래의 층계에 발을 내린다. 비마비 쪽은 쫓아간다. 필요에 따라서 신장(elongation), 신장자극(stretch), 저항과 압축을 이용한다.

주의 계단 오르내리기에는 아래의 것을 이용할 수 있다.
- 신장자극(stretch)
- 압축
- 저항
- 환자가 다른 방법으로 계단 오르내리기를 시행하고 싶다고 생각하고 있는 경우, 환자의 안전이 유지된다면 도수자극을 가하여 그 방법을 시도하는 것도 가능하다!
- 가능한 한, 통상의 방법으로 계단 오르내리기를 하는 훈련을 시행한다.

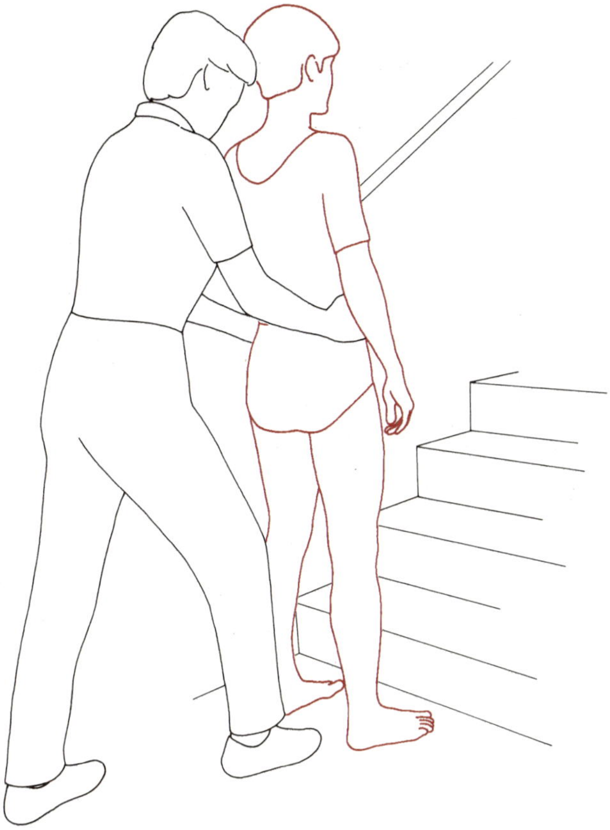

그림 8-60 강한 쪽의 팔로 난간을 잡고 발의 폭을 넓힌 상태에서 **안정성훈련**.

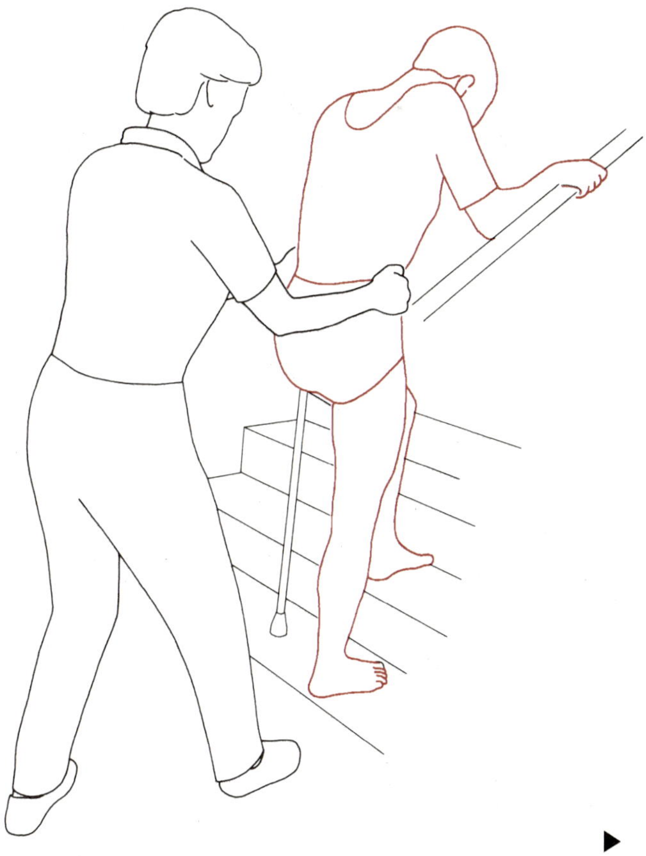

그림 8-61 지팡이를 들고 약한 쪽의 팔로 난간을 잡은 상태에서 **계단 오르기**.
강한 쪽의 다리를 먼저 위 층계에 올려놓는다.

▶

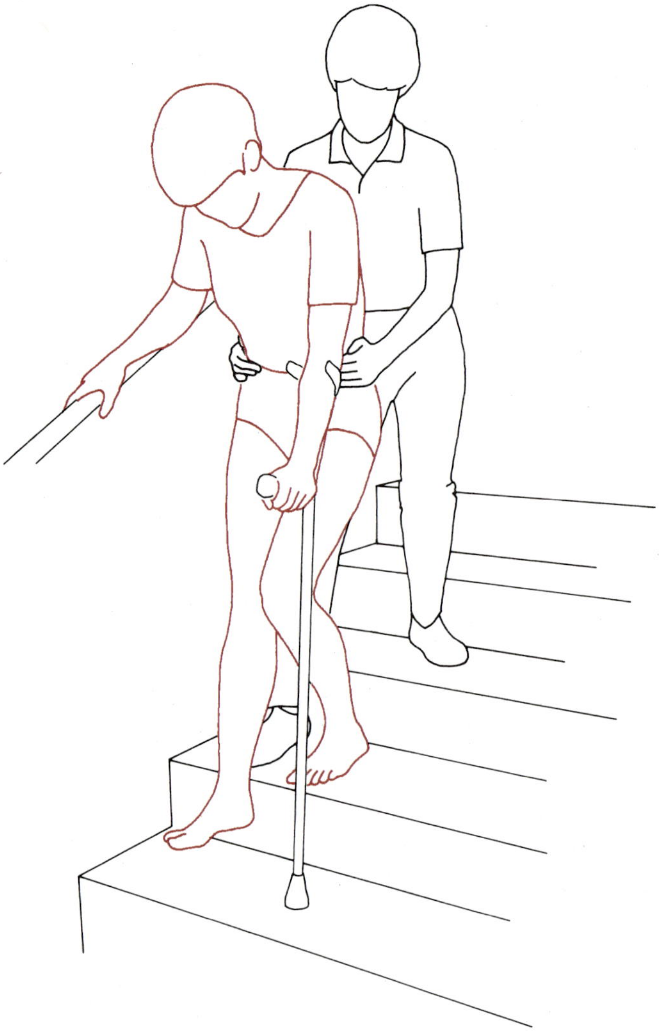

그림 8-62 지팡이를 들고 약한 쪽의 팔로 난간을 잡은 상태에서 **계단 내려가기**
마비 쪽 다리를 먼저 위의 층계에 올려놓는다.
치료사는 환자의 뒤에 선다.

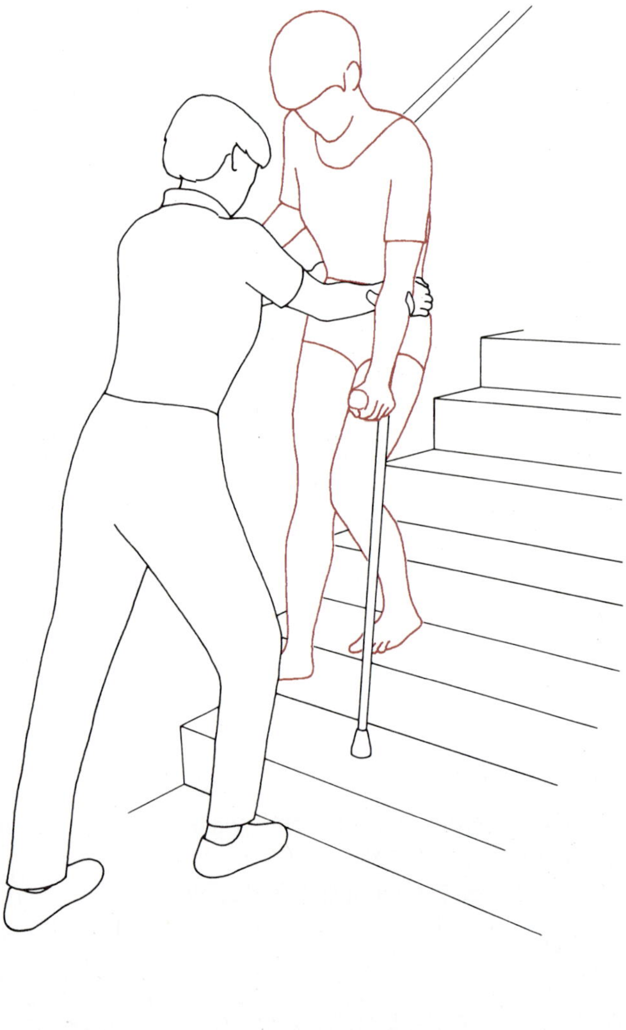

그림 8-63 계단 내려가기(계속)
치료사는 환자의 앞에 선다.

8.4 환자의 분류

환자의 그룹 나누기에서는 마비의 방법과 기능장애를 고려하여 이론적인 소개를 한다. 여기서는 아래의 그룹으로 나누고 있다.

- **한쪽에 장애가 있는 환자**
- **양쪽에 장애가 있는 환자**
- **경직이 있는 환자**
- **실조환자**
- **(보행 시에) 통증을 동반하는 환자**

한쪽에 장애가 있는 환자(예 : 절단, 고관절증, 편마비)

보행훈련의 방법에서 소개한 편마비가 있는 경우의 훈련방법을 사용하는 것이 가능하다. 이들의 훈련은 다양한 환자에게 사용할 수 있고, 정형질환이 있는 환자에서도 중추질환 환자의 훈련방법을 그 환자에게 응용하고 훈련의 중요점을 바꿔서 시행할 수 있다. 이 그룹에서의 과제는 체중이동, 지지성, 균형과 골반의 조절불량인 경우가 많다.
아래에 의족(prosthetic foot)의 경우의 예를 소개한다.

의족환자의 과제

목적
- 의족 선 자세에서의 안정성과 균형
- 입각기의 연장
- 골반의 조절

보행훈련 시 중요점

- 치료테이블에서 의족이 아닌 쪽, 절단 끝, 몸통, 양팔의 근력강화
- 안전하게 의족 쪽의 임의의 자세를 취할 수 있도록 절단하여 있지 않은 쪽의 선 자세를 훈련한다.
- 의족 발 부분을 다양한 위치에 놓고 다른 부하에 의한 안정성훈련, 체중이동과 부하 및 동적인 골반의 조절을 준비한다.

- 임시 의족으로 훈련한 것처럼 본 의족으로도 선 자세, 체중부하훈련을 시행한다. 체중부하, 엉덩관절 · 무릎관절의 폄은 한걸음 앞으로 내디딘 상태나 한쪽다리 서기에서도 압축을 가하면서 시행하는 것이 가능하다.

주의
- 종아리절단의 경우 : 무릎관절 폄을 위해 절단 끝을 의족 뒷면에 밀어붙이도록 한다.
- 넓적다리 절단의 경우 : 궁둥뼈결절에 대한 부하와 "의족 내에서 앉는 것"을 학습한다. 보행훈련을 목적으로 골반의 뒤쪽내림을 강조하여 촉진한다.
- 의족 내에서 절단 끝을 뒷면에 밀어붙이도록 하여 무릎관절의 폄을 차단한다(무릎 이음매의 구조에 따른다).
- 보행 시의 골반의 움직임을 훈련한다(특히 유각을 위해 앞쪽올림과 입각을 위해 뒤쪽내림을 강조한다). 신장(elongation), 경우에 따라서는 신장자극("stretch"), 저항과 압축을 가하여 촉진한다(다양한 자세에서 훈련한다).

인공관절의 환자

훈련의 중요점은 환부 쪽 다리에 대한 압축과 한쪽다리 서기를 제외하고 절단의 환자와 거의 같다. 환자가 체중부하를 해도 좋은 경우, 의사와 상의하면서 압축과 한쪽다리 서기의 훈련도 시작한다.

주의
- 관절탈구방향으로 다리, 골반의 운동은 미리 치료테이블에서 훈련한다. 치료테이블, 옆으로 누운 자세에서 골반의 운동을 시행하는 경우, 양다리의 사이에 베개를 끼운다.
- 한쪽다리 서기는 신중하게 훈련한다. 엉덩관절의 금기 회전방향으로 운동이 시행되지 않도록 몸쪽부분의 요소인 골반의 운동을 충분히 고려하면서 시행한다.

양쪽에 장애가 있는 환자(예 : 양다리의 절단, 양다리 골절, 양측마비)

이들의 환자는 선 자세나 보행 시에 지지성이 낮아 효율이 나쁘다. 균형능력저하와 골반 조절의 저하가 흔히 관찰된다.

목적
- 보행 시의 비정상 요소의 개선

보행훈련 시 중요점

실시방법
- 휠체어의 구동 : 매우 중요하며, 환자는 그것을 통해서 자립한 이동이 가능하다.
- 양팔과 상부몸통의 근력강화
- 장구/의족의 착탈을 학습한다.
- 일어서기 때 발의 고정
- 안정성과 균형훈련(경우에 따라서는 "C–position"이라 불리는 엉덩관절의 젖힘(과신전)을 동반한다).

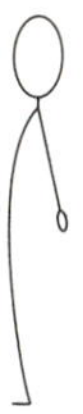

"C–position"(이 자세는 양측마비의 환자에게 효과적이다) :
신체 장축보다 골반이 앞이고 어깨가 뒤, 또는 그 연장선상. 환자는 이 "C–position"으로 지지하는 것, 재차 그 자세로 되돌아가는 것을 학습한다. 양손은 평행봉을 잡거나 가능하다면 손을 뗀다.

도수접촉 : 골반, 어깨, 머리, 양손

주의 : 폄근군과 자세반사의 촉진에 압축을 많이 사용한다.

- *전방보행을 위한 준비* : 양손을 사용한 동적인 골반의 운동
- *보행양식별 훈련*
  a) 손까지의 휘두름(swing)(손의 위치까지 뛰어오르는 것처럼 하면서 전진한다) : 머리의 굽힘에 의해서 운동을 유발한다.
  b) 내밀어 흔들기에 의한 보행(손을 넘어서는 위치까지 뛰어올라 전진한다) : 머리의 굽힘에 의해서 운동을 유발한다.
  c) 4점 보행 : 골반, 경우에 따라서는 골반의 번갈아 하는 올림에 의한 운동의 유발. 허리네모근이 기능하고 있지 않은 경우, 운동은 머리 또는 몸통의 강한 옆굽힘을 사용하여 동작을 시행한다.

강직(rigidity)이 있는 환자
(예 : 강직, 고령의 환자, 경직된 환자, 파킨슨병환자)

이들의 운동의 개시나 보행 시 리듬에 문제가 있는 경우가 많다. 가동성이나 운동에너지가 결여되고, 골반이나 몸통의 회전과 보행 시 팔의 흔들기(상반보행이라 불린다)가 감소하여 있다. 한걸음의 길이가 감소하고 보행속도가 저하하여 발바닥 전체 면으로 초기의 바닥 접지를 하여 안전한 면을 확보하고 있는 경우도 많다. 방향전환이나 도중에서 멈추는 것도 곤란하다.

목적 보행 시 아래의 요소를 개선한다.
- 골반운동의 리듬과 조절
- 운동개시
- 운동의 변환과 종료
- 팔의 흔들기
- 상반성 보행

보행훈련 시 중요점

한쪽에 문제가 있는 환자의 임상적인 훈련은 이완, 리듬과 동적인 훈련이 중요점이 된다. 이때는 운동의 유발, 변환능력 등을 촉진하기 위해 "율동적 개시(rhythmic initiation)", "동적 반전(dynamic reversal)", 경우에 따라서는 "반복신장(repeated stretch)"을 사용하는 경우도 있다. 치료의 효과가 나타나 있는 경우, 가능하다면 평행봉 밖에서 환자에 적합한 환경하에서 훈련을 시행하는 것이 중요하다.

시작자세 *환자 :* 평행봉 밖에서 폭을 넓힌 선 자세나 한걸음 앞으로 내디딘 자세

치료사 : 환자의 앞, 대각선상, 한걸음 앞으로 내디딘 상태로 선다.
(변화법 : 환자의 앞에 섬으로써 운동을 방해하고 있는 경우는 환자의 뒤에 선다).

도수접촉 골반 위모서리
(변화법 : 다리를 들어 올려 전방보행을 촉진하고 싶은 경우는 궁둥뼈결절)

실시방법 - 골반운동의 교육 : "율동적 개시"를 사용하고, 처음에는 수동적, 그 후 능동보조, 그리고 적절한 저항에 대항한 능동운동을 시행한다.

준비/동작에 대한 구두지시
- "골반을 나에게 움직여주시오!" (목적 : 이완, 수동적 운동)
- "조금만 거들어주시오!" (목적 : 능동보조운동)
- "조금 더, 거들고/미시오!" (목적 ; 능동운동, 경우에 따라서는 저항에 대항하여)

실시방법 (계속) - 골반의 능동운동은 신장(elongation), 경우에 따라서는 신장자극(stretch)을 사용해서 촉진하는 것도 가능하다.

동작에 대한 구두지시 "1-2-3-4"
(1-2-3일 때 : 뒤쪽내림 방향으로 신장(elongation)을 하고, 수동/능동으로 앞쪽올림을 한다.
4일 때 : 골반이 능동운동으로 위로 밀려 올라갈 때 필요에 따라서 신장자극(stretch)을 가한다).

실시방법 (계속) – *전방보행의 학습 :* 여기서는 이제까지 앞에서 언급한 훈련을 시행하는 것이 가능하다. 부가적으로 유각을 훈련하는 경우도 있다.

준비에 대한 구두지시 앞에서 언급한 대로 추가하여 : “한걸음 앞으로!”

준비에 대한 구두지시 “1–2–3– 한걸음 앞으로!”
[1–2–3일 때 : 뒤쪽내림 방향으로 신장(elongation).
한걸음 앞으로 일 때 : 필요에 따라서 신장자극(stretch)을 가하고 한걸음 앞으로 내딛는다]

실시방법 (계속)
- *정지와 방향전환 훈련 :* 이들의 훈련에 압축을 이용한다.
- *팔 흔들기의 촉진 :* 보행 시 팔의 흔들기를 보조 또는 저항을 가하기 위해 도수접촉은 어깨에 한다.
- *상반성 보행 :* 골반과 어깨뼈의 반대방향으로 운동을 촉진한다. 이 훈련은 선 자세, 보행 시 시행하는 것이 가능하고 치료테이블이나 앉은 자세에서 준비하는 것이 가능하다.

주의
- 전방보행을 할 때 치료사는 아래팔로 환자의 골반을 정중위치로 유지하고, 엉덩관절의 폄을 보조하기 위해 환자의 뒤쪽에서 바퀴달린 의자(roller chair)에 앉아서 훈련하는 것이 가능하다(그림 8–33 참조).
- 보행훈련 전에 매트, 치료테이블 또는 의자에 앉은 자세에서 준비를 해둔다.

실조(ataxia)가 있는 환자

이 환자는 중추신경이나 고유수용감각으로부터의 정보에 장애가 있고 협응성이나 감각에 문제를 갖고 있다. 이 종류의 환자 모두가 작은 동작이나 지표 위를 이동하는 등에서 기능적인 장애를 갖고 있다.
(중추부의) 운동조절과 선 자세 때나 보행 시 안정성이나 평형반응이 저하하여 있다. 보행양식은 한걸음의 길이도 다양하고 골반이나 몸통의 회전이 적기 때문에 불안정하고 동요가 심하며 발의 폭이 넓어져 있다. 유각은 엉덩관절, 무릎관절, 발목관절의 협응성이 낮아 휘돌림(circumduction)을 하도록 되어있다. 발은 이 유각의 움직임 때문에 입각기에 밀려 올라가고 조절이 불충분하여 소리를 내면서 접지한다.
입각기에 체중이 발끔치에 걸려 있는 경우가 많다.
발가락은 바닥에 접지하여 있지 않거나 위로 올라가 있어 선 자세에서의 감각이나 균형저하의 원인으로 되어 있다. 입각기의 안정성 저하 때문에 엉덩관절의 폄이 적고 무릎은 젖혀져(과신전) 있는 일이 많다.

목적 – 안정성
– 균형훈련
– 몸통의 안정성을 유지한 상태에서 체중이동
– 조절된 골반운동
– 입각기의 중력중심의 변화와 그것을 통해서 발가락의 바닥 접지의 개선
– 엉덩관절 폄의 촉진
– 무릎관절 굽힘의 촉진

보행훈련의 중요사항

한쪽에 문제가 있는 환자의 치료와 마찬가지로, 안정성(정적 근육활동)과 운동조절(동적 근육활동)에 중요점을 두고 시행한다. 이때 적절한 기법을 사용한다.
환자는 고유수용기, 외수용기 자극을 강조하고, 치료사가 발가락의 상태로 관찰할 수 있도록 가능한 한 맨발로 보행한다.

실시방법 – 선 자세에서 다른 발의 위치에서의 안정성과 균형훈련. 처음에는 큰 지지기저면에서 시행하고 그 후, 지지기저면을 작게 하여간다.
도수접촉은 골반, 어깨와 머리를 단독 또는 조합하여 시행한다.
안정성을 강조하고 싶은 경우에는 압축을 조합시킨다. 적합한 치료방법, 기법은 "안정적 반전"과 "율동적 안정화"(정적 반전)이다.
– 전방보행의 준비로서 선 자세에서 다른 발의 위치로 동적인 저항을 동반하는 균형훈련을 시행한다. 이 훈련은 몸통의 지지성을 유지한 상태에서 실시한다.
– *골반운동 조절의 학습* : 여기서는 하나의 예로서, "율동적 개시"를 사용하는 것이 가능하다.
– 입각다리에 체중을 앞으로 이동하여 부하를 가하면 발가락의 바닥 접지가 개선된다.
발가락 굽힘근군은 바닥 접지의 개선을 위해 나눠서 촉진하는 것도 가능하다.
a) 긴 · 짧은발가락굽힘근군을 자극하기 위해 얼음을 사용하는 것도 가능하다(얼음 조각을 만든 얼음의 그릇이나 각얼음(cube ice). 그림 8–64).
b) 다른 시작자세에서 적절한 저항을 가한 발가락굽힘근군의 단독적인 동적 근육활동(누운 자세, 앉은 자세, 선 자세, 그림 8–65)을 시행한다.
c) 선 자세에서 골반에 압축을 가하면서 하는 동적인 발가락굽힘근군의 근육활동의 조합(그림 8–66).
– *보행 시 엉덩관절 폄의 촉진*.

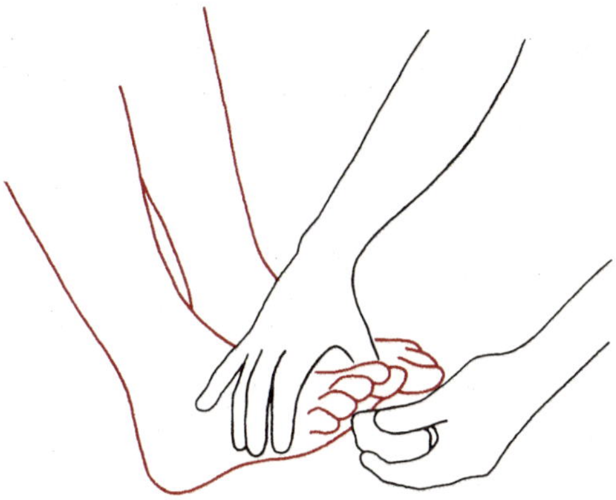

그림 8-64
얼음에 의한 발가락 굽힘근군에 대한 자극

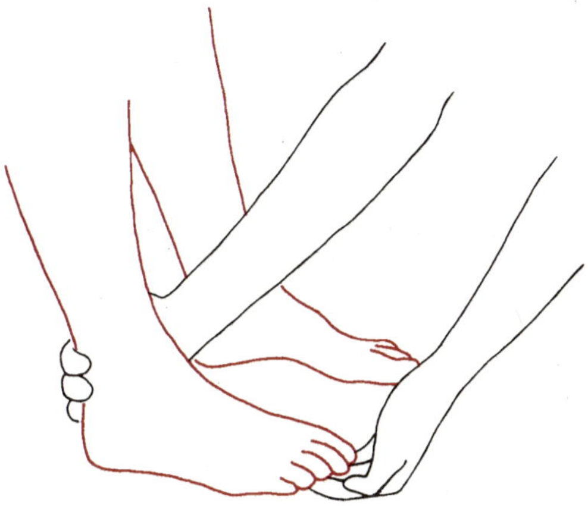

그림 8-65
발가락굽힘근군의 능동운동에 의한 동적인 근육활동

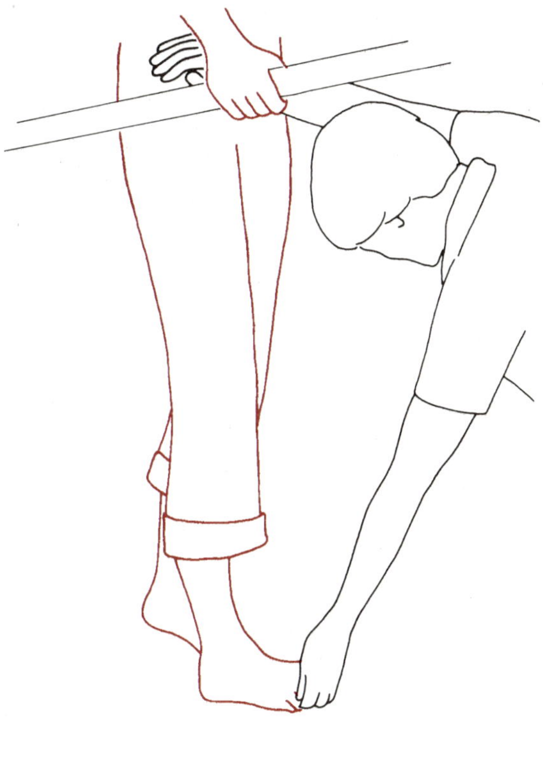

그림 8-66
선 자세에서 안정성훈련, 압축과 발가락굽힘근군의 능동운동의 조합

치료침상에서 준비

- 필요에 따라서 이상보행에 의해서 단축하여 있을 가능성이 있는 넙다라근막긴장근이나 엉덩관절 폄근군을 이완시켜 신장한다.
  기법 : 예 – 수축–이완(contract–relax)
  – 유지–이완(hold–relax)
- 엉덩관절 폄근군의 근력저하가 있는 경우는 근력강화
  기법 : 예 – 반복수축(repeated contraction)
  – 동적 반전(dynamic reversal[구 : 느린 반전(slow reversal)]

선 자세, 보행 시 훈련

- 한쪽 발 서기에서 엉덩관절 폄/젖힘(과신전)의 훈련
- 전방보행 시 높은 스텝에 의해서 "과장된 스텝"
- 치료사는 환자의 뒤쪽에서 바퀴가 달린 의자에 올라타고, 아래팔을 사용하여 환자의 골반을 정중위치로 유지하고, 이것을 통해서 엉덩관절의 폄을 시행한다(그림 8–33).
- 젖힘(과신전)을 강조하기 위한 뒤로 걷기(큰 한걸음).

통증을 동반하는 환자(보행 시)
(예 : 관절증, 요통, 무릎 · 엉덩관절 수술 후)

통증이 있는 환자는 보행양식이 변화하고 있는 일이 많다. 바닥 접지 시 발이나 무릎관절에 대한 충격이 가해지는 것 같은 걷기방법을 하고 있는 경우도 많다. 또한 입각의 발목관절에서 구르기 운동이 적어져 있는 경우가 많다.

목적 부하 시 충격과민을 개선

보행훈련 시 중요사항

- 한쪽에 문제가 있는 환자는 아래의 것을 이용하여 훈련을 시행한다.
- 치료침상을 이용해서 준비를 할 때 치료개념을 사용하여 통증이 있는 부위에서부터 먼 활동부터 시작한다(필요에 따라서 얼음을 사용한다! 제3장 "통증 치료의 관점에서" (56쪽) 참조).
- 보행보조기구를 사용한 하중면제
- 통증을 제거하기 위한 장구
- 발목 · 무릎관절의 운동을 강조한다. 부하가 몇 개의 관절에 분산되어 원활한 보행이 가능해지도록 발목관절의 구르기 운동을 강조한다. 몸통의 움직임은 발가락과 발목관절의 운동에 의해서 강조한다. 평행봉 내에서 한걸음 앞으로 내디딘 상태에서 강조한 발가락, 발목관절의 움직임을 준비한다.
- 통증이 유발되는 경우는 안정성 · 보행 훈련 시 압축(approximation)은 시행하지 않는다!

- 골반과 어깨뼈를 반대방향으로 회전하여 상반보행을 강조한다(**주의** : 요통이 있는 경우는 주의하여 시행한다).
- 필요에 따라서 발꿈치나 신발창, 신발에 "구르기를 돕는" 것을 사용한다(이 단원 "5 보행을 위한 자조기구" 참조).
- 필요에 따라서 신발 안에 부드러운 신발창이나 높이보정을 사용한다.

8.5 보행을 위한 자조기구

PNF의 치료에서는 보행 시 관절의 안정성을 획득하기 위해 보조기를 사용해서 시행하는 경우도 많다. Margaret Knott는 보조기를 사용함으로써 조기에 보행을 재개하는 것이 가능해지고, 환자에 대한 긍정적인 영향을 줄 수 있다고 생각하고 있었다. 치료 결과, 가능하다면 보조기를 제거하는 일도 있다.

- 보행보조기구(보행기, 지팡이)
- 보조기
- 발꿈치와 발바닥의 높이보정

보행보조기구

보행보조기구는 환자에게 밖으로부터의 안정성이나 양호한 자세를 제공하는 것이 가능하다. 보행 시 지지기저면이 커지는 것을 통해서 균형은 유지하기 쉬워지고 다리는 하중이 면제된다. 중요한 것은 보행보조기구에 바르게 하중을 가하고, 최적의 사용방법으로 사용하는 것이다. 이렇게 함으로써 환자에게 도움이 된다.

지지기저면을 확대하기 위해서나 안전성을 확보하기 위해서 다양한 보행보조기구가 있다.
- 지팡이
- 로프스트랜드장(lofstrand' s crutch)
- 목발(겨드랑이에 압력이 걸리기 쉽기 때문에 사용빈도는 낮다)
- 3점 또는 4점 지팡이(3점은 불안정한 경우도 많다)
- 보행기(예 : 캐스터 부착, 실버 카)

보행보조기구는 환자의 상태에 따라서 선택한다(예 : 안정성의 정도나 지지기저면의 넓이 등).

환자의 안전성이 개선되어 지지기저면이 작아져도 문제없이 시행할 수 있는 경우는 보조기구를 제거해간다.

보행보조기구를 사용한 훈련은 평행봉 내에서의 몸통의 안정성훈련부터 시작한다. 선 자세나 다리를 한걸음 앞으로 내디딘 상태에서 골반의 동적인 훈련을 시행하고 그 후, 보행훈련을 시행한다.

임상적인 훈련방법과 난이도를 높이는 방법은 "자조기구(지팡이)를 사용한 보행(388쪽)"에서 소개한 대로이다.

보조기

보조기는 환자에게 밖으로부터의 안정성과 안전성을 제공한다. 이들에 의해서 보행훈련을 편안하게 시행할 수 있게 되고 환자도 보조로부터 빨리 자립할 수 있다.
불안정한 관절에 보조기를 부착함으로써 보행훈련 시의 압축이나 저항을 시행하기 쉽고 관절의 염좌를 일으킬 가능성이 낮아진다. 이것에 의해서 약한 근육은 보조기내에서 안정성을 획득할 수 있고, 강한 저항을 가할 수 있게 되기 때문에 강한 근육으로부터의 방산이 일어나기 쉬워진다.
이상의 이유로부터 보조기를 보행훈련 시에 장착한다. 그리고 보조기가 없는 상태에서도 훈련하고 밖으로부터의 지지를 서서히 제거하도록 한다.
부위나 장애의 중증정도, 그리고 보행분석에 의해서 보조기를 선택한다.
보조기의 선택지, 양식, 새로운 지능 등이 여러 갈래에 걸치기 때문에 여기서는 몇 가지의 원칙만을 소개한다.

발의 보조기

적응
- 불안정한 발목관절
- 불안정한 무릎관절
- 넙다리네갈래근이나 종아리 근육의 마비(이 경우, 무릎관절을 중간위치로 유지하기 위해 보조기에 의해서 발목관절을 중간위치로 한다).
- 근육긴장의 항진

무릎보조기

적응
- 엉덩관절로부터의 문제에 의한 불안정한 무릎관절
- 발의 보조기에 의해서 충분한 지지성을 얻을 수 없는 경우, 무릎보조기와 조합한다.
- 무릎관절 15° 이상의 젖힘(과신전)이 있는 경우

장하지보조기

적응 위에 보조기로 충분한 지지성을 얻을 수 없는 경우

선 자세 훈련 시 보조 : 평행봉에서의 벨트

엉덩관절과 무릎관절을 가로지르도록 벨트를 장착함으로써 선 자세를 보조하는 것이 가능하다.

적응 보조기가 없이는 불안정한 경우나 보조기에 더하여 필요에 따라서 적응한다.

발꿈치에 대한 높이 보정

엉덩관절과 무릎관절을 가로지르도록 벨트를 장착함으로써 선 자세를 보조하는 것이 가능하다.
보조기가 없이는 불안정한 경우나 보조기에 더하여 필요에 따라서 적응한다.

발꿈치에 대한 높이 보정

적응
- 젖힌무릎((genu recurvatum, 반장슬). 발목관절을 바닥쪽굽힘을 함으로써 무릎관절을 굽히기 쉽게 한다.
- 젖힌무릎을 동반하는 무릎뼈연골증의 경우
- 발끝보행의 경우, 발꿈치에 대한 접지를 촉진하고 종아리세갈래근의 근육긴장을 저하시키는 것이 가능하다.

발꿈치와 신발 밑창의 높이 보정

a) **장애가 있는 쪽**
b) **장애가 없는 쪽**

우선 먼저 (다양한 두께의 널판을) 평행봉 내에 놓고 어느 쪽에 얼마만큼의 높이 보정이 필요한가, 높이 보정을 한 경우, 보행에 어떠한 영향을 주는가를 확인한다.

a) **장애가 있는 쪽**

적응
- 장애 쪽 골반의 위치가 낮은 경우
- 다리길이 차이(1-1.5㎝ 정도의 수정)
- 통증. 예 : 요통이 있을 때, 일시적인 도움이 되는 경우가 있다! (장애가 없는 쪽도 시도해보면 좋다)

b) 장애가 없는 쪽

적응 – 예: 마비 쪽의 유각이 문제가 되는 것 같은 마비나 통증

이것 이외의 신발의 밑창이나 정형화

– **가쪽의 신발밑창**의 높이보정. 말초신경마비 등에 의한 내반이 있는 경우
– **안쪽의 신발밑창**의 높이보정. 무릎관절의 장애 의한 외반이 있는 경우
– **부드러운 신발밑창**이나 발꿈치. 신발의 깔창에 의한 충격흡수. 예 : 다리의 통증이나 요통
– **신발 내 아치를 붙이다.** 발의 구르기를 촉진하기 위해, 다리의 통증이나 요통이 있는 경우. 이것을 신발밑창에 붙이는 것도 가능하다. 예 : "록커즈"라 불리는 특수한 나막신 (Rancho Los Amigos병원, USA)

제 9 장
셀프케어 훈련/“ADL”

9.1 셀프케어 훈련/“ADL”에 대한 치료의 중요한 점

셀프케어 훈련 준비를 위한 훈련

기능분석

9.2 셀프케어 훈련을 위한 임상적인 예

침상에서 동작

이동(transfer)동작

휠체어 조작

구강, 얼굴기능의 촉진

9.1 셀프케어 훈련/"ADL"에 대한 치료의 중요한 점

- 셀프케어 훈련 준비를 위한 훈련
- 기능분석

"ADL"의 정의 일상생활의 기능적 동작("Activities of Daily Living")

목적 환자 각각의 상황 하에서 일상생활동작의 자립과 보조하는 양의 경감.

지지성, 균형, 가동범위, 근력, 협응성과 인지의 개선과 그것을 통해서 위에 목적에 도달하기 위해 기능적 동작을 훈련한다.

셀프케어 훈련 준비를 위한 훈련

- **매트훈련**
  (셀프케어 훈련의 준비는 매트 위에서 훈련을 통해서 기능을 촉진한다.
  예를 들면, 골반의 올림/"브리지(bridge)"과 침대 위에서의 몸 구르기)
- **보행훈련**
  (앉은 자세에서 동작의 예로 휠체어 위에서 동작이나 선 자세에서 지지성)
- **치료침상에서 훈련**
  (기능적 동작에 필요한 근육군을 목적으로 한 훈련. 예를 들면, 식사동작을 위해 팔꿈치의 굽힘을 동반하는 팔의 굽힘-모음-가쪽회전 패턴)

셀프케어 훈련 시 기법과 치료방법

목적	기법과 치료방법(제3장)
- 안정성 (하나의 자세에서 운동시작 전에 시행한다)	- 안정성훈련 - 안정적 반전 - 율동적 안정화(정적 반전)
- 근육의 활성화 (보조나 신장자극(stretch)을 가하여 신체부위에 목적으로 하는 활동을 촉진한다)	- 율동적 개시 - 반복신장 a) 가동범위 시작에서부터의 반복신장 (repeated stretch from beginning of range) b) 가동범위를 통한 반복신장 (repeated stretch through range)
- 근력강화 (근력강화를 위해 운동에 저항을 가하다) (운동조절, 속도, 협응성, 지구력, 원활성과 안전성을 획득하고 "운동프로그래밍"을 재획득하기 위해 운동을 반복한다)	- 등장성의 조합 - 동적 반전 - 반복"신장" a) 가동범위 시작에서부터의 반복신장 (repeated stretch from beginning of range) b) 가동범위를 통한 반복신장 (repeated stretch through range) - 강조의 타이밍 - 율동적 안정화
- 이완(relaxation) (근육긴장이 높은 또는 과도하게 노력하고 있는 근육의 신장과 이완을 위해 근육수축 후의 이완을 촉진한다)	- 수축-이완 - 유지-이완

기능분석

매트훈련이나 보행훈련 등, 다른 기능적 동작처럼 셀프케어 훈련의 치료 전, 치료 중, 치료 후에 평가와 기능적 검사를 하는 것은 매우 종요하다. 이것에 의해서 장기와 단기의 목표를 설정하고 치료의 계획을 세울 수 있다. 이것 이외에 촉진이나 억제에 최적의 도수에 의한 자극을 발견할 수 있다.

목적
- 환자의 “현 상황과 향후”의 상태를 비교 검토한다.
- 환자가 자기 자신의 진보를 인식함으로써 동기부여가 높아진다.
- 나아가는 걸음이 약간인 경우도 치료에 대한 동기부여를 유지한다.
- 다른 환자에게 이용할 수 있도록 하기 위한 경험을 쌓는다.
- 물리치료 효과의 평가

기능적 평가에는 아래의 것이 포함된다.

- 동작의 실시 :
  시행된 동작의 기재 (= 어떻게?)
  자립, 보조를 요함, 불가능
  (예를 들면, 침대 위 동작 : 몸 구르기, 일어나기, 침대 끝으로 이동)
- 필요한 자조기구 (= 무엇을?)
  기술적인 자조기구, 인력에 의한 보조
- 기능에 필요, 중요한 다양한 자세에서 균형의 평가
- 이동(transfer)동작의 수행
  “이동 동작”의 실시 (= 어떻게? 어느 정도의 보조가 필요한가?)
  자립, 보조를 요함, 불가능
  (예 : 옆쪽으로 이동하면서 하는 이동(transfer), 골반에서부터 움직이는 이동, 다리에서부터 움직이는 이동, 자조기구를 필요로 하는 이동방법)
- 휠체어 동작의 평가 (= 어떠한 보조가 필요한가?)
  자립, 보조를 요함, 불가능
  (예, 브레이크 · 발판(footrest) · 팔걸이(armrest) 조작, 자기주행과 방향전환)
- 구강, 얼굴기능의 평가 (예 : 식사동작, 눈, 모방, 이야기하는 기능)

9.2 셀프케어 훈련을 위한 임상적인 예

• **침대에서 동작**

예 : 몸 구르기, 침대 위에서 끝에 걸터앉은 자세, 침대 끝으로 이동, 침대에 출입

• **이동(transfer)동작**

예 : 휠체어 — 침대/하이매트, — 변기, —샤워기, — 욕조, — 자동차, — 마루

• **휠체어 동작**

휠체어가 필요한 환자에게는 휠체어에서의 동작을 빠르게 자립할 수 있는 것이 중요하다. 브레이크 조작, 발판(footrest)의 올리고 내리기, 팔걸이(armrest)의 탈착 등을 처음에 훈련한다. 고른 자면에서의 자기주행, 방향전환, 언덕길, 고르지 못한 지면, 문지방이나 경계석 등도 훈련한다. 이들 훈련의 원칙은 제8장 "보행훈련"에서 보행훈련과 통합해서 소개하고 있다.

• **구강, 얼굴기능의 촉진**

얼굴, 턱, 입, 혀, 인두는 PNF의 원칙, 기법과 운동패턴을 사용해서 촉진된다.
필요에 따라서 얼음에 의한 자극도 가한다.

이것 이외에 중요한 것은
- 몸통 안정성의 훈련
- 팔의 기능훈련(예, 굽힘-모음-가쪽회전)
- 목의 안정성을 포함하는 머리-목의 운동패턴의 훈련
- 호흡훈련

주의 환자 각각이 자립한 일상생활동작을 실시함에 있어서 가동성이나 허용범위 등, 개인적인 전제조건이 있다. 셀프케어 훈련에서는 이들을 고려하여 개개의 환자에 상응한 잠재능력을 최적으로 사용하는 것이 중요하다.

셀프케어 훈련의 임상적인 훈련에서는 환자 각각이 시작자세가 다르기 때문에 개별적으로는 소개하지 않았다. 이 때문에 하나의 예로서 훈련의 구성요소를 정리하여 소개하였다.

기능훈련의 일부는 제7장 "매트훈련"과 제8장 "보행훈련"에서 상세한 준비를 기재하고 있다.

침대 위에서 동작

- 침대 위에서 몸 구르기
- 침대에 출입

침대 위에서 몸 구르기

몸 구르기는 몸통의 굽힘 또는 폄을 동반하는 회전에 의해서 수행할 수 있다
(그림 9-1~7 참조)
운동은 몸의 강한 부분부터 시작한다. 이 동작은 매트 위(제7장)나 치료침상 위(제5장)에서 몸 구르기(rolling) 동작을 사용해서 준비할 수 있다.
몸 구르기를 위한 최적의 시작자세를 획득하기 위해 골반을 필요에 따라서 밀어올리고, 옆으로 이동한다. 이 골반의 밀어올리기["브리지(bridge)" 동작]는 침대 위에서 의복의 착탈이나 침대용 변기의 사용 등에도 중요한 움직임이다.

여기서는 몸통의 굽힘을 동반하는 오른쪽으로 몸 구르기를 소개한다.

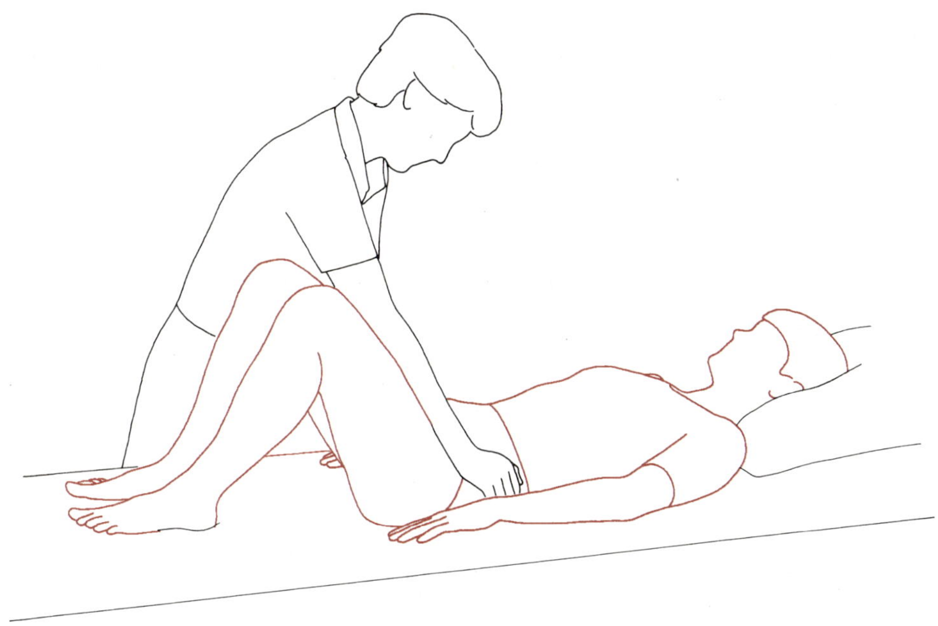

그림 9-1 골반의 브리지를 동반하는 **침대 위에서 몸 구르기** 동작. 시작자세.
바로 누운 자세에서 도수접촉은 골반. ▶

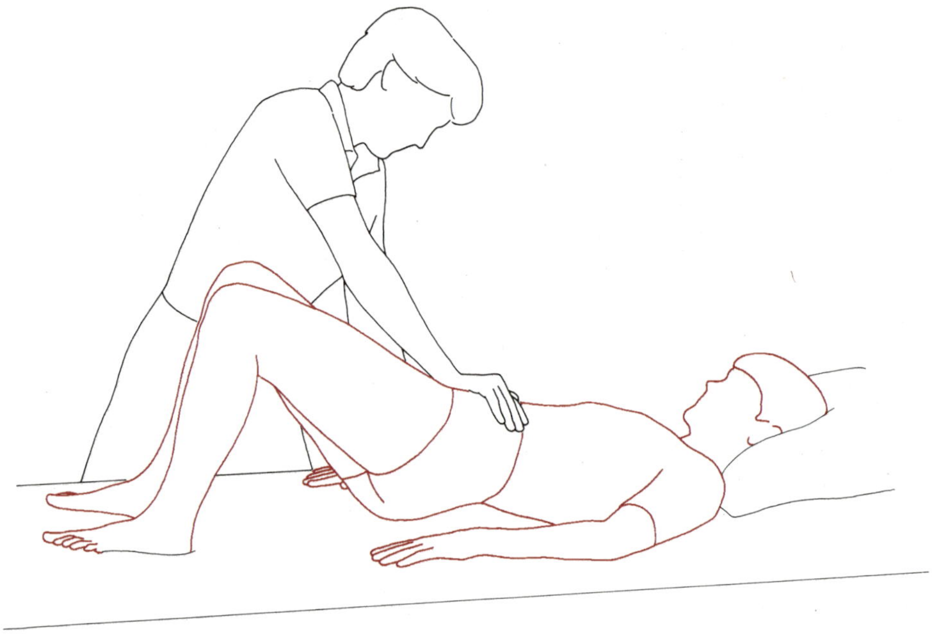

그림 9-2 골반의 브리지를 동반하는 침대 위에서 몸 구르기 동작(계속).
환자는 저항에 대항하여 골반을 왼쪽 위쪽(전방-올림)으로 밀어 올리고 있다.

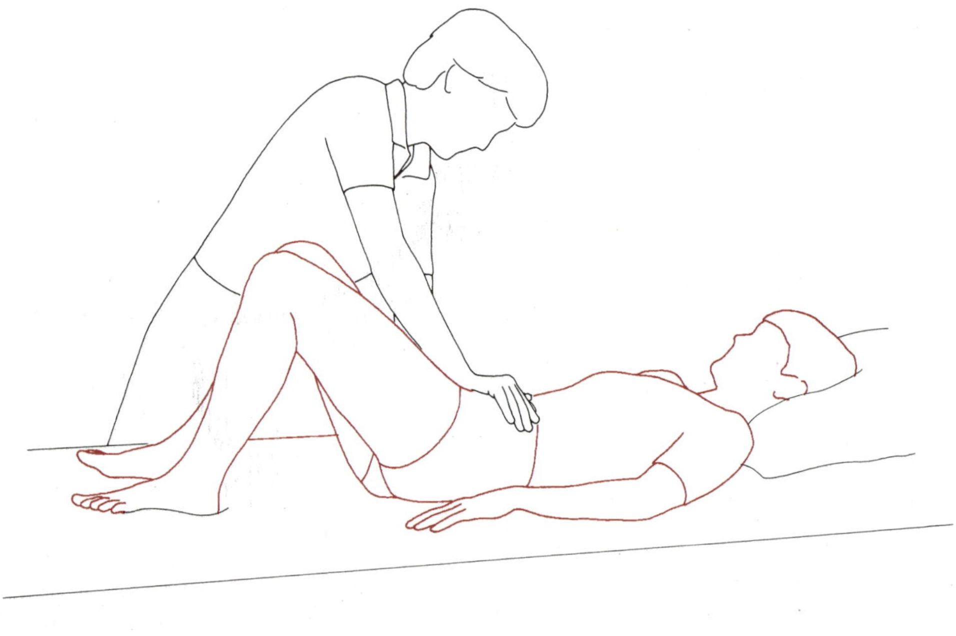

그림 9-3 골반의 브리지를 동반하는 침대 위에서 몸 구르기 동작(계속).
저항에 대항하여 원심성수축을 사용하여 골반을 수축. 왼쪽-아래쪽, 옆으로 향하도록 내린다.

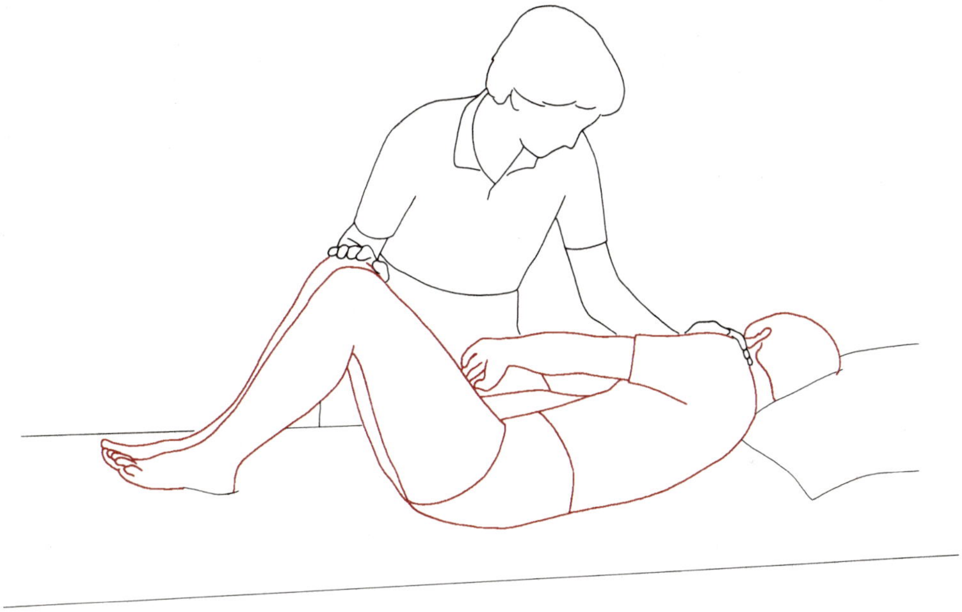

그림 9-4 침대 위에서 몸 구르기 동작.
골반을 최적의 시작자세로 한 상태에서부터 어깨관절(앞쪽-올림)과 넓적다리(굽힘-모음-가쪽회전)로 저항에 대항한 몸통의 굽힘을 사용해서 옆쪽으로 몸 구르기를 한다.

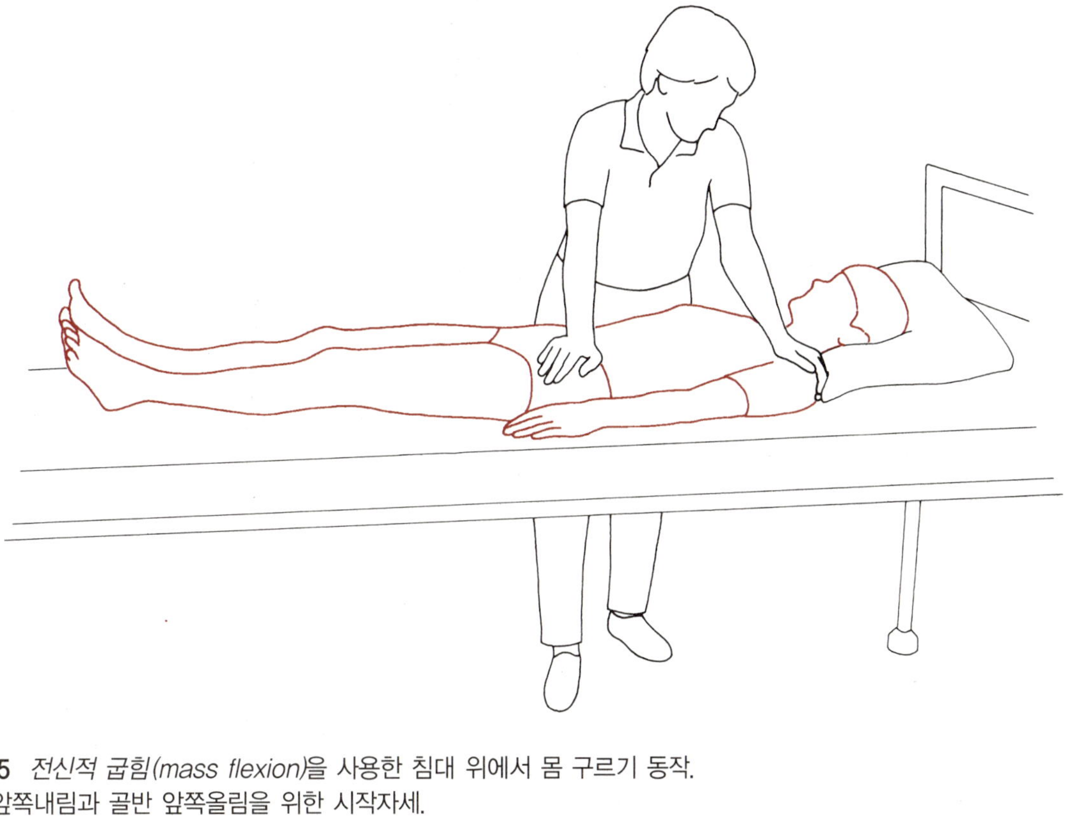

그림 9-5 *전신적 굽힘(mass flexion)*을 사용한 침대 위에서 몸 구르기 동작.
어깨뼈 앞쪽내림과 골반 앞쪽올림을 위한 시작자세. ▶

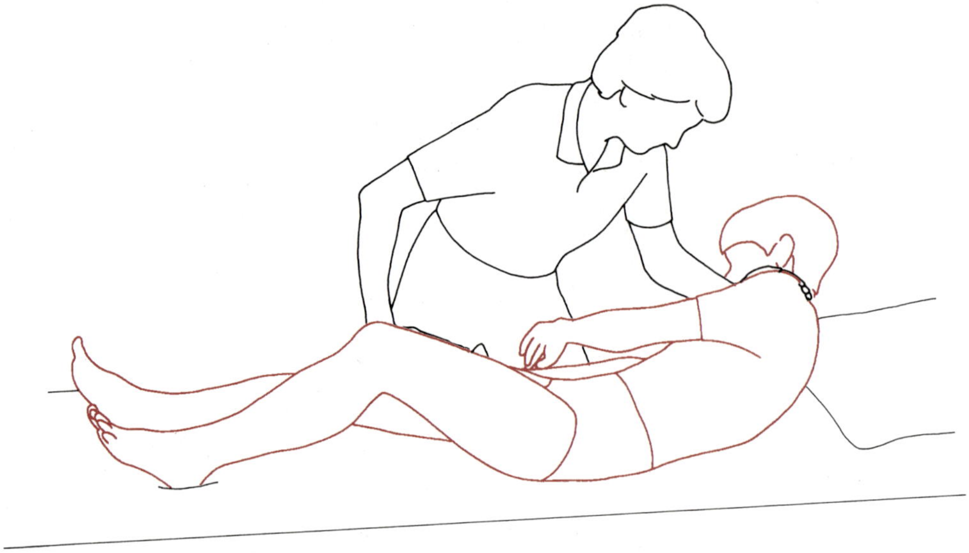

그림 9-6 몸통의 굽힘과 회전을 동반하는 침대 위 몸 구르기 동작.
적합한 도수접촉을 사용하여 저항을 가하고 어깨뼈의 앞쪽올림과 넓적다리의 굽힘을 사용해서 몸 구르기를 실시하고 있다.

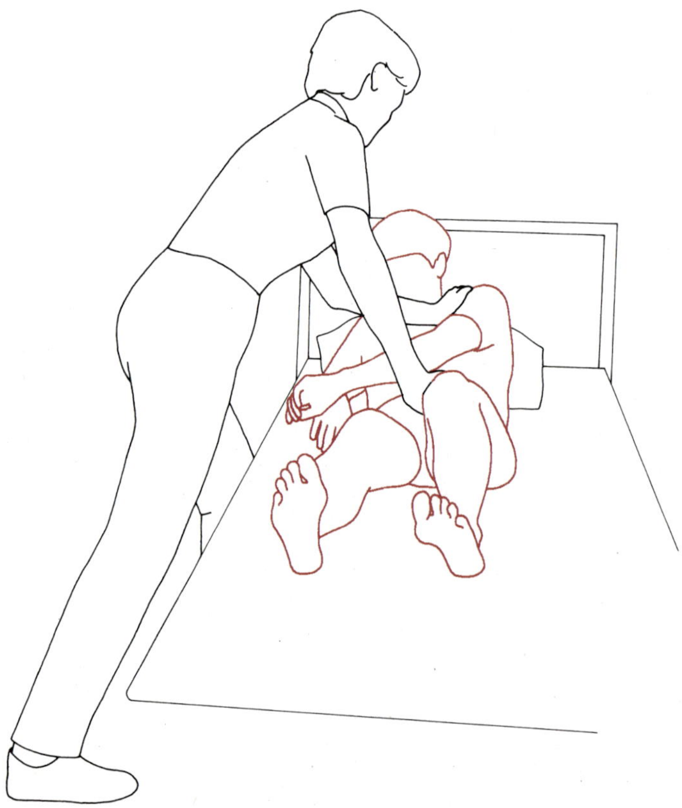

그림 9-7 침대 위에서 몸 구르기에서부터 몸통과 같은 쪽 다리의 굽힘과 몸통 우회전을 사용하여 일어나 앉은 자세까지.
저항은 어깨뼈 앞쪽-내림과 넓적다리의 굽힘에 대해서 가한다.

침대 위에서 의복의 착탈

저항에 대항하여 의복의 착탈을 촉진한다.
몸통의 안정성, 볼기근육군의 신장, 엉덩관절 폄근군과 하부몸통의 근력은 이 동작에서 중요한 요소이다.

몇 가지의 예를 그림을 나타낸다.

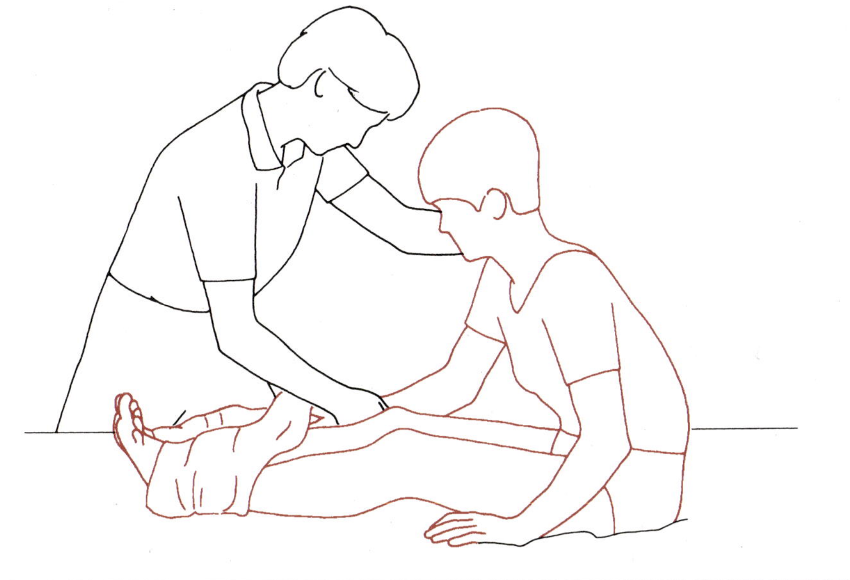

그림 9-8
침대 위에서 바지의 착의.
압축과 저항을 어깨관절과 바지를 당기는 아래팔의 먼쪽 부분에 가하고, 다리를 길게 뻗고 앉은 자세에서 몸통의 안정성 훈련을 시행한다. 이 동작에는 근육의 신장이 유지되어 있는 것이 중요하다.

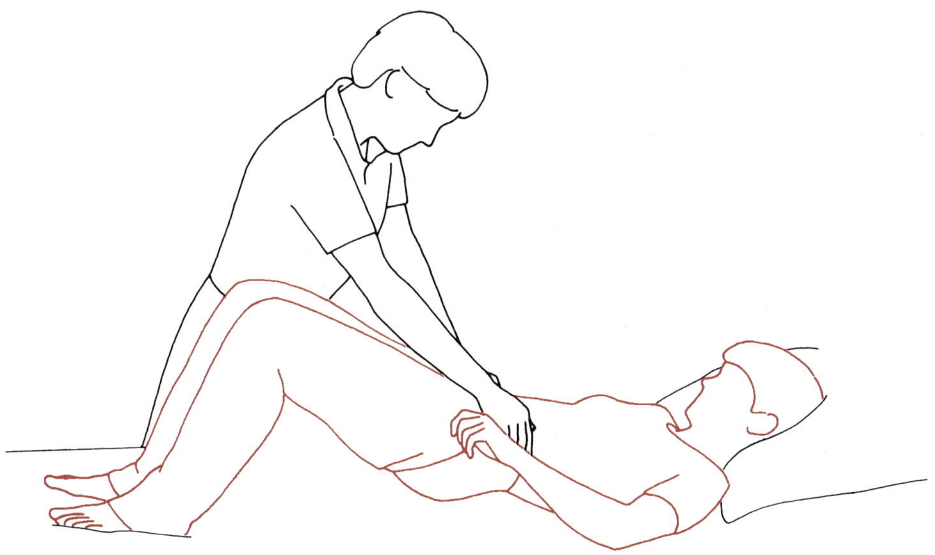

그림 9-9
침대 위에서 바지의 착의(계속)
저항에 대항하여 골반을 올리고 동시에 바지를 당겨 올린다.

이동(transfer)동작

- **휠체어에서부터 침대나 하이매트로**
- **휠체어에서부터 변기로**

한쪽에 장애가 있는 환자

가능한 "이동 동작"
– 환자가 일어서지 않고 회전하는 "이동 동작"
– 선 자세에서 회전하는 "이동 동작"

침대의 위치는 마비 쪽 또는 비마비 쪽을 벽에 붙여 있는 경우가 많다. 환자에게 적합한 방법을 시도해보는 것이 중요하다! 이 방법은 변기, 샤워기, 욕조와 휠체어에서도 시행하는 것이 가능하다.

양쪽에 장애가 있는 환자

"이동 동작"은 앉은 자세에서 시행하는 일이 많다.
양쪽에 장애가 있는 환자의 경우, 휠체어를 침대의 머리 쪽, 침대 끝에 대해서 비스듬히 설정한다. 양 다리는 "이동 동작"의 전 또는 후부터 들어 올려야 한다. 즉, "이동 동작"을 끝에 걸터앉은 자세 또는 다리를 길게 뻗고 앉은 자세에서 시행한다.
슬라이딩 보드(sliding board)는 환자의 균형을 무너뜨릴 가능성이 있기 때문에 주의가 필요하다(예 : 척추손상, 다발성근육염 또는 양쪽 절단환자 등).
휠체어에서부터 침대나 하이매트, 의자, 앉는 장소에의 "이동 동작"은 침대나 하이매트가 휠체어와 같은 높이거나, 그보다도 약간 낮으면 하기 쉽다. 휠체어에 되돌아갈 때도 같은 것이 성립되고 휠체어가 낮으면 하기 쉽다.

그림 9-16~18에서 그림으로 해설하고 있는 "이동 동작"은 휠체어와 같은 높이에서의 이동이고, 변기, 자동차, 샤워의자 등에서 시행할 수 있다. 이때는 다리를 내려서 시행한다.

휠체어에서부터 침대나 하이매트로

한쪽에 장애가 있는 환자의 "이동 동작"은 비마비 쪽부터 시행한다. 휠체어를 침대에 대해서 비스듬히 붙인다.
양쪽에 장애가 있는 환자는 다리를 길게 뻗고 앉은 자세에서 슬라이딩 보드를 사용하여 "이동 동작"을 시행한다.

주의 침대에 "이동 동작"의 예도 하이매트에 이동에 응용할 수 있다.

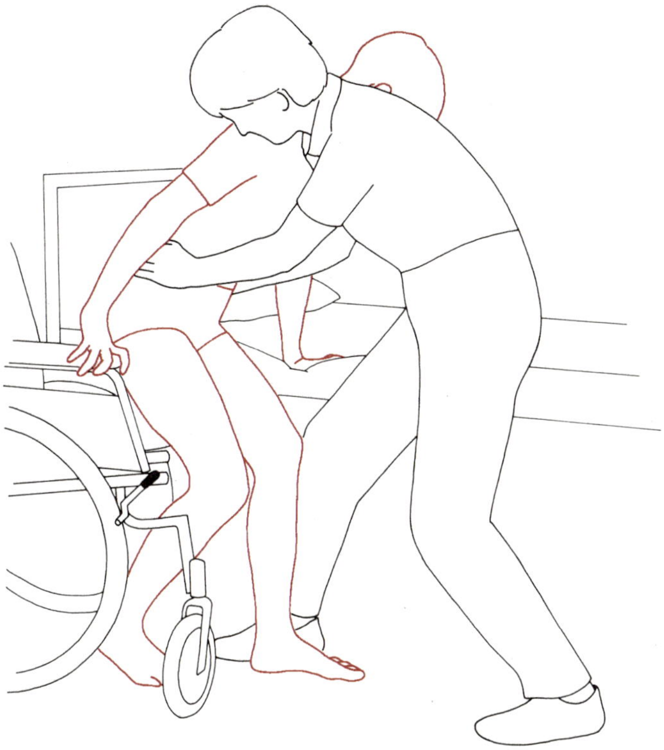

그림 9-10 한쪽에 장애가 있는 환자의 휠체어에서부터 침대나 하이매트로의 "이동 동작"
환자가 완전히 일어서지 않고 장애가 있는 쪽으로 회전하고 있다. 환자가 엉덩이를 올릴 때 골반에 저항을 가한다. 가능하다면, 양손으로 휠체어의 팔걸이나 침대 난간을 잡는다. 장애가 있는 다리에는 필요하다면 "크로스 블로킹(cross-blocking)"을 참조(368-369쪽)하고 지지성을 준다.

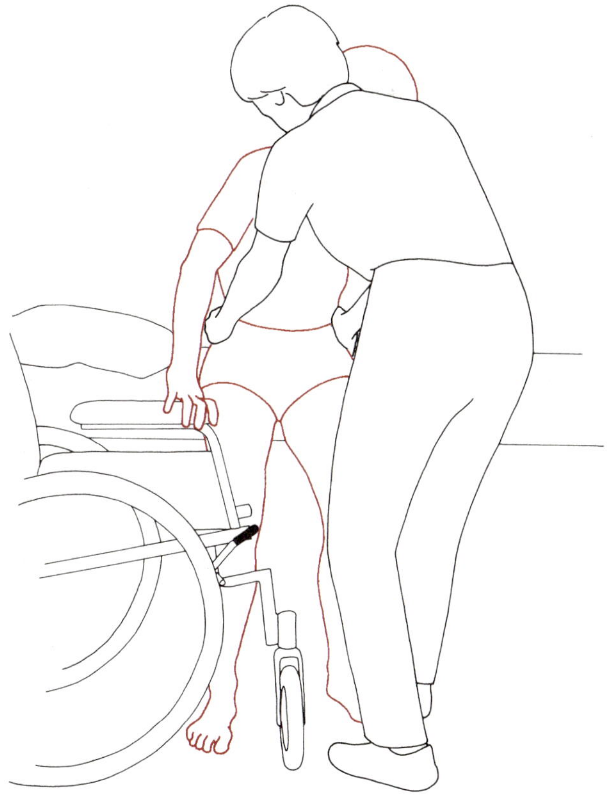

그림 9-11 한쪽에 장애가 있는 환자의 휠체어에서부터 침대나 하이매트로의 "이동 동작"(계속).
환자가 완전히 일어서지 않고 장애가 있는 쪽으로 회전하고 있다. 침대 끝에 앉는다.
가능하다면 원심성수축에 대해서 골반으로부터 저항을 가한다.

▶

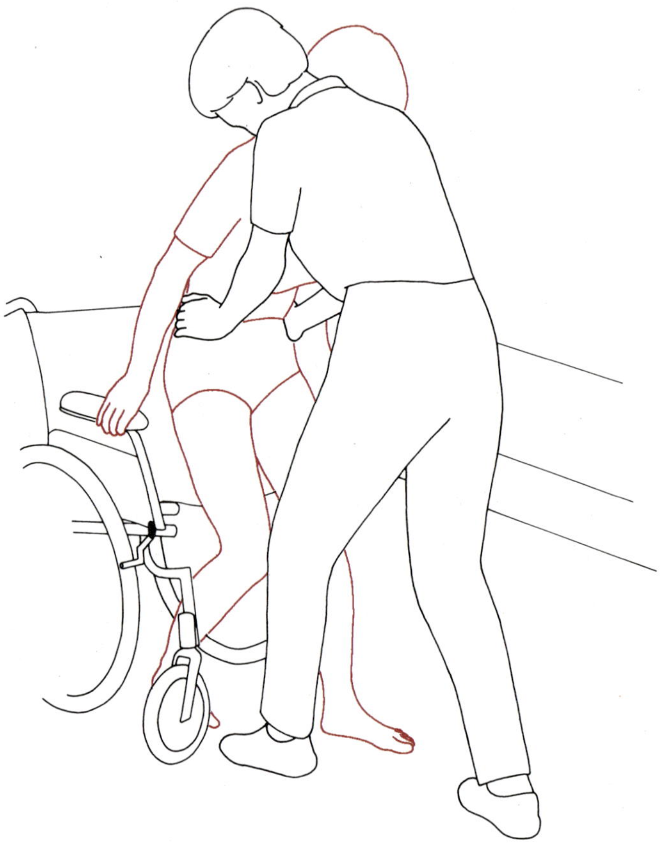

그림 9-12 한쪽에 장애가 있는 환자의 휠체어에서부터 침대에의 "이동 동작"
비마비 쪽을 침대에 접근시키고 있다. 골반에 저항을 가하고 엉덩이를 올리고 있다.

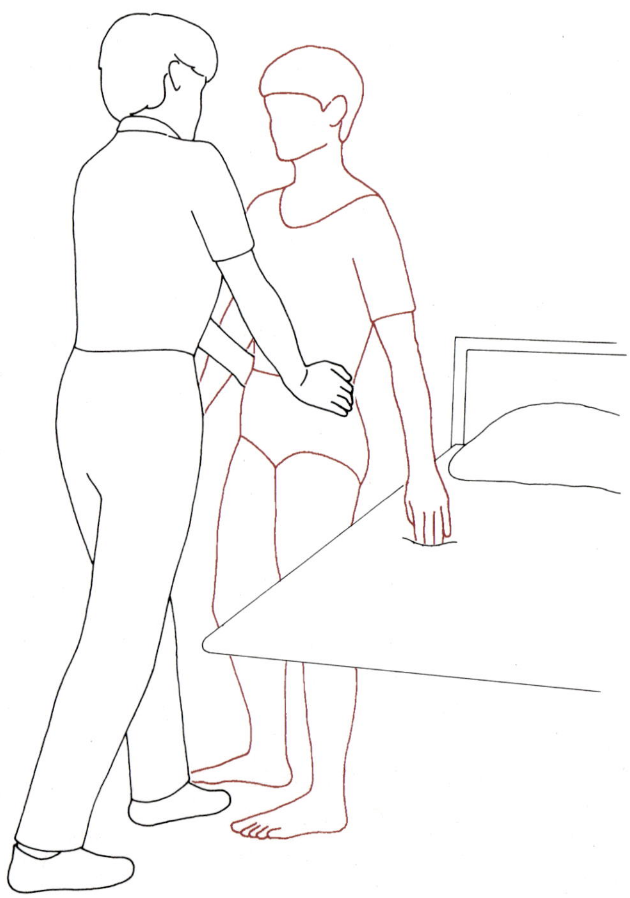

그림 9-13 한쪽에 장애가 있는 환자의 휠체어에서부터 침대에 "이동 동작" 비마비 쪽을 침대에 접근시키고 있다 (계속). 골반에 대한 저항과 선 자세에서 압축을 동반하는 안정성훈련.

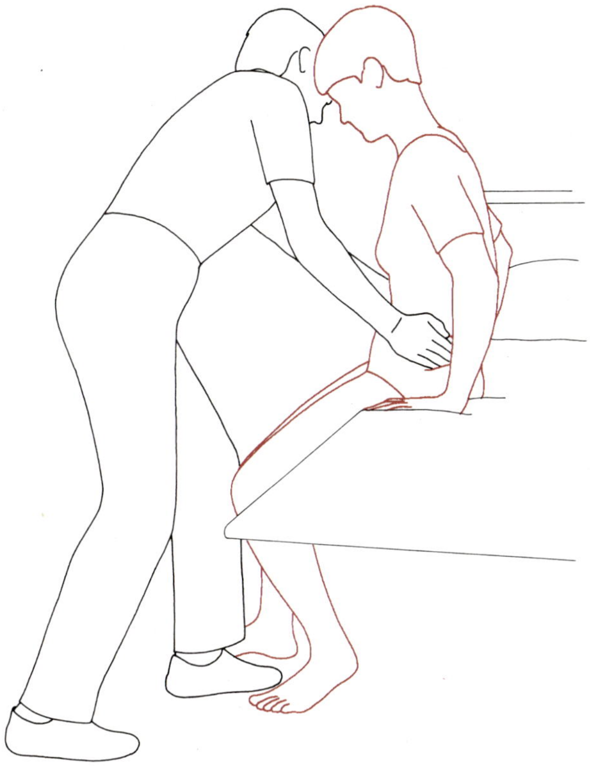

그림 9-14 한쪽에 장애가 있는 환자의 휠체어에서부터 침대에의 "이동 동작" 비마비 쪽을 침대에 접근시키고 있다(계속). 환자는 침대 끝에 앉는다. 원심성수축에 대해서 골반으로부터 저항을 가한다.

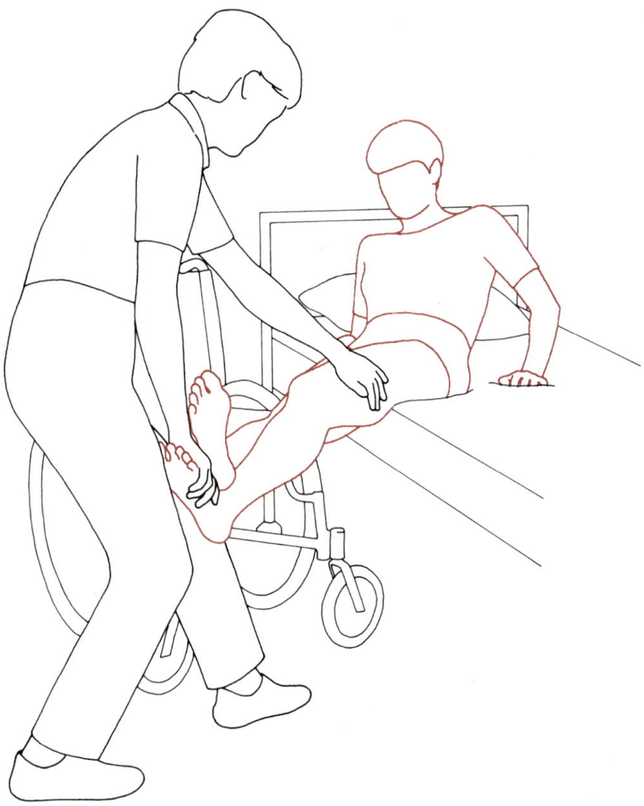

그림 9-15 한쪽에 장애가 있는 환자의 휠체어에서부터 침대로의 "이동 동작"(계속). 양 다리를 교차시켜 마비 쪽을 보완하고 침대 위로 들어 올리는 것에 대해서 저항을 가한다. 도수접촉은 넓적다리와 발이다.

▶

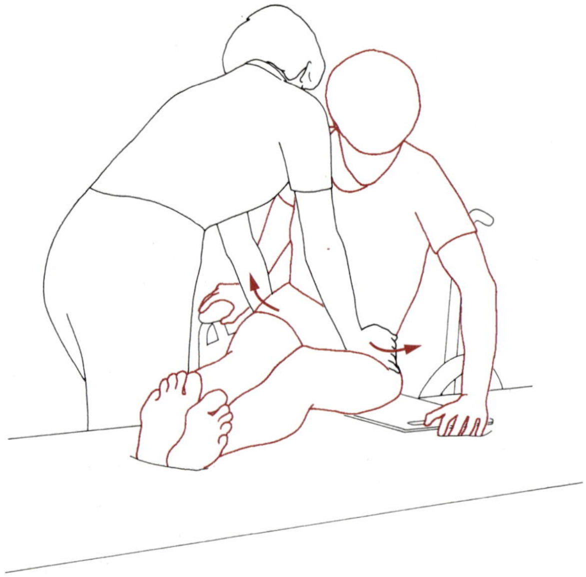

그림 9-16 양쪽에 장애가 있는 환자가 슬라이딩 보드를 사용해서 하는 휠체어에서부터 침대에의 "이동 동작".
골반 왼쪽은 치료사가 수동적으로 뒤쪽내림, 오른쪽은 앞쪽올림을 한다. 같은 방향으로 신장(elongation)을 하고, 필요에 따라서 신장자극도 가한다(이 "이동 동작"에는 볼기근육군의 신장을 할 수 있을 필요가 있다)

그림 9-17 양쪽에 장애가 있는 환자가 슬라이딩 보드를 사용해서 하는 휠체어에서부터 침대에 "이동 동작"(계속).
환자는 가능하다면 저항에 대항하면서 앞쪽올림/내림을 몇 회인가를 시행하고 슬라이딩 보드를 사용해서 휠체어에서부터 침대로 옮긴다. 환자는 양손으로 자기의 몸을 지지한다.

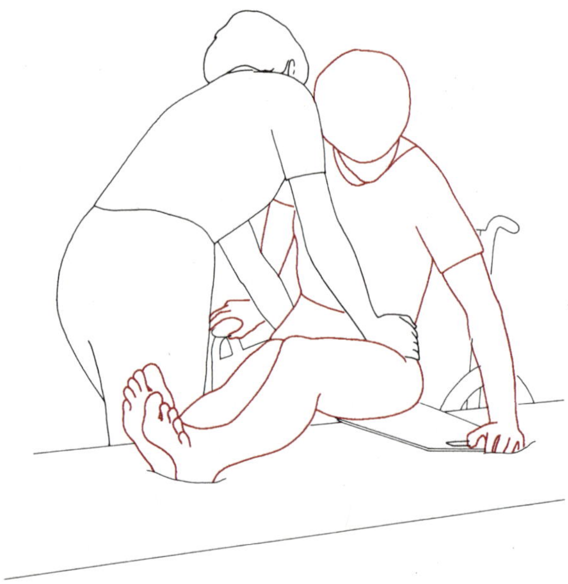

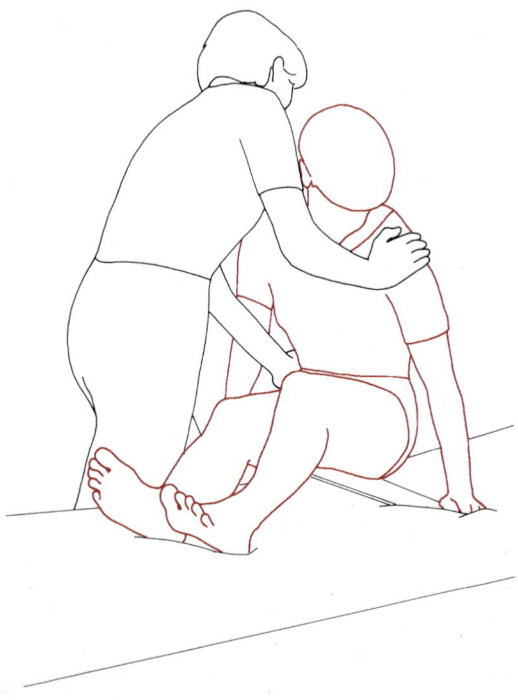

그림 9-18 양쪽에 장애가 있는 환자가 슬라이딩 보드를 사용해서 하는 휠체어에서부터 침대에 "이동 동작"(계속).
침대 위 양팔 지지에 의한 안정성훈련과 필요에 따라서 반대쪽 골반에 대한 적절한 저항을 가한다(이 훈련에서는 몸통근육군의 수축을 강조함으로써 다리에 대한 방산이 일어나기 쉽다).

휠체어에서부터 변기

한쪽에 장애가 있는 환자의 훈련실에서의 휠체어, 평행봉과 휴대용 변기나 팔걸이 · 등받이가 있는 의자에의 "이동 동작" 준비훈련을 그림으로 해설하고 있다. 평행봉이나 난간은 선 자세 때의 균형을 유지하기 위해 사용되고, 변기에서는 벽 등을 사용하는 경우도 있다.
물론, 이 훈련은 변기에서 시행하는 것도 가능하다

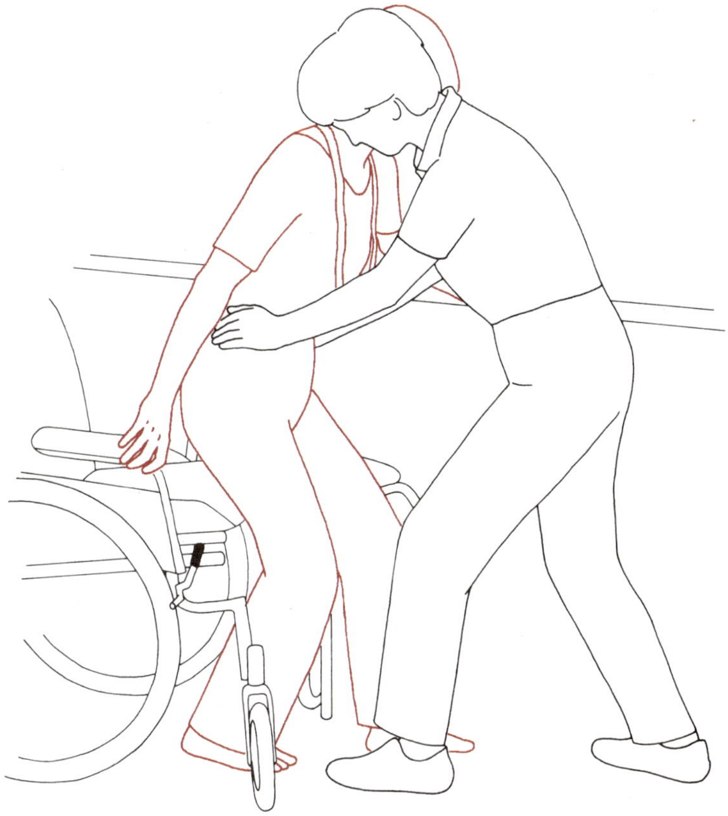

그림 9-19 휠체어에서부터 변기에 선 자세의 "이동 동작"
휠체어에서부터 일어설 때 저항을 골반으로부터 가한다. 환자는 일어설 때 평행봉이나 난간을 잡거나, 가능하다면 팔걸이를 민다.

▶

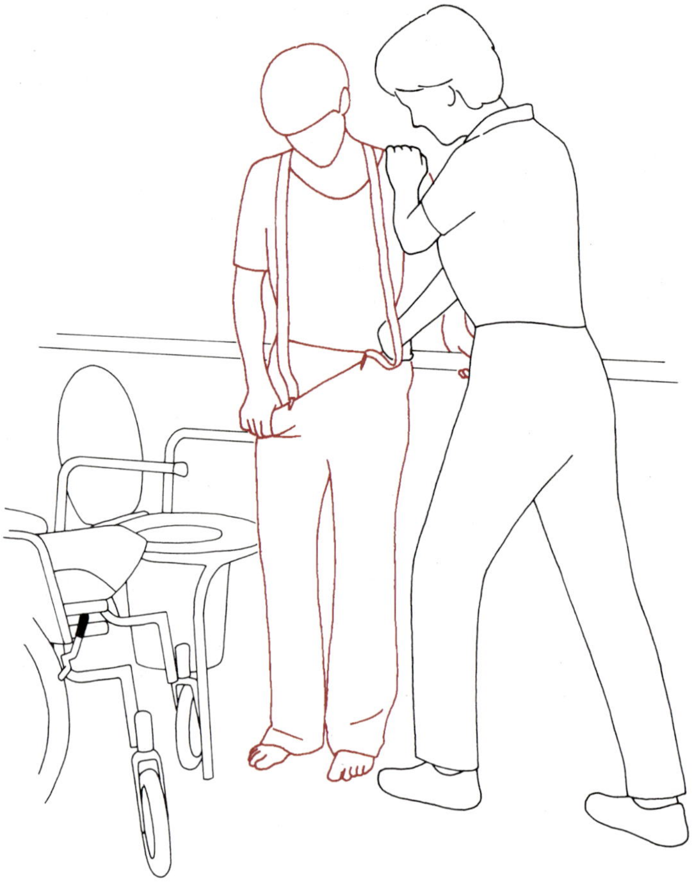

그림 9-20 휠체어에서부터 변기에 선 자세의 "이동 동작"(계속).
압축과 저항을 골반과 어깨로부터 가한 선 자세에서 안정성을 촉진하기 위한 안정성훈련.
환자는 난간이나 벽에 기대도록 한다. 화장실 내에서 바지를 입을 때는 "그립"이 부착된 고무 밴드를 사용하여 바지가 바닥에 떨어지는 것을 방지한다.

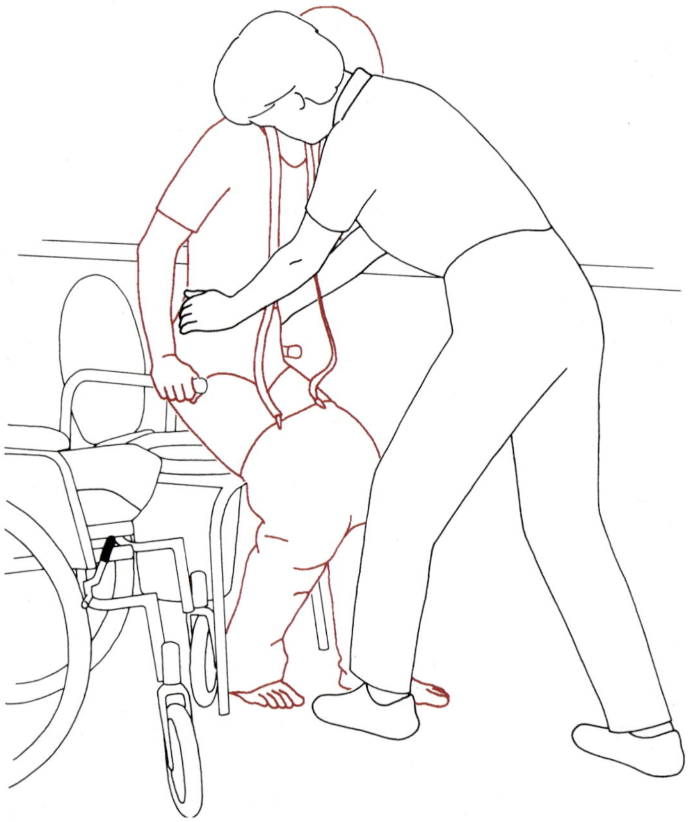

그림 9-21 휠체어에서부터 변기에 선 자세의 "이동 동작"(계속).
골반 앞쪽에서부터 저항을 가하고 원심성수축을 사용하여 변기에 앉는다. 환자는 난간을 잡고 지지하거나 가능하다면 변기의 팔걸이를 사용한다.

휠체어 조작※

휠체어가 필요한 환자는 이동 동작을 다른 사람에게 의존하지 않는다. 또한 그렇게 느끼지 않아도 되도록 휠체어 조작을 빨리 자립하여 시행할 수 있게 되는 것이 매우 중요하다.
아래의 기능이 필요하다.

- 브레이크를 건다, 푼다.
- 발판(footrest)의 올리기/내리기
- 휠체어에 의한 주행 · 고르지 못한 지면의 주행, 방향전환과 문지방이나 연석(경계석)을 넘는 것 등.

이들의 훈련의 원칙은 제8장 "보행훈련"에서 소개하고 있다.

구강 · 얼굴 기능의 촉진※※

얼굴, 턱, 입, 혀와 인두는 PNF의 원칙, 기법, 운동패턴 등을 사용해서 촉진되고 필요하다면 얼음에 의한 자극도 추가한다.
목적은 표정을 만들다, 눈을 깜빡임, 입의 개폐, 깨물다, 삼킴과 이야기하는 기능의 개선이다.

아래의 것도 중요하다.
- 몸통의 안정성
- 팔의 기능(굽힘-모음-가쪽회전)
- 머리-목의 운동패턴
- 호흡운동

얼굴근육, 혀와 호흡운동의 촉진은 제10장 "얼굴과 호흡"에서 소개하고 있다.

※ 제8장 "보행훈련" 참조
※※ 제10장 "얼굴과 호흡" 참조

제 10 장
얼굴과 호흡

제 9장 "셀프케어 훈련/" "ADL"에서 기재한 것처럼 얼굴, 턱, 입, 혀와 인두와 같은 구강 · 얼굴근육의 기능은 PNF의 원칙, 기법, 운동패턴 등을 사용해서 촉진되고 필요하다면 얼음에 의한 자극도 추가한다.
목적은 표정을 만들다, 눈을 깜빡임, 입의 개폐, 깨물다, 삼킴과 이야기하는 기능의 개선이다.

이 단원에서는 얼굴근육, 입, 혀와 턱의 근육군의 촉진이나 호흡훈련에 대해서 상세하게 기재하고 있다. 오늘날에는 이들의 훈련은 전문화되고 독립하여 있기 때문에 여기서는 정리하고 요약하여 소개한다.
중요한 것은 구강 · 얼굴근육의 촉진을 통해서 환자의 언어장애의 개선에 공헌한다는 것이다.

10.1 얼굴근육의 촉진

양측성 대칭성의 운동훈련을 통해서 얼굴근육을 촉진할 수 있다. 이들의 훈련은 긴장성두통, 얼굴신경마비(예 : 안면마비), 언어장애, 음식물섭취 · 씹기 장애 등 다른 다양한 문제에 대해서 사용할 수 있다.

구강 · 얼굴근육의 치료는 아래의 것에 대해서 시행하는 것이 가능하다.

a) 아래의 것에 대한 촉진 및 정상화
- 표정근의 수축
- 턱관절의 가동성
- 이야기하는 것
- 식사

a) 아래의 것의 억제와 이완
- 얼굴근육의 과잉노력
- 얼굴근육의 과다긴장(경직, 경축)

목적
- 얼굴과 턱관절근육의 활성화
- 혀근육군의 반응을 촉진
- 과다긴장 또는 과잉노력을 하고 있는 근육의 억제와 이완
- 약한 근육에 대한 방산(irradiation)
- 기능훈련/음식물 섭취 훈련의 준비

적응
- 근육긴장항진(약한 부위의 과잉노력, 경직, 경축)
- 약한 얼굴근육 예를 들면, 안면마비
- 이를 갊("이를 가는" <소리>를 동반한다)
- 통증 예를 들면, 긴장성두통
- 음식물 섭취와 씹기 곤란
- 운동성언어장애

얼굴을 위한 운동의 촉진

해부학적인 도해는 얼굴의 운동근육이기도 한 얼굴을 만드는 근육을 보여주고 있다. 이들의 근육은 양측성 또는 일측성으로 훈련된다. 근육은 대략 대각선으로 존재하고 다른 부위의 근육군과 마찬가지로 신장(elongation)을 하고 저항에 대항하여 수축시킨다. 양측성으로 대칭성으로 근육이 부착하여 있기 때문에 양측성대칭성 운동을 시행하는 것은 자연스럽고 효율이 좋다.

'양측성 운동을 시행할 때는 과다긴장에 주의한다. 예를 들면, 편마비의 경우 등 강한 쪽이 과다활동을 일으키는 경우가 있다! 한쪽이 약한 경우는 마비 쪽을 촉진하기 위해 양호한 쪽을 강조하는 경우도 있다(제3장 "강조의 타이밍" (62쪽) 참조).

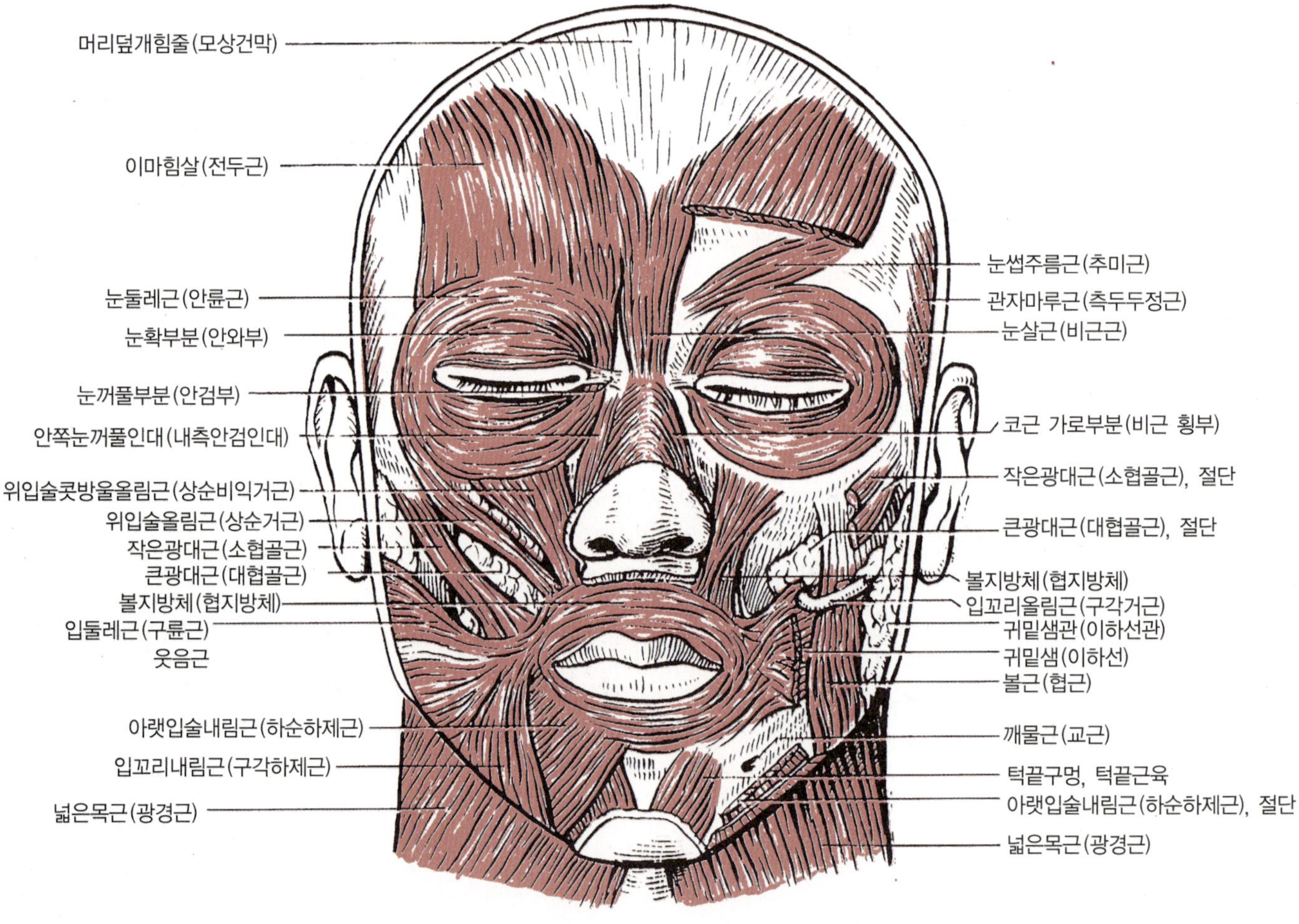

그림 10-1 얼굴의 근육군

시작자세 - 앉은 자세
- 바로 누운 자세

실시방법 - 양측성
- 환자가 책상/의자 등을 잡고 있으면 방산을 일으키기 쉽다.

주의 - 얼굴근육의 치료는 "quick ice"라 불리는 얼음에 의한 자극을 조합시키는 것이 가능하다. 이때는 근육을 사각형 얼음으로 신속하고 짧게 자극한다. 또는 얼음이 붙은 젖은 타월을 이완을 위해 이용하는 경우도 있다(제3장 "기법과 치료방법" 참조).
- 도수접촉은 손가락 끝 또는 엄지손가락으로 시행한다.
- 구두지시는 그림 안에서 소개하고 있다.

얼굴을 위한 운동의 요약

- **눈썹을 위로 올리다.**
- **양 눈썹을 가까이 당기다.**
- **눈을 감다.**
- **눈/위눈꺼풀을 "감다".**
- **눈/아래눈꺼풀을 "감다".**
- **코를 훌쩍거리다.**
- **윗입술을 위로 올리다/치아를 보이다.**
- **미소를 짓다.**
- **웃다.**
- **입술을 앞으로 밀어내는 "키스를 하는 입"**
- **입꼬리를 아래로 끌어내리다.**
- **입을 똑바로/대각방향으로 벌리다.**
- **입을 똑바로/대각방향으로 다물다.**
- **볼을 빨아들이는 것처럼 하다 : 양쪽/한쪽**
- **혀를 옆으로 내밀다.**

(혀는 똑바로 내밀고 되돌리는 것이나 위/아래로 미는 것도 가능하다. 이들은 설압자(tongue depressor), 면봉, 장갑을 낀 손가락을 사용하여 시행한다).

얼굴근육의 운동은 기본적으로 바로 누운 자세에서 소개하고 있다. 바로 누운 자세는 운동패턴을 학습하는 데 좋은 시작자세이다. 이 자세에서 머리는 안정하여 있고 방산을 일으키기 쉽다.

이 자세에서 학습한 운동패턴을 나중에 일상생활에 더 적합한 앉은 자세에서 시행한다.

이 경우, 저작(씹기)이나 호흡운동을 하기 쉬워진다.

앉은 자세에서는 각각의 훈련의 지도/준비를 위해 거울을 사용하는 것도 가능하다.

기법/치료방법 제3장 "기법과 치료방법" 참조.

얼굴의 치료의 경우, 아래의 것을 이용한다.
- 반복신장(repeated stretch)
  a) 가동범위 시작에서부터의 반복신장(repeated stretch from beginning of range)
  b) 가동범위를 통한 반복신장 (repeated stretch through range)
- 강조의 타이밍
- 수축-이완(contract-relax)
- 유지-이완(hold-relax)

이마힘살

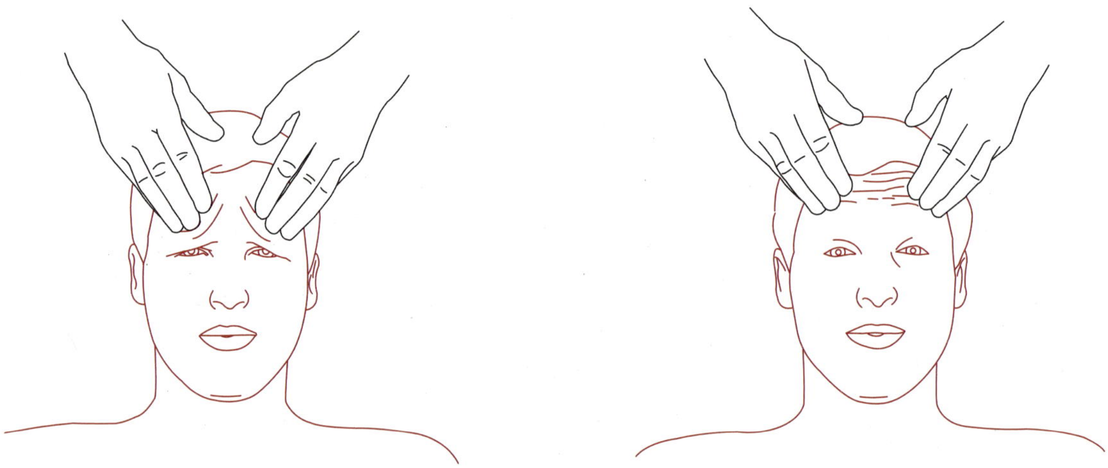

그림 10-2 "눈썹을 밀어 올리다", *시작자세 - 종료자세*

눈썹주름근

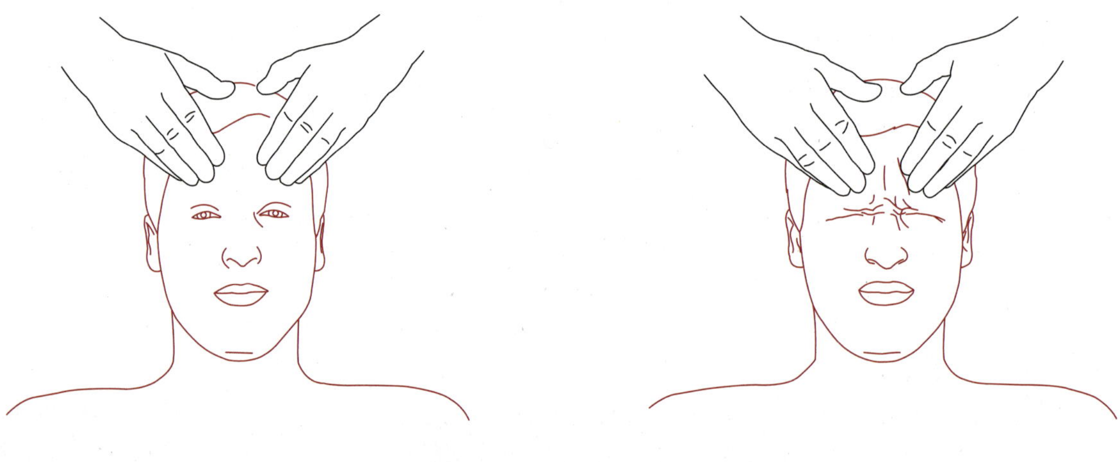

그림 10-3 "눈썹을 가까이 붙이다", *시작자세 - 종료자세*

눈둘레근 눈확부분

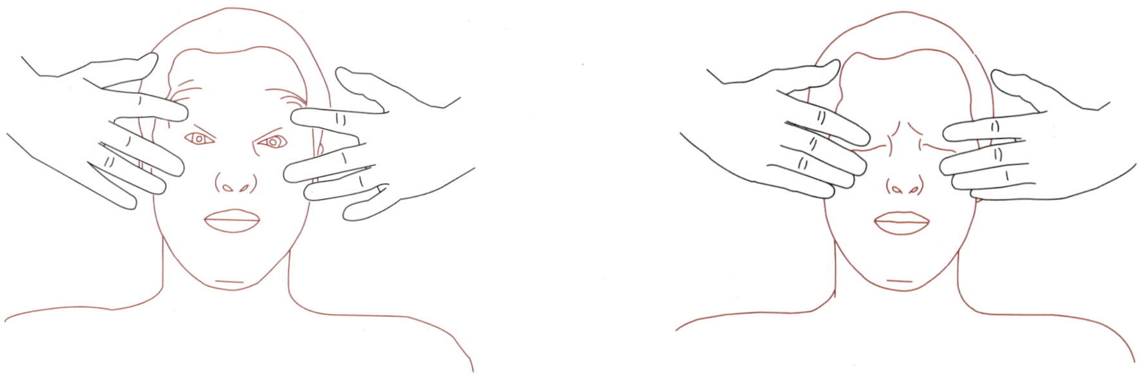

그림 10-4 "눈을 감다", *시작자세 – 종료자세*

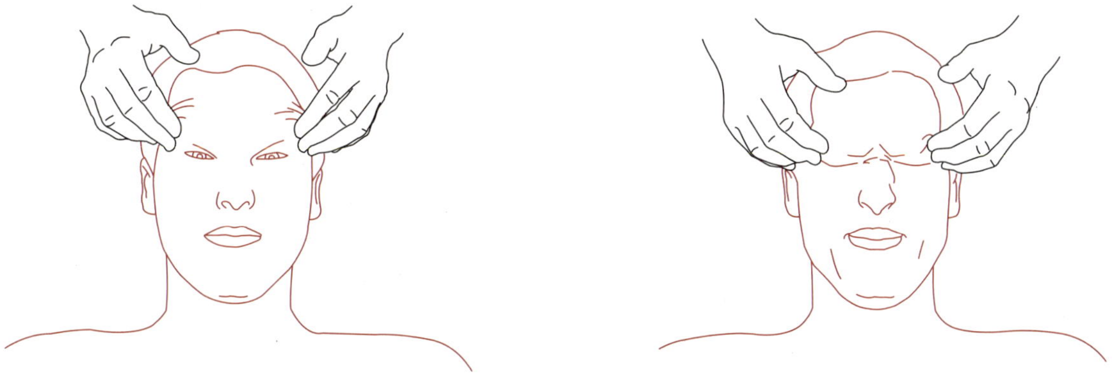

그림 10-5 "눈/위눈꺼풀을 감다", *시작자세 – 종료자세. 도수접촉 변화법.*

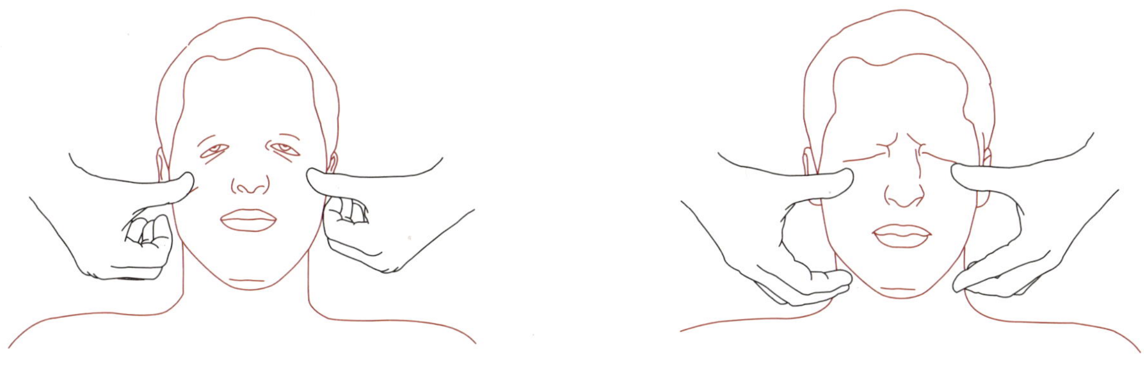

그림 10-6 "눈/아래눈꺼풀을 감다", *시작자세 – 종료자세. 도수접촉 변화법.*

눈살근

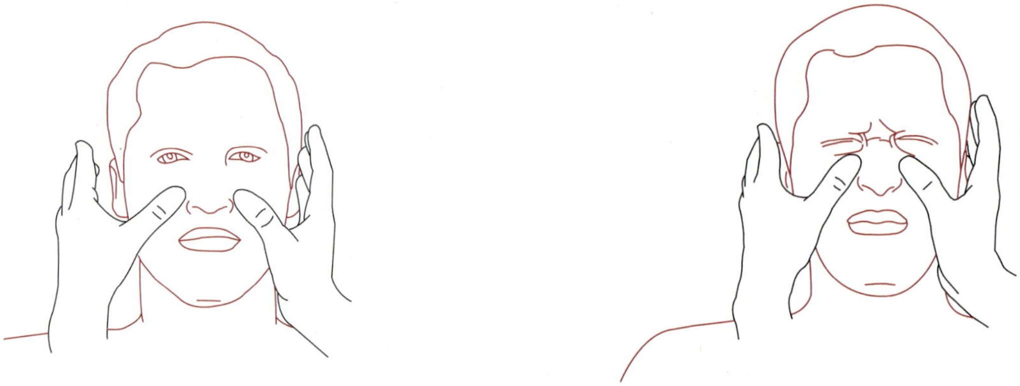

그림 10-7 "코를 훌쩍거리다", *시작자세 – 종료자세*

위입술올림근

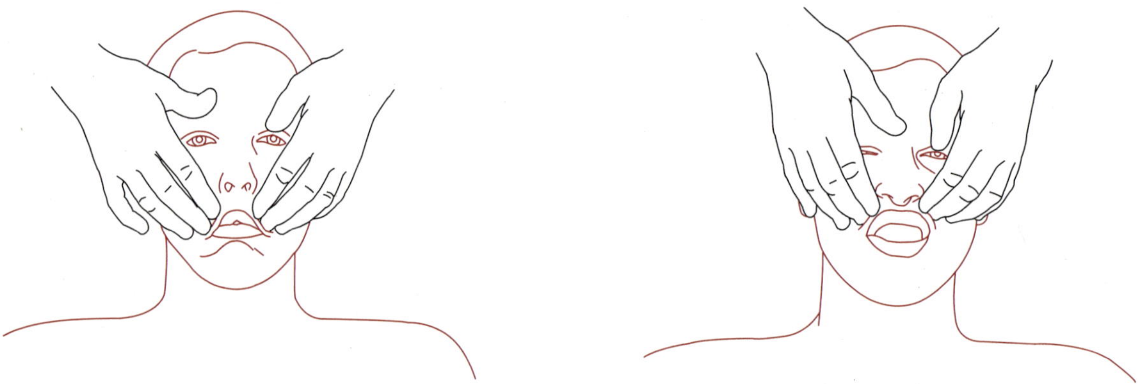

그림 10-8 "위입술을 밀어 올리다/치아를 보이다", *시작자세 – 종료자세*

웃음근

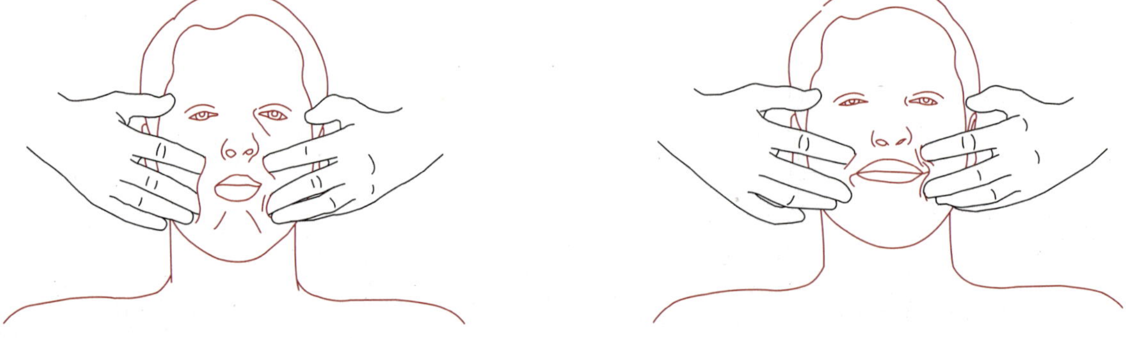

그림 10-9 "미소를 짓다", *시작자세 – 종료자세*

작은광대근

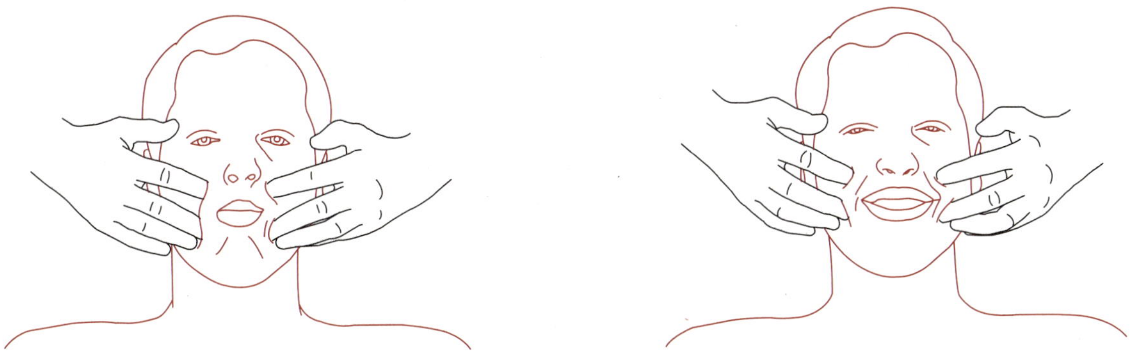

그림 10-10 "웃다", *시작자세 - 종료자세*

입둘레근

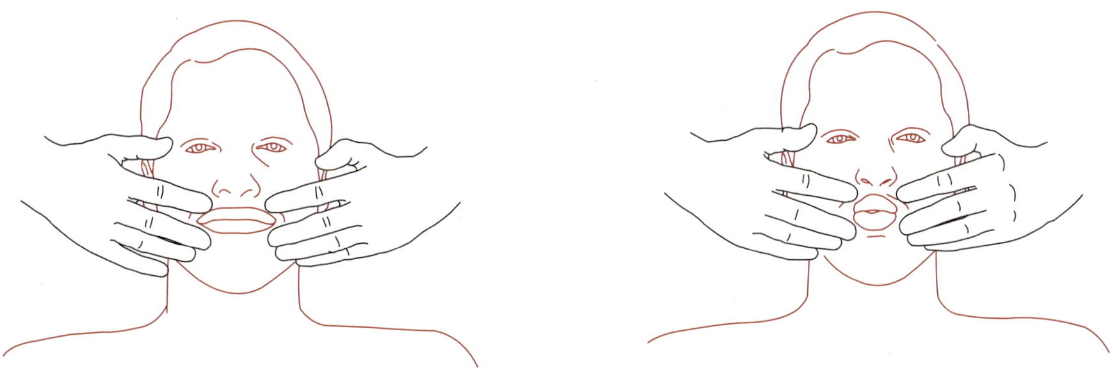

그림 10-11 "입술을 앞으로 밀어내다"/"키스하는 입", *시작자세 - 종료자세*

입꼬리내림근

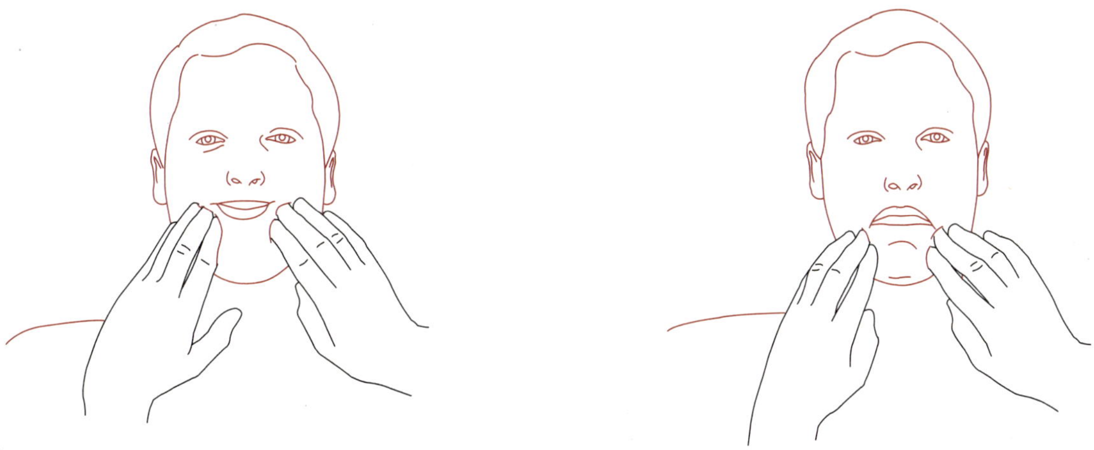

그림 10-12 "입꼬리를 아래로 내리다", *시작자세 - 종료자세*

목뿔 아래근육(설골하근)/위근육

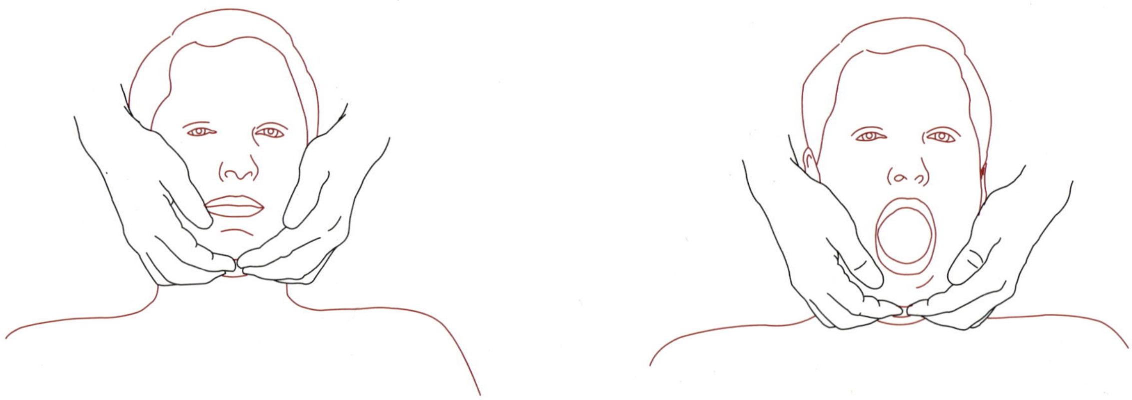

그림 10-13 "입을 벌리다", *시작자세 – 종료자세*

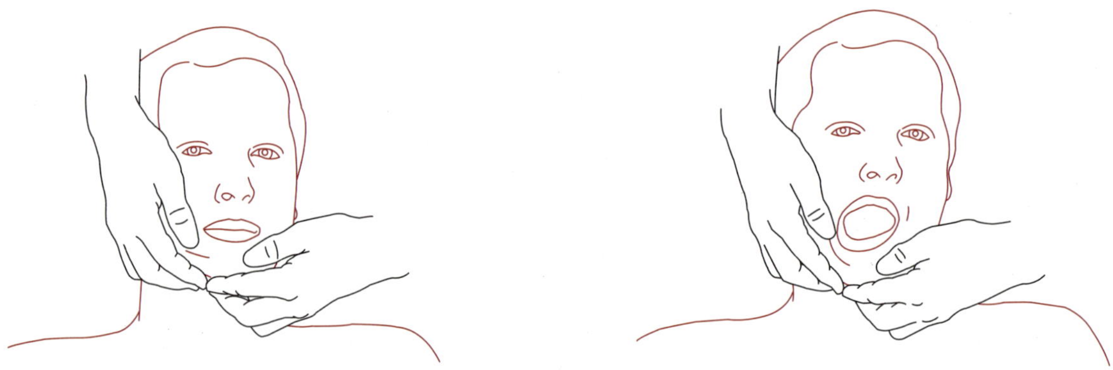

그림 10-14 "입을 비스듬히 벌리다", *시작자세 – 종료자세*

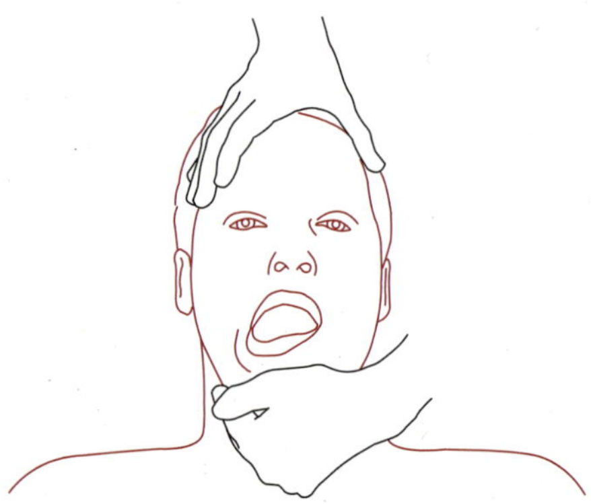

그림 10-15 "입을 비스듬히 벌리다", *머리의 안정성훈련을 동반하는 종료자세*

깨물근/관자근

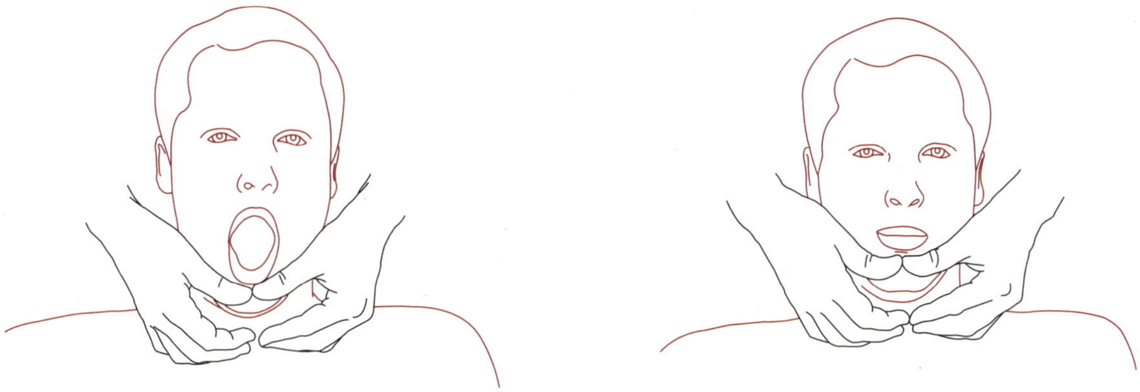

그림 10-16 "입을 다물다"/똑바로, 또는 비스듬히, 시작자세 – 종료자세(똑바로, 또는 비스듬히)

볼근

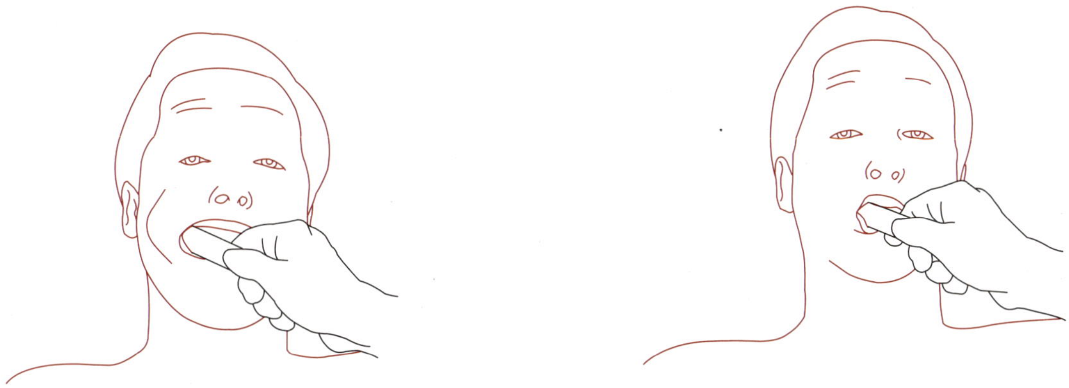

그림 10-17 "볼을 빨아들이다"/한쪽, *시작자세 – 종료자세*

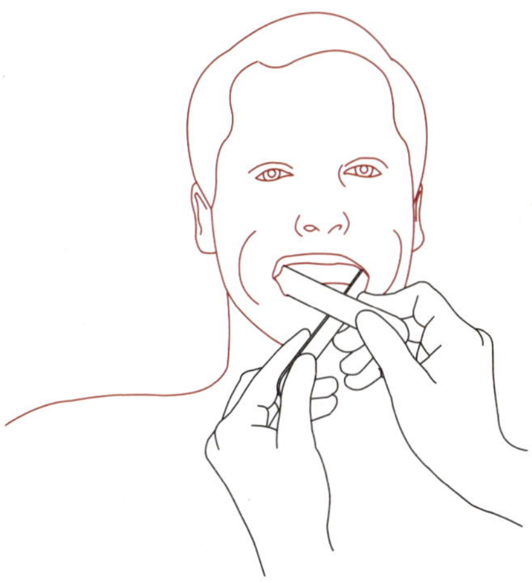

그림 10-18 "볼을 빨아들이다"/양쪽, *시작자세*

혀의 운동

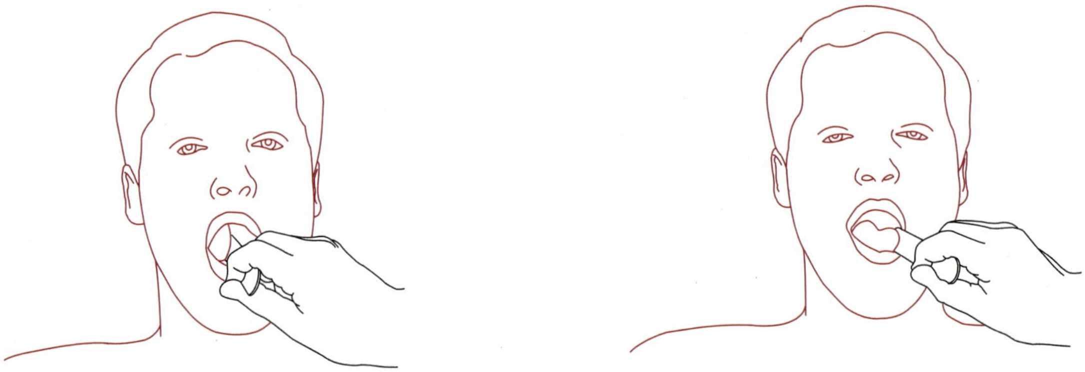

그림 10-19 "혀를 왼쪽으로 내밀다", *시작자세 – 종료자세*

10.2 호흡운동의 촉진

목적
- 능동에 의한 이완을 얻는다.
- 들숨(흡기)의 촉진
- 가슴우리(흉곽)운동의 촉진
- 근육긴장항진의 억제

시작자세
- 바로 누운 자세
- 옆으로 누운 자세
- 엎드려 누운 자세
- 앉은 자세

실시방법
- 양측성
- 호흡은 복장뼈(흉골), 갈비뼈(늑골)와 배(가로막)의 운동으로 성립한다.
- 신장자극에 의해서 들숨이 깊어지고 가로막 단독으로 촉진하는 것도 가능하다. 엄지손가락의 끝으로 이완하여 있는 배근육에 대해서 갈비뼈활(늑골궁)의 아래에서부터 머리 쪽과 가쪽으로 빠른 신장자극(quick stretch)을 가한다. 그 후, 꼬리 쪽으로 가로막의 운동에 대해서 적절하게 저항을 가하고 환자는 그것에 대항하여 깊이 들이마신다.

오늘날의 조사연구에서는 호흡요법의 효과와 실시방법에 대해서 다른 다양한 의견이 발표되어 있다. 이 때문에 여기서는 치료 시 휴식으로써 이용할 수 있는 “능동에 의한 이완”에 대해서 기본적인 몇 가지의 예만을 소개한다.

근육수축이나 중추질환 환자의 근육긴장의 항진(강직, 경직)의 치료와 같은 경우, 이완이 호흡운동의 목적인 경우도 있다. 호흡운동을 유발하여 흉곽운동을 확대하기 위한 훈련도 마찬가지의 것을 이용하여 시행할 수 있다.

주의
- 도수접촉은 양측성. (그림 10-20~23)
- 양손으로 호흡운동을 촉진한다.

기법/치료방법 제3장 “기법과 치료방법” 참조

아래의 기법을 호흡운동의 촉진에 이용할 수 있다.
- 반복신장(repeated stretch)
  a) 가동범위 시작에서부터 반복신장(repeated stretch from beginning of range)
  b) 가동범위를 통한 반복신장 (repeated stretch through range)
- 강조의 타이밍

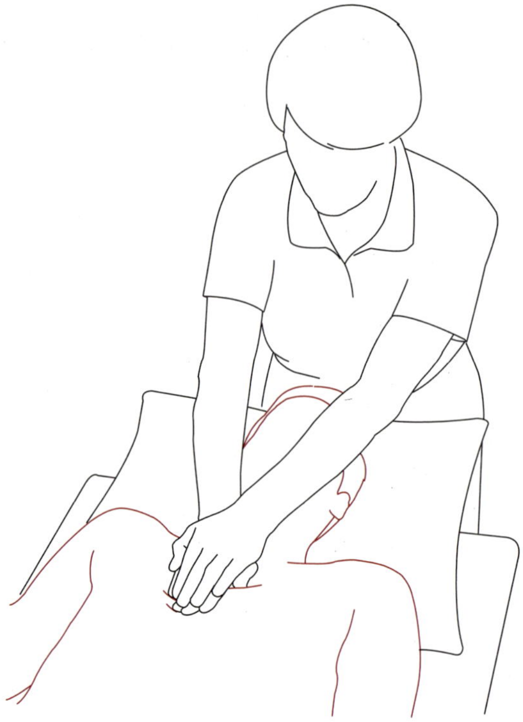

그림 10-20
복장뼈를 강조한 호흡훈련.
시작자세 : 바로 누운 자세

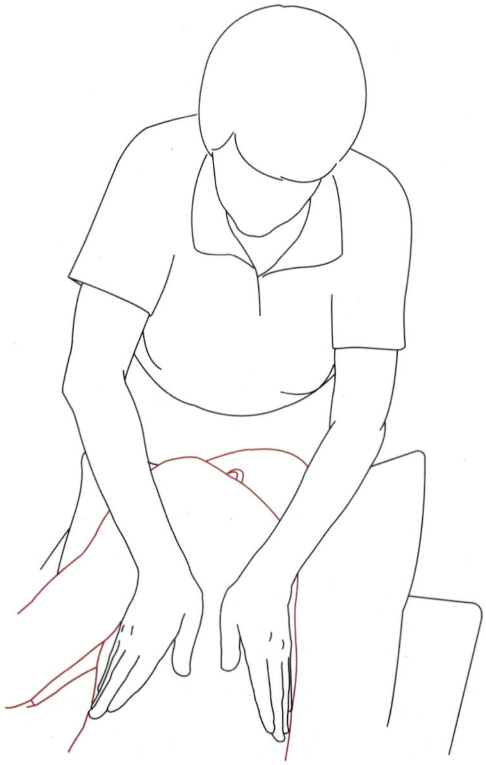

그림 10-21
갈비뼈를 강조한 호흡훈련
시작자세 : 옆으로 누운 자세

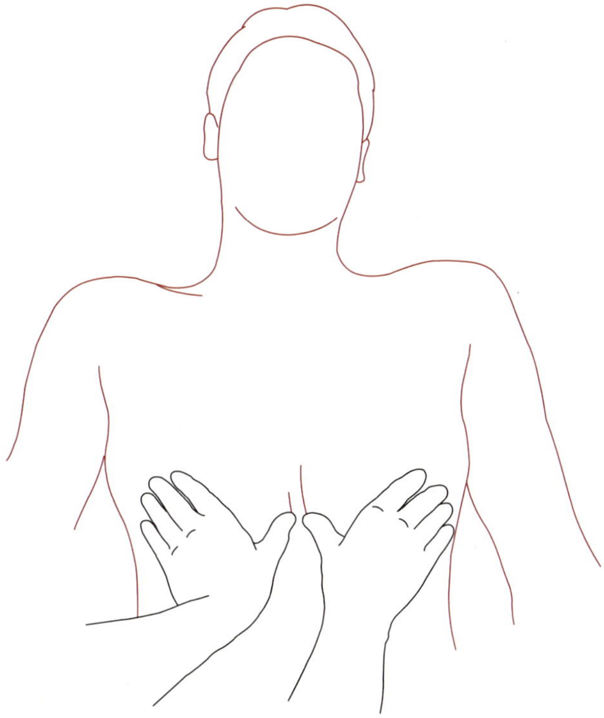

그림 10-22
호흡 : 가로막의 촉진,
시작자세.
엄지손가락으로
신속하게 중앙,
머리 쪽, 가쪽으로
신장자극을 주고 있다.
"심호흡"을 시킨다

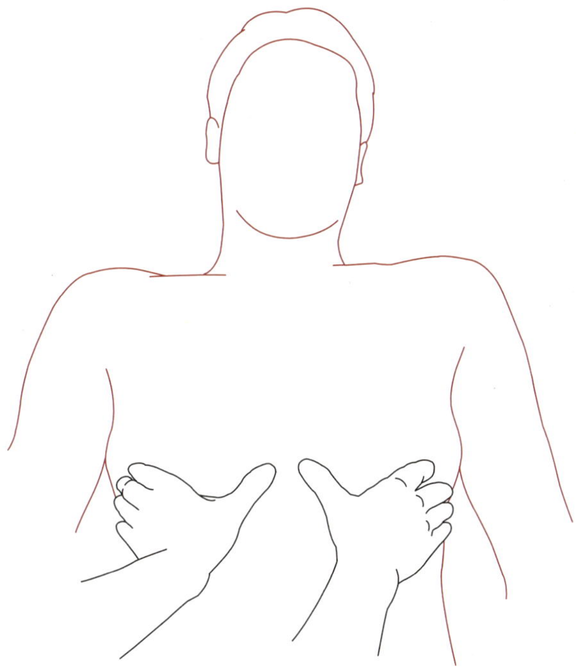

그림 10-23
호흡 : 가로막의 촉진.
종료자세

제 11 장
PNF와 컴퓨터작업 시 인간공학

11.1 기초

11.2 원인과 리스크 요인

11.3 컴퓨터작업 시 인간공학적인 억제

11.4 훈련/훈련 프로그램

11.1 기초

40년 이상에 걸쳐 북유럽 여러 나라는 노동의학과 인간공학의 발전에 노력하고 있다. 이미 30년 이상, 의사, 간호사, 물리치료사와 인체공학자가 공동으로 노동할 때의 자세에 대해서 연구하고 있다. (1)*

인간의 몸은 앉은 자세에서의 일상생활이 아니라 "움직이기" 위해 만들어져 있음에도 불구하고, 오늘날의 노동환경은 컴퓨터에 지배되어 있는 경우가 많다! 그러나 많은 사람들이 일을 하는 동안에 앉아 있는 시간이 길고, 또한 스트레스를 지니고 있는 일도 많다. "mouse arm"이라 불리는 노동과 부하에 의한 팔, 어깨와 목의 과다긴장에 대해서 소개한다. (2)*
60% 이상의 사람이 일을 하는 동안, 컴퓨터와 어떠한 관계를 갖고 있으며 그 중 약 50%의 사람이 손, 팔과 목뼈 · 등뼈 이행부분 증상이라 불리는 목/어깨주위근육의 긴장에 의한 문제를 갖고 있다. (3)*
치우친 근육에 대한 부하, 정적인 근육수축, 스트레스 등에 의해서 의료와 관련되는 일이 많고, 그 비용이 사회적 문제가 되어있다. 이러한 이유로부터 노동환경 안에서 인간공학적인 운동의 변화를 가능케 하고 이들의 문제를 예방하기 위해 아래의 것을 소개한다.

컴퓨터를 사용한 작업은 정적인 근육수축이 많다. 타자나 컴퓨터 마우스를 사용해서 하는 작업 시 엄지손가락, 어깨뼈 올림과 (또는) 아래팔 중간부분의 폄근군의 과도한 수축이 일어나고 있는 것은 근전도 검사를 사용해서 증명되어 있다. (4)*
마우스를 사용하고 있는 팔은 몸으로부터 떨어지고, 경우에 따라서는 어깨를 올림, 가쪽회전이 되어 있다. 이들의 원인으로써 마우스의 위치가 몸으로부터 먼, 팔이 공중에 떠 있어 지지되지 않는, 또는 화면, 의자나 책상의 높이가 맞지 않고 있는 것을 생각할 수 있다.
이에 더해서 밝기가 맞지 않는 (5)*, 노동환경이 정비되어 있지 않은, 스트레스에 의한 과다긴장 등에 의해서 다양한 피로의 징후를 느낄 가능성이 있다. 인간의 일의 능력(6)*과 노동자의 작업효율은 저하하여 있다.
이 때문에 예방을 위해 일하는 동안에 근육의 억제훈련, 휴식할 수 있다는 것은 매우 중요한 의미를 갖고 있다. 이들의 몇 가지 방법은 PNF의 원칙에 기초하여 만들어져 있고 기법도 사용하는 것이 가능하다.
이에 더하여 노동환경과 인간공학의 관점에서부터 본 작업방법을 분석하는 것, 노동환경을 최적으로 하고 환경을 정비하는 것도 물론 중요하다.

---

* 이 단원의 끝 부분에 문헌을 소개하고 있다.

11.2 원인과 리스크

Ergonomie 인간공학
ergon(그리스어) = 노동
nomos(그리스어) = ~로부터의 가르침
인간공학은 노동을 할 때의 인간에 대해서 연구하는 학문이다.
중요한 것은 노동이 인간에게 적합한 상황일 것이라는 것이고, 그 반대는 아니다!

비생리학적인 부하와 노동환경문제

- 무거운 것을 들어 올리다.
- 신체를 둥글게 한 것 같은 자세. 회전운동과 뻗어닿기 동작
- 단조로운 작업
- 동작의 반복
- 정적인 근육수축 = 근육에 의한 정지활동
- 장시간 노동
- 스트레스

정적 근육활동, 운동축이 긴 경우, 단조로운 반복적 작업, 장시간 노동과 스트레스는 근육을 피로시키고 산소부족으로 만든다. 이것에 의해서 피로감이나 통증, 순환장애를 야기하는 경우가 있다.

노동환경이나 작업내용은 근전도나 비디오/사진이나 체크리스트 등을 사용해서 객관적으로 분석한다. 그 후, 인간공학적인 작업의 방법, 인간공학에 적합한 가구나 자조기구 등의 조언을 하여 스트레스를 감소시키도록 한다. 필요하다면, 이 작업의 방법을 실제로 (작업현장에서) 사용하고 또는 유사한 상태(훈련실)에서 근전도를 사용해서 반복해서 훈련하는 것도 가능하다.

컴퓨터작업 시 리스크 요인(7)*

- 1일의 대부분이 정적인 근육수축이 된다.
- 시간적인 스트레스 등, 노동부하가 크다.
- 노동환경의 문제 등, 정신적 긴장.
- "자연스런 휴식" 결여

– 비효율적인 작업자세 : 앞으로 밀어내기, 또는 비틀린 머리의 자세, 또는 가쪽으로 회전하고, 어깨 · 어깨뼈를 올리고 정지한 상태에서 뻗어닿기(reach) 동작 등.

스트레스의 정의

부정적인 스트레스(negative stress)란 개개의 정신적인 부하의 한계를 넘어버린 경우이다. 즉, 그 사람이 바라고 있는 요구나 기대가 충족되지 않은 상태이다.
긍정적인 스트레스(positive stress)란 많은 경우, 다양한 스트레스 호르몬으로 반응하고 신체에 마이너스의 효과가 나타나는 경우이다. 단기간이라면 이 스트레스가 효과적으로 작용하여 목적의 도달에 효과적일지도 모른다. 그러나 긍정적 스트레스는 부정적 스트레스로 옮겨가는 경우가 있기 때문에 이 반응이 장기화되거나 자주 나타나야 할 것은 아니다.

기타의 중요한 인자 :
– 생리학적, 정신적, 사회적인 부하
– 기대가 과다 또는 지나치게 낮은 경우
– 기술적인 문제
– 효율의 문제

석기시대는 몸을 싸움이나 도망의 준비를 하기 위해 적당량의 스트레스 호르몬이 생산되어 있었다. 오늘날, 인간은 과도한 노동부하, 같은 근육군을 반복해서 사용하는 것이나 개인적인 문제로부터 도피하기 위해 과도한 스트레스 호르몬을 만들어내어 근육긴장을 높이는 결과가 되어있다. 이 근육의·과다긴장과 스트레스 호르몬은 몸에 남게 된다. 이 때문에 우리들은 무엇인가를 바꿔야 하는 것이다!
정적인 근육활동을 감소시키는 것은 큰 의미를 갖고 있다!

11.3 컴퓨터작업 시 인간공학적인 억제

아래의 방법으로 억제하는 것이 가능하다.

- 휴식 (짧은, 자연스런 또는 적극적인 휴식)
- 극히 짧은 시간의 휴식(손목관절/아래팔을 책상에서 하중 면제하는 등, 작업 중 2–10초의 극히 짧은 시간의 휴식)
- 자주훈련으로써 작업 중에 상부 등세모근(승모근), 어깨올림근(견갑거근), 마름모근(능형근) 등 어깨뼈를 올리는 근육 등을 억제하는 것 같은 이완
- 하부 등세모근, 앞톱니근(전거근) 등 어깨뼈 내림근의 촉진과 작업장에서의 훈련(Thera–Band®를 사용하는 경우도 있다)을 통해서 어깨올림근의 이완
- 심층부에 있는 목뼈 굽힘근군의 이완과 억제(제9장 셀프케어 훈련/"ADL" 참조)
- 머리를 수정하고 앉은 자세에서 휴식자세 : 아래팔은 지지되고 어깨는 이완하여 있다.
- 앉은 자세의 변화, 전화를 걸 때 또는 선 자세에서 작업할 때는 높이를 조정할 수 있는 책상을 사용한다.

작업 중의 근육의 이완에 대해서 조언하기 위한 기본은 노동환경을 확인하는 것과 작업의 방법의 분석을 하는 것이다.

11.4 훈련/훈련 프로그램

임상에서의 실시방법은 이미 다른 단원에서 소개한 훈련을 직장에 응용하는 것이다. 이들은 앉은 자세나 선 자세에서 안정성훈련인 경우가 많다(제6장 "몸통의 패턴", 제8장 "보행훈련" 참조).

이것 이외에 일상생활에서 상황을 치료침상(훈련 내)에 응용하여 준비하는 것이 가능하고, 어깨뼈올림근의 과다긴장을 억제하는 것이나 어깨뼈주위근육의 안정성훈련과 대항근인 어깨뼈내림근군의 동적인 훈련도 가능하다(제6장 "몸통의 패턴" 참조).

이들의 훈련은 자주훈련으로써 작업 중에 반복해서 시행할 수 있도록 나누는 것이 가능하다.

훈련의 요약

1. 컴퓨터를 사용할 때 이완된 인간공학적인 앉은 자세의 제안
2. 근전도를 사용해서 정적 근육활동을 유지
3. 자세를 바르게 한 앉은 자세에서의 안정성훈련
4. 근전도를 사용해서 자세를 바르게 한 앉은 자세에서 안정성훈련
5. 극히 짧은 휴식을 동반하는 근전도를 사용해서 하는 이완된 작업의 방법
6. 앉은 자세에서 컴퓨터로 타이핑을 할 때 근전도를 사용하여 등세모근 훈련을 조합
7. 자세를 바르게 한 선 자세에서 안정성훈련
8. 아래팔의 이완훈련
9. 어깨 · 목의 이완훈련
10. Thera-Band®를 사용하여 지구력/효율적인 훈련(어깨관절주위근육군의 훈련 등)

이들의 훈련은 운동 후의 제지시간을 길게 하거나, 반복의 횟수를 증가시킴으로써 난이도를 높일 수 있다.

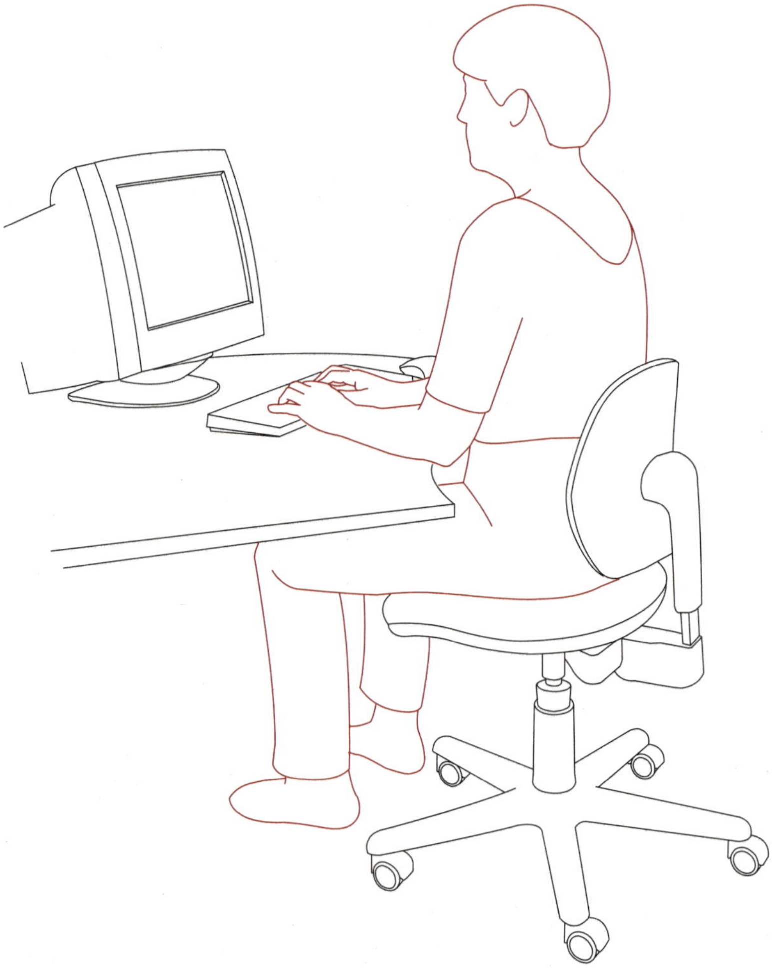

그림 11-1
인간공학적인 컴퓨터 작업 시 시작자세. 손과 아래팔은 팔걸이나 책상 위에 손을 놓고 이완하여 있다. 중요한 것은 스크린에서 읽고 있을 때도 자주 휴식을 취하고 어깨를 수직으로 하여 이완시키고 있는 것이다.

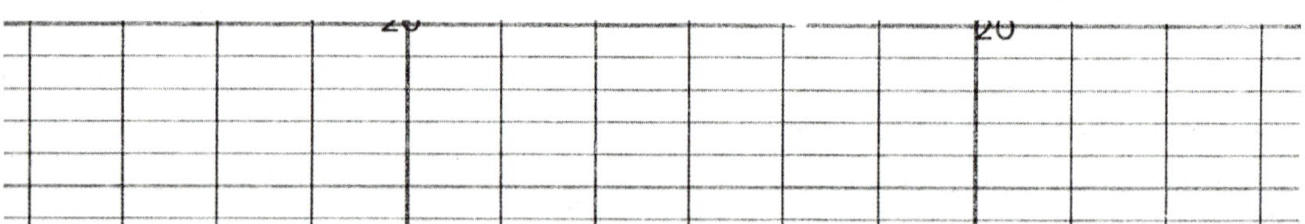

그림 11-2 근전도를 사용하여 근육이 이완하는 일이 없는 정적인 근육수축.
등세모근은 쉬지 않고 수축하고 있으며 이 때문에 바로 피로해진다. 이것은 산소결핍의 원인으로 되기 쉽다.

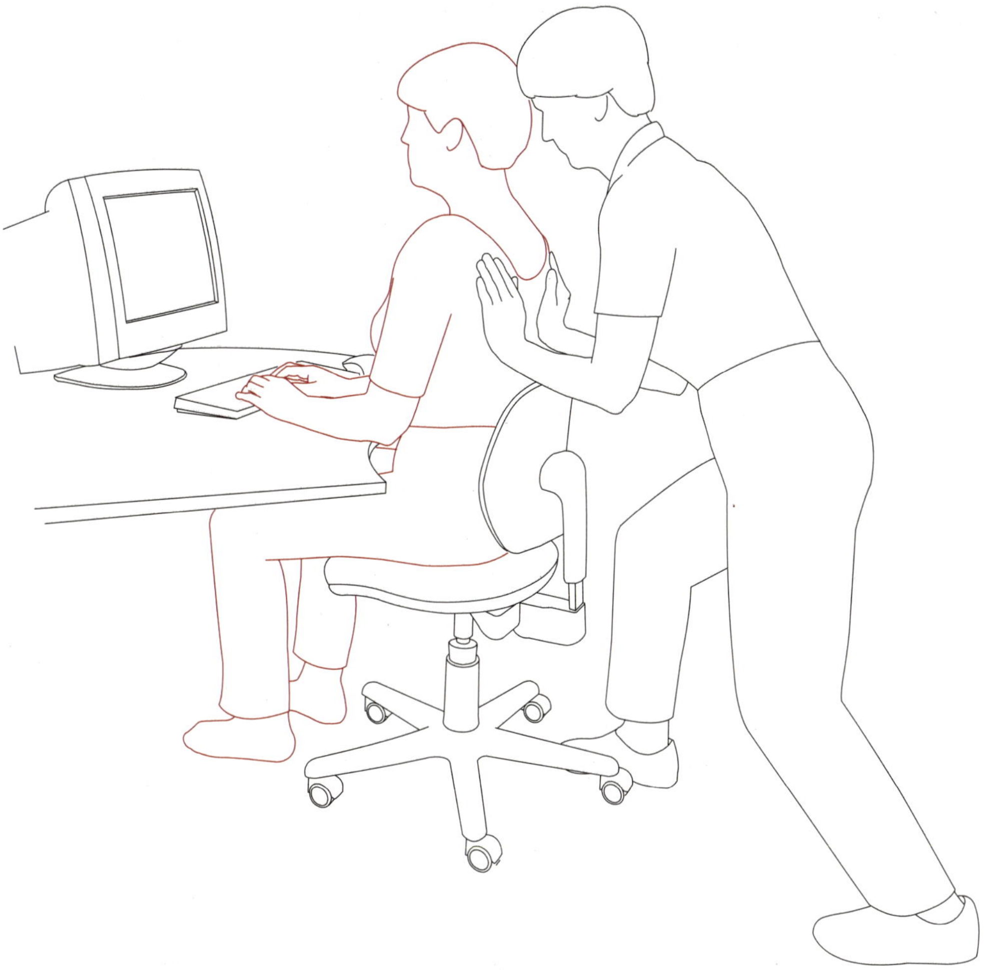

그림 11-3 자세를 바르게 한 앉은 자세에서 안정성훈련.
도수접촉은 어깨, 골반과 머리와 그 조합이 가능하다(제8장 "보행훈련" 참조)

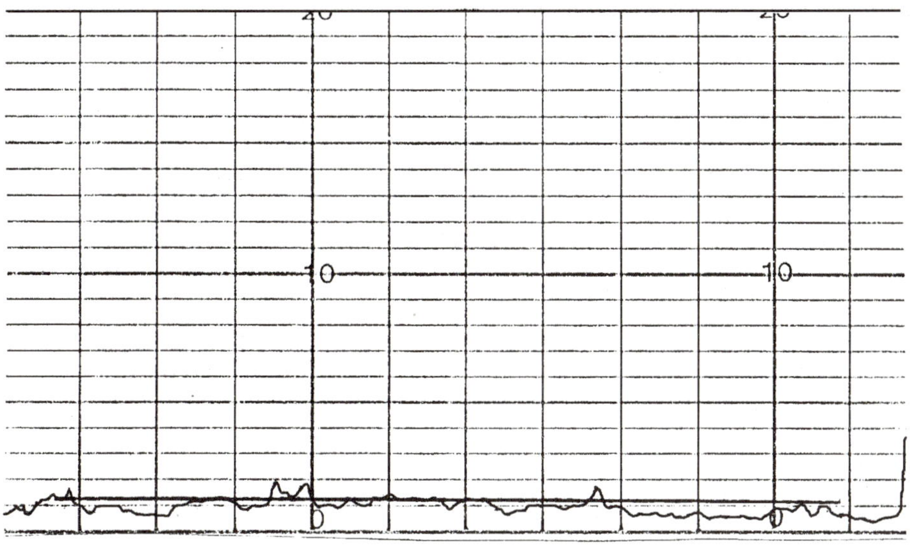

그림 11-4 근전도를 사용한 자세를 바르게 한 앉은 자세에서 안정성훈련.
근전도를 사용한 안정성훈련(등세모근)에서는 그림 11-2와 비교하여 근육수축이 감소하여 있다.

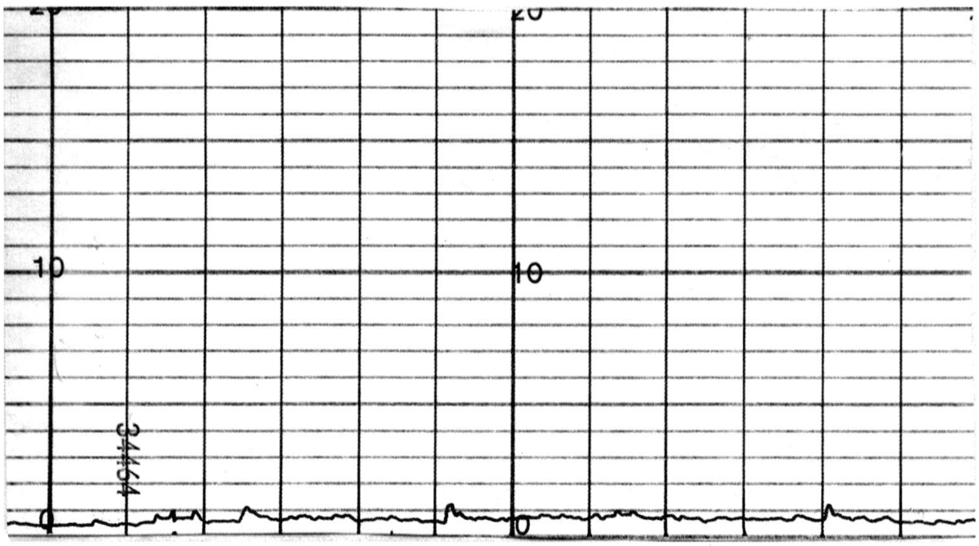

그림 11-5 극히 짧은 휴식을 동반하는 근전도를 사용해서 하는 작업의 방법.
문장을 읽고 있을 때 환자의 손과 아래팔을 때때로 책상 위에 올려놓고 쉬게 한다. 긴장의 흐름은 근육의 휴식과 이완된 작업의 방법에 의해서 중단된다. 중요한 것은 휴식이 2-10초 정도의 길이가 있다는 것이고, 이상적인 것은 4-8초이다.

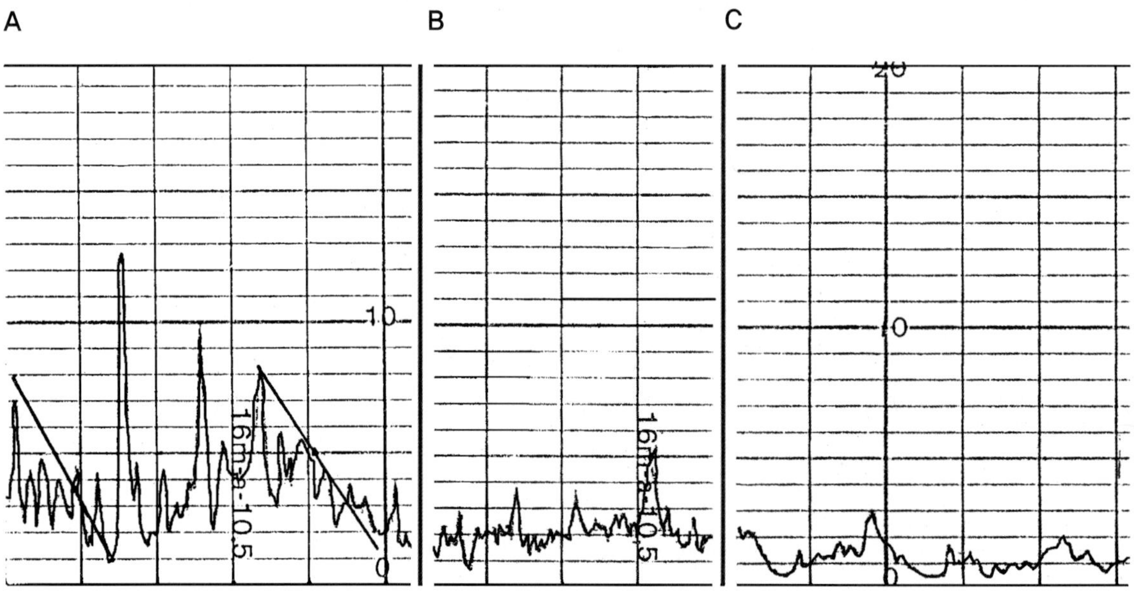

그림 11-6 앉은 자세에서 컴퓨터로 타이핑을 할 때 근전도를 사용하여 등세모근 훈련을 조합시킨다.
A. 안정성훈련 없이 하는 수축(훈련 전) : 이완이 없는 정적 근육활동
B. 자세를 바르게 한 앉은 자세에서 안정성훈련
C. 자세를 바르게 한 앉은 자세에서 안정성훈련 인지와 훈련 후 : 극히 짧은 시간의 휴식을 동반하는 작업의 방법

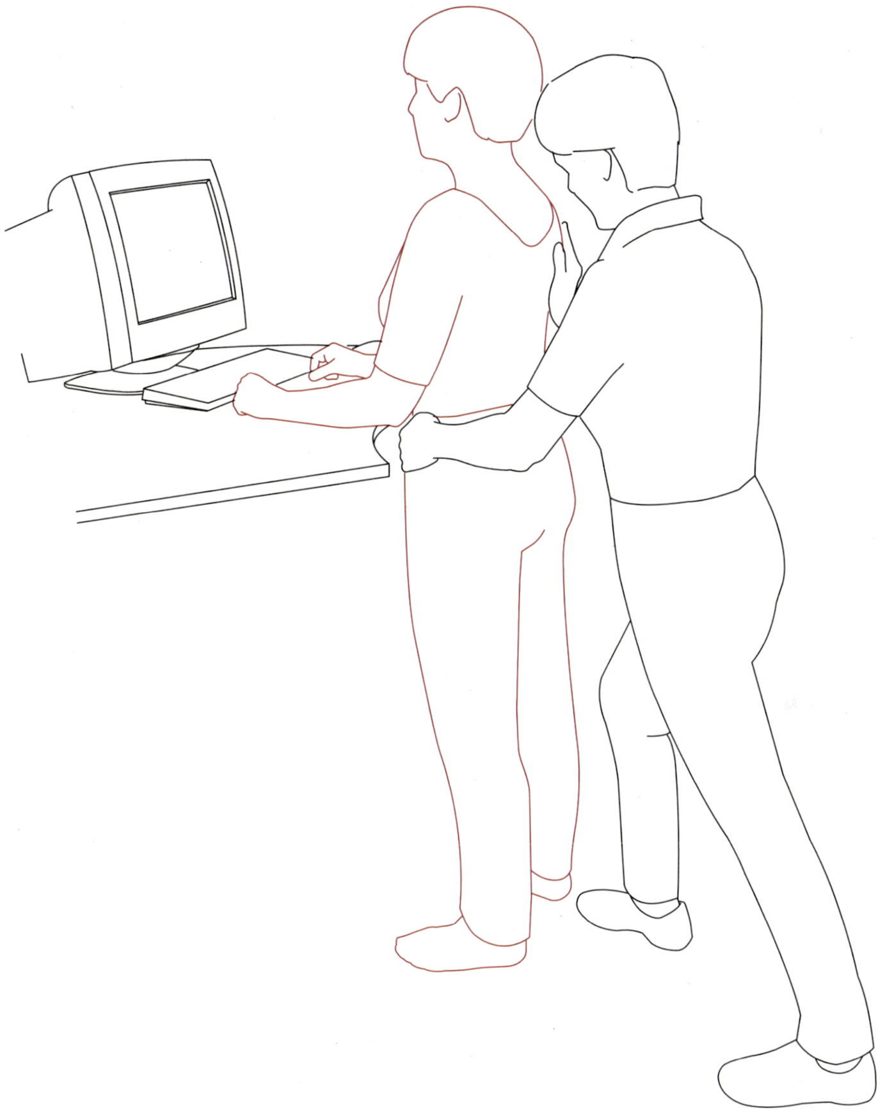

그림 11-7
자세를 바르게 한 선 자세에서의 안정성훈련.
도수접촉은 어깨, 골반, 머리와 그 조합이 가능하다(제8장 "보행훈련" 참조)

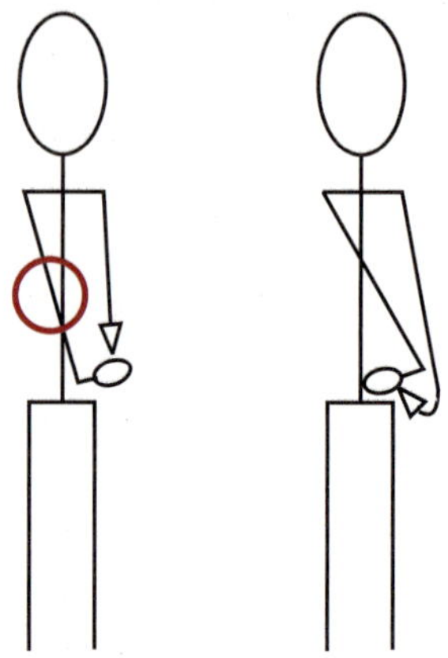

그림 11-8 아래팔 폄근군의 이완훈련. 장애가 있는 팔을 반대쪽의 넙다리뼈에 놓는다(팔의 폄-모음-안쪽회전). 예를 들면, 오른손을 왼쪽 넓적다리 위. 왼쪽 손바닥을 오른손의 손등에 놓는다. 오른손을 위로 밀어 올리도록 하고, 그 사이에 왼손으로 저항을 가한다. 이 긴장을 약 5-10초간 유지하고 신장한다. 그 후 서서히 힘을 빼고 이완한다. 다음으로 약 5-10초, 오른쪽 손바닥을 안쪽, 손/손가락을 가능한 한 아래팔에 접근시키고 팔꿈치를 펴서 신장한다.

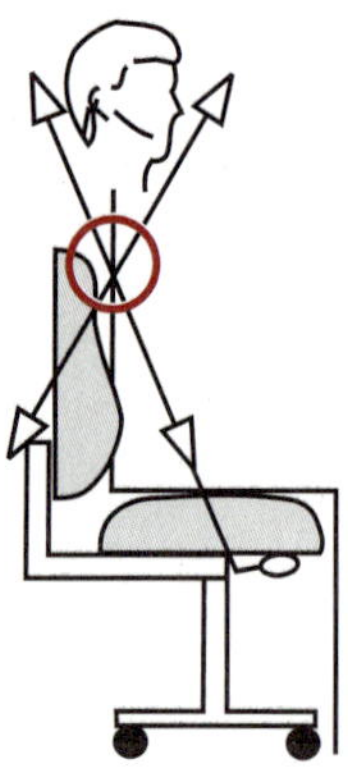

그림 11-9 어깨 · 목의 근육의 이완훈련

양손으로 의자의 끝을 잡는다.

a) (엉덩관절의 앞을) 정적으로 쥔다. 어깨를 머리/목의 뒤 방향으로 당겨 올리고(어깨뼈 패턴 : 뒤쪽올림), 약 5-10초간 유지한다. 서서히 힘을 빼고 이완한다. 쥐기를 풀고 손가락을 앞-아래의 바닥방향으로 민다(어깨뼈 패턴 : 앞쪽내림)
b) (엉덩관절의 앞을) 정적으로 쥔다. 어깨를 귀의 앞 방향으로 당겨 올리고(어깨뼈 패턴 : 앞쪽올림), 약 5-10초간 유지한다. 서서히 힘을 빼고 이완한다. 쥐기를 풀고 손가락을 뒤-아래의 바닥방향으로 민다(어깨뼈 패턴 : 뒤쪽내림)

한쪽만을 신장하는 경우는, 머리를 반대방향으로 기울이고 신장(stretch)을 강조하여 시행하는 것도 가능하다.

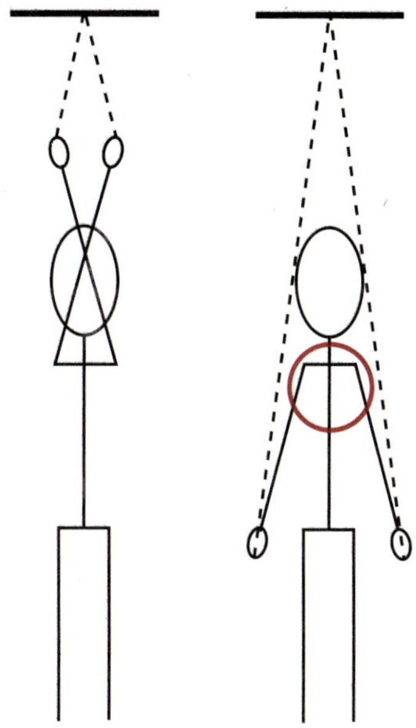

그림 11-10 Thera-Band®를 사용한 어깨관절주위근육의 지구력 훈련.
Thera-Band®는 팔이나 어깨관절주위근육을 강조하기 위한 간단한 도움이 된다. 머리 위에서 고정한 밴드를 교차한 손으로 쥐고, 아래-가쪽-뒤쪽(팔의 폄-벌림-안쪽 회전)으로 당긴다. 최종범위에서 조금 유지하고 천천히 원심성수축을 사용해서 시작 자세로 되돌아간다("동적 근육활동의 조합" 제3장 "기법과 치료방법" 참조). 이 훈련을 5-10회, 3세트 정도를 반복한다.

요약

위에 PNF훈련 이외에 컴퓨터를 사용할 때는 아래의 항목을 주의해야 한다.

- 책상, 의자, 밝기와 스크린의 각도를 그 사람에 적합하도록 한다.
- 작업 중, 앉은 자세와 선 자세를 자주 바꾼다. 무리하게 몸을 비트는 것 같은 자세를 피한다!
- 이완된 (최적의) 작업의 방법을 키보드나 마우스를 사용한 작업 중에도 사용한다.
  특히 마우스를 사용할 때 극히 짧은 휴식(각 4-8초)을 자주 취한다!
- 문제가 있는 팔은 편 채로 하지 않고 이완하여 몸의 가까이에 둔다. 아래팔은 지지하여 둔다.
- 마우스보다도 키보드로 짧게 두드리도록 한다!
- 손가락의 자세가 바른지 주의한다. 가볍게 굽힌다. 손목관절은 가볍게 등쪽굽힘을 한다.
- 작업을 변경할 때는 다른 과제를 생각한다.
- 스스로 짧은 휴식을 취한다!

참고문헌(제11장)

1. Schweden: Rekommendationen der Schutzwirksamkeit im Büro, SAF und SIF 1956, Verhandlungsprotokoll SAF und LO mit Richtlinien für vorbeugende Betriebswirtschaftsmedizin 1967.

2. Ekman, A./Andersson, A./Hagberg, M./Hjelm, E. W. (2000). Gender differences in musculoskeletal health of computer and mouse users in the Swedish workforce *Occup Med (Lond)*, **50**, 608–13.

3. Lindegård, A./Wahlström, J./Hagberg, M./Hansson, G-Å./Jonsson, J./Wigeus Tornqvist, E. (2001). The impact of working techniques on physical loads. An exposure profile among newspaper editors. *Submitted*.

4. Veiersted, K. B./Westgaard, R. H. (1993). Development of trapezius myalgia among female workers performing light manual work. *Scand J Work Environ Health*, **19**, 277–83.

5. Aarås, A./Horgen, G./Björset, HH., RO, O./Thoersen, M. (1998). Muscoloskeletal, visual and psychosocial stress in VPU operators before and after multidisiplinary ergonomic interventions. *Applied Ergonomics*, **vol 29**, page 335–54.

6. Hagberg, M., E. Wigaus Tornqvist, et al. Reduced computer operator productivity due to musceloskeletal symptoms – impact and associations to workplace and individual factors. B. o. Abstracts. Fourth International Scientific Conference on Prevention of Work-Related Musceloskeletal Disorders. Premus 2001. Amserdam, The Netherlands: ABN AMRO, 2001:251.

7. Punett, L./Bergqvist, U. (1997). Visual display unit work and upper extremity disorders. *Arbete och Hälsa*, **No. 16.**

부록

용어 해설[Glossar]

PNF의 경우 : 처음에 먼쪽부분의 운동요소에 관한 근육이 수축하여 있는 것처럼 보이지만, 운동패턴 안에 포함되는 모든 운동요소에 관여하는 근육을 동시에 수축시킨다.

가동성 : 가동할 수 있는 것(관절의 조절이나 목적으로 한 운동을 실시하기 위해 근육이 지레(lever)가 되는 뼈를 움직일 수 있는 상태).

강조의 타이밍(timing for emphasis)을 사용하는 경우 : 강한 운동요소를 사용하여 다른 부위의 근육활동을 변화시키는 것이 가능하다(이것을 통하여 약한 운동요소에 대해서 방산(irradiation, overflow)이 일어나도록 한다).

견인 : 당기는 것. 각각의 관절면을 떼어 놓는 것.

고유수용기 : 근육 · 힘줄 · 인대 · 관절 등의 수용기

교차성 신장반사 : 같은 쪽의 폄근군을 억제하기 위해 굽힘근군을 수축시키는 것. 반대쪽의 굽힘근군은 억제되어 폄근군이 수축한다.

구구지시 : 음성에 의한 자극

구심성(afferent) : 경 임펄스가 말초에서부터 중추로 가는 것.

그룹 : (운동패턴의) 궤도(궤적). "그룹 위에 위치하고 있다"란 "목적으로 하는 운동의 궤적(궤적) 위에 위치하다"라는 것이다.

근육 · 힘줄반사 : 신장반사. stretch reflex라고도 불린다. 근육의 길이가 바뀌는 것. 신장되는 것이 자극이 되고 근방추가 그 수용기이다. IA구심성 신경세포가 그 감각신경이다. 반응으로써 근육수축이 일어난다.

긴장 : 근육의 땅김

긴장(tone) : 근육의 기초적인 긴장

내려치기(chopping) : 양측성 · 비대칭적인 팔의 굽힘과 머리/목의 굽힘을 조합시킨 운동패턴(한쪽의 아래팔은 기본적인 운동패턴에서부터 벗어나 엎침(회내)을 하고 반대쪽의 팔을 쥐고 유도하는 팔을 쫓아간다)

내림(depression) : 어깨뼈, 골반의 아래쪽으로 운동

대각선운동 : 비스듬한 방향의 회전을 포함하는 기능적, 기초적인 운동

대측성 : 반대쪽의

대칭성상반성운동 : 양 팔 · 다리 또는 어깨뼈를 동시에 대칭적으로 상반되는 방향으로 움직이는 것.

대항근 : 작용근에 대해서 반대의 작용을 하는 근육(목적으로 하는 운동의 반대방향으로 작용하는 근육)

동시수축 : 동시에 작용근과 대항근을 활성화하여 수축하는 것.

동적 구심성 근육수축 : 수축하여가는 근육에 일어나는 근육수축.

동적 원심성 근육수축 : 신장되어가는 근육에 일어나는 근육수축.

동측성 : 같은 쪽의.

들어올리기(lifting) : 비대칭성양측성의 목의 폄을 동반하는 팔의 폄 운동패턴(쥐는 손을 엎침을 하고 "유도하는 팔"을 쥐기 위해 패턴에서부터 일부 벗어나 있다.)

말초 : 몸통에서부터 떨어진 곳.

방산[irradiation(overflow)] : 자극이 확산하는 것.

벌레근쥐기 : PNF의 기본적인 쥐기 방법. MP관절을 굽히고, 그 PIP관절은 편 상태에서 쥔다.

비대칭성상반성운동 : 양 팔 · 다리 또는 어깨뼈를 동시에 비대칭적으로 상반되는 방향으로 움직이는 것.

빠른 신장(quick stretch) : 신속하고 짧은 신장". ["신장(stretch) 참조]

상반성 : 반대방향의.

상반성운동 : 양 팔 · 다리 또는 어깨뼈를 상반되는 방향으로 동시에 움직이는 것.

상반억제 : 작용근을 활성화함으로써 대항근의 억제를 하는 것.

손잡이(handle) : 지레.

수용기 : 감각자극을 수용하는 기관(외수용기와 고유수용기가 있다).

수축 후의 이완 : 대항근이 수축, 이완 후에 작용근의 최적의 수축을 시행할 수 있는 것.

신장(elongation) : 신장자세. 운동패턴에 포함되는 모든 운동요소에 대해서, 또한 활성화 시키고 싶은 근육에 대해서 치료사가 신장자세로 가져가는 것.

신장(stretch) : 신장자극. 신속하고 짧게 수동적으로 근육의 길이를 바꾸는 것. 또는 이미 수축하여 있는 근육에 자극을 가하는 것.

신장반사 : 근육 · 힘줄반사(근육 · 힘줄반사 참조)

신장자극 : "신장(stretch)" 참조.

안정성 : 관절이나 자세를 어떤 특정의 위치로 유지할 수 있는 근육의 능력.

양측성 : 양쪽을 움직이는 것.

양측성, 대칭성 : 양 팔 · 다리 · 어깨뼈를 동시에, 같은 운동방향으로 움직이는 것.

양측성, 비대칭성 : 양 팔 · 다리 · 어깨뼈를 동시에, 그러나 다른 운동방향으로 움직이는 것.

양측성, 상대성 : 양 팔 · 다리 · 어깨뼈를 각각 반대방향으로 움직이는 것.

대칭성의 경우와 비대칭성의 경우가 있다.

억제 : 활동을 억제하고 이완시키는 것.

외수용기 : 촉각, 시각, 청각과 평형기관의 수용기

운동 프로그램 : 예) 보행 프로그램, 척수수준과 중추자극에 의해서 이미 발달 · 획득하고 있는 운동프로그램을 활성화하는 것. 이 척수수준에서 활동은 뇌줄기에 의해서 조절된다.

운동패턴 : PNF의 기본적인 3차원 운동. 각각의 대각선운동에 대해서 굽힘과 폄의 2방향의 운동패턴이 있고, 2개의 대각선, 4개의 운동패턴으로 성립하여 있다.

원심성(efferent) : 신경 임펄스가 중추에서부터 말초로 가는 것.

일측성 : 한쪽만을 시행하는 것.

자극 : 흥분 · 활성화시키는 것.

자극의 가중 : 자극을 더욱 더하여 가는 것.

자극의 공간적 가중 : 다른 다양한 신경섬유에 동시에 신속하게 자극을 가함으로써 흥분하는 운동신경세포를 증가시킬 수 있다.

자극의 시간적 가중 : 어떤 일정한 시간 내에 신경섬유에 여러 번, 자극을 가함으로써 흥분하는 운동신경세포를 증가시킬 수 있다.

자기억제 : (근육이 과다하게 신장되는 것을 방지하기 위해) 힘줄방추에 의해서 대상이 되는 근육긴장의 조절을 하는 것.

자세근육긴장 : 자세를 유지하기 위한 근육긴장. 불수의에 의한 자세유지를 위한 근육군의 긴장유지. 즉, 중력에 대항하여 대칭적으로 평형반응을 유지하고 자세를 유지하기 위한 능동적인 근육긴장 유지.

자세반사 : 자세유지를 위한 반사.

작용근 : 동작을 시행하는 근육(목적으로 하는 동작을 정적, 또는 동적으로 시행하는 근육).

재신장(re-stretch) : 새로이 가하는 신장. 초기신장(initial stretch) 후에 시행되는 모든 신장. 가능성으로써는

- 신장(elongation)된 근육에 대해서 "초기신장(initial stretch)"을 반복한다.
- 운동패턴을 시행하고 있는 동안에 수축하여 있는 근육에 대해서 신장(stretch)을 반복한다.

저항 : 운동방향에 대해서 반대방향이 되도록 주는 힘.

동적 근육활동 : 저항을 가해도 협응된 운동이 시행되는 것 같은 크기가 최적의 저항을 가한다.

정적 근육활동 : 정지상태가 무너져버리지 않을 정도의 최적의 저항을 가한다.

정상 타이밍(normal timing)

어른의 경우 : 먼쪽부분에서부터 몸쪽부분으로.

어린이의 경우 : 몸쪽부분에서부터 먼쪽부분으로.

정적 근육활동 : 근육이 거의 일정한 길이를 유지한 상태에서 수축을 유지하는 것.

중심축(pivot) : 운동의 축이 되는 곳.

초기신장(initial stretch) : 운동을 시작할 때 시행하는 최초의 신장.

촉각자극 : 만지는 것에 의한 자극. 도수접촉.

촉진 : 자극을 주어 활성화하는 것.

치료법 : PNF 기본원리나 기본적인 기법을 이용한 하나의 치료방법(경우에 따라서는 각각을 조합시키는 것도 가능하다).

타이밍 : 근육이 어느 순번으로 수축하여 가는지에 대한 것.

태핑 : 신장자극, 스트레칭

협동 : 근육의 협동작용. 하나의 목적동작을 위해 복수의 근육이 함께 활동하는 것.

협응성 : 중추부분에 의한 운동의 조절. 말초기관이 중추부분의 자극에 따라서 협응하여 반응하는 것. 또한 가동성과 안정성의 균형이 잡혀 있는 것.

효과기 : 반응이 일어나는 기관.

후발사 : 이완 후 앞뿔세포(전각세포)에 의한 계속적인 임펄스.

문헌(Literaturverzeichnis)

ANGEL, R. W., EPPLER, W. G. JR.: Synergy of contralateral muscles in normal subjects and patients with neurologic disease. Arch Phys Med 48: 233–239, 1967.

BARTMES-KOHLHAUSEN, B.: PNF – ein Grundelement der Krankengymnastik. Krankengymnastik 10: 530–541, 1979.

BUCK, M., BECKERS, D., ADLER, S.: PNF in der Praxis. Eine Anleitung in Bildern. 4., überarb. Aufl. Springer-Verlag, Berlin.

BLAKELY, R. L., PALMER, L.: Analysis of shoulder rotation accompanying a proprioceptive neuromuscular facilitation approach. Phys Ther Aug; 66(8): 1244–7, 1986.

CHAN, C.: Neurophysiological basis underlying the use of resistance to facilitate movement. Physiotherapy Canada, april: 87–92, 1959.

CERNY, K.: Pathomechanics of stance. Clinical concepts of analysis. Phys Ther 64: 1851–1859, 1984.

CORNELIUS, W., EBRAHIM, K., WATSON, J., HILL, D.: The effects of cold application and modified PNF stretching techniques on hip joint flexability in college males. Research Quaterly for Exercise and Sport 63: 311–314, 1992.

DE JERSEY, M. C.: An approach to the problems of orofacial dysfunction in the adult. Australian Journal of Physiotherapy, Vol XXI, No 1, March: 5–10, 1975.

DUNCAN, P.: The effect of a prior quadriceps contraction on knee flexor torque in normal subjects and multiple sclerosis patients with spastic paraparesis. Physiotherapy Practice 3: 11–17, 1987.

DUSTERHAUS-MINOR, M.: Proprioceptive neuromuscular facilitation and the approach of Rood. Proceedings of the II-STEP Conference, USA, 1990.

EBERHARDT, H. D., INMAN V. T., BRESLER, B.: The principal elements in human locomotion. In: Human Limbs & Their Substitutes, Klopteg PE & Wilson PD (ed). McGraw-Hill Book Co., Inc 1954.

ETNYRE, B. R., ABRAHAM, L. D.: Gains in range of ankle dorsiflexion using three popular stretching techniques. Am Phys Med 1986 Aug; 65(4): 189–96.

ETNYRE, B. R., ABRAHAM, L. D.: H-reflex changes during static stretching and two variations of proprioceptive neuromuscular facilitation techniques. Electroencephalogr Clin Neurophysiol 1986 Feb; 63(2): 174–9.

ETNYRE, B., LEE E.: Comments on proprioceptive neuromuscular facilitation stretching techniques. Research Quaterly for Exercise and Sport 58: 184–188, 1987.

FUJITA, M., NAKUMURA, R.: The effect of PNF position of the upper extremity on rapid knee extension. Tohoku J Exp Med 1986 Sep; 150(1): 31–5.

GAHERY, Y., MASSION, J.: Co-ordination between posture and movement. Trends in Neuro Sciences (4): 199–202, 1981.

GELLHORN, E.: Patterns of muscular activity in man. Arch Phys Med 28 568–574, 1947.

GELLHORN, E.: Proprioception and the motor cortex. Brain 72: 35–62, 1949.

GORDON, J.: Assumptions underlying physical therapy intervention: Theoretical and historical perspectives. In: CARR, J., SHEPERD, R., GORDON, J., GENTILE, A. M., HELO, J.: Movement Science: Foundations for physical therapy in rehabilitation. Heinemann physiotherapy, London, 1987.

GRIFFIN, J. W.: Use of proprioceptive stimuli in therapeutic exercixe. Phys Ther 54 (10): 1072–1079, 1974.

GUYMER, A. J.: The neuromuscular facilitation of movement. In PAIN, Management and Control in Physiotherapy: 55–70. Ed.: Wells, E., Framton, V., Bowsher, D. Heinemann Physiotherapy. London, 1988.

GUYTON, A.: Organ Physiology. Structure and function of the nervous system. W. B. Sanders Co. Philadelphia, London, Toronto, 1976.

HAGBARD, K. E.: Spinal withdrawal reflexes in human lower limb. J Neurol, Neurosurg, Psychiat 23: 222–227, 1960.

HARDY, I., JONES, D.: Dynamic flexibility and proprioceptive neuromuscular facilitation. Research Quaterly for Exercise and Sport 57: 150–153, 1986.

HARRIS, F. A.: Facilitation techniques in therapeutic exercise. Kap. 3. Therapeutic Exercise. Editor: Basmajian V. Williams and Wilkins, Baltiomore, 1978.

HELLEBRANDT, F. A., PARRISH, A. M. HOUTZ, S. J.: Cross education. The influence of unilateral exercise on the contralateral limb. Arch of Phys Med 28: 76–85, 1947.

HELLEBRANDT, F. A.: Influence of alternate and reciprocal exercise work capacity. Arch. of Phys Med 32: 766–776, 1951.

HELLEBRANDT, F. A.: Influence of bimanual exercise on unilateral work capacity. Journal of applied Physiology 4: 136–144, 1951.

HELLEBRANDT, F. A.: Physiological effects of simultaneus static and dynamic exercise. Am Journal of Phys Med 35: 106–117, 1956.

HELLEBRANDT, F. A.: Application of the overload principle to muscle training in man. Intern Rew Phys Med & Rehab 37: 278–283, 1958.

HELLEBRANDT, F. A., WATERLAND, J. C.: Expansion of motor patterning under exercise stress. Am J Phys Med 41: 56–66, 1962.

HOESSLY, M.: Use of eccentric contraction of muscle to increase range of movement in the upper motor neurone syndrome. Physiotherapy Theory and Practice 7: 91–101, 1991.

HUMPHREY, T. L., HUDDLESTON, O. L.: Applying facilitation technics to self-care training. Phys Ther Rev 38 (9): 605–609, 1958.

HUTTON, R.: Neuromuscular basis of stretching exercises. Strength and Power in Sport, Kapitel 2C. Edited by Komi P.V., Blackwell Scientific Publications, Oxford 1992.

INMAN, V. T., RALSTON, H. J., TODD, F.: Human Walking. MD Williams & Wilkins, Baltimore 1981.

JOHANSSON, C. A., KENT, B. E., SHEPARD, K. F.: Relationship between verbal command, volume and magnitude of muscle contraction. Phys Ther 63 (8): 1260–1265, 1983.

KABAT, H.: Studies on neuromuscular dysfunction XII: New concepts and techniques of neuromuscular reeducation for paralysis. Perm Found Med Bull 8 (3): 121–143, 1950.

KABAT, H.: Analysis and therapy of cerebellar ataxia and asynergia. Arch Neurol Psychiatry, 375–382, 1955.

KABAT, H.: Central mechanism for recovery of neuromuscular function. Science 112: 23–24, 1960.

KABAT, H.: Proprioceptive facilitation in therapeutic exercise. Kapitel 13 in Therapeutic Expercise (2nd) ed). Editors: Licht S, Johnson E. W., Waverly Press InC., Baltimore, 1961.

KABAT, H., KNOTT, M.: Proprioceptive facilitation technics for treatment of paralysis, Phys Ther Rev 33 (2): 53–64, 1953.

KABAT, H., MC LEOD, M., HOLT, C.: The practical application of proprioceptive neuromuscular facilitation. Physiotherapy, april: 87–92, 1959.

KABAT, H., MC LEOD, M., HOLT, C.: Neuromuscular dysfunction and treatment of corticospinal lesions. Physiotherapy 45: 251–257, 1959.

KAPANDJI, A.: The Physiology of the Joints, Vol. 3. The Trunk and the Vertebral Column. 2nd ed., Churchill Livingstone 1978.

KNOTT, M.: Report of case of Parkinsonism treated with proprioceptive facilitation technics. Phys Ther Rev 37: 229, 1957.

KNOTT, M.: Neuromuscular facilitation in the treatment of rheumatoid arthritis. Journal of the Am Phys Ther Ass 44: 737–739, 1964.

KNOTT, M.: In the groove. Phys Ther Vol 53, Nr. 4 april: 365–372, 1973.

KNOTT, M., BARUFALDI, D.: Treatment of whiplash injuries. The Phys Ther Review 41: 573–577, 1961.

KNOTT, M., MEADS, S.: The use of ice in the treatment of joint restriction, spasticity and certain types of pain. Unpublished handout, Kaiser Foundation Rehabilitation Center, Vallejo, USA.

KNOTT, M., MEAD, S.: Facilitation techniques in lower extremity amputations. The Phys Ther Review 40: 587–589, 1956.
KNOTT, M., VOSS, D. E.: Proprioceptive Neuromuscular Facilitation, patterns and techniques (2nd ed). NY Hoeber Medical Division. Harper & Row, New York, 1968.
KNOTT, M., TOUSSAINT, D.: The use of wall pulleys with mat activities. Phys Ther Rev 35: 477–483, 1955.
KNUTSSON, E.: Proprioceptive Neuromuscular Facilitation. Scand J Rehab Med, Supplement 7: 106–112, 1980.
LEVINE, M. G., KABAT, H.: Cocontraction and reciprocal innervation in volontary movement in man. Science 116 (Aug): 115–118, 1952.
LEVINE, M. G., KABAT, H.: Patterns of volontary movement in man. Arch Phys Med & Rehab, Nov: 691–697, 1953.
LEVINE, M. G., KABAT, H., KNOTT, M., VOSS, D. E.: Relaxation of spasticity by physiological techniques. Arch Phys Med 35 (April): 214–223, 1954.
LOOFBOURROW, G. N., GELLHORN, H.: Proprioceptively induced reflex patterns. Am J Physiol 1954: 433–438, 1948.
LOOFBOURROW, G. N., GELLHORN, E.: Proprioceptive modification of reflex patterns. J Neuro Phys 12: 435–446, 1949.
LUCAS, R. C., KOSLOW, R.: Comparative study of static, dynamic and proprioceptive neuromuscular facilitation stretching techniques on flexibility. Percept Mot Skills, Apr. 58 (2): 615–8, 1984.
MARKOS, P. D.: Ipsilateral and contralateral effects of proprioceptive neuromuscular facilitation techniques on hip motion and electromyographic activity. Phys Ther 59 (11): 1366–1373, 1979.
MEISSNER, L.: PNF und Sport. Krankengymnastik 32: 733–740, 1980.
MIGLIETTA, O.: Electromyographic characteristics of clonus and influence of cold. Arch Phys Med Rehabil 45: 508–512, 1964.
MIGLIETTA, O.: Evaluation of cold in spasticity. Am J Phys Med 41: 148–151, 1962.
MOORE, J. C.: Excitation overflow: an electromyographic investigation. Arch Phys Med Rehab 56: 115–120, 1975.
MOORE, M., HUTTON, R.: Electromyographic investigation of muscle stretching techniques. Medicine and Science in sports and exercise, Vol. 12, No. 5: 322–329, 1980.
MOORE, M., KUKULKA, C. G.: Depression of Hoffmann reflexes following volontary contraction and implications for proprioceptive neuromuscular facilitation therapy. Phys Ther 71: 321–329, 1991.
MOORIS, S., SHARPE, M.: PNF revisited. Physiotherapy Theory and Practice vol 9, no 1: 43–51, 1993.
MULDER, T.: A process-oriented model of human motor behavior: Toward a theory-based rehabilitation approach. Phys Ther 71: 157–164, 1991.
MURRAY, M. P., DROUGHT, A. B., KORY, R. C.: Walking Patterns of Normal Me. JBJS (Journal of Bone and Joint Surgery). 46–A (2): 335–360, 1964.
MURRAY, M. P., KURY, R. C., ŞEPTIC, S. B.: Walking Patterns of normal women. Arch Phys Med & Rehab (Nov.): 637–650, 1970.
MURRAY, M. P., WOOD, A. A., SEPTIC, S. B.: Normal postural stability and steadiness: quantitative assessment. JBJS (Journal of Bone and Joint Surgery) 57 (A): 510–516, 1975.
NASHNER, L. M.: Adapting reflexes controlling the human posture. Exp Brain Res. (26): 59–72, 1976.
NASHNER, L. M.: Fixed patterns of rapid postural responses among leg muscles during stance. Exp. Brain Res (30): 13–24, 1977.
NASHNER, L. M., WOOLACOTT, M.: The organization of rapid postural adjustments of standing humans. An experimental-conceptual model. In: Posture and Movement. Editors: Talbott RE, Humphrey DR, New York Raven Press 1979.
NASHNER, L. M.: Balance adjustments of humans perturbed while walking. J Neurophysiol 44 (4): 650–664, 1980.

NASHNER, L. M.: Adaptation of human movement to altered enviroments. Trend in NeuroSciences (5): 358–361, 1982.
NELSON, A. G., CHAMBERS, R. S., MCGOWN, C. M., PENROSE, K. W.: Proprioceptive neuromuscular facilitation versus weight training for enhancement of muscular strenght and athletic performance. JOSPT (Journal of Orthopedis and Sports Physical Therapy) (7): 250–253, 1986.
NELSON, K., CORNELIUS, W.: The relationship between isometric contraction duration and improvement in shoulder joint range of motion. Journal of Sports Med and Phys Fitness 31: 385–388, 1991.
NORKIN, C., LEVANGIE, P.: Joint structure and funcion, a comprehensive analysis. Kapitel 11: Posture and Kapitel 12: gait. F. A. Davis Company, Philadelphia, 1983/1986.
OESTERNIG, L., ROBERTSON, R., TROXEL, R. HANSEN, P.: Differential responses to proprioceptive neuromuscular facilitation (PNF) stretch techniques. Medicine and Science in Sports and Exercise 22: 106–111, 1990.
OLSON, J. E., STRAVINO, V. D.: A review of cryotherapy. Phys Ther 52 (8): 840–853, 1972.
PERRICONE, G., GRANATA, C., MERLINI, L.: Proprioceptive neuromuscular facilitation in paralysis of the anterior serratus. Chir Orsani Mov 1980 Nov–Dec; (6): 775–7.
PERRY, J., HISLOP, H. F. (ed): The mechanics of walking, a clinical interpretation. In: Principles of Lower-Extremity Bracing. Am Phys Ther Ass, APTA, Washington, 1967.
PERRY, J.: Kinesiology of Lower Extremity Bracing. Clin. Orthop. July–Aug 1974, Vol 102: 18–31.
PIERCY, J.: The place of facilitation in non-neurological problems. Physiotherapy 59: 2–8, 1973.
PINK, M.: Contralateral effects of upper extremity proprioceptive neuromuscular facilitation patterns. Phys Ther 61 (8): 1158–1162, 1981.
PORTNEY, I. G., SULLIVAN, P. E., BACHELDER, M. E.: Analysis of exercise overflow to preferred and non-preffered lims. Phys Ther 64: 749, 1984. Abstract WCPT.
PRENTICE, W. E. Jr.: An electromyographic analysis of the effectiveness of heat or cold and stretching for inducing relaxation in injured muscle. J Orthop Sports Phys Ther 3: 133–140, 1982.
QUIN, C. E.: Observation on the effects of proprioceptive neuromuscular facilitation techniques in the treatment of hemiplegia. Rheumatol Phys Med 1971 Nov; 11 (4): 186–92.
RODGERS, M., CAVANAGH, P.: Glossary of Bimechanical Terms, Concepts and Units. Physiocal Therapy, Vol. 64, Nr. 12, Dec 1984: 82–98.
ROY, M. A., SYLVESTRE, M., KATCH, F. I., KATCH, V. L., LAGASSE, P.: Proprioceptive facilitation of muscle tension during unilateral and bilateral knee extension. Intern J of Sports Med 11: 289–292, 1990.
SABBAHI, M. A., POWERS, W. R.: Topical anesthesia; a possible treatment method for spasticity. Arch Phys Med Rehab 62: 310–314, 1981.
SADY, S. P., WORTMAN, M., BLANKE, D.: Flexibility training: ballistic, static of proprioceptive neuromuscular facilitation? Arch Phys Med Rehabil 1982 Jun; 63 (6): 261–3.
SCHMIDT, R.: Fundamentals of Neurophysiology (3rd) ed.). Springer-Verlag, New York 1978. (Rev. 1984). Deutsche Originalausgabe: Grundriß der Neurophysiologie.
SCHMIDT, R.: Fundamentals of Sensory Physiology. Springer-Verlag, New York 1978. (Rev. 1986). Deutsche Originalausgabe: Grundriß der Sinnesphysiologie. Heidelberger Taschenbücher, Band 136, 1977.
SCHUNK, M. C.: Electromyographic study of the peroneus longus muscle during bridging activities. Phys Ther 62 (7): 970–975, 1982.
SHELLOCK, F. G., PRENTICE, W. E.: Warming up and stretching for improved performance and prevention of sports-related injuries. Sports Med 1985 Jul–Aug: 2 (4): 267–78.

SHERRINGTON, C.: The integrative action of the nervous system. Yale University Press, New Have. (1909). 2nd ed., 1947. Reprinted 1961.

SHUMWAY-COOK, A., WOOLLACOTT, M. H.: The growth of stability: postural control from a developmental perspective. J Motor Behavior 17 (27): 131–147, 1985.

SINGH, M., KARPOVICH, P.: Effect of eccentric training of agonists on antagonistic muscles. Journal of applied Physiology, 23: 742–745, 1967.

SUDEN-WEICKMANN, A. TUM: Kryotherapie in der Orthopädie – Praktische Anwendung in der Krankengymnastik. Vortrag. Z. Krankengymnastik (KG) 32, Nr. 2, 1980.

SULLIVAN, P. E., MARKOS, P. D., MINOR, M. A. D.: An Integrated Approach to Therapeutic Exercise, theory and clinical application. Reston VA Reston Publishing Co., 1982. Deutsche Übersetzung von L. Ozarcuk. SULLIVAN, P. E., MARKOS, P. D., MINOR, M. A. D.: PNF – Ein Weg zum therapeutischen Üben. Propriozeptive neuromuskuläre Fazilitation: Therapie und klinische Anwendung. Gustav Fischer Verlag, Stuttgart 1985.

SULLIVAN, P. E., PORTNEY, L. G.: Electromyographic activity of should muscles during unilateral upper extremity proprioceptive neuromuscular facilitation patterns. Phys Ther 60 (3): 283–288, 1980.

SUTHERLAND, D. H., COOPER, L., DANIEL, D.: The role of the ankle plantar flexors in normal walking. JBJS (Journal of Bone and Joint Surgery) 62–A (3): 354–363, 1980.

TANIGAWA, M. C.: Comparison of the Hold-Relax procedure and passive mobilization on increasing muscle length. Phys Ther 52 (7): 725–735, 1972.

TODD, J.: Facilitation of movement av taught at Vallejo. Physiotherapy 59: 415–419, 1973.

VOSS, D. E.: Proprioceptive neuromuscular facilitation. NUSTEP. AM J Phys Med, 46: 838–899, 1967.

VOSS, D. E.: Everything is there before you discover it. Phys Ther 62: 1617–1624, 1982.

VOSS, D. E., IONTA, M., MYERS, B.: Proprioceptive neuromuscular facilitation, patterns and techniques (3rd ed.). Harper & Row, Philadelphia 1985. Deutsche Übersetzung von A. Berlin: VOSS, D. E., IONTA, M., MYERS, B.: Propriozeptive Neuromuskuläre Fazilitation, Bewegungsmuster und Techniken. 4., neurbearbeitete deutsche Auflage. Gustav Fischer Verlag, Stuttgart 1988.

VOSS, D. E., KNOTT, M., KABAT, H.: The application of neuromusculqar facilitation of shoulder disabilities. Phys Ther Rev 33: 536–541, 1953.

WADDINGTON, P. J.: Proprioceptive neuromuscular facilitation techniques and plasticity. Physiotherapy, vol 70, august, no 8: 295–296, 1984.

WATERLAND, J. C., HELLEBRANDT, F. A.: Involontary patterning associated with willed movement performed against progressively increasing resistance. Am J Phys Med 43: 12–30, 1964.

WILKINSON, A.: Stretching the truth. A review of the literature on muscle stretching. Australian Physiotherapy, 38: 283–297, 1992.

WELLOCK, L.: Development of bilateral muscular strength through ipsilateral exercise. Phys Ther Review vol 38: 10.

찾아보기(Index)